呼吸内科常见病的诊断与防治

主编　孔祥敏　孙丕玉　田剑　王震　李旭　丁锋

HUXI NEIKE CHANGJIANBING
DE ZHENDUAN YU FANGZHI

长江出版传媒
湖北科学技术出版社

图书在版编目（CIP）数据

呼吸内科常见病的诊断与防治 / 孔祥敏等主编. -- 武汉:
湖北科学技术出版社, 2018.1
ISBN 978-7-5706-0058-8

Ⅰ. ①呼… Ⅱ. ①孔… Ⅲ. ①呼吸系统疾病—常见病—诊疗②呼吸系统疾病—常见病—防治 Ⅳ. ①R56

中国版本图书馆CIP数据核字(2018)第022998号

策　　划：雅卓图书　　　　　　　　　　责任校对：李　洋
责任编辑：李大林　　张波军　　　　　　封面设计：雅卓图书

出版发行：湖北科学技术出版社　　　　　电话：027-87679468
地　　址：武汉市雄楚大街268号　　　　　邮编：430070
（湖北出版文化城B座13-14层）
网　　址：http://www.hbstp.com.cn

印　　刷：大地图文快印有限公司　　　　邮编：250000

880×1230　　1/16　　17印张　　539千字
2018年1月第1版　　2018年1月第1次印刷
定　　价：88.00元

前　言

呼吸系统疾病是危害人民健康的常见病和多发病，其发病率呈不断上升的趋势。近年来，临床医学发展迅速，新的理论和临床实践正在不断地丰富着医学知识，对呼吸系统疾病的认识和研究也不断加深，使呼吸系统疾病的诊疗技术日新月异，大幅度地提高了诊疗水平。

本书首先介绍呼吸诊疗基础，如病史采集和体格检查、诊断技术、呼吸重症疾病的治疗技术等内容；然后用较大的篇幅重点介绍临床常见的呼吸系统疾病，包括感染性疾病、特发性间质性肺炎、通气调节功能障碍性疾病等内容，内容新颖，实用性强。

鉴于医学的飞速发展，随着时间的推移，本书一定存在知识滞后、需要更新的地方，望广大读者取其精华、弃其糟粕；由于参编人数较多，文笔不尽一致，加上编者时间和篇幅有限，书中不足之处在所难免，望广大读者提出宝贵意见和建议，以便以后修订。

编　者

2018 年 1 月

目　录

第一章

呼吸系统病史采集和体格检查

第一节　呼吸系统疾病的病史采集

一、概述

病史是指疾病的发生、发展及健康状况有关的病史，可为诊断或进一步检查提供线索。临床医生必须在深入了解病史的基础上，详细查体并结合必要的实验室检查和其他检查所见，综合分析后方能做出正确的临床诊断。有些疾病通过患者所提供的典型病史即可做出初步诊断。病史采集临床上主要是通过问诊来实现的，呼吸系统的病史采集与其他系统的疾病问诊有其共同的特点和规律，我们要注意问诊的内容和技巧。

问诊应直接询问对自己病情最清楚、体会最深刻的患者。当病情危重、意识不清、小儿、精神失常、聋哑等情况不能亲自叙述时，则由最了解其病情者代述。病史采集不仅限于查体以前进行，在体格检查中、检查后及诊治过程中都应根据需要加以补充询问或深入追问，以充实病史内容。问诊完毕后，将患者所述按时间先后、症状主次加以整理，对患者所提出的病名、治疗用药的记录，应冠以引号。

询问病史时首先要有高度的同情心和责任感，言语通俗，避免医学术语。恶性疾病对患者应保密，但必须对其家属或领导说明病情与预后。应专心听患者叙述，对患者的俗语、方言要细心领会其含义，但记录时须应用医学术语。对有精神病或性病史可婉转、间接询问与该病有关的症状，使患者容易接受，以得到真实的材料。对危重患者需紧急处理时，应简单询问主要症状及经过，结合必要的体格检查，首先给予急救处理，待病情稳定后再作详细问诊，注意保守患者的隐私。

问诊一般以主诉症状为重点，由简易问题开始，然后深入进行有目的、顺序、层次询问，把主诉问深问透，再对与鉴别诊断相关的阳性或阴性症状询问。问诊内容包括一般项目、主诉、现病史、既往史、个人史、家族史。

一般项目包括姓名、性别、年龄、婚否、籍贯、民族、部别（工作单位）、职业（详细的职业及工种）、现住址、就诊或入院日期、病史记录日期、病史叙述者等。若病史陈述者非本人，则应注明其与患者的关系。这些项目在疾病的诊断和治疗上有一定的意义，例如性别可以帮助诊断结缔组织病所致的肺间质纤维化，该病女性较男性好发；许多疾病与年龄有一定的关系，如肺结核病多见于青年，癌多见于中年以上者；籍贯、民族可以帮助了解生活习惯，作为诊断某些疾病的参考，如长江流域的血吸病等；职业中某些工种应写清楚从事工作的年限，可供诊断参考，如矿井工作与矽肺等可能有关。

主诉是患者就诊的主要原因，是感觉最明显、最痛苦的症状，包括一个或数个主要症状及持续时间。主诉记载应简练、扼要，用1～2句话，反映疾病的突出问题或概貌，同时注明主诉自发生到就诊的时间。如病程长、病情复杂、主要症状不突出时，医生可根据其病史中主要的症状或就诊的主要原因加以整理记录。主诉必须包括症状、部位、时间。

现病史是病史中最重要的部分，应包括从所患疾病的开始至本次就诊时整个阶段的发生、发展、演变的全过程。起病情况包括起病时间、发病时的环境、急缓、诱因或原因；症状的部位、性质、持续时间和程度等；症状出现、减轻或加重与时间的关系；症状与所发生部位的生理功能关系；病情发展与演变；起病后主要症状的变化是持续性还是发作性，是进行性加重还是逐渐好转，并注意描述缓解或加重的因素；伴随症状应详细询问各种伴随症状出现的时间、特征及其演变情况，并了解伴随症状与主要症状之间的关系。此外，某些疾病应该有而实际并未出现的一些重要症状，也应询问清楚，并加以记录。例如考虑为大叶性肺炎患者，未出现铁锈色痰，病历中也应记录为无铁锈色痰，以资鉴别诊断。诊治经过应问清楚此次发病后曾在何时、何处诊治；曾作过哪些检查、结果如何；曾用过什么药，剂量、疗效如何。除对呼吸系统疾病的症状及时间要全面了解外，应对呼吸系统以外的症状进行了解，可能与呼吸系统疾病密切相关。如肺癌的骨转移可能叙述有腰腿痛等局部转移处骨痛；肺动脉血栓栓塞症多并存有下肢不对称的肿痛；肺间质纤维化可能有结缔组织病的表现。此外，对每个患者都应询问病后的饮食、大小便、睡眠、精神、体力状态及体重增减等一般情况。

既往史即指患者此次就诊前的健康与疾病情况，有助于正确全面诊断，重点应放在与现在疾病有密切关系的问题上。儿童时期的哮喘可经过无病症的青春期到成年后再发。

个人生活史、旅居史、职业史与某些疾病、传染病或地方病可能有关，如长江流域的血吸病等；吸烟嗜好的程度、每日用量及持续时间可能影响慢性阻塞性肺疾病或肺癌的发病和进程；饲养鸽子等易引起肺间质纤维化；矿井工作与矽肺、接触石棉与间皮瘤等可能有关。应了解接触时间、工作环境、工作防护等情况。

家族史应询问患者的父母、兄弟、姐妹及子女的健康状况，患病病况及死亡原因。对变态反应性疾病、结核病等，应询问家属中有无相似患者。家属成员的遗传性疾病对后代有影响，必要时追问家谱情况，如囊性纤维化和纤毛不动综合征有明显的家族遗传征象。此外，家族成员密切接触可出现多数成员患病，近年的 SARS 等重大呼吸道传染病可累及家庭内多数成员。

二、主要症状病史采集

针对呼吸系统常见的症状，病史采集应当注意相关的重点以达到诊断和鉴别诊断的目的。

（一）咳嗽与咳痰

咳嗽是一种反射性防御动作，当呼吸道黏膜受到异物刺激或由于炎症及其他原因引起的分泌物增多时，即可导致咳嗽，将分泌物排出体外。如为频繁的刺激性咳嗽而致影响休息与睡眠，则失去保护性的意义，成为病理状态。痰是喉以下的呼吸道内生理或病理性分泌物，借助咳嗽将其排出称为咳痰。在病史采集时，应注意咳嗽的性质、时间和节律、音色及其伴发症状。

1. 发病缓急与持续时间　咳嗽按发病急缓和持续时间分为急性咳嗽时间 <3 周、亚急性咳嗽 3 ~ 8 周、慢性咳嗽 ≥8 周。

急性咳嗽常见的病因有上呼吸道感染（包括急性支气管炎），多伴有流涕、鼻黏膜红肿、喉咙痛、精神委靡；肺炎可由病毒、细菌、真菌、误吸所致，多伴有发热、咳痰、呼吸困难、胸膜炎性胸痛等症状；COPD 急性加重在既往有 COPD 病史的基础上，多伴有呼吸困难、呼吸费力等症状；异物吸入多是在既往没有上呼吸道感染或全身症状的幼儿急性起病；肺栓塞时多伴有胸膜炎胸痛、呼吸困难、心动过速；心力衰竭时多伴有呼吸困难和心脏病的其他表现。

慢性咳嗽在慢性支气管炎（吸烟患者）中最常见，患者既往有 COPD 或吸烟史，1 个月几乎每日咳痰或连续 2 年每年有 3 个月咳痰，多伴有频繁清理喉咙、呼吸困难；咳嗽变应性哮喘可由多种诱因（如过敏原、冷空气、运动）引起的咳嗽，夜间发作为重，可能发生哮鸣和呼吸困难；上气道感染综合征是呼吸道感染缓解后气道高反应性，在急性呼吸道感染后持续数周或数月的干咳。也有鼻后滴漏者多伴有头痛、咽喉痛；胃食管反流多伴有胸部烧灼感或腹痛，在进食、活动或体位改变时加重，反酸尤其在清醒的时候可出现声音嘶哑；血管紧张素转化酶抑制剂所致的咳嗽是在血管紧张素转化酶抑制剂治疗后出现数日或数月干咳；百日咳表现为反复在呼气相出现 >5 次的连续快速的用力咳嗽，紧接着快而深的吸气相或者止咳后的呕吐；恶性肿瘤常伴有不典型症状，如体重下降、发热、咯血等；结核或真菌感染伴有不典型症状，如体重下降、发热、咯血、夜间盗汗，常有结核分枝杆菌或真菌的暴露史，部分患者有免疫抑制状况。

2. 咳嗽性质　分为干咳或湿咳。

（1）干咳：多无痰或痰量极少，干咳或刺激性咳嗽常见于急性或慢性咽喉炎、喉癌、急性支气管炎初期、气管受压、支气管异物、支气管肿瘤、胸膜疾病、原发性肺动脉高压以及二尖瓣狭窄等。

（2）湿咳：伴有咳痰，痰的性质可分为黏液性、浆液性、脓性和血性等。黏液性痰多见于急性支气管炎、支气管哮喘及大叶性肺炎的初期，也可见于慢性支气管炎、肺结核等；浆液性痰见于肺水肿；脓性痰见于化脓性细菌性下呼吸道感染；血性痰是由于呼吸道黏膜受侵害、损害毛细血管或血液渗入肺泡所致。恶臭痰提示有厌氧菌感染；铁锈色痰为典型肺炎球菌肺炎的特征；黄绿色痰提示铜绿假单胞菌感染；痰白黏稠且牵拉成丝难以咳出，提示有真菌感染；大量稀薄浆液性痰中含粉皮样物，提示棘球蚴病（包虫病）；肺阿米巴病痰呈咖啡色；粉红色泡沫痰是肺水肿的特征。日咳数百至上千毫升浆液泡沫痰还需考虑肺泡癌的可能。

3. 咳嗽的时间和体位特征　晨起时咳嗽多见于慢性支气管炎、肺脓肿、肺结核、支气管扩张等；夜间咳嗽多以肺淤血、咳嗽变异型哮喘为主。肺淤血所致咳嗽在患者坐起后可明显缓解。白天或直立位咳嗽以胃食管反流为主。进食诱发的咳嗽为吞咽机制紊乱、食管憩室炎或食管支气管瘘。

4. 咳嗽的音色　指咳嗽声音的特点。咳嗽声音嘶哑，多为声带的炎症或肿瘤压迫喉返神经所致；鸡鸣样咳嗽，表现为连续阵发性剧咳伴有高调吸气回声，多见于百日咳及会厌、喉部疾患或气管受压；金属音咳嗽，常见于因纵隔肿瘤、主动脉瘤或支气管癌直接压迫气管所致的咳嗽；咳嗽声音低微或无力，见于严重肺气肿、声带麻痹及极度衰弱者。

5. 咳嗽的伴随症状　伴发热多见于呼吸道感染、肺结核、肺脓肿；伴胸痛多见于肺炎、胸膜炎、支气管肺癌、肺栓塞和自发性气胸等；伴呼吸困难多见于喉水肿、喉肿瘤、支气管哮喘、慢性阻塞性肺疾病、重症肺炎、肺结核、大量胸腔积液、气胸、肺淤血、肺水肿及气管或支气管异物；伴咯血常见于支气管扩张、肺结核、肺脓肿、支气管肺癌、二尖瓣狭窄、支气管结石、肺含铁血黄素沉着症等；伴大量脓痰常见于支气管扩张、肺脓肿、肺囊肿并发感染和支气管胸膜瘘；伴有哮鸣音多见于支气管哮喘、慢性喘息性支气管炎、心源性哮喘、弥漫性泛细支气管炎、气管与支气管异物等。当支气管肺癌引起气管与支气管不完全阻塞时可出现呈局限性分布的吸气性哮鸣音；伴有杵状指（趾）常见于支气管扩张、慢性肺脓肿、支气管肺癌和脓胸等。

（二）咯血

喉部以下的呼吸道出血，经口腔咯出称为咯血，咯血大多数是由于呼吸系统疾病和心血管系统疾病引起。在病史采集时，应注意咯血的鉴别、咯血量、发病年龄、咯血性状及其伴发症状。

咯血首先需与口腔、鼻腔出血和上消化道的呕血相鉴别。咯血前多有喉部痒感、胸闷、咳嗽等，咯血颜色鲜红，血中混合痰、泡沫，咯血后常有血痰数日。呕血的前驱症状多为上腹部不适、恶心、呕吐等，呕血可为喷射状，颜色呈暗红色、棕色，出血量多时可为鲜红色，血中混合食物残渣、胃液，若咽下血液量较多时可有柏油样便，呕血停止后仍可持续数日，但无痰。鼻咽部出血多自前鼻孔流出，若鼻腔后部出血，患者在咽部有异物感。

咯血量每日 <100ml 为小量，$100\sim500$ml 为中等量，>500ml 或一次咯血 $100\sim500$ml 为大量。大量咯血主要见于空洞性肺结核、支气管扩张和慢性肺脓肿。支气管肺癌少有大咯血，主要表现为痰中带血，呈持续或间断性。慢性支气管炎和支原体肺炎也可出现痰中带血或血性痰，但常伴有剧烈咳嗽。

发病年龄及咯血性状对分析咯血病因有重要意义。①如青壮年大咯血多考虑肺结核、支气管扩张、二尖瓣狭窄等；中年以上有长期吸烟史（纸烟每日 20 支，20 年）者间断或持续痰中带血则须高度警惕支气管肺癌的可能；中老年有慢性潜在疾病，出现咳砖红色胶冻样血痰时多考虑克雷伯杆菌肺炎等；儿童慢性咳嗽伴少量咯血与低色素贫血，须注意特发性含铁血黄素沉着症的可能。②因肺结核、支气管扩张、肺脓肿和出血性疾病所致咯血，其颜色为鲜红色；铁锈色血痰可见于典型的肺炎球菌肺炎，也可见于肺吸虫病和肺泡出血；砖红色胶冻样痰见于典型的肺炎克雷伯杆菌肺炎；二尖瓣狭窄所致咯血多为暗红色；左心衰竭所致咯血为浆液性粉红色泡沫痰；肺栓塞引起咯血为黏稠暗红色血痰。

咯血的伴随症状：咯血伴发热多见于肺结核、肺炎、肺脓肿、流行性出血热、肺出血型钩端螺旋体病、支气管肺癌等。肺结核患者可有低热、乏力、盗汗和消瘦等结核中毒症状；肺炎可有咳嗽、咳痰、呼吸困难和胸膜炎胸痛；肺脓肿可有亚急性发热、咳嗽、夜间盗汗、厌食、体重下降等；恶性肿瘤（支气管肺癌、卡波西肉瘤）可有夜间盗汗、体重下降、重度吸烟史、卡波西肉瘤高危因素（如艾滋病）。咯血伴胸痛多见于肺炎球菌肺炎、肺结核、肺栓塞（梗死）、支气管肺癌等。肺栓塞者常见突然发作尖锐胸痛、呼吸急促和心动过速。咯血伴呛咳多见于支气管肺癌、支原体肺炎等。咯血伴脓痰多见于支气管扩张、肺脓肿、空洞性肺结核继发细菌感染等；其中干性支气管扩张仅表现为反复咯血而无脓痰。咯血伴皮肤、黏膜出血可见于血液病、风湿病及肺出血型钩端螺旋体病和流行性出血热等。咯血伴杵状指多见于支气管扩张、肺脓肿、支气管肺癌等。咯血伴黄疸须注意钩端螺旋体病、肺炎球菌肺炎、肺栓塞等。

咯血其他少见病因还有支气管结石病者、既往有肉芽肿疾病者出现钙化淋巴结；肺出血一肾炎综合征者有疲劳、体重下降、经常血尿、有时伴水肿；韦格纳肉芽肿病者有经常慢性鼻流血和鼻腔溃疡，经常关节痛和皮肤病变（结节、紫癜）、牙龈增厚和牙龈炎、马鞍鼻和鼻中隔穿孔，有时肾功能不全；狼疮性肺炎者有系统性红斑狼疮病史、发热、咳嗽、呼吸困难和胸膜炎胸痛；动静脉畸形者有皮肤、黏膜毛细血管扩张或外周发绀；肺内子宫内膜异位症者在月经期反复咯血；动静脉畸形者可有皮肤、黏膜毛细血管扩张或外周发绀；主动脉瘤漏出至肺实质则有背痛。

（三）呼吸困难

呼吸困难是指患者主观感到空气不足、呼吸费力，客观表现呼吸运动用力，严重时可出现张口呼吸、鼻翼扇动、端坐呼吸，甚至发绀、呼吸辅助肌参与呼吸运动，并且可有呼吸频率、深度、节律的改变。呼吸困难可分为器质性呼吸困难和心因性呼吸困难。心因性呼吸困难主要与紧张和焦虑有关，患者常常出现不自主的、反复进行的深长呼吸，患者呼吸困难发作时常伴有头晕眼花、手足麻木、心悸甚至晕厥等，可能是过度通气引起的呼吸性碱中毒，与自主呼吸调节丧失稳定性有关。器质性呼吸困难表现为深快呼吸，通气量增加或由于通气功能下降造成通气量减低。在病史采集时，应注意呼吸困难发生的诱因及呼吸困难发生的快与慢，呼吸困难与活动、体位的关系，呼吸困难的伴随症状。

呼吸困难发病的年龄、性别可协助诊断。儿童出现的呼吸困难要考虑气道异物、支气管哮喘、先天性心脏病；老年人考虑慢性阻塞性肺疾病、心力衰竭、肿瘤等；孕妇产后考虑羊水栓塞。

呼吸困难发生的诱因指引起呼吸困难的基础病因和直接诱因，如心、肺、肾病，代谢性疾病病史，有无药物、毒物摄入史，有无头痛、意识障碍、颅脑外伤史，有无失血、休克和血液病等。①心脏疾病基础者引起的为心源性呼吸困难，主要是由于左心和（或）右心衰竭引起，尤其是左心衰竭时呼吸困难更为严重。左心衰竭引起的呼吸困难特点为：有引起左心衰竭的基础病因，如风湿性心脏病、高血压性心脏病、冠状动脉硬化性心脏病等；呈混合性呼吸困难，活动时呼吸困难出现或加重，休息时减轻或消失，卧位时明显，坐位或立位时减轻，故而当患者病情较重时，往往被迫采取半坐位或端坐体位呼吸；两肺底部或全肺出现湿性啰音；应用强心剂、利尿剂和血管扩张剂改善左心功能后呼吸困难症状随之好转。急性左心衰竭时，常可出现夜间阵发性呼吸困难，表现为夜间睡眠中突感胸闷气急，被迫坐起，惊恐不安。轻者数分钟至数十分钟后症状逐渐减轻、消失；重者可见端坐呼吸、面色发绀、大汗、有哮鸣音，咳浆液性粉红色泡沫痰，两肺底有较多湿性啰音，心率加快，可有奔马律。此种呼吸困难称心源性哮喘。右心衰竭严重时也可引起呼吸困难，主要见于慢性肺源性心脏病、某些先天性心脏病或由左心衰竭发展而来。另外，也可见于各种原因所致的急性或慢性心包积液。②肺脏疾病基础者引起的为肺源性呼吸困难，分为吸气性呼吸困难、呼气性呼吸困难和混合性呼吸困难。吸气性呼吸困难主要表现为吸气显著费力，严重者吸气时可见“三凹征”，表现为胸骨上窝、锁骨上窝和肋间隙明显凹陷，此时亦可伴有干咳及高调吸气性喉鸣。常见于喉部、气管、大支气管的狭窄与阻塞。呼气性呼吸困难主要表现为呼气费力、呼气缓慢、呼吸时间明显延长，常伴有呼气期哮鸣音。常见于慢性支气管炎（喘息型）、慢性阻塞性肺气肿、支气管哮喘、弥漫性泛细支气管炎等。混合性呼吸困难主要表现为吸气期及呼气期均感呼吸费力、呼吸频率增快、深度变浅，可伴有呼吸音异常或病理性呼吸音。常见于重症肺炎、重症肺结核、大面积肺栓塞（梗死）、弥漫性肺间质疾病、大量胸腔积液、气胸、广泛性胸膜增厚等。③肾病、代谢性疾病，如尿毒症、糖尿病酮症等导致的代谢性酸中毒可引起呼吸困难，出现深长而规则的呼吸，可伴有鼾音，称为酸中毒大呼吸（Kussmaul 呼吸）。④药物、毒物摄入可引起呼吸困难。某些药物如吗啡类、巴比妥类等中枢抑制药物和有机磷杀虫药中毒时，可抑制呼吸中枢引起呼吸困难，表现为呼吸缓慢、变浅伴有呼吸节律异常的改变如 Cheyne - Stokes 呼吸（潮式呼吸）或 Biots 呼吸（间停呼吸）。化学毒物中毒可导致机体缺氧引起呼吸困难，常见于一氧化碳中毒、亚硝酸盐和苯胺类中毒、氢化物中毒。⑤神经系统疾病可引起神经性呼吸困难，表现为呼吸变为慢而深，并常伴有呼吸节律的改变，如双吸气（抽泣样呼吸）、呼吸遏制（吸气突然停止）等，临床上常见于重症颅脑疾患，如脑出血、脑炎、脑膜炎、脑脓肿、脑外伤及脑肿瘤等。⑥失血、休克和血液病可引起血源性呼吸困难，表现为呼吸浅快，常见于大出血或休克、重度贫血、高铁血红蛋白血症、硫化血红蛋白血症。

呼吸困难按其发作快慢分为急性、慢性和反复发作性。急性气急伴胸痛常提示肺炎、气胸、肺栓塞、异物、哮喘、左心衰竭、中毒、癔症。慢性进行性气急见于慢性阻塞性肺疾病、弥散性肺间质纤维化疾病。支气管哮喘发作时，出现呼气性呼吸困难，且伴哮鸣音，缓解时可消失，下次发作时又复出现。

呼吸困难与活动、体位、昼夜的关系：呼吸困难在活动时出现或加重，休息时减轻或消失，卧位明显、坐位或立位时减轻，出现夜间阵发性呼吸困难，多为左心衰竭引起的呼吸困难。

呼吸困难的伴随症状表现为：发作性呼吸困难伴有哮鸣音见于支气管哮喘、心源性哮喘；骤然发作的严重呼吸困难见于急性喉水肿、气管异物、大块肺栓塞、自发性气胸等。伴发热见于肺炎、肺脓肿、胸膜炎、急性心包炎、咽喉壁脓肿等。伴有一侧胸痛见于大叶性肺炎、急性渗出性胸膜炎、肺栓塞、自发性气胸、急性心肌梗死、支气管肺癌等。伴咳嗽、咳脓痰见于慢性支气管炎、阻塞性肺气肿并发感染、化脓性肺炎、肺脓肿、支气管扩张症并发感染等；伴大量泡沫痰见于有机磷杀虫药中毒；伴粉红色泡沫样痰见于急性左心衰竭；伴有意识障碍，考虑肺性脑病、中毒性疾病、糖尿病酮症酸中毒、脑出血、脑膜炎、尿毒症等。

（四）胸痛

1. 胸痛原因　胸痛是临床上常见症状，主要由胸部疾病所致，少数由其他疾病引起，其临床意义可大可小，有时起源于局部轻微损害。如由于内脏疾病所致，则往往有重要意义。肺脏是没有感觉神经的，所以肺组织本身的疾病是无痛的，除非累及体层胸膜。在病史采集时，应注意一般资料包括发病年龄、发病急缓、诱因、加重与缓解的方式；胸痛的特点包括胸痛部位、性质、程度、持续时间及其有无放射痛；胸痛的伴随症状。

2. 胸痛的发病年龄　青壮年胸痛多考虑结核性胸膜炎、自发性气胸、心肌炎、心肌病、风湿性心瓣膜病，对年龄 >40 岁者则须注意心绞痛、心肌梗死和支气管肺癌。

3. 胸痛的诱因、加重与缓解的因素　剧烈咳嗽或强力劳动后胸痛可能为肌肉损伤；咳嗽、负重或屏气后出现胸痛伴有呼吸困难考虑气胸；心绞痛、心肌梗死在劳累或情绪激动后出现胸骨后或心前区疼痛，休息后或含服硝酸甘油或硝酸异山梨酯后于 1 ~ 2min 内缓解，而对心肌梗死所致疼痛则服上药无效；长期卧床、瓣膜病史或下肢静脉血栓患者出现胸痛伴呼吸困难考虑肺栓塞；外伤后考虑肋骨骨折及局部软组织损伤；吞咽异物或腐蚀剂后要考虑急性食管炎，食管疾病多在进食时发作或加剧，服用抗酸剂和促动力药物可减轻或消失；胸膜炎及心包炎的胸痛可因咳嗽或用力呼吸而加剧，胸膜炎在屏气时减轻；心脏神经官能症的胸痛因运动而减轻。

4. 胸痛部位　大部分疾病引起的胸痛常有一定部位特点。胸膜炎引起的疼痛多在胸侧部；肺尖部肺癌引起的疼痛多以肩部、腋下为主，向上肢内侧放射；心绞痛及心肌梗死的疼痛多在胸骨后方和心前区或剑突下，可向左肩和左臂内侧放射，甚至达环指与小指，也可放射于左颈或面颊部；夹层动脉瘤引起的疼痛多位于胸背部，向下放射至下腹、腰部与两侧腹股沟和下肢；食管及纵隔病变引起的胸痛多在胸骨后；肝胆疾病及膈下脓肿引起的胸痛多在右下胸，侵犯膈肌中心部时疼痛放射至右肩部；肋软骨炎引起的胸痛，常在第一、二肋软骨处见单个或多个隆起，局部有压痛、但无红肿表现；带状疱疹所致的胸痛，可见成簇的水泡沿一侧肋间神经分布伴剧痛，且疱疹不超过体表中线；胸壁疾病所致的胸痛常固定在病变部位，且局部有压痛，若为胸壁皮肤的炎症性病变，局部可有红、肿、热、痛表现。

5. 胸痛性质　带状疱疹呈刀割样或灼热样剧痛；食管炎多呈烧灼痛；肋间神经痛为阵发性灼痛或刺痛；心绞痛呈绞榨样痛并有重压窒息感，心肌梗死则疼痛更为剧烈并有恐惧、濒死感；气胸在发病初期有撕裂样疼痛；胸膜炎常呈隐痛、钝痛和刺痛；夹层动脉瘤常呈突然发生胸背部撕裂样剧痛或锥痛；肺梗死亦可突然发生胸部剧痛或绞痛，常伴呼吸困难与发绀。

6. 胸痛程度和时间　胸痛的程度可呈剧烈、轻微和隐痛。持续时间上，平滑肌痉挛或血管狭窄缺血所致的疼痛为阵发性，炎症、肿瘤、栓塞或梗死所致疼痛呈持续性。

7. 胸痛的伴随症状　胸痛伴有咳嗽、咳痰和（或）发热常见于气管、支气管和肺部疾病；胸痛伴呼吸困难常提示病变累及范围较大，如大叶性肺炎、自发性气胸、渗出性胸膜炎和肺栓塞等；胸痛伴咯血主要见于肺栓塞、支气管肺癌；胸痛伴苍白、大汗、血压下降或休克者多见于心肌梗死、夹层动脉瘤、主动脉窦瘤破裂和大块肺栓塞；胸痛伴吞咽困难多提示食管疾病，如反流性食管炎等。

（五）发绀

1. 发绀定义　发绀是指血液中还原血红蛋白增多使皮肤和黏膜呈青紫色改变的一种表现。这种改变常发生在皮肤较薄、色素较少和毛细血管较丰富的部位，如口唇、指（趾）、甲床等。严重时皮肤呈紫色。病史采集中应注意发绀的发病年龄与性别、发绀部位及特点、发绀的诱因及病程、发绀的伴随症状等。

2. 发绀发病年龄与性别　自出生或幼年即出现发绀者，常为发绀型先天性心血管病，多有心脏病的相关表现；先天性高铁血红蛋白血症，自幼即有发绀，而无心肺疾病及引起异常血红蛋白的其他原因，有家族史，身体一般状况较好。

3. 发绀部位及特点　如下所述。

（1）中心性发绀：表现为全身性，除四肢及颜面外，也累及躯干和黏膜的皮肤，但受累部位的皮肤是温暖的。肺性发绀常见于各种严重的呼吸系统疾病，如喉、气管、支气管的阻塞，肺炎，阻塞性肺气肿，弥漫性肺间质纤维化，肺淤血，肺水肿，急性呼吸窘迫综合征，肺栓塞，原发性肺动脉高压等。心性混合性发绀常见于发绀型先天性心脏病，如法洛（Fallot）四联症、Eisenmenger 综合征等。

（2）周围性发绀：常出现于肢体的末端与下垂部位，皮肤冷，按摩或给予加温可使皮肤转暖，发绀消退。淤血性周围性发绀常见于引起体循环淤血、周围血流缓慢的疾病，如右心衰竭、渗出性心包炎、心包压塞、缩窄性心包炎、血栓性静脉炎、上腔静脉阻塞综合征、下肢静脉曲张等；缺血性周围性发绀常见于引起心排出量减少的疾病和局部血流障碍性疾病，如严重休克、暴露于寒冷中和血栓闭塞性脉管炎、雷诺（Raynaud）病、肢端发绀症、冷球蛋白血症等。

（3）混合性发绀：是中心性发绀与周围性发绀同时存在，可见于心力衰竭等。

4. 发绀的诱因　须询问有无摄入相关药物、化学物品、变质蔬菜以及在有便秘情况下服用含硫化物病史。苯胺、硝基苯、伯氨喹、亚硝酸盐、磺胺类等中毒引起高铁血红蛋白血症，发绀特点是发绀出现急剧，抽出的静脉血呈深棕色，虽给予氧疗但发绀不能改善，只有给予静脉注射亚甲蓝或大量维生素 C，发绀方可消退，用分光镜检查可证实血中高铁血红蛋白存在。由于大量进食含亚硝酸盐的变质蔬菜而引起的中毒性高铁血红蛋白血症也可出现发绀，称肠源性青紫症。便秘或服用某些含硫药物或化学品后，肠内形成大量硫化氢导致硫化血红蛋白血症，发绀持续时间长，可达数月以上，血液呈蓝褐色，分光镜检查可证明有硫化血红蛋白的存在。

5. 发绀的伴随症状　发绀伴呼吸困难常见于重症心肺疾病及急性呼吸道梗阻、大量气胸等；发绀伴杵状指（趾）提示病程较长，主要见于发绀型先天性心脏病及某些慢性肺部疾病；发绀伴意识障碍及衰竭主要见于某些药物或化学物质中毒、休克、急性肺部感染或急性心力衰竭等。

（田　琳）

第二节　呼吸系统疾病查体

呼吸系统查体是呼吸系统疾病诊断的基本功。相当一部分典型的肺部疾病通过问诊和查体就可以得出初步临床诊断，如老年男性，长期吸烟，口唇发绀，桶状胸，双肺呼吸音低，或急性发作时有呼气相干性啰音，可初步诊断为慢性支气管炎或慢性阻塞性肺疾病。查体的准确运用可引导医生选择最恰当的深入检查，避免大包围，缩短就诊至确诊时间。查体与问诊不同，查体具有客观性，用实证取代臆断，用事实取代印象，好的查体是临床诊断的重要依据，一些呼吸系统的查体如肺部的叩诊，肺部的听诊，容易被重复，是目前仪器检查不能取代的。另外简单易行的查体可以帮助医生随访病情变化。

本节呼吸系统查体包括两大部分，一是胸部体表标志：对体表标志的牢固掌握可以帮助医生进行准确的描述和记录，同时也可帮助医师进行有创操作时的定位，如胸腔穿刺、经皮肺穿刺、经纤支镜放置支架等。二是胸膜和肺的查体，是本节的重点，也是呼吸科医师在临床上最常使用的技能。

一、胸部的体表标志和胸壁

（一）骨骼标志

1. 胸骨角　又称路易角（Louis 角），为胸骨柄和胸骨体的连接处。它代表：①气管分叉处；②主动脉弓和第 4 胸椎的水平；③与第 2 肋软骨相接。是计算肋骨的重要标志。

2. 剑突　位于胸骨体下端，呈三角形，其底部与胸骨体相连。

3. 第 7 颈椎棘突　位于颈根部的第 7 颈椎棘突最为突出，其下为第 1 胸椎，常以此作为计数胸椎的标志。

4. 肩胛下角　为双肩下垂时通过肩胛下角的垂直线。于第 7 肋间，为计数后肋骨的标志。

（二）自然窝陷

1. 胸骨上窝　即胸骨上方的凹陷处，正常情况下气管位于其正后方，且胸骨上窝富含淋巴结，收集前胸上部的淋巴液。

2. 锁骨上窝　锁骨上方的凹陷处，相当于两肺上叶肺尖的上部，锁骨上窝同样富含淋巴结，收集前胸壁以及乳房的淋巴液。

3. 锁骨下窝　锁骨下方的凹陷处，相当于两肺上叶肺尖的下部，下界为第三肋下缘。

4. 腋窝　上肢内侧与胸壁所形成的凹陷部位。

（三）解剖区域

1. 肩胛上区　为背部肩胛区以上的区域，其外上界为斜方肌的上缘。相当于上叶肺尖下部。

2. 肩胛下区　背部两肩胛下角连线与第 12 胸椎水平之间的区域。

3. 肩胛间区　两肩胛骨内侧区域。

（四）垂直线标志

1. 前正中线　即胸骨中线，为通过胸骨的正中线。

2. 锁骨中线　为锁骨肩峰端和胸骨端两者中点所做的与前正中线平行的直线。

3. 腋前线　通过腋窝前皱襞沿前侧胸壁所做的一条垂直线。

4. 腋后线　通过腋窝后皱襞沿后侧胸壁所做的一条垂直线。

5. 腋中线　通过腋前线腋后线连线中点所做的一条垂直线，即由腋窝顶部向下所做的一条垂直线。

6. 肩胛下角线　双臂下垂时，通过肩胛下角部位的垂直线。

7. 后正中线　为通过脊柱棘突的垂直线，它与前正中线相对应。

（五）胸廓与胸壁

1. 正常胸廓　正常胸廓两侧大致对称，呈椭圆形。成年人胸廓左右径较前后径长，比例一般1.5 ：

1。小儿或老年人的胸廓左右径与前后径几乎相等或略长，故呈圆柱形。

2. 异常胸廓　如下所述。

（1）扁平胸（flat chest）：胸廓前后径明显小于左右径，可见于瘦长体形，也可见于慢性消耗性疾病，如肺结核。

（2）桶状胸（barrel chest）：胸廓的前后径增宽，有时甚至超过左右径，呈圆桶状。见于婴儿、老年人、矮胖体形，也可见于肺气肿、COPD 者。

（3）漏斗胸（funnel chest）：胸前壁正中凹陷，形如漏斗，称漏斗胸。多为先天性。

（4）鸡胸（pigeon chest）：胸壁的前后径略长于左右径，侧壁向内凹陷，胸骨向前突出，形如鸡的胸廓。多为佝偻病所致。

3. 胸壁　检查胸壁时，除了一般状态所应注意的如营养、皮肤、脂肪、淋巴结和骨骼发育等情况外，应着重检查以下内容。

静脉：正常的胸壁无明显可见静脉，当上下腔静脉血流受阻时，侧支循环建立和开放。胸壁静脉就会充盈或曲张。当上腔静脉阻塞时，静脉血流方向自上而下，下腔静脉阻塞时，血流方向自下而上。

皮下气肿：胸部皮下组织有气体积存时称为皮下气肿。多由于肺、气管、胸膜受损后，气体自病变部位逸出积存皮下所致，偶见于产气杆菌感染。触诊时，用手按压皮下气肿部位，可有握雪感或捻发感。听诊时，用听诊器按压皮下气肿的部位，可听到似捻动头发的声音，称为皮下气肿捻发音。

胸壁压痛：多见于肋间神经炎，肋软骨炎及肋骨骨折，白血病。需与气胸时的胸部刺痛相鉴别，气胸时，当患者作深吸气时，可有定位不清的胸壁针刺样疼痛，呼气时减轻，严重时可伴有呼吸困难。

二、肺和胸膜检查

肺和胸膜检查是呼吸系统查体的重点，第一步需掌握正常体格检查的步骤和意义，然后通过对患者的检测，发现异常体征，并掌握体征的临床意义。呼吸系统查体一般包括视诊、触诊、叩诊、听诊 4 个部分。

（一）呼吸系统的视诊

1. 呼吸运动　①男性与儿童为腹式呼吸，女性为胸式呼吸。②运动异常包括：胸式呼吸减弱而腹式呼吸增强，如肋骨骨折、胸膜炎、胸腔积液等。

腹式呼吸减弱而胸式呼吸增强，如腹膜炎腹腔积液、腹腔巨大肿瘤等使膈向下运动受限疾病。呼吸运动减弱或消失，如肺气肿、气胸等。呼吸运动增强，如酸中毒的深大呼吸等。

2. 呼吸频率　正常情况下，成年人呼吸频率为每分钟 16～20 次，呼吸/脉搏 = 1 ∶ 4；新生儿一般为每分钟 30～50 次。节律规整。①呼吸频率减慢：每分钟 < 12 次，称为呼吸过缓，见于麻醉剂过量。②呼吸频率加快：每分钟 > 24 次，称为呼吸过速，见于剧烈运动，发热、甲状腺功能亢进及气胸等。

3. 呼吸节律　如下所述。

（1）潮式呼吸（Cheyne – Stokes breathing）：呼吸运动的特点为呼吸运动呈波浪状增大或减小，并与呼吸暂停交替出现，即由浅慢→深快→浅慢→停。通常由于呼吸中枢兴奋性降低，常见于中枢系统疾病，如脑炎、脑膜炎、糖尿病酸中毒和巴比妥中毒等。

（2）间停呼吸（Biots breathing）：特点为呼吸与呼吸暂停交替出现，比较有规则，呼吸每次深度相等。机制一般为呼吸中枢兴奋性降低。常见病因为脑膜炎、颅内高压、中毒、尿毒症、临终前等。

（3）叹气样呼吸（Sighing breathing）：正常呼吸节律中插入一次深大呼吸。常见于神经衰弱、精神紧张或抑制等，多为功能性（图 1 – 1）。

（二）呼吸系统的触诊

1. 语音震颤（触觉语颤）　①定义：被检查者发出声音时所产生的声波振动，沿着气管、支气管及肺泡传到胸壁，可用手掌触知，称为语音震颤（触觉语颤）。②检查方法：医师将两手掌或手掌尺侧缘平贴在患者胸壁的对称部位，令被检查者用同样的强度重复发“一、二、三”音或拉长音发“一”音，注意对比两侧语颤是否相同。语音震颤异常的病理生理意义及代表疾病见表 1－1。

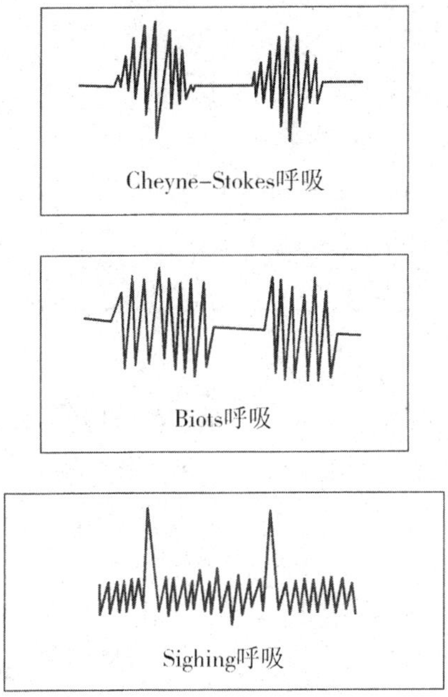

图 1－1　常见的 3 种呼吸节律

表 1－1　语颤变化的病理生理意义及代表疾病

语颤变化	病理改变	疾病举例
语颤↑	肺实变	大叶性肺炎
	肺内浅在大空洞	肺结核、肺脓肿
语颤↓	肺不张	肺不张
	胸腔积液	胸腔积液
	肺气肿	COPD、哮喘
	胸膜增厚	结核性胸膜炎
	胸壁增厚	胸壁水肿、脂肪过多

2. 胸膜摩擦感　正常胸膜脏层和壁层之间润滑，呼吸运动时不产生摩擦感，当由于各种原因引起胸膜炎症时，胸膜表面粗糙，呼吸时两层胸膜相互摩擦，可触及摩擦感。可见于胸膜炎，原发性或继发性胸膜肿瘤，肺部疾病累及胸膜如肺炎、肺脓肿等。

（三）呼吸系统的叩诊

1. 正常的胸部叩诊音　正常的胸部叩诊音为清音，各部位略有不同，前胸上部较下部稍浊，右上肺叩诊较左上肺稍浊，背部较前胸稍浊。右侧心缘旁稍浊，左腋前线下方因靠近胃泡叩诊呈鼓音，右下肺受肝脏影响叩诊稍浊（表 1－2）。

表 1－2　胸部叩诊音类型及部位

类型	部位	解剖部位
清音	正常肺部	肺部
浊音	肺与实质脏器重叠部分	胸壁肌肉厚实部位；右侧第 5～6 肋间隙以下为肝浊音区；左侧前胸部第 3～4 肋间隙因近心脏叩诊音稍浊
鼓音	胃泡区	左侧第 5～6 肋间隙以下为胃泡鼓音区

2. 异常的胸部叩诊音　异常的叩诊音取决于病变性质、范围大小、部位深浅（表1－3）。

表1－3　胸部异常叩诊音及其代表疾病

类型	机制	疾病
异常浊音或实音	肺含气组织减少	肺炎、肺结核、肺脓肿
	胸膜病变	胸腔积液、胸膜肿瘤、胸膜肥厚
	胸壁组织局限性肿胀	胸壁水肿、肿瘤等
过清音	肺弹性减弱，含气量增多	肺气肿、COPD
鼓音	肺含气量明显增加	肺大疱、肺空洞
浊鼓音	肺泡壁松弛，肺泡含气量减少	肺不张、肺炎充血期、肺水肿等

（四）呼吸系统的听诊

听诊是呼吸系统查体最为重要的部分。一般要求患者做均匀而深长的呼吸，必要时行深呼吸，屏气或咳嗽。听诊顺序为肺尖开始，自上而下，由前胸到侧胸，最后检查背部，需要双侧对称部位进行对比。

1. 正常呼吸音　如下所述。

（1）支气管呼吸音：由口鼻吸入或呼出的空气在声门、气管或主支气管形成湍流而产生的声音。特点为声音似将舌抬高张口呼气时发出的“哈”音。呼气音调高、音响强、持续时间长。听诊部位正常人在喉部，胸骨上窝，背部S6、S7及T1、T2附近。

（2）肺泡呼吸音：为呼吸气流在细支气管和肺泡内进出所致。吸气时气体经过支气管进入肺泡，冲击肺泡壁，使肺泡由松弛变为紧张，呼气时变为松弛，肺泡弹性变化和气流产生的振动形成的。声音似上齿咬下唇向内吸气时发出的“呋”音。吸气时音响较强，音调较高，时相较长；呼气时音调较低，音响较弱，时相较短。听诊部位分布于除支气管呼吸音及支气管肺泡呼吸音分布区域以外的大部分肺组织。

（3）支气管肺泡呼吸音：为支气管呼吸音和肺泡呼吸音混合音，又称为混合呼吸音。吸气音似肺泡呼吸音的吸气音但音略强调略高，呼气音似支气管呼吸音的呼气音但音略弱调略低。吸气时间与呼气时间大致相等。听诊部位分布于胸骨角附近，背部肩胛间区T3、T4水平及肺尖部。

2. 异常呼吸音　异常呼吸音包括上述3种呼吸音出现增强、减弱，或出现于非常规部位，见表1－4。

表1－4　异常呼吸音产生机制及代表疾病

类型	机制	疾病
异常肺泡呼吸音		
肺泡呼吸音减弱	呼吸音传导减弱或呼吸动力不足	气胸、胸腔积液、呼吸肌疲劳、COPD
肺泡呼吸音增强	呼吸运动增强导致流量、流速增加	发热、酸中毒、运动后
粗糙呼吸音	支气管黏膜轻度水肿，使气流进出不畅	支气管炎或肺炎早期
异常支气管呼吸音	应该听到肺泡呼吸音处闻及支气管呼吸音，一般为实变的肺、空洞传导所致	大叶性肺炎、肺脓肿、肺空洞
异常支气管肺泡呼吸音	病变肺组织与正常组织间杂存在	肺炎初期、胸腔积液上方肺膨胀不全区域

3. 啰音　为呼吸音以外的附加音，正常人一般无啰音，按照其性质不同，分为如下。

湿性啰音：为吸气时气体通过呼吸道内的稀薄分泌物时形成的水泡破裂而产生的声音。由于小支气管壁因分泌物黏着而陷闭，当吸气时突然张开重新充气所产生的爆裂音。湿性啰音的特点为：断续而短暂，一次即连续多个出现；吸气时或吸气终末时较为明显；部位比较固定和局限；大中小水泡音可同时存在；咳嗽或排痰后可减轻或消失。

湿性啰音按照出现的时间和累积支气管口径的大小分为：①捻发音；②细湿性啰音；③中湿性啰

音；④粗湿性啰音（图1－2）。

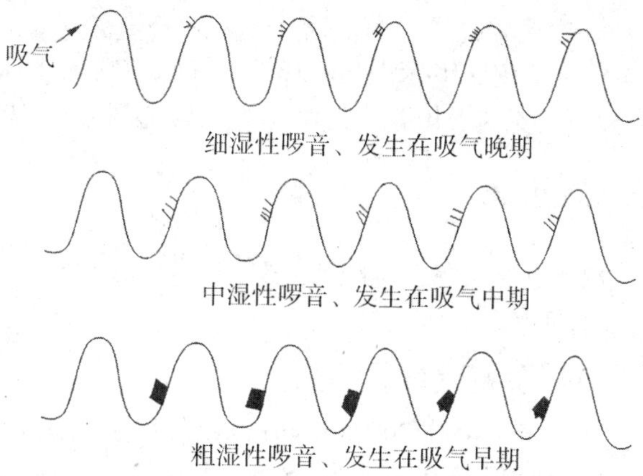

图1－2　湿性啰音示意图

湿性啰音的临床意义：满布双肺——急性肺水肿，严重支气管肺炎；两侧肺底——心力衰竭所致肺淤血、支气管肺炎；局限性——局部病变、结核、支扩，高调提示空洞存在；细小湿性啰音——支气管炎或细支气管炎。

干性啰音：为气管、支气管或细支气管狭窄或部分阻塞，气流通过时，产生湍流或黏稠分泌物振动产生的。干性啰音的特点为：持续时间较长；带乐音的呼吸附加音，音调较高；吸气及呼气均可闻及，尤以呼气时明显；强度、性质、部位不固定，易变性（表1－5）。

表1－5　干性啰音的特征

	哨笛音（Wheeze）	鼾音（Sonoroos）
音调	高	低
性质	乐音性	鼾声
部位	较小的支气管或细支气管	气管或主支气管炎

4. 胸膜摩擦音　与胸膜摩擦感相同，胸膜面由于炎症变得粗糙时，随着呼吸可出现胸膜摩擦音。用听诊器听及。似一手掩耳另一手手指在其手背上摩擦时所听到的声音。其特点：性质粗糙，似两手背或两张皮革互相摩擦的声音；呼吸两相均可听到，深吸气明显，屏气时消失。最常听到的部位是前下侧胸壁。变化快，短期内出现短期内消失；常伴有胸痛。当出现胸膜摩擦音时可考虑如下疾病。①胸膜炎症：如结核性胸膜炎、化脓性胸膜炎；②胸膜的原发或继发肿瘤；③胸膜高度干燥：如严重脱水；④肺部病变累及胸膜：如肺炎、肺梗死；⑤其他：如尿毒症。

三、常见呼吸系统异常体征及临床意义

（一）桶状胸

一般为慢性支气管炎或慢性阻塞性肺疾病的体征。

（二）呼吸辅助肌的参与

COPD 进展期，吸气辅助呼吸肌协助膈肌运动，包括斜角肌、胸锁乳突肌、胸大肌和斜方肌；在重症 COPD 患者，呼气辅助呼吸肌协助肺回缩，包括腹部肌群和肋间肌。

（三）发绀

血中还原血红蛋白 >50g/L 时，组织变蓝（皮肤、口唇、甲床、耳郭），非缺氧可靠临床体征（尤其于贫血、红细胞增多症患者），非氧含量的精确指标；并不仅见于低氧血症；无低氧血症时也可存在：①贫血患者可缺氧但并无发绀；若贫血患者的血红蛋白含量为6g，50%的氧饱度，那么就有3g的游离血红蛋白；②红细胞增多症患者有发绀但可无低氧血症，因为他们有大量的氧合血红蛋白（动脉

氧含量正常）。

（四）杵状指

特征为手指无症状性增厚；正常皮肤甲床夹角<160°，杵状指则>180°。病因：可能部分由于慢性缺氧、COPD、肺癌、慢性肺脓肿、支气管扩张、发绀性先天性心脏病，以及结节病等慢性组织缺氧性疾病。

（五）周围性水肿

由于血浆从毛细血管漏入组织，常发生于脚及踝部；常见于充血性心力衰竭患者。手指按压下陷1mm为+1，2mm为+2，依次类推。

（六）颈静脉怒张（JVD）及胸壁静脉怒张

颈静脉怒张是指当患者平卧位床头抬高30°~45°时，锁骨以上的颈静脉充盈、显露；常见于右心衰竭患者（肺源性）、体液过多、COPD及机械通气时通气压力过高。胸壁静脉怒张通常见于上腔静脉阻塞的患者，侧支循环建立，血流自上而下，通过下腔静脉辅助回流。

（七）毛细血管再灌注

用手指按压指床5s左右，放开后3s内甲床颜色恢复为粉红色；如>3s，则表示外周血流量减少（心输出量减少）。

（八）出汗

大量出汗：①卧床休息者大量出汗为异常；②常见于休克、低氧血症、心肌梗死及风湿病患者。

（九）呼吸困难

患者自觉呼吸急促（SOB），见于呼吸做功增加的肺部或肺外疾病；轻微活动或休息时出现呼吸困难者为重度呼吸困难。

1. 端坐呼吸　平躺时出现呼吸困难，坐位或立位减轻，提示充血性心力衰竭伴或不伴阻塞性肺疾病。

2. 斜卧呼吸　站起时呼吸困难，提示右向左分流性心脏病。

3. 夜间阵发性呼吸困难（PND）　睡眠时突然发生的呼吸急促和端坐呼吸，提示充血性心力衰竭。

（苏清菊）

第二章

呼吸生理学诊断技术

第一节　肺功能

呼吸系统的主要功能是提供氧气，排出血液内过多的二氧化碳。呼吸功能测定不仅是理解呼吸系统疾病的病理生理所必需，而且能够对呼吸功能损害作出质和量的评估，为疾病诊断、治疗和疗效评估提供客观依据。本节从临床应用角度按通气功能、换气功能和最终反映通气与换气损害的动脉血气，分别就测定指标及临床相关问题进行叙述。

一、通气功能及其障碍

（一）肺容量及其组成

肺容量与患者的性别、年龄、身高和体重有关，与人种也有关。任何肺功能的报告需基于测定人所属正常人群的标准值，并根据自身的身高、性别、年龄和体重报告实测值占预计值的百分比。

1. 肺容积（lung volume）和肺容量（lung capacity）　肺容积是不能分割的最小单位，不仅具静态解剖意义，也反映肺和胸廓扩张的程度。而肺容量包括≥2 个肺容积，如图 2－1 所示。它们各自具有不同的生理和临床意义。严格意义上只有功能残气量、肺活量、肺总量、深吸气量称为量，其他的如潮气量、补吸气量、补呼气量、残气量实为容积。

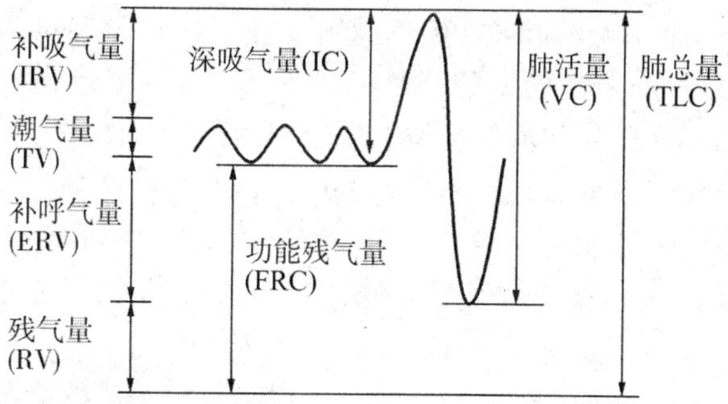

图 2－1　肺容量与肺容积组成

潮气量（tidal volume，TV）：平静呼吸时，每次吸入或呼出的气体量为潮气量。成人静息状态的潮气量为 500ml（男性 7.8ml/kg，女性 6.6ml/kg），运动时潮气量明显增加。正常情况下吸入和呼出的气体量非常接近，但在运动时，呼出气潮气量可大于吸入气潮气量（部分由于 CO_2 产生）。

深吸气量（inspiraory capacity，IC）、补呼气量（expiratory reserve volume，ERV）、肺活量（vital capacity，VC）和补吸气量（inspiratory reserve volume，IRV）：IC 和 ERV 分别为平静呼气末作深吸气所能吸入或平静呼气末作深呼气所能呼出的最大气量。IC 常作为慢性阻塞性肺疾病（慢阻肺）患者呼吸困难的指标之一，IC 的改善往往伴随着呼吸困难的减轻。而 VC 为深吸气末再呼气的最大呼气量，即为

IC 与 ERV 之和。IRV 为潮气量吸气末所能吸入的最大气量，IRV 与 TV 相加即为 IC。IC、ERV、IRV 和 VC 的大小均与体表面积、性别、年龄、胸廓结构和肺的弹性，以及呼吸肌强度有关，亦受职业、体力锻炼等因素影响。评估肺活量以实测值占预计值百分数来表示，如低于预计值的 80% 以下，定为异常。

残气量（residual volume，RV）和功能残气量（function residual capacity，FRC）：RV 和 FRC 分别为深呼气末和平静呼气末肺内剩留的气量，后者为 ERV 和 RV 之和。为排除体表面积对残气的影响，将 RV 占 TLC 的百分比作为肺泡内气体滞留的指标。RV/TLC% 和 FRC/TLC% 均随年龄增长和肺弹性减退而递增。功能残气能使肺气体交换连续进行，对稳定肺泡气体浓度具缓冲作用，其多少取决于胸廓与肺组织的弹性平衡及气道阻力。严重阻塞性肺气肿因肺弹性下降，加上呼气末之陷闭气量（小气道萎陷），使 FRC/TLC% 增加，若超过胸廓的自然位置的 67%（图 2－2），则患者吸气时除需克服肺弹性回缩力外，还要克服胸廓的弹性回缩力，使呼吸功增加，患者感气急和呼吸劳累。哮喘发作和阻塞性肺气肿，RV/TLC% 显著增加。但前者经支气管扩张剂治疗，支气管痉挛解除后，RV/TLC% 可恢复，为可逆性动态过度充气，而后者则不能，存在不完全可逆的气流受限。

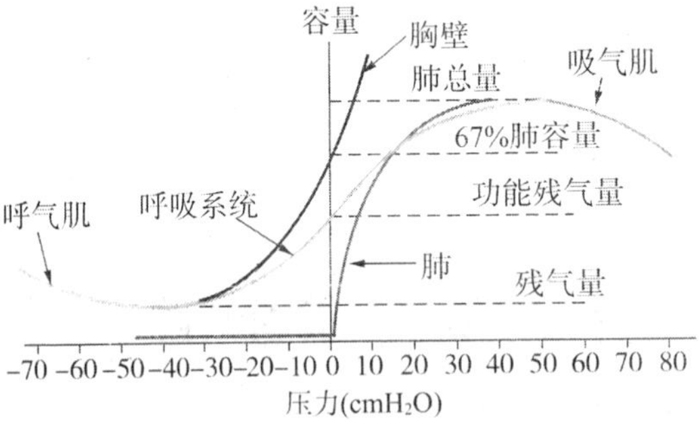

图 2－2　肺容量与压力曲线

肺总量（total lung capacity，TLC）：TLC 为深吸气后肺内所含的气量，即各部分肺容积的总和（VC + RV 或 IRV + FRV，或 IRV + TV + ERV + RV）。严重肺气肿患者，肺总量由于肺的容积增大而增加。慢阻肺患者 TLC 往往是增加的，而肺间质病变往往是减少的。

2. 常用通气功能测定指标　胸廓扩张和收缩改变肺容量而产生通气（ventilation），测定单位时间内吸入或呼出的气量称为通气量。

每分钟静息通气量（minute ventilation，MV）和肺泡通气量（alveolar ventilation）：基础代谢测的 MV 为潮气量（TV）与呼吸频率（f）的乘积（MV = VT × f）。而肺泡通气量（或称有效通气量，V_A）为潮气量减去生理死腔（解剖死腔 + 肺泡气死腔，VD）与呼吸频率乘积（f），即 $V_A = (VT - V_D) \times f$。在成年人生理死腔约为 150ml。虽深而慢（VT 500ml、f 每分钟 12 次）与浅而快（VT 250ml、f 每分钟 24 次）的 MV 均为 6 000ml，但它们的 V_A 分别为 4 200ml 和 2 400ml，说明深而慢的呼吸通气效率高。V_A 与肺泡二氧化碳（P_ACO_2）密切相关，临床上以 P_ACO_2 或动脉血二氧化碳分压（$PaCO_2$）作为衡量 V_A 的指标。

最大通气量（maximum breathing capacity，MBC）：以最大努力所能取得的每分钟通气量，称为最大通气量。它能反映机体的通气储备能力，其大小取决于胸廓的完整性和呼吸肌的力量、肺的弹性和呼吸道的阻力，其中以气道阻力影响最大。最大通气量随年龄、性别、体表面积而异，故通常先计算出最大通气量预计值，再计算实测值占预计值的百分数，若降低 20% 以上可认为不正常。

用力肺活量（forced vital capacity，FVC）：深吸气后，以最大的力量所呼出的气量。在 1、2、3s 内所呼出的气量称 1、2、3s 用力呼气容积。临床常用 1s 用力呼气容积占用力肺活量比值（$FEV_{1.0\%}$），又称 1s 率来考核通气功能损害的程度和鉴别阻塞与限制性通气功能障碍，$FEV_{1.0\%}$ 参照值为 80%。目前 2011 版 GOLD 指南的临床分级标准 I 级是 $FEV_{1.0\%} < 80\%$。

最大呼气中段流量（maximal mid－expiratory flow rate，MMFR）是测定用力肺活量的 25% 和 75% 之间的流量。用力呼气开始 25% 呼出容积的流量与用力有关，且不易掌握，弃去不用；呼气容积在最后

25%流量因肺容积减小、肺组织弹性回缩力减低、支气管口径狭窄而减低，亦不予考虑。MMFR 的意义与最大通气量和用力肺活量相当，但其灵敏度较高。

用力肺活量的时间容量曲线在用力深吸气后到用力呼气的容量下降平滑曲线之间有一段钝形的曲线，因此确认 FEV_1 的 0 时刻显得非常重要。一般选择平滑曲线最陡段的切线与肺总量的平行线的交点为往外推的 0 时刻，从这一时刻后的 1s 为 FEV_1 的数值（图 2－3）。通常用 FEV_1 的绝对值，或 FEV_1/FVC%来表示。

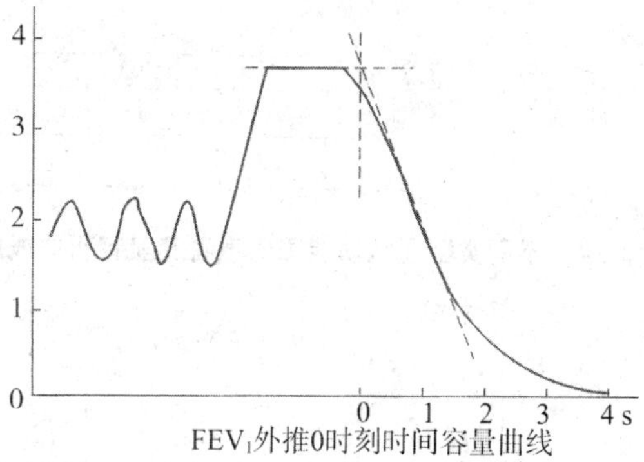

图 2－3　FEV_1 外推 0 时刻时间容量曲线

临床上常以 FEV_1 等占预计值的百分比的多少来对肺功能进行分级。常见分类方法见下表 2－1。

表 2－1　肺功能损伤分级（%）

程度	FVC	FEV_1	FEV_1/FVC	RV/TLC	DLco
正常	>80	>80		<35	>80
轻度	60～79	60～79	55～69	36～45	60～79
中度	40～59	40～59	35～54	46～55	45～59
重度	<40	<40	<335	>55	<45

需要注意与《GOLD 指南》的肺功能分级区分开来。《GOLD 指南》中用于肺功能分级时基于诊断慢阻肺（COPD）的基础上，按照 FEV_1 >80%（Ⅰ级），50%～80%（Ⅱ级），30%～50%（Ⅲ级），<30%（Ⅳ级）进行分级。

3. 间接反映通气功能的测定指标　最大呼气流量容积曲线（maximal expiratory flow－volume curves, MEFV）：作用力肺活量测定时，将呼出的流量为纵轴，与相对应的呼出容积为横轴，描记成流量容积曲线。在肺容量>75%肺活量时最大呼气流量随呼气肌用力增加而增多；而在低肺容量即<50%肺活量的最大呼气流量，因肺组织对小气道管腔牵引力减弱，加上胸膜腔内压对小气道管壁的挤压使管腔变细，气道阻力增加，呼气流量受限制（动态气流受限，dynamic airflow limitation），很少用力依赖，重现性好。所以低容积的最大呼气流量如 50%以及 25%肺活量的最大呼气流量（max_{50}，max_{25}），是反映小气道病变的较好指标。阻塞性与限制性通气功能障碍在 MEFV 描图上亦显示显著差别，见图 2－4。

最大呼气或吸气流量容积曲线测定对大气道阻塞有重要诊断价值。管腔狭窄固定在大气道（在胸腔内或外），吸气和呼气最大流量均减少，其高峰流量段呈平坦，表现为梯形的流量容积描图（图 2－5）；不固定的气管狭窄在胸外，呼气时气道不受胸膜腔内压影响，测流量容积环无明显改变，而吸气时，由于大气压大于气管内压，吸气最大流量受限制，出现吸气平坦的流量容积环；不固定的气管狭窄位于胸腔内，因受胸腔内压改变的影响，吸气时，胸腔负压增加，扩张阻塞管腔的阻力减小，吸气流量容积环无明显异常；而呼气时，因胸膜腔内压增加，挤压阻塞管腔，出现平坦的呼气高峰段。

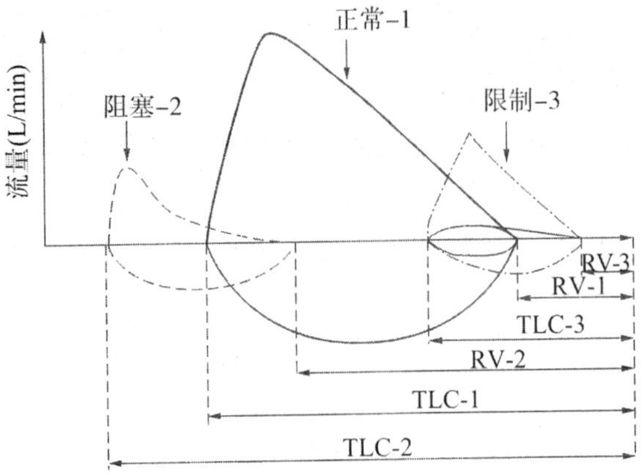

图2-4　不同类型通气功能障碍患者流量容积曲线描图

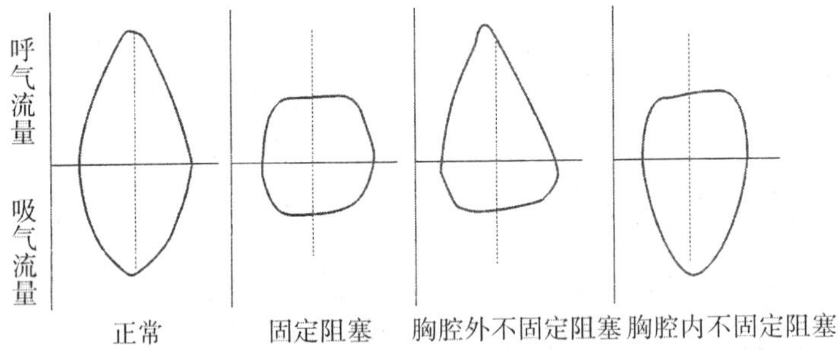

图2-5　大气道不同阻塞情况下的最大吸气和呼气流量容积曲线图

二、通气功能障碍的类型

根据肺容量和通气功能测定，通气功能障碍分为阻塞性和限制性以及两型障碍兼具的混合型。阻塞性通气由轻到重的过程中，先为 FEV_1/FVC 的降低，随之 FEV_1 呈线性减少。中度阻塞者因气道陷闭导致残气增加和 FVC 减少。肺气肿时，TLC 明显增加伴弥散量减少；单纯性限制性通气功能障碍，则肺的所有容积均减少，FEV_1/FVC 增加；混合性通气障碍者如肺气肿伴轻度充血性心力衰竭，或肥胖伴支气管哮喘，其肺活量减少的同时有阻塞性通气的改变，FEV_1/FVC 降低。不同通气功能障碍类型的变化如表2-2所示。其中以 $FEV_{1.0}$% 最具特异性，在用力肺活量描图上亦显示两种不同类型通气功能障碍的典型改变（图2-6）。用力肺活量测量阻塞性通气障碍时应同时作支气管扩张试验，即测定吸入支气管扩张剂后气道阻塞的可复性，其 FEV_1% 改善率为用药后测 FEV_1 减去吸药前测 FEV_1 的数值除以吸药前的 FVC 的百分数。若 FEV_1% 增加15%以上可判为阳性，支气管哮喘患者改善率一般>20%。相反，支气管激发试验（气道反应性测验）是吸入组胺或乙酰甲胆碱等支气管收缩剂，使 FEV_1 减少20%的最小浓度，称 P_{c20}，它有助于非典型性或隐性哮喘的诊断，尤其是咳嗽变异型哮喘。

表2-2　阻塞性、限制性和混合性通气功能障碍的区别

	阻塞性	限制性	混合性
VC	减低或正常	减低	减低
RV	增加	减低	不一
TLC	正常或增加	减低	不一
RV/TLC	明显增加	正常或略增加	不一
$FEV_{1.0}$%	减低	正常或增加	稍减低
MMFR	减低	正常或减低	稍减低
MEFV环（降支）	马鞍形	接近直线	不一

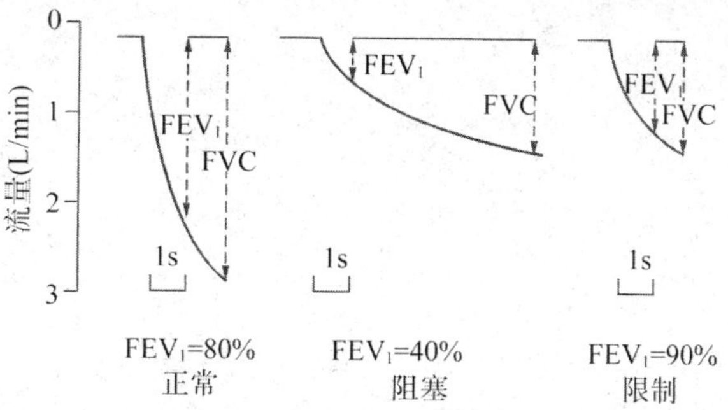

图 2-6 用力肺活量示意图

阻塞性通气功能障碍缘于气道不通畅和肺弹性减退。临床上见于慢性支气管炎、支气管哮喘和阻塞性肺气肿。呼吸形式趋于缓慢，尤其是呼气延长。限制性通气功能障碍是由于胸廓或肺扩张受限，见于胸廓畸形、胸腔积液、胸膜增厚、肥胖、腹腔肿瘤或腹腔积液，以及妊娠所致膈肌抬高、肺纤维化、肺水肿、肺炎等疾病或状态，因气道并无阻塞而呈浅速呼吸形式。

三、呼吸动力

呼吸活动是个做功的过程，呼吸肌收缩必须克服呼吸器官弹性和非弹性阻力。按物理性质不同可分为弹性阻力、黏性阻力和惯性阻力，它们之和为呼吸阻抗。平静呼吸时，克服弹性阻力和非弹性阻力做功分别为 80% 和 20%。正常肺组织由于属于空腔结构，质地柔软，质量较轻，惯性阻力可以忽略不计。

（一）顺应性（compliance）

呼吸器官系弹性物体，以顺应性来表示，在单位压力作用下，所能改变的肺容积（$C=\Delta V/\Delta P$，L/cm1H_2O），包括肺顺应性（C_L）、胸壁顺应性（C_{CW}）和胸肺总顺应性（C_{RS}）。按照顺应性测定时有无气流流动，分为静态顺应性和动态顺应性。静态顺应性存在滞后现象，即充气相和排气相曲线并不重合。

肺顺应性（C_L）=肺容积改变（ΔV）/经肺压（ΔP）

胸壁顺应性（C_{CW}）=肺容积改变（ΔV）/经胸壁压

总顺应性（C_{RS}）=肺容积改变（ΔV）/经呼吸系统压（经肺压+经胸壁压）

肺顺应性是指肺扩张性，以 L/cmH_2O 为单位。肺弹性阻力为肺顺应性的倒数（1/C），又称肺硬度（lung stiffness），以扩大单位肺容积时所引起的经肺压变化来表示。肺顺应性与肺的弹性、表面张力，以及肺血容积等有关。肺顺应性的特点是“S”形，在较小和较大肺容量时较平坦，在中等肺容量时陡直，曲线斜率大，顺应性越大。平静呼吸时，肺容量处于曲线中段，此时顺应性最大，所以呼吸最省力。

从图 2-7 示各种疾病的肺压力容量曲线（P-V）特点，从中可见支气管哮喘发作时，由于功能残气明显增加，使整个静态 P-V 曲线平行移位至较高的肺容量水平，但肺顺应性尚接近健康者。而肺气肿由于肺泡壁破坏，弹力组织减少，静态顺应性显著增加，对支气管环牵引力减弱，致支气管易塌陷或闭合，出现动态顺应性减低。在肺水肿、肺纤维化和 ARDS 的肺顺应性均有不同程度的降低。肺水肿和 ARDS 因肺泡间质水肿和肺表面活性物质减少，所致肺泡陷闭，肺顺应性减低，出现 P-V 曲线明显低位平坦，而影响换气功能。在机械通气时，测定 P-V 曲线的低位拐点，能协助确定最佳呼气末正压（PEEP）水平，以利改善氧合功能。一般选取拐点以上水平用于 PEEP 的设置。

（二）气道阻力

通常呼吸阻力称黏性阻力，包括气道阻力、肺组织阻力和胸壁阻力，又称呼吸总阻力。但其主要反映的是气道阻力、以单位流量所需要的压力差。可用公式表示：

$$\text{气道阻力（Raw）}=\frac{\text{气道口腔压（Pmo）}cmH_2O-\text{肺泡压（Palv）}cmH_2O}{\text{流量（V）}L/S}$$

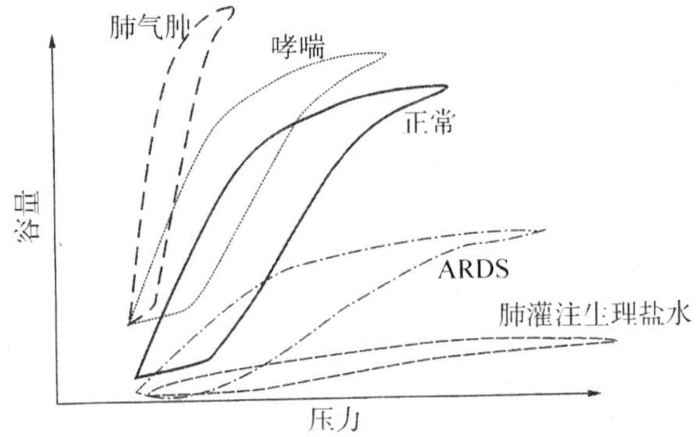

图2-7 不同病理条件下的肺压力容量曲线环

气道阻力大小取决于气道管径大小、气流形态、流量、气体特性（密度、黏度）等。若管径大、管壁光滑、气流形态平直，则阻力小；反之，管径狭小、曲折、内壁粗糙，流量大，气流呈涡流或湍流，则阻力大。

流量可通过流量仪测定，但压力差测定较困难，现有阻断法、食管测压法、体描法和脉冲振荡法4种。近10多年来脉冲振荡技术（impulse oscillometry，IOS）应用日趋广泛。它基于强迫振荡原理，传统的气道阻力测定是根据被测者自主呼吸的压力和流量比值来决定的。而IOS是采用外置发生器，由电控扬声器产生无数次频率正弦波形成的脉冲式矩形波施加在被测者的平静自主呼吸上，通过口腔压力脉冲的变化计算呼吸阻抗（impedance，Zrs），即指整个呼吸系统的黏性阻力（resistance，R）、弹性阻力（capacitance，Ers）和惯性阻力（intertance，Lz），后两者之和为电抗（reactance，X）。

当外加激励的频率低，波长长，能量大，振荡波能达到全肺各部分，所以低频率（5Hz）的 R_5 能反映总气道阻力。而高频率，波长短，能量少，振荡波不能达到细小的支气管，故 R_{20} 反映中心气道阻力。R_5 与 R_{20} 之差值（X）反映周围气道阻力。低频率时的惯性阻力甚小，电抗主要反映弹性阻力，故 X_5 为周边弹性阻力，弹性阻力X从负值到零，而惯性阻力X从零到正值，当弹性阻力等于惯性阻力，则电抗为零（X=0），称为响应频率（resonant frequency，Fres）。

IOS测定的 R_5 值与为体描仪测得的气道阻力（Raw）有很好的相关性（r=0.79～0.86），所以 R_5 可替代Raw。在慢性阻塞性肺疾病和哮喘患者中，所测得的Fres、R_5 和 X_5 值与用力呼气流量容积曲线参数相关性密切，而Fres与 $FEV_{1.0}$ 和Vmax相关性最密切，故Fres是IOS参数中诊断慢性阻塞性肺疾病和哮喘最为敏感的指标。R_5 还可替代 $FEV_{1.0}$ 了解支气管扩张剂的反应，由于作用力呼气会增加支气管平滑肌紧张性，R_5 比 $FEV_{1.0}$ 更有其优越性，并提示 $1/R_5$ 总气道传导率是评价支气管激发试验的一个可靠的指标，其敏感性介于比气道阻力（SRaw）和 FEV_1 两者之间。上气道阻塞（喉癌、气管肿瘤、气管异物等）患者的 R_{20} 增加，而 R_5～R_{20} 无明显变化，表明阻塞部位在中心气道，X曲线呈特征性弓背向上弧形。而在气道外肿块患者的IOS测定发现 R_5、X_5 无变化，R_{20}～R_{35} 和 X_{20} 的增加。IOS测定能判断气道阻塞部位、程度与治疗效果，为患者选择合适的治疗提供客观依据。ARDS患者支气管有明显渗出、水肿和肺水肿，通过IOS测定其气道阻力和肺顺应性变化的动态随访，可了解ARDS患者的病情进展情况。

IOS由于体积小，便于携带，不需患者用力呼吸，有较好的重复性，还可连接气道不同开口（如口、鼻气管插管等），进行床旁监测。因此IOS适用于儿童、老人、病情重或昏迷的人工气道患者的呼吸阻抗测定。

四、换气功能障碍

（一）常用换气功能测定指标

1. 通气与血流比例（V_A/Q_A） 进入肺泡的新鲜空气与肺泡毛细血管静脉血进行气体交换，为达到最有效交换要求 V_A/Q_A 保持0.8。其比例增高引起死腔增高，降低则导致静-动脉血混合或称静脉样分流（图 2-8）。测定 V_A/Q_A 有惰性气体法、核素法，不便普及。目前测定吸入气肺内分布均匀性间接反映 V_A/Q_A。①一口气氮分析法：令受检者从残气位开始深吸气，吸入纯氧，然后在函数记录仪上连续记录呼出气中氮（N_2）浓度，计算呼气 750ml 和 1 250ml 的 N_2 浓度差值。健康人 $\triangle N_2/750-1\,250<1.5\%$。吸气分布不均时，通气不畅肺泡氧气进入少，$N_2$ 浓度高，呼气排出也相对困难，时间也滞后于通气畅、进氧多、N_2 浓度低的肺泡，故呼气中 N_2 浓度差增大。②7min 开放通路氧冲洗法：原理同前。受检者静息呼吸纯氧 7min 后作最大深呼气，收集并测定其 N_2 浓度。若吸气分布均匀，吸氧 7min 后所有肺泡内 N_2 气都被冲洗干净，呼出气 N_2 浓度一般应 <2.5%，其增高表明气体分布不均。

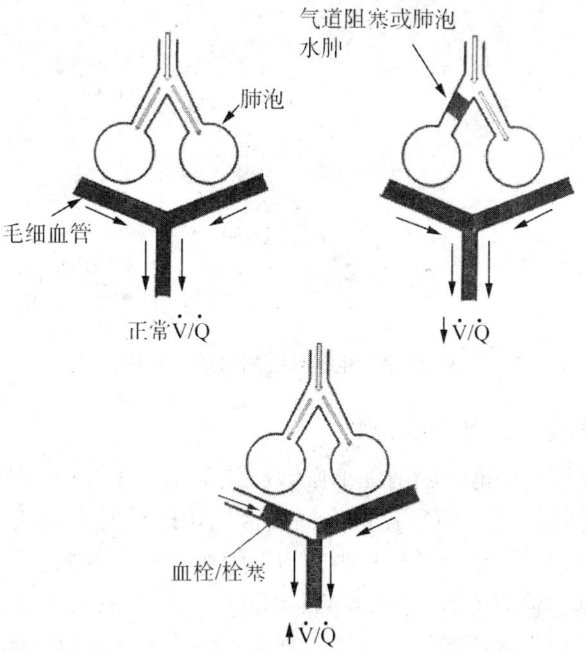

图 2-8　正常和异常情况下的通气/血流比例

2. 肺弥散（DL）　弥散是 O_2 和 CO_2 气体分子通过肺泡毛细血管膜（肺泡膜）的过程。许多因素可以影响气体分子的弥散，其规律可用 Dalton 定律加以概括。

$$弥散能力 \propto \frac{\alpha \cdot A \cdot (P_1-P_2)}{N\overline{MW} \cdot d}$$

其中 A 是弥散面积、α 为弥散气体在肺泡间质液的溶解度、P_1-P_2 为肺泡膜二侧的气体分压差、d 为气体分子的弥散距离、MW 为弥散气体的分子量。弥散能力以弥散量为指标，即肺泡膜二侧弥散气体分压差为 0.133kPa（1mmHg）时，每分钟能通过肺泡的气量。由于 CO_2 的溶解系数远高于氧，其弥散量为氧的 20.7 倍，所以临床上不存在 CO_2 弥散障碍，只有 O_2 的弥散降低。氧弥散量还与肺血容量、红细胞数量和血红蛋白浓度有关。临床上测定肺毛细血管氧分压存在困难，故改测定 CO 肺弥散量（DLco），因为 CO 比 O_2 与血红蛋白结合的能力大 210 倍，所以当 CO 通过肺泡膜后，几乎全部与血红蛋白相结合，血液中不存在一氧化碳分子。这样肺泡膜两侧的 CO 分压差就等于肺泡中的 CO 分压，简化了技术。常用方法有 CO-氦氧混合气-口气法和稳定 CO 弥散法。我国健康人静息 DLco 为 203ml/（kPa·min）。为排除肺容积对弥散量的影响，将 DLco 除以 VA（DLco/VA），称弥散常数或比弥散量。

3. 肺内分流（Q_S/Q_T）　健康人心输出量中约有 3% 的血流不经过肺毛细血管而直接进入人体循环动脉端，称为解剖分流，如心最小静脉、心前静脉及支气管静脉引流的血液。少量的分流量不会引起低氧血症。病理性解剖分流增加除心内分流外，亦见于肺内分流、肺实变、肺水肿、肺不张和肺动静脉瘘的肺毛细血管混合静脉血，流经无通气肺泡不能获得气体交换而流入肺静脉，这种由于分流量增加引起的低氧血症氧疗大多不能纠正。Q_S/Q_T 目前系通过吸纯氧 15min 后肺泡-动脉氧分压差（$P_{A-a}O_2$）推导计算而来。

4. 生理死腔 VD/TV　生理死腔包括解剖死腔（鼻咽部、气管、支气管）和肺泡死腔（有通气但无血流）。正常值0.25～0.3，VD/TV 比值增加，提示生理死腔增加，在 ARDS 的患者尤为明显，而且 VD/TV 比值与死亡率呈正相关。临床上通过测定动脉血和潮气末 CO_2 的数值就可以计算 VD/TV（图2－9）。有些呼吸机携带了测定 VD/TV 的功能。

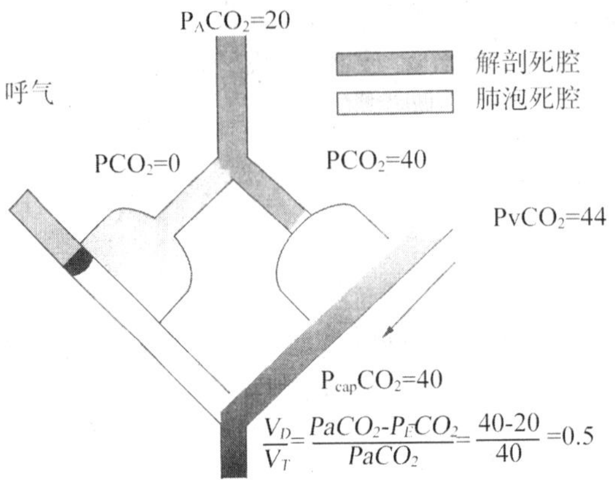

图2－9　生理死腔的构成与计算

（二）换气功能障碍及临床相关问题

在解剖上换气过程主要涉及肺泡、肺泡毛细血管及肺循环、肺间质，其功能障碍亦相应地主要见于这些部位的疾病。换气功能障碍以 V_A/Q_A 比例失调最常见和最重要，Q_S/Q_T 仅是 V_A/Q_A 等于零的一种极端类型。弥散降低见于肺间质纤维化，被称为肺泡毛细血管膜阻滞综合征，但后来小气道功能和核素检查发现病变亦影响小气道，它的提前关闭而导致 V_A/Q_A 失调是其低氧血症的主要原因。阻塞性肺气肿因毛细血管床减少可以出现弥散量降低，其通气分布不均致 V_A/Q_A 失调是最突出的病理生理紊乱。

换气功能障碍主要影响氧的交换，而二氧化碳很少受到影响。这是因为动静脉血氧差值大，如两者氧分压差为6.65kPa（50mmHg）左右，而二氧化碳分压差仅有0.8kPa（6mmHg），当 V_A/Q_A 比例降低或分流出现时，静脉血未充分氧合或原静脉血与氧合动脉血混合，导致低氧血症；二氧化碳分压虽然也可以轻度升高，而只要呼吸中枢对二氧化碳刺激敏感，会引起通气增加而得以代偿。此外氧离曲线呈"S"形特殊形态，通气良好肺区氧分压在10.6kPa（80mmHg）以上时血红蛋白几乎完全被氧饱和，而不能携带更多氧以代偿通气不足肺区；二氧化碳离解曲线则不同，在生理范围内呈线性关系，通气良好肺区增加通气可以代偿低通气肺区的二氧化碳排出不足。就弥散而言，二氧化碳弥散量为氧气的20.7倍，故临床上只见氧弥散障碍导致低氧血症，不存在二氧化碳弥散障碍。从理论上说，V_A/Q_A 失调和弥散障碍引起低氧血症应用氧疗便可纠正。但严重低 V_A/Q_A 肺区可因氧疗促进"吸收性"肺不张，而导致分流，加重低氧血症，故改善通气十分重要，非单纯氧疗所能奏效。

五、动脉血气及其临床意义

通气或换气功能损害严重至一定程度会出现动脉血气异常。而通过计算或设定条件推导出若干动脉血气派生指标有助于追溯和分析肺部气体交换的不同病理生理过程。因为二氧化碳直接参与酸碱代谢，现代的动脉血气分析仪测定的同时报告酸碱指标。故动脉血气分析可以了解患者有无血气异常及其程度、推导肺部气体交换的病理生理改变，以及评价机体的酸碱状态，对指导临床具有十分重要的意义，它与X线、心电图被作为临床处理重危患者所必备的"三大常规"检查。

（一）测定和计算指标

1. 动脉血氧分压（PaO_2）　指物理状态存在、溶解于动脉血中氧所产生的分压力。健康人动脉血氧分压随年龄的增长逐渐降低，且受体位等生理影响。坐位：PaO_2 = 104.2 − 0.27 × 年龄；仰卧位：

PaO_2 = 103.5 − 0.42 × 年龄。卧位 PaO_2 低于坐位，主要是体位改变血流在肺内的分布而影响通气/血流比例和换气效率。随着年龄增长，闭合容积相应增加，老年人闭合容量大于功能残气量，特别在肺底部，潮气末呼气前部分小气道已陷闭，引起肺泡通气量减退，其后果是通气/血流比例减少，生理静动脉分流增加，弥散功能亦随年龄的增加而减少，使 PaO_2 随之下降。如 PaO_2 低于预计值的 1.3kPa（10mmHg），提示低氧血症；PaO_2 < 8kPa（60mmHg）反映急性呼吸衰竭。

2. 动脉血氧饱和度（SaO_2） 血液中与血红蛋白（Hb）结合的氧量占 Hb 最大结合氧量的百分数，亦即 $SaO_2 = HbO_2/(HbO_2 + Hb) \times 100\%$。$SaO_2$ 随 PaO_2 而变化，它们之间的关系图为血红蛋白氧离解曲线，简称氧离曲线（O－D－C）。O－D－C 特殊的 S 形态十分有利于呼吸生理（图 2－10），当 PO_2 为 8kPa，Hb 即可达 90% 氧饱和度，PO_2 < 8kPa，氧离曲线处于陡直段，此时 PO_2 较小的变化即可引起 SaO_2 大幅度改变，使 HbO_2 释放许多氧供给组织。但以临床鉴别缺氧的敏感性而言，“S”形曲线形态使 SaO_2 不能作为轻度缺氧的指标，因为 PaO_2 从 13.3kPa 降至 8kPa（100mmHg 降至 60mmHg），下降 5.3kPa（40mmHg），SaO_2 仅有 5%～7% 差异，所以 PaO_2 比 SaO_2 能更敏感地反映轻度低氧血症。相反，在缺氧状态（PaO_2 < 8kPa）O－D－C 处于陡直部分，PaO_2 少许变化即引起 SaO_2% 较大幅度升降，SaO_2 反映缺氧程度更为敏感和有意义。健康人 SaO_2 ≥95%。需要注意 SaO_2 受多种因素干扰，如指甲的厚度、颜色，血红蛋白浓度，局部温度，是否存在组织水肿等。

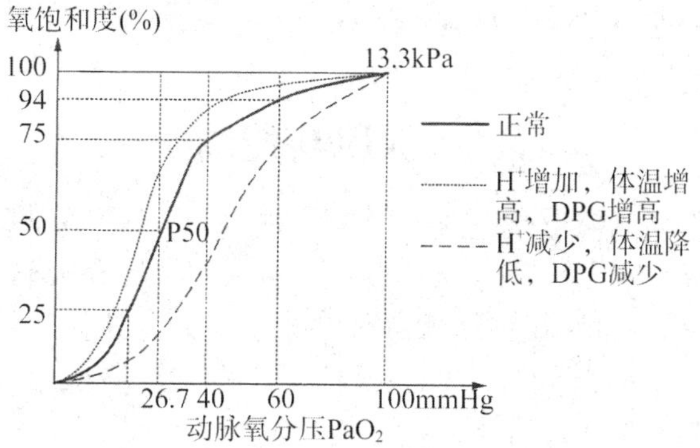

图 2－10 氧饱和度－氧分压曲线

3. 动脉血二氧化碳分压（$PaCO_2$） 血液中溶解 CO_2 分子运动产生的压力称 $PaCO_2$。如前所述，换气功能障碍很少或者不影响 CO_2 交换。肺泡 CO_2 分压（$PACO_2$ 与 $PaCO_2$ 基本一致）与 CO_2 产生量（VCO_2）呈正比，与肺泡通气量（VA）呈反比。用公式表示即：$PACO_2 = VCO_2/VA \times 0.863$。因此，在通常 VCO_2 比较恒定的情况下，$PaCO_2$ 是衡量肺泡通气量最直接的指标。正常 $PaCO_2$ 为 4.6～6.0kPa（35～45mmHg），高于或低于此限分别表示通气不足和通气过度。

4. 派生指标 动脉血氧含量（CaO_2）：指 100ml 血液的含氧容积数。其中包括 Hb 结合氧和血浆中物理溶解氧的总和。动脉血氧含量 $CaO_2 = 0.003 \times PaO_2 + 1.34 \times SaO_2 \times Hb$。$CaO_2$ 与心输出量（Q）的乘积即单位时间的氧输送量（DO_2）。健康者 CaO_2 的参照值为 20ml%。混合静脉血氧饱和度为 75%，氧含量约 15ml%，说明在正常情况下，每 100ml 动脉血流经组织后有 5ml 氧供给组织利用。

肺泡－动脉氧分压差（$P_{A-a}O_2$）：PaO_2 除与肺泡氧分压（P_AO_2）有关外，还受肺泡与其毛细血管的肺泡膜气体交换的影响。动脉血氧分压较肺泡氧分压为低，其差称 $P_{A-a}O_2$。此差值即使在健康老年人亦≤2.66kPa（20mmHg）。一般≤1.33kPa。PaO_2 通过测定而来，PAO_2 则需通过计算。根据简化肺泡气方程式：$P_AO_2 = P_IO_2 - 1.25 \times P_ACO_2$，$P_IO_2$ 指吸入气氧分压，以大气压（P_B）减去气道水蒸气压力（PH_2O），通常为 6.3kPa（47mmHg）乘以吸入气浓度（$F_IO_2\%$），即 $P_IO_2 = (P_B - PH_2O) \times F_IO_2\%$。$P_ACO_2$ 与 $PaCO_2$ 相同，以后者实测值代替。如患者呼吸空气时测得 $PaO_2$6.65kPa（50mmHg），$PaCO_2$ 8kPa（60mmHg），计算其 $P_{A-a}O_2 = P_IO_2 - 1.25 \times P_ACO_2 - PaO_2 = (P_B - PH_2O) \times F_IO_2 - 1.25 \times PaCO_2 - PaO_2 = (760 - 47) \times 0.21 - 1.25 \times 60 - 50 = 3.32$kPa（25mmHg）。说明此患者低氧血症除有通气不足（$PaCO_2$ 增高）外，尚有换气功能障碍。$P_{A-a}O_2$ 是反映换气功能的一个粗略指标，不能区分 V_A/Q_A 失

调、弥散减低或肺内分流。但由于它通过简单计算即可得出，对估计有无换气功能障碍仍很有用。

静脉血分流量（Q_S/Q_T）：在低氧血症患者吸入高浓度氧可克服 V_A/Q_A 失调和弥散障碍对氧交换的影响而对较高的肺内分流即使吸入纯氧亦不能纠正。据此令受试者吸 100% $O_2$15min 以上，抽取动脉血测定 PaO_2。按下列公式计算分流量：$Q_S/Q_T = 0.003 \times P_{A-a}O_2 1.0/（0.003 \times P_{A-a}O_2 1.0 + Ca - VO_2）$。式中 $P_{A-a}O_2 1.0$ 表示吸 100% O_2 时的 $P_{A-a}O_2$，$Ca - VO_2$ 表示动脉与混合静脉血氧含量差，在疾病状态以粗略的常数 3.5% 代入。Q_S/Q_T 亦可用 $PA - aO_2 1.0$ 除以 16，作出大概估计。

血红蛋白氧亲和力（P_{50}）：O－D－C 位置反映血红蛋白与氧的亲和力，P_{50} 即指血氧饱和度 50% 时对应的 PaO_2 值。健康人当 37℃、pH7.40、$PaCO_2$5.3kPa（40mmHg）、碱过剩为 0 时，P_{50} 为 3.59kPa（26.7mmHg）。P_{50} 降低表示 O－D－C 左移，氧亲和力增高；其升高表示右移，亲和力下降。

（二）结果解释和临床应用

血气、酸碱、电解质和渗透压是机体内环境稳定的重要因素，因此在临床应用上应强调 3 点：①必须深入理解机体内环境稳定的病理生理和相关的基础理论，各种指标相互印证、对照，全面评价；②密切结合临床，不要陷入实验室数据和计算，而忽视患者临床状态和病史包括所用的治疗措施等；③本文主要阐述静息状态的肺功能和病理情况下的肺功能改变，严格意义上某些如 COPD、慢性肺动脉高压患者等，往往需要运动心肺功能的评价。动脉血气仅反映了肺的氧合功能和机体的代谢，而更重要的是组织器官的氧供，这必然与组织的血液灌流有关。所以，对患者的心肺功能包括运动心肺功能综合评价才能整体反应患者的组织供氧情况。

六、呼吸肌功能测定

呼吸的驱动和呼吸动作的完成离不开呼吸肌，包括肋间内肌、肋间外肌、胸锁乳突肌、膈肌。临床上常常遇见呼吸肌疲劳及无力的现象，如慢阻肺患者、急性和慢性呼吸衰竭患者，以及 ICU 中长期应用机械通气、激素和神经肌接头药物阻滞剂、镇静剂的患者。而有些神经肌肉病变的患者，如格林巴利综合征，即使充分休息后患者也不能产生正常的呼吸运动，称为呼吸肌无力。呼吸肌功能测定可用于评价呼吸肌功能及状态，以及临床疾病诊断及指导治疗。

（一）适应证和禁忌证

1. 适应证　用于临床判断能否撤机、慢阻肺患者呼吸肌功能评价、神经肌肉疾病诊断、呼吸肌功能评价等。

2. 禁忌证　包括近期颅内出血、恶性高血压、颅内压增高、眼底手术，及气胸患者。有食管梗阻、上消化出血者，不宜进行经食管的测压。安装起搏器者不宜进行磁波刺激膈神经测定膈肌功能。

（二）方法

1. 最大吸气压（maximal inspiratory pressure，MIP）　MIP 与胸廓位置、肋间肌的前负荷有关。若肺总量小于预计值 70% 或残气量占肺总量的百分比高于预计值 40%，都会导致 IIP 和最大呼气压（MEP）的降低。最大吸气压的定义是患者在静息状态、残气量位（FRC）或功能残气位（FRC）、阻断气流状态下，用最大努力吸气能产生的最大吸气口腔压。

检测步骤：受试者夹上鼻夹，口含咬口，平静呼吸 3～5 次后，在平静呼气过程中旋转三通阀至单向呼气活瓣，在用力呼气末（平静呼气末）让受试者做最大努力吸气，持续 1s，记录到的最大的吸气负压即为 MIP。MIP 测定值对用力的依赖性强，容易受到受试者努力程度及操作人员指导的影响。应反复多次检查。重复性好其结果较可靠。在平静吸气末关闭吸气管道在吸气 0.1s 时的压力称为 $P_{0.1}$，反应呼吸中枢驱动性。

临床意义：由于 MIP 变异较大，一般男性≥71cmH_2O，女性≥39cmH_2O，为正常范围。MIP 绝对值＞60cmH_2O，可排除呼吸肌无力。机械通气患者，如 MIP 绝对值＞30cmH_2O 预示脱机容易成功，而 MIP 绝对值＜20cmH_2O 时，多预示脱机失败。男性参照值 MIP＝143－0.55×年龄（cmH_2O），女性 MIP＝104－0.51×年龄（cmH_2O）。慢阻肺肺心病患者，其膈肌长期缺 O_2 变薄，以及肺容量增加，使膈肌低平，曲率半径增大，膈肌收缩力下降，呼吸肌收缩产生的压力不能克服气道阻力和胸肺弹性阻力来维持足够通气量。通过呼吸肌锻炼和营养治疗，MIP 可明显增加，故 MIP 亦可用作评价呼吸康复锻炼的疗效。测定 $P_{0.1}$时，由于气流阻断，吸气流量为零，且无容量变化，因此不受气道阻力和胸肺顺应性的影响，它是膈肌收缩时需要的神经兴奋强度，常用于撤机评价，参照值（1.53 ± 0.51）cmH_2O。呼吸中枢驱动和神经肌肉疾患可引起 $P_{0.1}$ 低下，导致通气不足；$P_{0.1}$ 增加，提示可能是呼吸肌负荷过重导致的呼吸中枢代偿性功能能增加，或呼吸功能未完全恢复，需要更大的驱动力产生呼吸肌收缩。$P_{0.1} > 6cmH_2O$ 往往提示不能撤机。

2. 最大呼气压（maximal expiratory pressure，MEP） 受试者吸气达肺总量（TLC），在呼气管路阻断条件下，用最大努力呼气能产生的最大口腔压，为最大呼气压。该数值综合反映全部呼气肌的力量，但不能完全反应膈肌收缩力。

检测步骤：操作与 MIP 测定类似。平静呼吸 3 ~ 5 次后，受试者深吸气达肺总量后阻断呼气管路，让受试者做最大努力呼气，持续 1s，所得到的最大口腔压为 MEP。

临床意义：目前无统一标准，通常在男性 $MEP > 100cmH_2O$，女性 $MEP > 80cmH_2O$ 为正常范围。可用于神经肌肉疾病患者的呼气肌功能评价。在一般通气功能测定中不需要患者动员所有的呼吸机参与呼吸动作，因此常规肺功能检测不能有效发现呼吸肌疲劳或无力状态，需要行 MIP 或 MEP 以鉴别。

3. 最大跨膈肌压（maximal transdiaphragmatic pressure，Pdimax） 跨膈压（Pdi）是指横膈两侧胸膜腔内压和腹内压的差值，反应膈肌的收缩力。Pdimax 指在功能残气位且呼气管口阻断情况下，最大努力吸气时产生的 Pdi 最大值。临床上无法直接测定跨膈压，而是通过测量胃内压代替腹内压，食管压代替胸膜腔内压。

检测步骤：表面麻醉后，经鼻孔插入带气囊的导管，1 个置于胃内，1 个置于食管中下 1/3。先让受试者平静呼气至功能残气位时，转动三通阀门阻断呼吸，立即嘱受试者做最大努力吸气，记录的 Pdi 最大值为 Pdimax。

临床意义：Pdimax 能反映膈肌做最大收缩时所能产生的压力。当 Pdimax 明显下降时说明膈肌疲劳或无力。正常值国外的数据男性为 $108 \pm 30cmH_2O$，女性为 $65 \pm 31cmH_2O$。一般认为 Pdi 比正常平均值降低 40% 以上时考虑为异常。Pdi/Pdimax 的比值反应膈肌收缩功能，比值 <40% 提示膈肌疲劳。

七、肺功能检查中的交叉污染防控

鉴于目前肺功能测定依然通过咬口进行吸气和呼气，而用力呼气可以产生飞沫。有些受试者如开放性结核、乙型肝炎及艾滋病患者可能存在口腔黏膜破损等，在闭合回路的肺功能仪管路内产生污染，对下一例有免疫缺陷的受试者可能存在感染的风险。如果患者处于传染病潜伏期，对于没有防护措施的医护工作人员也有风险。因此完善并严格按照操作规范进行肺功能检查，是对受试者及医护工作人员的尊重和保护。

（一）医务人员的防护

要做好肺功能检查感染预防和控制，首先就要普遍提高广大医务工作者尤其是肺功能操作人员对肺功能检查感染预防和控制的认识。其次，正确的防护措施也是必不可少的。手套和其他一些屏蔽装置可以减少那些处理咬嘴、管道或阀门的专业技术人员被感染的风险。而那些患有乙型肝炎、人免疫缺陷病毒（HIV）或获得性免疫缺陷综合征（AIDS）的个体感染的风险是很少的。为避免交叉感染和暴露，如果技术人员手上有任何开放的切口或破损，在处理那些可能污染的设备时都应该戴手套。任何时候发现咬嘴或管道上有血时也都应该特别注意。获得性感染例如感染卡氏肺孢子虫导致的肺炎或者结核的风险也是存在的。在给那些有活动性肺结核或者是那些可以通过咳嗽传播的其他疾病的患者进行肺功能检查时，技术人员应该戴口罩。当检测那些免疫系统受损伤的患者时，也需要戴口罩来“反向隔离”。最后，那些对污染仪器经常暴露的技术人员，还可以通过正确的洗手来预防感染的传播。此外，每次脱手套后，或是在检查 2 例患者之间都应该进行洗手。

（二）实验室的准备

实验室保持通风对感染预防和控制是非常必要的。给那些已知有呼吸道疾病例如肺结核患者作检查时，要保证在通风的房间内进行。尤其是有许多患者要进行检查时，通过过滤空气和增加实验室房间的空气交换率可以大大降低交叉污染和感染的风险，也可以安排在他们自己病房里检测或者在一天检查将要结束时再进行检查，这样更有利于仪器的养护和消毒。

仪器的清洗、消毒和维护：肺功能仪应该按照制造商推荐的方法进行清洗消毒。容积式肺量计，每检查 1 例患者之后都应该用它们实际的总容积冲刷至少 5 次。气冲刷有助于清除飞沫颗粒或是类似的空气传播颗粒。水封屏式肺量计应该至少每周进行 1 次灌洗，完全晾干后，要用蒸馏水再次灌注。对于流量型肺量计来说，目前管道、阀门和接口等配件广泛使用的清洗和消毒方法完全遵照卫生部 2009 年版的《消毒技术规范》。主要步骤包括：①水洗。严格按要求清洗干净，管路中如有痰痂或血渍等污物，需用多酶清洗液浸泡后，再彻底清洗干净。②充分接触和浸泡。常见消毒液的有效氯浓度要达到 1g/L，或者直接采用 2% 戊二醛溶液，后者更为常见。还需注意的是，消毒液要每周更换 1 次，条件允许还要进行消毒液浓度的监测。常规浸泡时间是 30min，如遇到呼吸道传染性疾病或特殊感染的患者时，可按规范要求来延长浸泡时间。③纯化水冲洗。④晾干备用，保存时间≤1 周。2005 年的 ATS 和 ERS 并没有推荐任何有关清洗消毒频率的确切数值，主要根据制造商推荐的方法来具体执行，但清洗的频率应该与完成肺功能检查的人次数成比例，强调任何仪器设备的组件上如果看到呼出气体冷凝的水珠都要马上进行消毒。

对于开放 - 环路系统，其中进行重复呼吸的环路部分需要在每例患者检查之后进行清洗消毒，消毒后密封储存以备下次使用。那些用于支气管舒张试验和支气管激发试验的小型雾化器，导致交叉感染的可能性非常大，有报道发现这些小型设备装置 9% ~25% 存在病原菌污染。这些装置如果重复使用就应该进行消毒以破坏有繁殖力的微生物、真菌孢子、结核菌和病毒。一次性使用的雾化器虽然好，但对于常规来说（例如吸入激发药物时）却不实用。也可以通过使用一次性的咬嘴或者“储物罐”以防止雾化装置感染。

肺功能检测应该使用一次性的咬嘴和鼻夹。传感器如果是一次性的，就不应该再次重复使用。那些反复使用的传感器的清洗尤为重要。这些传感器大多是即精密又昂贵的电子元件，大多数制造商建议用去离子纯化水或蒸馏水来清洗后自然晾干才能继续使用。如果发现传感器上有唾液、飞沫等污染物难以冲洗时，也有制造商建议使用稀释的多酶清洗液浸泡 3 ~5min 或多酶加超声的方法处理传感器后再冲洗晾干。需要注意的是，与管道和阀门有所不同，传感器的清洗要考虑预防感染，同时还要保证传感器的准确性。尽管一些肺量计可能较难拆卸，但也要在常规的基础上消毒清洗。应该强调的是，为了保证测量的准确性，在每次拆卸、清洗消毒和晾干组装后，仪器应该重新进行定标。

吸过滤器的使用：一些仪器环路上可以使用细菌过滤器来防止肺功能检测设备被污染。那些检测流速、肺容量和弥散容积的设备很容易被污染，经常使用细菌过滤器就可以防止这些设备被污染。过滤器可能会增加阻抗，与影响气道阻抗或顺应性一样，会影响最大流速的测量。在持续使用过滤器测量呼出气体后，一些类型的传感器会增加阻抗，在定标时应该是带有过滤器一起进行定标。

在一些检测项目例如测定肺容量时使用过滤器，它们的容积就应该被计算在死腔量内。遇到那些已明确患有呼吸道感染疾病但又必须进行肺功能检查的患者，使用细菌过滤器就会有效地防止肺功能设备被污染。使用一次性过滤器可能是一个有效防止设备污染的方法。尽管在测量 FVC、FEV_1 气道阻抗和特异性气道顺应性这些肺功能指标时，用和不用过滤器所测得的数据有明显差异，但几乎所有参数的变化都是在个体间短期可重复性的范围内，因此，性能理想的过滤器对测量数据的影响不认为具有临床意义，在辅助诊断上也没有发现有明显的误差。如果使用过滤器测量系统的精度，可重复性、所连接使用的过滤器的流速阻抗和后压都应该符合最小推荐标准。测定气道阻力时，必须考虑过滤器对结果的影响。根据文献的标准，当流速在 0 ~14L/s，总的气流阻抗必须 <0. 15kPa/（L·s）。这里总的阻抗测量需要包括所有管道、阀门、前置过滤器等等，任何可以插入在受检者和肺量计之间的组件都要计算在内。如果给患者测量时使用了过滤器，气流阻抗的测量一定也要在连接了过滤器的状态下测量。过滤器

的制造商应该提供证据证明他们生产的过滤器并不会影响一些肺功能指标（VC、FVC、FEV_1、FEF25% ~75%、PEF、TLC 和 DLCO）的准确测量。目前关于是否使用呼吸过滤器并没有强制规定，还存在着争议。一些肺功能检查设备，尤其是那些整合在多功能检测系统上的肺功能仪器使用了管道阀门，都是位于呼吸用的管道附近。呼出的雾状颗粒可能会沉积在这些管道阀门的内表面上。由于这种仪器结构复杂，很难做到检测每例患者后都进行拆卸和消毒。呼吸过滤器可以滤掉呼出气中的微生物，这样就可以防止气雾颗粒沉积在肺功能仪器上，从这个角度上说是建议使用过滤器的。另外，肺功能检查时常常会气流速度很快，此时过滤器对微生物过滤效果就相对降低，即使使用了过滤器，肺功能仪器也可能被污染。已有报道高效的过滤器对细菌过滤率可以达到 >99% 的程度，但它们对较小的微生物例如病毒的滤除效果却还不太清楚。在预防 SARS 患者肺功能检查的交叉感染的实践中，也有人推荐应用相应的呼吸过滤器。值得注意的是，即使使用呼吸过滤器，也并不能降低对肺功能仪器常规清洗和灭菌的要求。

（三）感染控制的监督

加强感染控制的监督工作，包括那些反复消毒、可重复使用的部件，如呼吸管道和阀门都应该定期在消毒后进行细菌培养，以保证感染防控的有效性。总之，在实际的肺功能检测过程中通过一些主要措施，如通风、洗手、口罩、管道清洗、浸泡消毒和一次性呼吸过滤器使用等来防护，就会有效地预防和控制患者之间以及医患之间的交叉感染，增强对包括肺功能操作人员在内的广大医务工作者的防护。我们应该在实践中不断地总结经验，完善感染预防和控制的内容，规范管理和加强监督，促进肺功能检查的标准化进程发展。

（王世波）

第二节　血气分析、酸碱和电解质平衡

酸碱平衡和电解质平衡是维持人体内环境稳定的重要因素，它们相互影响、相互制约，具有维持内环境稳定、保障生命的作用。酸碱失衡和电解质紊乱直接关系到患者的安危，有时成为危重患者致死的直接原因。维持酸碱和电解质平衡是危重患者救治过程中的重要环节。动脉血气分析自从 20 世纪 50 年代末应用于临床以来，特别是动态的动脉血气监测对于判断危重患者的呼吸功能和酸碱失衡类型、指导治疗、判断预后尤其在危重患者的救治中显示了重要作用。本节在阐述动脉血气分析、电解质平衡和酸碱平衡有关基础理论的基础上，主要就临床应用进展作一重点介绍，旨在为临床提供诊断和治疗依据。

一、血气分析

国外于 20 世纪 50 年代末将动脉血气分析应用于临床，我国于 20 世纪 70 年代开始逐步在临床上推广应用。随着动脉血气分析在临床上广泛应用，特别是由于酸碱失衡预计代偿公式、潜在 HCO_3^-（potential bicarbonate）和阴离子隙（anion gap，AG）概念应用于酸碱领域，使临床上酸碱失衡的判断水平有了明显提高。1967 年美国科罗拉多大学 Ashbaugh 研究小组专家通过对 12 例急性呼吸衰竭患者的动态监测动脉血气分析并结合临床，首次在 Lancet 上提出了急性呼吸窘迫综合征（ARDS）新概念。以下主要就动脉血气分析的临床应用作一阐述。

（一）动脉血气分析的作用

1. 判断呼吸功能　动脉血气分析是判断呼吸衰竭最客观指标，根据动脉血气分析可以将呼吸衰竭分为型和Ⅱ型。

（1）Ⅰ型呼吸衰竭：其标准为海平面平静呼吸空气的条件下 $PaCO_2$ 正常或下降，PaO_2 <60mmHg。

（2）Ⅱ型呼吸衰竭：其标准为海平面平静呼吸空气的条件下 $PaCO_2$ >50mmHg，PaO_2 <60mmHg。

（3）吸 O_2 条件下判断有无呼吸衰竭。

若 $PaCO_2$ >50mmHg，PaO_2 >60mmHg 可判断为吸 O_2 条件下Ⅱ型呼吸衰竭。

若 $PaCO_2 < 50mmHg$，$PaO_2 > 60mmHg$ 可计算氧合指数，其公式为氧合指数 = $PaO_2/FiO_2 < 300mmHg$ 提示呼吸衰竭。

举例：鼻导管吸 O_2 流量 2L/min，PaO_2 80mmHg

分析：$FiO_2 = 0.21 + 0.04 \times 2 = 0.29$

氧合指数 = $PaO_2/FiO_2 = 8/0.29 < 300mmHg$

提示：呼吸衰竭。

2. 判断酸碱失衡　如下所述。

（1）单纯性酸碱失衡：呼吸性酸中毒（呼酸）、呼吸性碱中毒（呼碱）、代谢性酸中毒（代酸）和代谢性碱中毒（代碱）。

（2）混合型酸碱失衡：传统认为有 4 型：呼酸并代酸、呼酸并代碱、呼碱并代酸和呼碱并代碱。

新的酸碱失衡类型：混合性代酸（高 AG 代酸 + 高 Cl^- 性代酸）、代碱并代酸包括代碱并高 AG 代酸和代碱并高 Cl^- 性代酸、三重酸碱失衡（triple acid base disorders，TABD）包括呼酸型三重酸碱失衡（呼酸 + 代碱 + 高 AG 代酸）和呼碱型三重酸碱失衡（呼碱 + 代碱 + 高 AG 代酸）。

（二）常用的考核酸碱失衡的指标

1. pH　它是指体液内氢离子浓度的反对数，即 $pH = \log \frac{1}{H^+}$，是反映体液总酸度的指标，受呼吸和代谢因素共同影响。正常值：动脉血 pH 7.35 ~ 7.45，平均值 7.40，静脉血 pH 较动脉血低 0.03 ~ 0.05。pH < 7.35 时为酸血症；pH > 7.45 时为碱血症。

2. PCO_2　血浆中物理溶解的 CO_2 分子所产生的压力称为 PCO_2。正常值：动脉血 35 ~ 45mmHg，平均值 40mmHg，静脉血较动脉血高 5 ~ 7mmHg。它是酸碱平衡呼吸因素的唯一指标。当 $PCO_2 > 45mmHg$ 时，应考虑为呼酸或代碱的呼吸代偿；当 $PCO_2 < 35mmHg$ 时，应考虑为呼碱或代酸的呼吸代偿。

3. HCO_3^-　即实际碳酸氢盐（acute bicarbonate，AB）。是指隔绝空气的血液标本在实验条件下所测的血浆 HCO_3^- 值。正常值 22 ~ 27mmol/L，平均值 24mmol/L，动、静脉血 HCO_3^- 大致相等。它是反映酸碱平衡代谢因素的指标。$HCO_3^- < 22mmol/L$，可见于代酸或呼碱代偿；$HCO_3^- > 27mmol/L$，可见于代碱或呼酸代偿。

4. 标准碳酸氢盐（standard bicarbonate，SB）　在标准条件下（PCO_2 40mmHg，Hb 完全饱和，温度 37℃）测得的 HCO_3^- 值。它是反映酸碱平衡代谢因素的指标。正常值 22 ~ 27mmol/L，平均值 24mmol/L。正常情况下 AB = SB；AB 增加大于 SB 增加，见于代碱或呼酸代偿；AB 减少低于 SB 减少，见于代酸或呼碱代偿。

5. 缓冲碱（buffer base，BB）　指体液中所有缓冲阴离子总和，包括 HCO_3^-、Pr^-、Hb^-。血浆缓冲碱（BBp）= $HCO_3^- + Pr^- = 24 + 17 = 41mmol/L$，全血缓冲碱（BBb）= $HCO_3^- + Pr^- + Hb^- = 24 + 17 + 0.42 \times 15 = 47.3mmol/L$。仅 BB 一项降低时，应考虑为贫血（Hb 低）。

6. 碱剩余（base excess，BE）　表示血浆碱储量增加或减少的量。正常范围 ±3mmol/L，平均为 0。BE 正值时表示缓冲碱增加；BE 负值时表示缓冲碱减少或缺失（base defect，BD）。它是反映酸碱失衡代谢性因素的指标。全血碱剩余 = $BE_b = BE_{15}$ = ABE；细胞外液碱剩余 = $BE_5 = BE_{ECF}$ = SBE。

7. 总 CO_2 量（TCO_2）　反映化学结合 CO_2 量（24mmol/L）和物理溶解的 CO_2 量（$0.03 \times 40 = 1.2mmol/L$）。正常值 = 24 + 1.2 = 25.2mmol/L。其意义同 HCO_3^- 值。

8. CO_2 - CP　是指血浆中呈化合状态的 CO_2 量，理论上应与 HCO_3^- 大致相等，但因有 $NaCO_3^-$ 等因素干扰，比 HCO_3^- 偏高。其意义同 HCO_3^- 值。

（三）常用判断低氧血症的参数

1. 氧分压（PO_2）　指血浆中物理溶解的氧分子所产生的压力。动脉血氧分压（PaO_2）正常值 80 ~ 100mmHg，其正常值随着年龄增加而下降，预计 PaO_2 值（mmHg）= 102 - 0.33 × 年龄（岁）± 10.0。静脉血氧分压（P_VO_2）正常值 40mmHg，静脉血氧分压不仅受呼吸功能影响而且受循环功能影响。呼吸功能正常的病例，当休克微循环障碍时，由于血液在毛细血管停留时间延长、组织利用氧增加，可出现动脉血氧分压正常，而静脉血氧分压明显降低。因此在判断呼吸功能时，一定要用 PaO_2，决不能用 P_VO_2 替代。

2. 血氧饱和度（SO_2） 指血红蛋白实际上所结合的氧含量被全部血红蛋白能够结合的氧除得的百分率。血氧饱和度的计算公式为：

SO_2 = 氧合血红蛋白/全部血红蛋白 ×100%

动脉血氧饱和度以 SaO_2 表示，正常范围为 95% ~99%，SaO_2 与 PaO_2 间的关系即是氧离解曲线。SaO_2 可直接测定所得，但目前血气分析仪上所提供的 SaO_2 是依 PaO_2 和 pH 推算所得，SaO_2 90% 时，PaO_2 约为 60mmHg。

3. 氧合指数 氧合指数 = PaO_2/FiO_2，又称通气/灌注指数，正常值为 400 ~500mmHg。ARDS 时由于存在严重肺内分流，PaO_2 降低明显，提高吸氧浓度并不能提高 PaO_2 或提高 PaO_2 不明显，故氧合指数常可 <300mmHg。

4. 肺泡 - 动脉血氧分压差［$P_{(A-a)}O_2$］ 在正常生理条件下，吸空气时 $P_{(A-a)}O_2$ 为 10mmHg 左右；吸纯氧时 $P_{(A-a)}O_2$ 正常不应超过 60mmHg。ARDS 时 $P_{(A-a)}O_2$ 增大，吸空气时 $P_{(A-a)}O_2$ 常可增至 50mmHg；而吸纯氧时 $P_{(A-a)}O_2$ 常可超过 100mmHg。

$P_{(A-a)}O_2$ 的测定，由于肺泡气体较难直接采样测定，故临床上多采用下述公式计算：

$$P_{(A-a)}O_2 = P_AO_2 - PaO_2$$

$$P_ACO_2 = PiO_2 - \frac{P_AO_2}{R}$$

$$= FiO_2 \times (PB - 47) - PaCO_2/R$$

FiO_2 力吸入氧浓度，PB 为大气压，47 为呼吸道饱和水蒸气压。R 为呼吸商，通常为 0.8。

5. 肺内分流量（QS/QT） 正常人可存在小量解剖分流，一般≤3%。ARDS 时，由于 V/Q 严重降低，QS/QT 可明显增加，达 10% 以上，严重者可高达 20% ~30%。

QS/QT 计算公式如下：

$$QS/QT = \frac{P_{(A-a)}O_2 \times 0.0031}{P_{(A-a)}O_2 \times 0.0031 + (CaO_2 - CvO_2)}$$

其中 CaO_2 为动脉血氧含量 = Hb ×1.34 × SaO_2 + PaO_2 ×0.003 1，CvO_2 为混合静脉血氧含量 = Hb × 1.34 × SvO_2 + PvO_2 ×0.003 1。

临床上使用上述公式时，$CaO_2 - CvO_2$ 常可以用 5 代入，以此计算所得肺内分流量虽不如直接测定混合静脉血含量精确，但为临床诊治参考仍有一定价值，尤其动态监测此值变化，可以作为病情恶化或好转的一项指标。

（四）静脉血取代动脉血行血气分析的可行性

血气分析原则上应采用动脉血，但在临床上常可遇到患者动脉穿刺困难，特别是婴幼儿，此时往往用静脉血取代动脉血测定。但必须牢记静脉血气分析只能用于判断酸碱失衡，不能用于判断呼吸功能。其理由为：①动、静脉血 pH、PCO_2、HCO_3^- 有明显替代关系，即静脉血 pH 较动脉血 pH 低 0.03 ~ 0.05，静脉血 PCO_2 较动脉血 PCO_2 高 5 ~7mmHg，动、静脉血 HCO_3^- 大致相等；②静脉血 PO_2 不仅受呼吸功能影响，而且受循环功能影响，当微循环障碍时，血液在毛细血管停留时间延长，组织利用氧增加，回到静脉血 PO_2 可明显下降，此时可表现为动脉血 PO_2 正常，而静脉血 PO_2 明显下降。

（五）酸碱失衡的判断方法

1. 分清酸碱失衡是原发的还是继发的（代偿）变化 酸碱失衡代偿必须遵循下述规律：

（1）HCO_3^-、PCO_2 任何一个变量的原发变化均可引起另一个变量的同向代偿变化，即原发 HCO_3^- 升高，必有代偿的 PCO_2 升高；原发 HCO_3^- 下降，必有代偿 PCO_2 下降。反之亦相同。

（2）原发酸碱失衡变化必大于酸碱代偿变化。

根据上述代偿规律，可以得出以下 3 个结论：①原发酸碱失衡决定了 pH 是偏碱抑或偏酸；②HCO_3^- 和 PCO_2 呈相反变化；必有混合性酸碱失衡存在；③PCO_2 和 HCO_3^- 明显异常同时伴 pH 正常，应考虑有混合性酸碱失衡存在。

牢记上述代偿规律和结论，对于正确判断酸碱失衡是极重要的。根据上述的代偿规律和结论，一般地说，单纯性酸碱失衡的 pH 是由原发失衡所决定的。如果 pH <7.40，提示原发失衡可能为酸中毒；pH >7.40，原发失衡可能为碱中毒。

2. 分析单纯性和混合性酸碱失衡　如下所述。

（1）$PaCO_2$ 升高同时伴 HCO_3^- 下降，肯定为呼酸并代酸。

（2）$PaCO_2$ 下降同时伴 HCO_3^- 升高，肯定为呼碱并代碱。

（3）$PaCO_2$ 和 HCO_3^- 明显异常同时伴 pH 正常，应考虑有混合性酸碱失衡的可能，进一步确诊可用单纯性酸碱失衡预计代偿公式。

正确认识混合性酸碱失衡的关键是要正确应用酸碱失衡预计代偿公式、AG 和潜在 HCO_3^-。目前在临床上所使用的酸碱失衡预计代偿公式较多，但要正确使用公式必须要遵从以下步骤：①必须首先通过动脉血 pH、PCO_2、HCO_3^- 3 个参数，并结合临床确定原发失衡；②根据原发失衡选用合适公式；③将公式计算所得结果与实测 HCO_3^- 或 PCO_2 相比作出判断。凡相比结果落在公式计算代偿范围内判断为单纯性酸碱失衡，落在范围外判断为混合性酸碱失衡；④若为并发高 AG 代酸的混合性酸碱失衡，则应计算潜在 HCO_3^-，将潜在 HCO_3^- 替代实测 HCO_3^- 与公式计算所得的预计 HCO_3^- 相比。

3. 用单纯性酸碱失衡预计代偿公式来判断　如下所述。

举例：pH7.53、$PaCO_2$ 39mmHg、HCO_3^- 32mmol/L。分析：HCO_3^- 32 >24mmol/L，提示有代碱可能。按代碱公式计算：$\triangle PaCO_2 = 0.9 \times \triangle HCO_3^- \pm 5 = 0.9 \times (32-24) \pm 5 = 7.2 \pm 5$mmHg，预计 $PaCO_2$ = 正常 $PaCO_2 + \triangle PaCO_2 = 40 + 7.2 \pm 5 = 47.2 \pm 5 = 52.2 \sim 42.2$mmHg，实测 $PaCO_2$ 39 <42.2mmHg，提示：呼碱成立。虽然此时 $PaCO_2$ 39mmHg 在正常范围内，仍可诊断为在原发代碱的基础上并发相对呼碱。

4. 结合临床表现、病史综合判断　动脉血气分析虽对酸碱失衡的判断甚为重要，但单凭一张血气分析报告单作出的诊断，有时难免有错误的。为使诊断符合患者的情况，必须结合临床、其他检查及多次动脉血气分析的动态观察。

二、酸碱平衡

（一）酸碱平衡的基本概念

在正常生理状态下，血液的酸碱度，即 pH 经常维持在一个很狭小的范围内，即动脉血 PH 稳定在 7.35 ~7.45（平均 7.40）之间，此种稳定为酸碱平衡。如果体内酸与碱产生过多或不足，引起血液 PH 改变，此状态称酸碱失衡。凡是由原发 HCO_3^- 下降或 $PaCO_2$ 升高，引起 $[H^+]$ 升高的病理生理过程称为酸中毒；凡是由原发 HCO_3^- 升高或 $PaCO_2$ 下降，引起 $[H^+]$ 下降的病理生理过程称为碱中毒。而以 pH 正常又可分为酸血症或碱血症，PH <7.35 为酸血症，PH >7.45 为碱血症。

1. PH 和 $[H^+]$　体液酸碱度可用 PH 或 $[H^+]$ 来表示。正常 PH7.35 ~ 7.45（平均 7.40）；$[H^+]$ 为 35 ~45nmol/L（平均 40nmol/L）。pH 是 $[H^+]$ 的负对数形式，即 $PH = \log \frac{1}{[H^+]}$，两者间负相关。在 PH7.35 ~7.45 范围内，两者近似于直线关系，即 PH 每变化 0.01 个单位，等于 $[H^+]$ 往反方向变化 1nmol/L。

2. PH、$PaCO_2$ 和 HCO_3^- 之间的关系　人体体液中存在一系列重要的缓冲系统，根据等氢离子原则，只要通过测定任何一对缓冲系统的有关数据，即可分析体液的酸碱变化。碳酸氢盐缓冲系统是人体中唯一能自己更新的缓冲对，且在体内贮量丰富，HCO_3^- 反映酸碱变化的代谢成分，H_2CO_3 反映酸碱变化的呼吸成分，两者较易测定，故临床上常以测定 H_2CO_3/HCO_3^- 比值作为衡量体液酸碱平衡的主要指标。

PH、HCO_3^- 和 H_2CO_3 三者之间的关系可用 Henderson－Hasselbalch 公式（简称 H－H 公式）来表示：

$$PH = pK + \log \frac{[HCO_3^-]}{[H_2CO_3]}$$

因为 H_2CO_3 浓度是和被溶解在体内的 CO_2 浓度成正比，即 $[H_2CO_3] = \alpha \cdot PCO_2$。因此上述公式可写成：

$$PH = pK + \log \frac{[HCO_3^-]}{\alpha \cdot PCO_2}$$

其中 pK＝6.1，a＝0.03mmol/（L·mmHg）。

从上述公式中可以看出：①pH 值是随 HCO_3^- 和 PCO_2 两个变量变化而变化的变量；②pH 变化取决于 HCO_3^-/PCO_2 比值，并非单纯取决于 HCO_3^- 或 PCO_2 任何一个变量的绝对值。在人体内由于存在肺、肾、缓冲系统等多种防御机制，因此 HCO_3^- 或 PCO_2 任何一个变量的原发变化均可引起另一个变量的继发（代偿）变化，使 HCO_3^-/PCO_2 比值趋向正常，从而使 pH 亦趋向正常，但决不能使 pH 恢复到原有的正常水平。

（二）酸碱平衡调节

人体具有十分完善的酸碱平衡调节机制，主要由缓冲系统、肺调节、肾调节 3 部分组成，它们在酸碱平衡调节中起主要作用。

1. 缓冲系统　缓冲系统是人体对酸碱失衡调节的第一道防线，它的作用能使强酸变成弱酸，强碱变成弱碱，或者变成中性盐。由于缓冲系统容量有限，因此缓冲系统调节酸碱失衡的作用也是十分有限的。人体缓冲系统主要有以下 4 对缓冲对组成，即碳酸－碳酸氢盐（$H_2CO_3-HCO_3^-$）、磷酸二氢钠－磷酸氢二钠（$NaH_2PO_4-Na_2HPO_4$）、血浆蛋白系统（$HPr-Pr^-$）、血红蛋白系统。

（1）碳酸－碳酸氢盐系统（$H_2CO_3-HCO_3^-$）：是人体中缓冲容量最大的缓冲对，在细胞内外液中均起作用，占全血缓冲能力的 53%，其中血浆占 35%，红细胞内占 18%。

$H^+ + HCO_3 \rightarrow H_2CO_3 \rightarrow CO_2 \uparrow + H_2O$，$CO_2$ 可通过呼吸排出体外，从而使 HCO_3^-/H_2CO_3 比值趋向正常。

（2）磷酸二氢钠－磷酸氢二钠系统（$NaH_2PO_4-Na_2HPO_4$）：在细胞外液中含量不多，缓冲作用小，只占全血缓冲能力的 3%，主要在肾脏排 H^+ 过程中起较大作用。

（3）血浆蛋白系统（$HPr-Pr^-$）：主要在血液中起缓冲作用，占全血缓冲能力的 7%。血浆蛋白作为阴离子而存在，因此血浆蛋白可以释放或接受 H^+ 而起缓冲作用。对 H^+ 调节作用是通过 CO_2 运输来完成的，当代谢产生的 CO_2 进入血浆后，Pr^- 可对 H_2CO_3 起缓冲作用，形成酸性更弱的蛋白酸（HPr）和 $NaHCO_3$。$NaHCO_3$ 又可成为 $NaHCO_3/H_2CO_3$ 缓冲对中的成分。

（4）血红蛋白缓冲对：它可分为氧合血红蛋白缓冲对（$HHbO_2-HbO_2^-$）和还原血红蛋白缓冲对（$HHb-Hb^-$）两对，占全血缓冲能力的 35%。$HHbO_2$ 呈较弱酸性，可释放出较多的 H^+（$HHbO_2 \rightarrow H^+ + HbO_2^-$，pK＝6.08），HHb 呈弱碱性（$HHb \rightarrow H^+ + Hb^-$，pK＝7.93）。机体代谢产生的 CO_2，在血液中以物理溶解（$\alpha \cdot PCO_2$）、化学结合（碳酸氢盐）形式及与 Hb 结合的氨基甲酸化合物形式运输。$HHbO_2$ 具弱酸性，在组织释放氧后成为弱碱性，有助于与 CO_2 反应过程中生成的 H^+ 相结合。组织产生的 CO_2 经弥散入红细胞内，然后通过以下两种形式运输和缓冲。①水合作用：CO_2 进入红细胞后，在碳酸酐酶（CA）作用下生成 H_2CO_3，随即解离出 HCO_3^- 和 H^+，经氯移作用排出；H^+ 与 Hb 结合成 HHb。②CO_2 与 Hb 形成氨基甲酸化合物，即 $HbNH_2 + CO_2 \rightarrow HbNHCOOH \rightarrow HbNHCOO^- + H^+$，此种反应不需要酶参与，且在生理 pH 范围内几乎完全电离，产生的 H^+ 则由 Hb 缓冲系统缓冲。机体代谢产生的 CO_2，其中 92% 是直接或间接由 Hb 所缓冲。

2. 肺的调节　如下所述。

（1）调节方式：肺在酸碱平衡调节中的作用是通过增加或减少肺泡通气量控制 CO_2 的排出量使血

浆中 HCO_3^-/H_2CO_3 比值维持在20/1水平。正常情况下，若体内酸产生增多，H^+ 升高，肺则代偿性过度通气，CO_2 排出增多，致pH仍在正常范围；若体内碱过多，H^+ 降低，则呼吸浅慢，减少 CO_2 排出，维持pH在正常范围。肺泡通气量是受呼吸中枢控制的。延髓呼吸中枢接受来自中枢化学感受器和外周化学感受器的信息。中枢化学感受器位于延髓腹外侧浅表部位，接受脑脊液及脑间质液 H^+ 的刺激而兴奋呼吸，使肺泡通气量增加。它对 $PaCO_2$ 变动非常敏感，$PaCO_2$ 升高时，血浆 CO_2 弥散入脑脊液中，$CO_2+H_2O \rightarrow H_2CO_3 \rightarrow H^+ + HCO_3^-$，升高 H^+ 刺激中枢化学感受器，使呼吸中枢兴奋引起肺泡通气量增加。由此可见，它不是 CO_2 本身的直接作用。但当 $PaCO_2$ 增高 >80mmHg 时，呼吸中枢反而受到抑制。外周化学感受器系指主动脉体和颈动脉体，HCO_3^- 降低、$PaCO_2$ 和 H^+ 升高均可使其受到刺激而增加肺泡通气量。例如代酸时pH由7.4降至7.0时，肺泡通气量由正常5L/min增到30L/min。

（2）调节特点：肺脏调节作用发生快，但调节范围有限，当机体出现代谢性酸碱失衡时，肺在数分钟内即可代偿性增快或者减慢呼吸频率或幅度，以增加或减少 CO_2 排出。此种代偿可在数小时内达到高峰。但肺只能通过增加或减少 CO_2 排出来改变血浆中 H_2CO_3，故调节范围有限。

3. 肾脏调节　肾脏在酸碱平衡调节中起着很重要的作用，它是通过改变排酸或保碱量来维持血浆 HCO_3^- 浓度在正常范围内，维持血浆pH值不变。

（1）调节方式：肾脏调节酸碱失衡的主要方式是排出 H^+ 和重吸收肾小球滤出液中的 HCO_3^-。由于普通膳食条件下，正常人体内酸性物质的产生量远远超过碱性物质的产生量，因此肾主要是针对固定酸负荷的调节。具体通过 HCO_3^- 重吸收、尿液的酸化和远端肾小管泌氨与 NH_4 生成3种途径排 H^+ 保 HCO_3^-。

HCO_3^- 重吸收：肾小球滤出的 HCO_3^- 约90%在肾近曲小管被重吸收，其中大部分是在这段起始的1~2mm处，即初段近曲小管相当于 S_1 和 S_2 段进行，其余10%的回收部分是在较远的节段，主要是在外髓集合管。HCO_3^- 重吸收是通过 H^+-Na^+ 交换机制，将肾小球滤液中的 Na^+ 重吸收，并与肾小管细胞中的 HCO_3^- 相结合生成 $NaHCO_3$，重吸收回血液循环。肾小管细胞中的 HCO_3^- 并不来自于肾小球滤液，而是来自肾小管细胞中 CO_2 和 H_2O 结合生成的 H_2CO_3。后者分解成 H^+ 与 HCO_3^-，其中 H^+ 被排出肾小管细胞入肾小球滤液，H^+ 又可与肾小管滤液中 $NaHCO_3$ 的 HCO_3^- 相结合生成 H_2CO_3，并转变为 CO_2 和 H_2O，CO_2 可扩散回到血液循环，H_2O 则成为终尿中的主要成分，由尿排出体外。此种将原尿中 $NaHCO_3$ 转变为 H_2CO_3 的过程，实质上是 H^+-Na^+ 交换形式下的 HCO_3^- 重吸收过程，在此过程中并无 CO_2 丢失。HCO_3^- 重吸收受多种因素影响，具体如下。①碳酸酐酶活性：肾小管上皮细胞的碳酸酐酶对 HCO_3^- 重吸收起着关键作用。动物实验证实，给予碳酸酐酶抑制剂后，尿液中可滴定酸明显减少，且肾小球滤液中50% $NaHCO_3$ 不能被再吸收，而从尿液中排出。碳酸酐酶可以明显催化 $CO_2+H_2O \rightarrow H_2CO_3 \rightarrow H^+ + HCO_3^-$ 反应，肾小管上皮细胞，特别是近曲小管上皮细胞的刷状缘富含有碳酸酐酶，因此上述反应在此段明显加速。使用碳酸酐酶抑制剂后，上述反应被抑制，H_2CO_3 生成受限，断绝 H^+ 来源，H^+-Na^+ 交换无法进行，$NaHCO_3$ 再吸收减少。临床上应用碳酸酐酶抑制剂治疗代碱的机制也就在此。②$PaCO_2$：$PaCO_2$ 增高时，HCO_3^- 重吸收增加，临床上常见呼酸时 HCO_3^- 代偿性升高，是因 HCO_3^- 重吸收所致。③细胞外液容量减少：已有实验证明，细胞外液容量增多时，醛固酮分泌减少、尿钠排出增多、水分也随之排出增多；相反，当细胞外液容量减少时，醛固酮分泌增加，尿钠排出减少，除水分随之排出减少外，HCO_3^- 重吸收增加。

尿液的酸化：尿液的酸化主要是通过肾小管细胞内 H^+-Na^+ 交换机制，使肾小球滤液中 Na_2HPO_4 变成 NaH_2PO_4 的过程，该过程可使原尿的pH7.4降为终尿pH4.4~6，故称尿液的酸化，当终尿pH4.4时，所含 H^+ 可能比血浆多1 000倍。该过程是机体排泄可滴定酸的过程。但是通过磷酸缓冲系增加酸分泌的作用是有限的，一旦尿液 pH<5.0，实际上尿液中所有磷酸盐都已转变为 H_2PO_4，进一步发挥缓冲作用已不再可能。近端肾单位的酸化作用是通过近曲小管上皮细胞管腔膜的 Na^+-H^+ 交换完成的，Na^+-H^+ 交换所需的能量是由基侧膜 Na^+-K^+ ATP酶泵间接提供的。远端肾单位的酸化作用是由皮质集合管和髓质集合管的润细胞承担。此细胞又称泌氢细胞，它并不能转运 Na^+，是一种非 Na^+ 依赖性酸

碱调节，是借助于管腔膜 H^+ ATP 酶泵向管腔中泌 H^+，同时重吸收等量 HCO_3^-。HCO_3^- 重吸收入血需与血 Cl^- 交换，是 $Cl^- - HCO_3^-$ 交换的结果。

远端肾小管泌氨与 NH_4^+ 生成：远端肾小管泌氨与 NH_4^+ 生成、排出是远端肾小管细胞重要的功能之一。此过程是 pH 依赖性的，酸中毒越重，尿排出 NH_4^+ 量越多。实际上是一强酸排泄的过程。因为远端肾小管泌氨率可能与尿的 H^+ 呈正比，尿越呈酸性，氨的分泌越快；尿越呈碱性，氨的分泌越慢。所以氨的分泌率与尿的 pH 呈反比，氨的分泌越多，尿的 pH 越低，尿越呈酸性；反之，氨的分泌越少，尿的 pH 越高，尿越呈碱性。由此可见，正常远端肾小管泌氨作用，同样也是排酸或尿液酸化的过程。此过程，借助于 $Na^+ - H^+$ 交换和 H^+ ATP 酶泵不断地泌 H^+，将来自肾小管细胞内谷氨酰胺及其他氨基酸的 NH_3 与来自肾小管滤液中 Cl^- 和来自肾小管细胞内 H^+ 结合成 NH_4Cl，并由终尿排出体外。

（2）调节特点：与肺的调节方式相比，肾脏调节酸碱平衡的特点如下。

慢而完善：肾脏调节酸碱平衡的功能完善，但作用缓慢，常需 72h 才能逐步完善，因此临床上常以代偿时间 3 天作为区分急性和慢性呼酸的依据。

调节酸的能力强：肾调节酸的能力大于调节碱的能力。肾在酸碱平衡中的调节作用是，一方面全部回收经肾小球滤出的 HCO_3^-，另一方面肾小管上皮细胞分泌 H^+ 与肾小管滤液中的 NH_3 或 HPO_4^{2-} 结合，形成 NH_4^+ 或可滴定酸（H_2PO_4）随尿排出。因此尿中排出的酸量 - 滴定酸 + NH_4^+ - HCO_3^-。

远曲肾小管 $H^+ - Na^+$ 与 $K^+ - Na^+$ 交换机制：远曲肾小管除能分泌 H^+ 外，尚能分泌 K^+，K^+ 也可与原尿中 Na^+ 交换，称 $K^+ - Na^+$ 交换，这也是肾脏调节酸碱平衡的基本环节，两者之间始终存在着竞争机制，即当 $H^+ - Na^+$ 交换增多时，$K^+ - Na^+$ 交换必然减少；反之，$K^+ - Na^+$ 交换增多时，$H^+ - Na^+$ 交换也必然减少。由于上述竞争机制构成电解质紊乱与酸碱失衡之间的关系，即临床上常见的低钾碱中毒、碱中毒低钾和酸中毒高钾。①低钾碱中毒：低血钾时，$K^+ - Na^+$ 交换减少，$H^+ - Na^+$ 交换必然增多，$H^+ - Na^+$ 交换增多后，H^+ 排出增多，易引起碱中毒。②碱中毒低钾：碱中毒时，$H^+ - Na^+$ 交换减少，$K^+ - Na^+$ 交换必然增多，$K^+ - Na^+$ 交换增多后，K^+ 排出增多，血钾减低，容易出现低钾血症。③酸中毒高钾：酸中毒时，$H^+ - Na^+$ 交换增多，$K^+ - Na^+$ 交换必然减少，$K^+ - Na^+$ 交换减少后，K^+ 排出减少，血钾增高，出现高钾血症。

碳酸酐酶作用：碳酸酐酶活性降低时，肾小管分泌 H^+ 过程减弱，$H^+ - Na^+$ 交换减少，$K^+ - Na^+$ 交换必然增多，$K^+ - Na^+$ 交换增多后，K^+ 排出增多，血钾降低，如临床上应用碳酸酐酶抑制剂纠正代碱时，就会出现减少 H^+ 分泌，减少 $H^+ - Na^+$ 交换，同时 $K^+ - Na^+$ 交换增多，出现低钾酸中毒。而低钾又会引起碱中毒，因此在使用碳酸酐酶抑制剂纠正代碱时，应注意补钾。

（三）酸碱失衡类型及判断

传统认为，酸碱失衡类型仅有代酸、代碱、呼酸、呼碱、呼酸并代碱、呼酸并代酸、呼碱并代碱和呼碱并代酸 8 型。随着 AG 和潜在 HCO_3^- 概念在酸碱失衡领域应用，认为尚有以下几种酸碱失衡存在：①混合性代酸（高 AG 代酸 + 高 Cl^- 性代酸）；②代酸并代碱，包括高 AG 代酸并代碱和高 Cl^- 性代酸并代碱两型；③三重酸碱失衡（TABD），包括呼酸 + 代碱 + 高 AG 代酸（呼酸型 TABD）和呼碱 + 代碱 + 高 AG 代酸（呼碱型 TABD）两型。必须强调，迄今为止，在临床上只能对并发高 AG 代酸的 TABD 作出判断，而对伴有高 Cl^- 型代酸的 TABD，从理论上讲可以存在，但尚缺乏有效的判断手段。

1. 代酸　原发的血浆 HCO_3^- 减少称为代酸。临床上常按 AG 将代酸分为高 AG 型和高 Cl^- 型。不管何型代酸，其机体代偿作用和动脉血气特点相同；其不同点为：高 AG 型代酸 HCO_3^- 下降必有等量 AG 升高，而 Cl^- 不变，即 $\triangle HCO_3^- = \triangle AG$；高 Cl^- 型代酸 HCO_3^- 下降必有等量 Cl^- 升高，而 AG 不变，即 $\triangle - HCO_3^- = \triangle Cl^-$。

（1）机体代偿作用：代酸时，[H^+] 的上升可刺激中枢和外周化学感受器，引起代偿性通气增加，其结果 $PaCO_2$ 下降。此种代偿完全需 12 ~ 24h。代酸预计代偿公式为 $PaCO_2 = 1.5 \times HCO_3^- + 8 \pm 2$。其代偿极限为 $PaCO_2$ 10mmHg。

（2）动脉血气和血电解质变化特点：①HCO_3^- 原发下降；②PCO_2 代偿性下降，且符合 PCO_2 =

$1.5\times HCO_3^-+8\pm2$；③pH 下降；④血 K^+ 升高或正常；⑤血 Cl^-：高 AG 型代酸时，血 Cl^- 正常，高 Cl^- 型代酸时，血 Cl^- 升高；⑥血 Na^+ 下降或正常；⑦AG：高 Cl^- 型代酸时 AG 正常，高 AG 型代酸时 AG 升高；⑧PaO_2 常正常。

2. 代碱　原发的血浆 HCO_3^- 升高称为代碱。

（1）机体代偿作用：代碱时，由于 pH 升高，［H^+］下降，抑制了中枢和外周化学感受器，使通气减弱，$PaCO_2$ 升高。以往认为代碱的呼吸代偿无明显规律，特别是低钾碱中毒常见不到呼吸代偿。其预计代偿公式为：$\triangle PaCO_2=0.9\times\triangle HCO_3^-\pm5$。其代偿完全时间为 12～24h，代偿极限为 $PaCO_2$ 55mmHg。

（2）动脉血气和血电解质变化特点：①HCO_3^- 原发升高；②PCO_2 代偿性升高，且符合 $PaCO_2$ = 正常 $PaCO_2+0.9\times\triangle HCO_3^-\pm5$；③pH 升高；④血 K^+ 下降或正常；⑤血 Cl^- 下降；⑥血 Na^+ 下降或正常；⑦AG 正常或轻度升高；⑧PaO_2 常正常。

3. 呼酸　原发的 PCO_2 升高称呼酸。

（1）机体代偿作用：呼酸时机体可通过缓冲对系统、细胞内外离子交换、肾脏代偿等机制，使 HCO_3^- 代偿性升高。即使机体发挥最大代偿能力，但 HCO_3^- 升高始终不能超过原发 PCO_2 升高，即 HCO_3^-/PCO_2 比值肯定要下降（即≤0.6，pH<7.4）。又由于呼酸代偿主要靠肾脏代偿，因肾脏代偿作用发挥完全较缓慢，因此临床上按呼酸发生时间将其分为急性和慢性两型。呼酸 3 天以内为急性呼酸，3 天以上者为慢性呼酸。第三军医大学新桥医院研究表明，在慢性呼酸代偿程度为 PCO_2 每升高 1mmHg，可引起 HCO_3^- 代偿性升高约 0.3mmol/L，即国人慢性呼酸公式为：$\triangle HCO_3^-=0.35\times\triangle PCO_2\pm5.58$；其代偿极限为 $HCO_3^-<42\sim45$mmol/L。急性呼酸时最大代偿程度为 HCO_3^- 升高 3～4mmol/L，即 HC03 代偿极限 30mmol/L。

（2）动脉血气和血电解质变化特点：①$PaCO_2$ 原发性升高；②HCO_3^- 代偿性升高，但慢性呼酸必须符合预计 $HCO_3^-=24+0.35\times\triangle PaCO_2\pm5.58$ 范围内；急性呼酸 $HCO_3^-<30$mmol/L；③pH 下降；④血 K^+ 升高或正常；⑤血 Cl^- 下降；⑥血 Na^+ 下降或正常；⑦AG 正常；⑧PaO_2 下降，<60mmHg，严重时 $PaO_2<40$mmHg。

4. 呼碱　原发的 PCO_2 下降称呼碱。

（1）机体代偿作用：一旦发生呼碱，机体通过缓冲对系统、细胞内外离子交换、肾脏代偿等机制使血 HCO_3^- 代偿性下降，其中肾脏减少 HCO_3^- 重吸收，增加尿液排 HCO_3^- 是主要的代偿机制。代偿完全约需 3 天。因此呼碱 3 天以内为急性呼碱，3 天以上者为慢性呼碱。第三军医大学新桥医院研究表明，慢性呼碱的代偿程度为 PCO_2 每降低 1mmHg，可使 HCO_3^- 代偿性降低 0.49mmol/L，即国人慢性呼碱预计代偿公式为：$\triangle HCO_3^-=0.49\times\triangle PCO_2\pm1.72$，其代偿极限为 HCO_3^- 12～15mmol/L。急性呼碱预计代偿公式为：$\triangle HCO_3^-=0.2\times\triangle PCO_2\pm2.5$，其代偿极限为 18mmol/L。

（2）动脉血气和血电解质变化特点：①$PaCO_2$ 原发下降；②HCO_3^- 代偿性下降，但慢性呼碱必须符合 $HCO_3^-=24+0.49\times\triangle PaCO_2\pm1.72$ 范围内，急性呼碱符合 $HCO_3^-=24+0.2\times\triangle PCO_2\pm2.5$ 范围内；③pH 升高；④血 K^+ 下降或正常；⑤血 Cl^- 升高；⑥血 Na^+ 正常或下降；⑦AG 正常或轻度升高；⑧PaO_2下降，常低于 60mmHg。

5. 混合性代酸　此型失衡为高 AG 代酸并高 Cl^- 型代酸。其动脉血气特点与单纯性代酸完全相同，pH 下降、HCO_3^- 原发下降、PCO_2 代偿性下降，且符合 $PCO_2^-=1.5\times HCO_3^-+8\pm2$。但检测 AG 可揭示此型酸碱失衡存在。单纯性高 Cl^- 型代酸符合 Cl^- 升高数（$\triangle Cl^-$）= HCO_3^- 下降数（$\triangle HCO_3^-$），若在此基础上再并发高 AG 代酸，HCO_3^- 继续下降数（$\triangle HCO_3^-$）= AG 升高数（$\triangle$AG），其结果为 $\triangle HCO_3^-=\triangle Cl^-+\triangle AG$。因此一旦出现 AG 升高时伴有 $\triangle HCO_3^->\triangle Cl^-$ 或 $\triangle AG<\triangle HCO_3^-$，应考虑混合性代酸存在的可能。

6. 代碱并代酸　此型失衡的动脉血气变化复杂。PH、HCO_3^-、PCO_2 均可表现为升高、正常或降低，主要取决于两种原发失衡的相对严重程度，按 AG 正常与否，可分为 AG 升高型及 AG 正常型两型。

（1）AG 升高型：此型失衡为代碱并高 AG 代酸，AG 及潜在 HCO_3^- 是揭示此型失衡的重要指标。

高 AG 型代酸时，△AG↑ = $\triangle HCO_3^-$↓，Cl^- 不变。而代碱时，$\triangle HCO_3^-$↑ = $\triangle Cl^-$↓，AG 不变。当两者同时存在时，则 $\triangle HCO_3^- = \triangle AG + \triangle Cl^-$；而潜在 HCO_3^- = 实测 $HCO_3^- + \triangle AG$ 必大于正常 HCO_3^-（24mmol/L）；$\triangle HCO_3^- < \triangle AG$。当代碱严重时，AG 升高同时并不伴有 HCO_3^- 下降，HCO_3^- 反而升高。相反当高 AG 型代酸严重时，HCO_3^- 下降可与 Cl^- 下降同时存在。

（2）AG 正常型：此型失衡为代碱并高 Cl^- 型代酸。在临床上较难识别，在很大程度依赖详尽的病史。例如急性胃肠炎患者同时存在腹泻和呕吐，腹泻可引起高 Cl^- 型代酸；呕吐可引起低 K^+ 低 Cl^- 代碱。详尽病史及低钾血症存在可以帮助我们作出较正确的判断。

7. 呼酸并代酸　急性和慢性呼酸复合不适当 HCO_3^- 下降或者代酸复合不适当 PCO_2 升高，均可称为呼酸并发代酸。

（1）动脉血气与血电解质变化特点：①$PaCO_2$ 原发升高；②HCO_3^- 升高、下降、正常均可，以下降或正常多见，但必须符合实测 $HCO_3^- < 24 + 0.35 \times \triangle PaCO_2 - 5.58$；③pH 极度下降；④血 K^+ 升高；⑤血 Cl^- 下降、正常或升高均可，但以正常或升高多见；⑥血 Na^+ 正常或下降；⑦AG 升高；⑧PaO_2 下降，常 <60mmHg。

（2）临床上常见组合：①PCO_2 升高（>40mmHg），HCO_3^- 下降（≤24mmol/L），即所谓 PCO_2 升高同时伴 HCO_3^- 下降，肯定为呼酸并代酸。②PCO_2 升高伴 HCO_3^- 升高，但符合 HCO_3^- < 正常 HCO_3^-（24mmol/L）$+ 0.35 \times \triangle PCO_2 - 5.58$。此时需要结合临床综合判断，若起病时间不足 3 天，应考虑为单纯呼酸；若起病时间超过 3 天，应考虑为呼酸并相对代酸。③HCO_3^- 下降伴 PCO_2 下降，但符合 $PCO_2 > 1.5 \times HCO_3^- + 8 + 2$，即所谓代酸并相对呼酸。上述代酸若为高 AG 型代酸，那么 AG 升高常是揭示并发代酸的重要指标。

8. 呼酸并代碱　急性和慢性呼酸复合不适当升高的 HCO_3^- 或代碱复合不适当升高的 PCO_2 均可诊断呼酸并代碱。其动脉血气特点为 PCO_2 升高，HCO_3^- 升高，pH 升高、下降、正常均可。其 pH 主要取决于呼酸与代碱成分的相对严重程度。若两者相等，pH 正常；若以呼酸为主，则 pH 下降；若以代碱为主，pH 升高。

（1）动脉血气及血电解质变化特点：①$PaCO_2$ 原发升高。②HCO_3^- 升高，且必须符合实测 $HCO_3^- > 24 + 0.35 \times \triangle PaCO_2 + 5.58$。但必须牢记，慢性呼酸最大代偿能力是 HCO_3^- 42 ~ 45mmol/L，因此当 HCO_3^- >45mmol/L 时不管 pH 正常与否，均可诊断为慢性呼酸并代碱。③pH 升高、正常、下降均可，其 pH 正常与否只要取决于两种酸碱失衡相对严重程度，但多见于下降或正常。④血 K^+ 下降或正常。⑤血 Cl^- 严重下降。⑥血 Na^+ 下降或正常。⑦AG 正常或轻度升高。⑧PaO_2 下降。

（2）临床上常见情况：①急性呼酸时，只要 HCO_3^- >30mmol/L，即可诊断急性呼酸并代碱。②慢性呼酸为主时，PCO_2 原发升高，HCO_3^- 代偿升高，且符合 HCO_3^- > 正常 HCO_3^-（24mmol/L）$+ 0.35 \times \triangle PCO_2 + 5.58$，或 HCO_3^- >45mmol/L，pH 下降或正常。③代碱为主时，HCO_3^- 原发升高，PCO_2 代偿升高，且符合 PCO_2 > 正常 PCO_2（40mmHg）$+ 0.9 \times \triangle HCO_3^- + 5$ 或 PCO_2 >55mmHg，pH 升高或正常。

9. 呼碱并代酸　呼碱伴有不适当下降的 HCO_3^- 或代酸伴有不适当下降的 PCO_2，即可诊断为呼碱并代酸。

（1）动脉血气特点：PCO_2 下降，HCO_3^- 下降，pH 下降、升高、正常均可。其 pH 主要取决于呼碱与代酸的相对严重程度。

（2）临床上常见情况：①以呼碱为主的重度失衡：pH 升高，PCO_2 下降，HCO_3^- 下降且符合：急性为 HCO_3^- > 正常 HCO_3^-（24mmol/L）$+ 0.2 \times \triangle PCO_2 - 2.5$；慢性为 HCO_3^- > 正常 HCO_3^-（24mmol/L）$+ 0.49 \times \triangle PCO_2 - 1.72$。②以呼碱为主的轻度失衡或代酸为主的失衡：pH 正常或下降，HCO_3^- 下降，PCO_2 下降且符合 $PCO_2 < 1.5 \times HCO_3^- + 8 - 2$。此型失衡并发的代酸常为高 AG 代酸，因此 AG 升高是揭示并发高 AG 代酸的重要指标。

10. 呼碱并代碱　呼碱伴有不适当的 HCO_3^- 变化，或代碱伴有不适当 PCO_2 变化均可诊断呼碱并代碱，共存的呼碱和代碱可引起严重碱血症，预后较差。据 Wilson 报道，pH7.60 ~ 7.64 时死亡率为

65%；pH >7.64 死亡率为 90%。临床常见为Ⅰ型呼吸衰竭患者在原有的呼碱基础上，不适当使用碱性药物、排钾利尿剂、肾上腺糖皮质激素和脱水剂等医源性因素存在，常可在缺氧伴有呼碱基础上并代碱。但少数患者也可见于Ⅱ型呼吸衰竭呼酸患者，由于使用机械通气治疗排出 CO_2 过多、过快，或呼吸衰竭患者经有效治疗后 CO_2 排出而未能注意及时补钾，而引起呼碱或呼碱并代碱，即 CO_2 排出后碱中毒。

（1）动脉血气和血电解质变化特点：①$PaCO_2$ 下降、正常和升高均可，但多见于下降或正常；②HCO_3^- 升高、正常和下降均可，但多见于升高或正常；③pH 极度升高；④血 K^+ 下降；⑤血 Cl^- 下降或正常；⑥血 Na^+ 下降或正常；⑦AG 正常或轻度升高；⑧PaO_2 下降，常 <60mmHg。

（2）临床上常见情况：①PCO_2 下降（<40mmHg），同时伴有 HCO_3^- 升高（>24mmol/L），肯定为呼碱并代碱。②PCO_2 下降，HCO_3^- 轻度下降或正常，且符合急性：HCO_3^- > 正常 HCO_3^-（24）$+0.2\times\triangle PCO_2+2.5$；慢性：$HCO_3^-$ > 正常 HCO_3^-（24）$+0.49\times\triangle PCO_2+1.72$，即所谓呼碱并相对代碱。③$HCO_3^-$ 升高并 PCO_2 轻度升高或正常，且符合 PCO_2 < 正常 PCO_2（40）$+0.9\times\triangle HCO_3^- -5$，即所谓代碱并相对呼碱。

11. 三重酸碱失衡（TABD） TABD 是指同时混合存在 3 种原发失衡，即一种呼吸性酸碱失衡 + 代碱 + 高 AG 代酸。

（1）三重酸碱失衡类型：三重酸碱失衡因并发的呼吸性酸碱失衡不同，可分为呼酸型 TABD 和呼碱型 TABD 两型。AG 及潜在 HCO_3^- 是揭示 TABD 存在的重要指标。必须指出，至今为止在临床上只能对并发高 AG 代酸的 TABD 作出诊断；而对并有高 Cl^- 型代酸的 TABD，从理论上肯定存在，但尚缺乏有效诊断手段。

呼酸型 TABD：呼酸 + 代碱 + 高 AG 代酸。其动脉血气和血电解质特点为：①pH 下降、正常均可，少见升高；②PCO_2 升高；③HCO_3^- 升高或正常；④AG 升高，$\triangle AG\neq\triangle HCO_3^-$；⑤潜在 HCO_3^- = 实测 $HCO_3^-+\triangle AG$ > 正常 HCO_3^-（24）$+0.35\times\triangle PCO_2+5.58$；⑥血 K^+ 正常或升高；⑦血 Na^+ 正常或下降；⑧血 Cl^- 正常或下降；⑨PaO_2 下降，常低于 60mmHg。

呼碱型 TABD：呼碱 + 代碱 + 高 AG 型代酸。其动脉血气和血电解质特点为：①pH 升高、正常，少见下降；②PCO_2 下降；③HCO_3^- 下降或正常；④AG 升高，$\triangle AG\neq\triangle HCO_3^-$；⑤潜在 HCO_3^- = 实测 $HCO_3^-+\triangle AG$ > 正常 HCO_3^-（24）$+0.49\times\triangle PCO_2+1.72$；⑥血 K^+ 正常或下降；⑦血 Na^+ 正常或下降；⑧血 Cl^- 升高、正常、下降均可；⑨PaO_2 下降，常低于 60mmHg。

（2）三重酸碱失衡的判断：TABD 的判断必须联合使用预计代偿公式、AG 和潜在 HCO_3^-。其判断步骤可分为以下 3 步：①首先确定呼吸性酸碱失衡类型，选用呼酸抑或呼碱预计代偿公式，计算 HCO_3^- 代偿范围。②计算 AG，判断是否并发高 AG 代酸。TABD 中代酸一定为高 AG 代酸。③应用潜在 HCO_3^- 判断代碱，即将潜在 HCO_3^- 与呼酸抑或呼碱预计代偿公式计算所得 HCO_3^- 代偿范围相比。

虽然在临床上往往存在两种情况：①不使用潜在 HCO_3^-，仅使用实测 HCO_3^- 即可检出 TABD 中代碱存在；②必须使用潜在 HCO_3^- 才能检出 TABD 中代碱存在。但为了避免漏检 TABD，我们主张常规使用潜在 HCO_3^-。

（四）酸碱失衡的处理

1. 酸碱失衡的防治原则 如下所述。

（1）积极治疗原发疾病和诱发因素，如糖尿病、休克、COPD、缺氧、呕吐、腹泻、感染等。因为这些原发疾病和因素是引起和加重酸碱失衡的主要因素。

（2）针对不同酸碱失衡类型及 pH 值，确定补充碱性或酸性药物。

（3）兼顾水、电解质紊乱的纠正：因为酸碱失衡常与水、电解质紊乱同时存在，且相互影响。

（4）维护肺脏、肾脏等主要酸碱调节器官功能。

2. 呼酸的处理　如下所述。

（1）对呼酸处理原则：通畅气道，尽快解除 CO_2 潴留，随着 PCO_2 下降、pH 值随之趋向正常。

（2）补碱性药物原则：原则上不需要补碱性药物，但 pH < 7.20 时，为了减轻酸血症对机体的损害，可以适当补给 5% $NaHCO_3$，一次量为 40 ~ 60ml，以后再根据动脉血气分析结果酌情补充。只要将 pH 升至 7.20 以上即可。因为只有在 pH < 7.20 时，酸血症对机体有四大危害作用：①心肌收缩力下降，使心力衰竭不易纠正；②心肌室颤阈下降，易引起心室纤颤。再加上酸血症伴高钾血症存在，更容易引起心室纤颤；③外周血管对心血活性药物敏感性下降，一旦发生休克不易纠正；④支气管对支气管解痉药物的敏感性下降，气道痉挛不易解除，CO_2 潴留得不到纠正。鉴于上述情况，在 pH < 7.20 时应补给碱性药物。但切记酸血症对机体危害的 pH 值在 7.20 以下。呼酸并代酸时，由于同时存在代酸，补碱性药物的量可适当加大。但必须要在 pH < 7.20 时，一次补 5% $NaHCO_3$ 量控制在 80 ~ 100ml 即可，以后再根据动脉血气分析结果酌情处理。

（3）纠正低氧血症：呼酸往往与低氧血症同时存在，应尽快纠正低氧血症，最好将 PaO_2 升至 60mmHg 以上。临床上常出现肺性脑病患者经治疗后，CO_2 潴留减轻并不明显，但只要 PaO_2 升高，> 60mmHg，患者常可清醒。

（4）应注意区分急性和慢性呼酸、慢性呼酸急性加剧。

（5）严防 CO_2 排出后碱中毒：特别是使用机械通气治疗时不宜通气量过大，CO_2 排出过多过快。

（6）注意高血钾对心脏的损害：严重酸中毒可因细胞内外离子交换，而出现细胞外液 K^+ 骤升，即为酸中毒高钾血症。

3. 呼碱的处理　对于此型失衡的处理原则是治疗原发病，注意纠正缺氧，对于呼碱不需特殊处理。值得注意的是：呼碱必伴有代偿性 HCO_3^- 下降，此时若将 HCO_3^- 代偿性下降误认为代酸，而不适当补碱性药物，势必造成在原有呼碱基础上再并发代碱。因此，我们认为在危重患者救治过程中，切忌单凭 HCO_3^- 或 CO_2 结合力下降作为补碱性药物的依据，特别是在基层医疗单位，无动脉血气分析检查，单凭血电解质来判断时，一定要结合临床综合分析血 K^+、Cl^-、Na^+ 和 HCO_3^-。若 HCO_3^- 下降同时伴有血 K^+ 下降，应想到呼碱的可能，不应再补碱性药物。牢记“低钾碱中毒，碱中毒并低钾”这一规律。

4. 代酸的处理　应在积极治疗原发疾病的同时，注意维持 pH 相对正常范围，尽快解除酸血症对机体的危害。其补碱性药物的原则为：轻度代酸（pH > 7.20）可以不补碱性药物；当 pH < 7.20 时，一次补 5% $NaHCO_3$ 量控制在 250ml 以内即可，以后再根据动脉血气分析结果酌情处理。严重酸血症时常伴有高钾血症，应注意预防和处理。

5. 代碱的处理　如下所述。

（1）治疗原则：危重患者的碱中毒可见于呼酸并代碱、呼碱、呼碱并代碱、代碱和呼碱型三重酸碱失衡（呼碱型 TABD）5 种类型。轻度碱中毒对于危重患者来说并无严重的不良后果，但是严重碱中毒，特别是伴有严重缺氧时可成为危重患者直接致死的原因。通常，其中代碱大部分是医源性引起的，临床上应注意预防。而对于呼碱不需要特殊处理，但应注意以下两点：①此型失衡常伴有缺氧，因此对此型失衡处理应是在治疗原发疾病同时，注意纠正缺氧即可；②此型失衡也可见于原有呼酸治疗后，特别是机械通气治疗时 CO_2 排出过快，即 CO_2 排出后碱中毒。因此在危重患者治疗中应注意不要 CO_2 排出过多。

对于混合性酸碱失衡所致的碱中毒，应按混合性酸碱失衡处理原则治疗。实际临床上需要用药物纠正的碱中毒，仅见于代碱或碱血症严重且伴有代碱的混合性酸碱失衡。

（2）常用的药物治疗。

补氯化钾：这既是纠正代碱，又是预防代碱最常用、有效的措施。口服和静脉滴注均可。肺心病患者只要尿量≥500ml，常规补氯化钾每日 3 ~ 4.5g，一旦发生低钾碱中毒，宜用静脉补氯化钾，500ml 静脉补液中加 10% 氯化钾 15ml。

补盐酸精氨酸：使用盐酸精氨酸纠正碱中毒的主要机制是其中的盐酸（HCl）发挥了作用。10g 盐酸精氨酸含有 48mmol H^+ 和 Cl^-。使用方法：10 ~ 20g 盐酸精氨酸加入 5% 或 10% 葡萄糖液 500ml 中，静脉滴注。

补乙酰唑胺（醋氮酰胺）：此药是碳酸酐酶抑制剂，主要作用于远端肾小管，H^+的生成和分泌减少，导致$H^+ - Na^+$交换减少，从而使尿液中排出Na^+和HCO_3^-增多。同时也可增加排K^+量，加重低钾血症。因此，在临床使用时注意补氯化钾。另外，也应注意到乙酰唑胺可以干扰红细胞内碳酸酐酶的活性，影响$CO_2 + H_2O \rightarrow H_2CO_3$，引起体内$CO_2$潴留加重。因此在通气功能严重障碍、$CO_2$潴留明显的危重病例中，不宜使用乙酰唑胺。使用方法：乙酰唑胺每次0.25g，每日1～2次，连用2天即可。

补氯化铵：在临床上常将NH_4Cl作为祛痰药使用。用于纠正碱中毒的机制是此药进入体内后可产生H^+，即$NH_4Cl \rightarrow Cl + NH_4^+$，$2NH_4^+ + CO_2 \rightarrow CO(NH_2)_2 + 2H^+ + 2H_2O$，产生的$H^+$可起到酸化体液，纠正碱中毒的作用。但$NH_4^+$仅在肝脏内可与$CO_2$相结合转化为尿素，尿素从尿中排出。因此，当肝脏功能不好时忌用NH_4Cl，以免血NH3积聚，引起肝性脑病（肝昏迷）。使用方法：NH_4Cl口服每次0.6g，每日3次。

使用稀盐酸：可从中心静脉缓慢滴注HCl 0.1mol/L，每次500ml。临床上也可用口服稀盐酸或胃蛋白酶合剂。

6. 混合性酸碱失衡的处理　对于混合性酸碱失衡处理的原则：治疗原发疾病，纠正原发酸碱失衡，维持pH相对正常，不宜补过多的碱性或酸性药物。

（1）积极治疗原发疾病：混合性酸碱失衡常见于危重患者，是危重患者重要的并发症，有时常可成为危重患者致死的直接原因，原发疾病不解除，酸碱失衡很难纠正。因此在危重患者救治中一定要积极治疗原发疾病，同时兼顾混合性酸碱失衡的处理，特别要注意维护肺脏、肾脏等重要的酸碱调节脏器的功能。

（2）同时纠正2种或3种原发酸碱失衡：混合性酸碱失衡是同时存在2种或3种原发酸碱失衡，因此在处理时应同时兼顾2种或3种原发酸碱失衡，针对不同原发失衡采取不同的治疗措施。

（3）维持pH在相对正常范围：不宜补过多的酸性或碱性药物。混合性酸碱失衡患者，只要pH在相对正常范围，不必补碱性或酸性药物，仅需要积极地治疗原发疾病，只要原发疾病纠正了，混合性酸碱失衡就自行缓解。因为酸碱失衡时对机体的损害主要是由于血pH过度异常所致，补碱性药物或酸性药物的目的也只能纠正其pH值，并不能治疗原发疾病。因此只要pH在相对正常范围，不必补过多碱性或酸性药物。只有在以下两种情况时可适当补一些碱性或酸性药物。

补碱性药物的原则：当$pH < 7.20$时，可在积极治疗原发病同时适当补一些碱性药物，特别是混合性代酸时，高AG型代酸和高Cl^-性代酸复合，补碱量可适当多一些。

补酸性药物的原则：一般情况下，混合性酸碱失衡不必补酸性药物，即使是pH升高较为明显的呼碱并代碱。但应注意以下3点：①对并发呼碱的混合性酸碱失衡中呼碱不需特殊处理，只要原发疾病纠正，呼碱自然好转；②对混合性酸碱失衡中代碱处理应以预防为主，因为代碱绝大部分是医源性所造成的，所以要慎用碱性药物、排钾利尿剂、肾上腺糖皮质激素，但应注意补钾；③对于严重碱血症的混合性酸碱失衡，常见于呼碱并代碱，应尽快将碱性pH降下来。

（4）兼顾纠正电解质紊乱：混合性酸碱失衡常同时存在严重电解质紊乱，其中HCO_3^-和Cl^-变化与CO_2变化有关，不需特殊处理。临床上要重视对低K^+、低Na^+的纠正。

（5）注意纠正低氧血症：危重患者并发混合性酸碱失衡时，常存在低氧血症，特别是伴有呼吸性酸碱失衡的患者，常可存在严重的低氧血症。

三、电解质平衡

水、电解质和酸碱平衡是维持人体内环境稳定的3个重要因素，它们相互影响、相互制约，具有维持内环境稳定、保障生命的作用。机体电解质的主要功能为：①维持体液的渗透压平衡和酸碱平衡；②维持神经、肌肉、心肌细胞的静息电位，并参与其动作电位的形成；③参与新陈代谢和生理功能活动。人体电解质平衡对于维持上述功能至关重要，本节主要就电解质分布、调节、生理功能及常见电解质紊乱作一介绍。

(一) 电解质分布与调节

电解质分布依细胞内、外液及各种不同体液，所含的浓度不尽相同。了解电解质在不同部位体液中的含量，有助于分析和判断不同部位体液丢失后电解质丢失的情况，为及时补充所缺电解质提供依据。然而，现有的常规方法尚不能测定细胞内液电解质的含量，故常以血清的电解质数值代表细胞内液的电解质含量；并以此作为判断、纠正电解质紊乱的依据。在相当程度上限制了对细胞内液电解质真实含量的了解，尤其是对那些主要存在于细胞内液的电解质，如细胞内液钾含量由血浆或血清钾含量测定所代替，血浆或血清钾含量降低不能完全代表细胞内缺 K^+ 的状况，血清 K^+ 增高也不能代表细胞内一定高 K^+。在判断与纠正高、低血钾时，必须综合判断，全面考虑。

1. 电解质分布　如下所述。

(1) 细胞内、外液：细胞内、外液电解质分布差异是由于细胞代谢产生能量维持细胞膜“离子泵”作用的结果。病理情况下能源不足，“离子泵”功能障碍，细胞内外液离子可以重新分布，如库血中“钠泵”作用被阻滞，细胞内、外的 K^+ 和 Na^+ 相互弥散，血浆 K^+ 含量明显升高，故高血钾患者不易多使用库血，其确切机制尚待探讨。①细胞外液：主要阳离子是 Na^+，约占体内总钠含量的90%；其余为少量 K^+、Ca^{2+}、Mg^{2+} 等；主要阴离子为 Cl^- 和 HCO_3^-。②细胞内液：主要阳离子是 K^+，浓度为150～160mmol/L，约占体内总钾含量的98%，是细胞外钾浓度的30余倍，其余为 Na^+、Ig^{2+}；主要阴离子为磷酸盐（$BHPO_4$），蛋白质占主要成分，少量硫酸盐（BSO_4）；Cl^- 只在少数组织细胞内含微量，而大多数组织细胞内缺如，因为 Cl^- 不易渗入细胞内。虽然细胞内、外液电解质分布种类不尽相同，但以 mEq/L 为单位，任何部位体液内阴、阳离子总数必须相等，这就是所谓的电中性规律。电解质在细胞外液的浓度可以通过化学的方法测得，故以细胞外液，即血浆或血清电解质含量为例。

(2) 组织间液：组织间液电解质含量与细胞外液或血浆极为相似，唯一重要区别在于蛋白质的含量不同。正常血浆蛋白质含量是70g/L，而组织间液仅为0.05%～0.35%，原因是蛋白质不易透过毛细血管。其他电解质浓度稍有差异，即血浆内钠离子浓度稍高于组织间液，而血浆内氯离子浓度稍低于组织间液。

(3) 胃肠分泌液：胃肠道各段分泌液所含电解质的浓度不同。胃液中，H^+ 为主要阳离子，Cl^- 为主要阴离子；小肠液中，Na^+ 为主要阳离子，碳酸氢根（HCO_3^-）为主要阴离子。胃肠道各段分泌液均含一定量的 K^+，一般胃液中钾的浓度比血清高2～5倍，小肠液电解质中钾的浓度则与血清大致相等。

由于胃肠道各段分泌液中电解质浓度很不一致，当大量丢失胃肠液后，依据所丢失胃肠道各段分泌液的不同，丢失电解质的类别也不同。如大量丢失胃液后，损失较多的是 H^+ 与 Cl^-，而丢失大量肠液后，损失较多的是 HCO_3^- 与 Na^+；两者丢失均可造成不同程度 K^+ 丢失。因此，临床上多依照所丢失胃肠分泌液的部位和数量，判断和估价电解质紊乱的性质和程度，并作相应的处理。

(4) 尿液：主要以排 Na^+ 和 K^+ 为主，其中排 K^+ 的意义尤为突出，因为人体丢失 K^+ 主要途径是通过尿液。

(5) 汗液：分显性排汗和非显性排汗。非显性排汗以排水为主，电解质含量甚微，可以只当作丢失水分看待；显性排汗是汗腺活动的结果，虽然含有 Na^+、K^+、Cl^-，但以排 Na^+、Cl^- 为主，浓度是10～70mmol/L，仅含少量 K^+。

2. 电解质的需要量与调节　如下所述。

(1) 钠：Na^+ 为细胞外液中重要阳离子，占细胞外液中总阳离子的90%以上。Na^+ 对细胞外液渗透压、体液分布、阴阳离子平衡与酸碱平衡方面，具有重要作用。正常血清 Na^+ 为134～145mmoL/L，平均142mmoL/L。正常人每日钠的需要量约为6g，从普通饮食中获得的钠足以维持。Na^+ 主要由尿液中排出，少量由汗和粪便中排出。人体保留钠的能力较强，排钠的原则是少食少排、多食多排；禁食后，如完全停止钠的摄入，2天后钠的排出可减至最低限度。

(2) 钾：正常血清 K^+ 3.5～5.5mmol/L，平均4.0～4.5mmol/L。正常人每日需要钾量为80mmol，

相当于 KCl 6g。动、植物食物和水中均含有足量的钾，一般不致缺乏。85% ~90% 的 K^+ 由尿中排出，其余由粪便排出，仅微量由汗排出。人体保留钾的能力远不如保钠的能力强，K^+ 不断由尿中排出后，当 K^+ 摄入不足时，钾的丢失仍继续进行，每日有 30 ~50mmol 的 K^+ 由尿中排出，最终导致低血钾。临床上，多数危重患者摄食少，发生低血钾的机会远比发生低血钠的机会多，原因就在于机体对钾的排泄原则是不食仍排。

（3）钙：正常血清钙 2.25 ~2.75mmol/L。血清钙 50% 以游离状态存在，是维持生理作用的主要部分；另外 50% 与蛋白质结合。正常人每日需钙量尚未查到准确记载，但 500ml 牛奶中所含钙量即足够。99% 钙沉积在骨骼及牙齿内，1% 为细胞外液，细胞内液仅含少量钙。

影响钙吸收因素：①食物中含钙量，即摄入多寡。②机体吸收、利用程度，也受多种因素影响，如足量维生素 D，正常胃液酸度，促进可溶性钙盐吸收；正常的脂肪消化与吸收等。③食物中钙、磷比例，当脂肪消化、吸收不良时，钙与脂肪结合成不溶性皂，由粪便排出。正常情况下，约 80% 钙呈不溶性盐类由粪便排出，20% 由尿中排出。

影响钙排泄因素：①钙的摄入量；②肾脏的酸碱调节机制；③骨骼大小；④内分泌因素，如甲状腺、甲状旁腺、性激素、脑垂体。此外，胃肠道分泌物内含大量钙盐，当发生胃肠道功能紊乱、肠瘘、肠梗阻、严重腹泻时，钙吸收减少，低钙血症产生。

（4）镁：正常血浆镁 1.5 ~2.5mmol/L 或 1.6 ~2.1mmol/L。人体每日需要 0.3 ~0.35mmol，主要由小肠吸收。每日由饮食摄入镁 5 ~10mmol/L，故一般不会发生镁缺乏症。人体镁 50% 沉积在骨骼中，50% 存在于细胞内。血浆中镁 65% 为游离形式存在，35% 与蛋白质相结合。

（5）氯：正常成年男性总氯量约为 33mmol/kg 体重。人体内 Cl^- 主要存在于细胞外液中，是细胞外液中的主要阴离子；少部分可存在于红细胞、肾小管细胞、胃肠黏膜细胞、性腺、皮肤等细胞内液中。血清氯 98 ~108mmol/L，平均 103mmol/L。每日需氯量 3.5 ~5g，相当于 0.9% 生理盐水或 5% 葡萄糖盐水 500ml。大量丧失胃液，如上消化道梗阻、胃肠减压、呕吐等，则大量 Cl^- 丢失。Cl^- 与机体酸碱平衡有着密切的联系。

（6）碳酸氢根（HCO_3^-）：HCO_3^-、Cl^- 均是细胞外液中的主要阴离子。正常血清 HCO_3^- 是 24mmol/L。血清 HCO_3^- 高低，直接反映机体酸碱状况。

3. 调节机制　如下所述。

（1）肾上腺皮质激素：①盐皮质激素：醛固酮系统，主要通过对肾远曲小管和收集管对钠的重吸收增加和钾的分泌增加，促进钠的重吸收和钾的排出，起着保钠排钾的作用。这种作用并不局限于肾脏也在唾液、汗液及胃肠道液的分泌中起作用。②糖皮质激素：也有类似于醛固酮的保钠排钾作用，只是作用较醛固酮弱得多。该激素分泌受脑垂体促肾上腺皮质激素（ACTH）和丘脑下部调节的控制和影响。

（2）甲状旁腺：能分泌降钙素，主要抑制肾小管和胃肠道对钙的重吸收，降低血钙。此外，在抑制肾小管对钙重吸收的同时，也可抑制肾小管对磷、钠、钾的重吸收，并使这些离子从尿中排泄增多。因此，甲状旁腺能调节多种血电解质水平。

（二）电解质的生理功能

各种电解质均是机体维持生命和脏器功能不可缺少的物质。电解质种类不同，所起的生理功能也有所不同。

1. 钾的生理功能　如下所述。

（1）维持细胞的新陈代谢：钾的生理功能与细胞的新陈代谢有密切关系。细胞内许多酶的活动，需要一定浓度钾的存在，尤其是在糖代谢中，钾的作用十分重要。糖原合成时，需要一定量的钾随之进入细胞内；血中糖及乳酸的消长与钾有平行趋势；蛋白质分解时，钾的排出增多；每克氮分解时，可释放出 2.7 ~3mmol 钾；钾：氮为（2.7 ~3）：1。

（2）保持神经、肌肉应激性（兴奋）功能：神经、肌肉系统正常的应激性能力需要钾离子，钾与其他电解质对神经、肌肉应激性影响的关系用下列比例式表示：

$$应激性=\frac{Na^{+}、K^{+}（提高兴奋性）}{Ca^{2+}、Mg^{2+}、H^{+}（抑制兴奋性）}$$

钾浓度过高时，神经、肌肉兴奋性增高；反之则下降。如低血钾所致的肠麻痹和肌无力就是较好的例证。

（3）对心肌作用（图2－11）：与骨骼肌和平滑肌相反，钾对心肌细胞有明显的抑制作用，血钾浓度过高可使心肌停止在舒张状态；相反，血钾过低时可使心肌的兴奋性增加，心肌异位节律点兴奋性增加，能引起一系列不同类型的心律失常。因此，在危重病救治过程中，由低血钾引起的心律失常十分多见，严重时可直接危及患者生命，如低钾引起的室性心动过速与室颤，其中室颤是常见心搏骤停的原因之一。

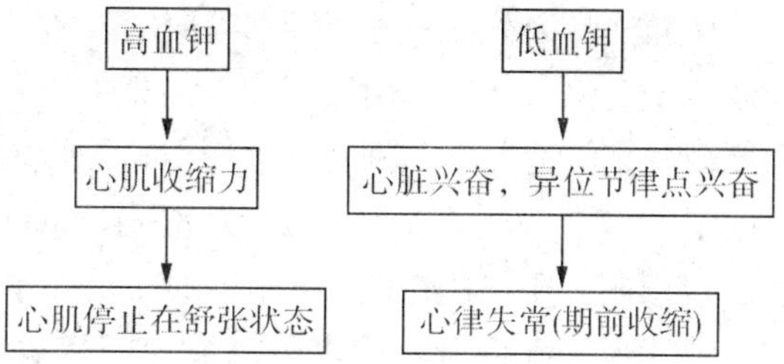

图2－11　血钾浓度对心肌作用

（4）维持酸碱平衡：钾与酸碱平衡密切相关，并互为因果。血钾增高或降低能引起酸碱平衡失调，酸碱平衡失调也能引起血清钾的改变。因此，钾在维持机体酸碱平衡状况中起着重要作用。

2. 钠的生理功能　如下所述。

（1）维持细胞外液容量和渗透压：钠是细胞外液中的主要阳离子，在维持细胞外液容量和渗透压方面起了重要作用。血钠增高，血浆容量可随之增加，血浆渗透压也随之升高；反之则相反。

（2）缓冲盐：是在维持机体酸碱平衡中起主要作用的血浆缓冲系统，如 HCO_3^-，常受 Na^+ 增减的影响而消长，故 Na^+ 总量对体液的酸碱平衡亦具有重要作用。

（3）神经、肌肉应激性：体液中各种离子保持一定的比例是维持神经、肌肉正常应激功能的必要保障，Na^+ 浓度正常是保证其功能的重要因素。此外，血钠减低时，患者可能出现倦怠，以及乏力、定向力减低等精神神经系统症状。

3. 镁的生理功能　镁也是体液中重要的阳离子。随着对镁的临床研究增多，镁代谢的生理功能日益受到重视，目前已经明确的功能如下。

（1）细胞活动与代谢：镁是重要的辅酶。在试管内，镁能激活许多重要的酶，如胆碱酯酶、胆碱乙酰化酶、磷酸酶、碱性磷酸酶、羧化酶、己糖激酶等。在细胞的代谢活动中，均需要镁的参与；许多酶的功能活动也需要镁的作用。

（2）镁对心血管抑制作用：与钾对心肌细胞的抑制作用类似。低镁时也可出现心动过速、心律失常等。此外，镁能通过激活与ATP代谢有关的酶，刺激心肌线粒体内氧化磷酸化的过程，并影响细胞膜的 Na^+-K^+ ATP酶，尔后激活心肌中的腺苷酸环化酶。镁还能通过参与肌原纤维对ATP的水解和肌凝蛋白的凝固以及肌浆网对钙离子的释放和结合，参与心肌的收缩过程。

（3）与钾代谢有关：临床上，低血钾常同时并发低血镁；有时低血镁得不到较好地纠正，低血钾也很难纠正。这说明镁代谢可能与钾的代谢有关。

（4）对血管和胃肠道平滑肌作用：镁能扩张血管使血压下降，镁也能解除胃肠道平滑肌痉挛，有较好的利胆和导泻作用。

（5）中枢神经系统作用：镁有抗惊厥和镇静作用。低血镁时，患者可出现激动、神经错乱及不安。

（6）抑制呼吸：镁过量或中毒能引起呼吸抑制，并造成呼吸衰竭。

4. 钙的生理功能　如下所述。

（1）对心肌作用：与钾对心肌的作用相反，Ca^{2+}能增加心肌收缩力，提高心肌兴奋性，应用强心苷时禁用。

（2）神经、肌肉应激性：与钾对骨骼肌应激性作用相反，钙离子抑制骨骼肌的兴奋性。当血钙降低时，患者可出现手足搐搦、肌肉抖动或震颤等一系列神经、肌肉应激性增高的症状。

（3）参与磷的代谢：钙、磷代谢密切相关，共同参与骨骼的发育和生长。

5. 氯的生理功能　主要功能体现在调节和维持酸碱失衡方面。如低氯性代碱和高氯性代酸，原因在于机体体液的电中和原理。即细胞外液的阴离子主要为Cl^-与HCO_3^-两者互为消长。当其中某一个离子减低时，必然引起另一个离子的增加。高氯时，HCO_3^-减少而引起代酸；低氯时，HCO_3^-增加而引起代碱。同样，代酸时，HCO_3^-减少而引起高氯；代碱时，HCO_3^-增加而引起低氯。血清Cl^-和HCO_3^-一样是维持机体酸碱平衡、水分交换和细胞内外渗透压的主要阴离子。但是，血Cl^-变化往往与血Na^+、HCO_3^-、K^+等其他主要细胞外液离子变化、酸碱平衡密切相关。其主要表现在：①血Cl^-水平往往是受血Na^+水平影响，根据电中和原理，正常情况下，细胞外液中Na^+、HCO_3^-、Cl^-之间有一较恒定常数，即$Na^+ = HCO_3^- + Cl^- + AG$（负离子间隙，anion gap），AG为8～16mmol/L。当血Na^+下降时，血Cl^-或HCO_3^-相应减少或同时减少，以求阴、阳离子总和相等；反之，正好相反。②血Cl^-与HCO_3^-呈相反方向变化。同样，根据电中和原理，为了维持血液阴离子总数为一相对常数，当血HCO_3^-下降时，必有血Cl^-升高；反之，正好相反。即临床上常讲的：低氯性代谢性碱中毒，高氯性代谢性酸中毒。③血Cl^-变化与血K^+变化密切相关。即高氯性代酸时伴高K^+血症；低氯性代谢性碱中毒时伴低K^+血症。

（三）常见电解质紊乱

1. 低氯血症　如下所述。

（1）病因及发生机制：低氯血症有两大类：①代偿性（继发性）低氯血症，常为血CO_2潴留时机体代偿所致；②缺氯性（原发性）低氯血症。上述两种类型可以单独存在，但常同时存在。

血CO_2潴留时代偿作用：血CO_2潴留，机体可以通过血液缓冲系统、细胞内外离子交换与肾脏代偿作用，使HCO_3^-代偿性升高同时伴有血Cl^-下降。

氯摄入减少：纳差和长期低钠饮食是引起氯摄入减少的主要原因。

利尿剂使用：排钾利尿剂同时排氯，例如氢氯噻嗪、呋塞米等可抑制肾小管对Na^+和Cl^-的回吸收，增加其在尿液中的排出，而Cl^-的排出又较血Na^+为多。故可出现原发性低血氯。

呕吐：频繁或剧烈的呕吐可大量丢失胃液，而致低氯血症。因为胃液中含Cl^-约为84mmol/L，Na^+ 60mmol/L，大量胃液丢失可使血Cl^-降低，且血Cl^-降低大于血Na^+降低。

大量出汗：大量出汗时，从汗液中丢失大量的Cl^-和Na^+，这也是引起低血氯的原因之一。

（2）治疗：代偿性低氯血症是机体对CO_2潴留的代偿作用，不应处理，而应加以保护。血CO_2急骤上升时，机体为了维持pH在较小范围内变化，主要是通过代偿作用，使血HCO_3^-代偿性升高，从而使HCO_3^-/PCO_2比值在相对较小范围内变化。血HCO_3^-代偿性升高必引起血Cl^-降低。此时若不适当补氯，必使机体代偿性血HCO_3^-升高的作用减弱，从而使pH明显下降。酸性pH，特别是当$pH < 7.20$时，对机体可产生极大危害。而对于原发性低血氯，应给予补氯。两种低血氯的治疗原则截然不相同，因此临床上应加以鉴别。Hating Ton提出尿氯测定有助于鉴别。正常人每日尿氯排出量40～120mmol/L；在原发性低血氯时，其尿氯排出量明显下降，< 10mmol/L，且补氯效果好；在代偿性低血氯时，尿氯量往往是随饮食摄入量的多少而增减，且补氯疗效差。实际上，临床医师只要把握以下两点，也能对两种低氯血症作出正确的判断：①单纯呼吸性酸中毒患者应是代偿性低血氯，不应补氯。但随着治疗好转，$PaCO_2$降低，应注意常规补KCl，以防低氯、低钾碱中毒。②呼酸并代碱或CO_2排出后碱中毒患者，应考虑两种低血氯同时存在，而且是以原发性低血氯为主。此时必须补氯补钾，才能使血氯上升和代碱纠正。而对于轻度低氯血症一般从静脉滴注生理盐水即可。

2. 低钠血症　临床上根据病因和临床表现不同，可将低钠血症分为缺钠性低钠血症、稀释性低钠血症、无症状性低钠血症（又称低渗性低血钠）和混合性低钠血症4种类型。

（1）病因及发病机制：低钠血症的发生机制较为复杂，对于每个患者来说可能有多种病因同时存在。

缺钠性低钠血症：①长期使用利尿剂或大量多次应用，于短期内水肿迅速消除，钠排出增多。②肺心病患者长期低钠饮食和纳差进食少。③大量出汗伴有钠的丢失，汗液中含钠量45mmol/L。④若伴有呕吐、腹泻，常因丢失大量消化液而引起低钠血症，胃液中含钠量为60mmol/L，回肠液含钠量为129mmol/L，结肠液含钠量为80mmol/L。⑤肾上腺皮质功能减退，肾小管保钠排钾功能减退，而使尿钠排出增多。⑥肾功能不全可使肾小管泌氢功能减退，不能与肾小管腔中的钠进行交换，导致钠排出增多。

稀释性低钠血症：由于体内水分潴留多于钠潴留所致。稀释性低钠血症的原因有如下两种。①心力衰竭引起稀释性低钠血症：心力衰竭时，心输出量减少，有效血容量降低，刺激了位于大的肺静脉、左心房、颈动脉窦及主动脉弓上的压力感受器，促使抗利尿激素（ADH）分泌增多，造成水潴留。心力衰竭时，长期低盐饮食或限盐饮食而不限进水量，或静脉补液时只给葡萄糖而疏忽补盐水；心力衰竭为一慢性消耗病，常有低钾血症，再加上呼吸性酸中毒存在，机体细胞外2Na^+、1H^+和细胞内3K^+交换，使细胞外液钠转移入细胞内，造成稀释性低钠血症；心力衰竭病例若并发心源性肝硬化时，血浆渗透压降低，使水渗出到血管外，导致大量腹腔积液、水肿和血容量降低，从而引起抗利尿激素分泌增加和稀释性低钠血症。另外，心源性肝硬化患者因营养不良，细胞内呈低张状态，为了细胞内外平衡，水潴留超过钠，亦可引起稀释性低钠血症。②低氧、高碳酸血症、严重肺部感染，可发生ADH分泌异常综合征。血浆ADH浓度增高使远端肾小管及集合管回吸收水分增加，导致水潴留，引起稀释性低钠血症，其机制尚不完全明确。ADH分泌异常作为引起稀释性低钠血症的原因之一，必须引起足够重视。ADH分泌异常综合征的诊断依据为：①低钠血症、低血浆渗透压；②尿渗透压＞血浆渗透压；③血钠虽低而尿钠持续排出；④肾功能正常；⑤肾上腺皮质、脑垂体及甲状腺功能正常。

无症状性低钠血症：主要是慢性营养不良和细胞分解代谢增加，蛋白质及钾离子释出细胞外而使细胞内蛋白质、磷脂含量及钾含量减少，导致细胞内渗透压降低，为了维持新的细胞内外渗透压平衡，细胞外渗透压亦必降低。引起细胞外液渗透压降低的机制尚不完全明确，可能为：①细胞内水分移至细胞外液，使细胞外液容量扩大，致血钠浓度降低；②细胞内水分外移后，细胞内容量缩减，引起口渴和ADH分泌增多，而引起水潴留，致稀释性低钠血症。无症状性低钠血症常无低钠血症症状，一般无需补钠治疗。

（2）临床表现：低钠血症的临床表现常常是非特异性的，易被原发病所掩盖，并取决于血钠下降程度与速度，大体上可归纳为以下3方面。

消化道症状：常有明显纳差、恶心、呕吐、腹胀及呃逆等。

循环系统症状：低钠血症病例往往有明显血容量减少，因此容易先发生循环系统症状。表现为脉细而速，体位性低血压等循环衰竭症状。严重者出现体位性晕厥，在缺钠性低钠血症时较为常见。

神经精神症状：一般有疲乏、表情淡漠无神、肌阵挛、肌肉痛性痉挛、腱反射减退或亢进，严重者可有神志恍惚、嗜睡、谵语、幻觉，甚至半昏迷与昏迷。但临床上常以神志恍惚、嗜睡最常见。一旦出现神经精神症状时，除考虑低钠血症外，尚应与肺性脑病、代谢性碱中毒相鉴别。实际临床上后两者发生率远较低钠血症常见，且常与低钠血症同时存在，特别是肺源性脑病更常见。详尽的病史、临床症状、动脉血气及血电解质检查可有助于三者的鉴别，特别是动脉血气及血电解质检查是鉴别三者最客观的标准。低钠血症除血钠降低外，动脉血气检查各项参数属正常范围；肺性脑病必有$PaCO_2$明显升高同时伴有PaO_2下降；而代谢性碱中毒必有低K^+、低Cl^-、HCO_3^-升高与pH升高。

（3）诊断：根据失钠病史，结合临床表现和血钠及其他实验室检查，低钠血症的诊断一般不难。其诊断依据：①血清钠＜130mmol/L，并按血清钠水平分为轻、中、重度低钠血症。轻度低钠血症血钠为120～129mmol/L，中度低钠血症血钠为110～119mmol/L，重度低钠血症血钠为＜110mmol/L。②血清渗透压＜280mOsm/L；③具有低钠血症的病因及临床表现；④并能除外其他病因所引起神经精神症状。

必须强调，临床上对低钠血症的诊断应力求明确低钠血症的类型，特别是缺钠性低钠血症与稀释性低钠血症的鉴别，因为此两型低钠血症的治疗原则不尽相同。同时也应注意肺心病低钠血症常与肺源性脑病同时存在，在治疗上应注意兼顾。

（4）治疗：对于危重病例应重视低钠血症的预防，静脉补液时，注意每日给予 0.9% NaCl 液 500ml。一旦发生低钠血症，应针对不同的低钠血症类型，采取不同的治疗方法。

缺钠性低钠血症：此类型低钠血症的治疗主要是补钠。①补钠方法：轻症患者可以口服补充钠为主，如增加饮食中盐量或口服生理盐水，其他均尽量进行静脉补液，可用 0.9% NaCl 溶液静脉滴注补充，但一般常用 3% NaCl 溶液静脉滴注。②补钠量计算：补钠量大致可按下述公式计算：所需补钠的 mmol 量 =（正常血 Na^+ − 实测血 Na^+）×0.6×体重（千克）。计算所得 mmol，根据 17mmol Na^+ = 1g NaCl，换算成 NaCl 克数。③见下文“补钠原则”。

补钠原则：①分次补充。不应一次补入大量 NaCl。第一天补钠量应为计算量的 1/3，然后再根据血 Na^+ 复查值及病情变化而决定剩余量是否补充或多少。②补钠量宁可不足，切勿过量。严重低钠血症时不要短期内纠正血钠至正常，以免细胞内大量水分移至细胞外，引起心脏病患者心力衰竭的发生或加重。③补钠速度一般控制在每小时补 3% NaCl <50ml，或用 3% NaCl 静脉滴注时，控制每分钟滴速≤25 滴，以免血容量急剧增加，心脏负荷突然加大，加重心力衰竭和发生肺水肿。若心功能代偿良好，又为重度低钠血症伴低血压或休克者，则开始补钠速度可控制在每小时 50 ~ 100mmol 之间。④经补钠后血清钠水平有所回升，症状改善，则应及时改为口服。如血清钠量接近正常或出现口渴、水肿，则应立即停止补钠。⑤及时处理低钠血症的病因。⑥补钠同时注意补钾，因为大量补钠时，因 Na^+ − K^+ 交换加强，尿液中排 K^+ 增多。特别是低钠血症伴低钾血症时，更应注意补 K^+。若低钠与低氯、低钾同时存在，补钠同时给予氯化钾，一方面可以预防补钠后钾的丢失，另一方面又可纠正低氯血症。

稀释性低钠血症：稀释性低钠血症患者体内总钠量不降低。若无症状，一般不需要特殊处理，但对于血 Na^+ <120mmol/L 且有症状者，应及时处理。其具体处理方法如下。①严格限制水摄入量：对于心脏病心力衰竭者，尤应注意。通常每日可限制补液量 500 ~ 700ml，同时限制补钠。②改善营养状况和心肺功能。③利尿是本类型低钠血症的主要治疗手段：利尿可排出体内过多水分，利尿同时应限制水分摄入，利尿后再酌情补 NaCl。利尿剂以氢氯噻嗪、呋塞米或甘露醇为主。甘露醇溶质利尿剂可纠正水排泄障碍，一般先用甘露醇 50ml 静脉推注，如尿量增加，再予以 100 ~ 150ml 快速静脉滴注。使用期间如利尿作用减弱或不明显时，应立即停用。但对心脏病心力衰竭者，为避免心脏负荷加重，应以少量多次静脉推注为主。④可配合使用肾上腺素糖皮质激素：因为肾上腺素糖皮质激素有保钠排钾、对抗抗利尿激素（ADH）作用，并能直接减少远曲肾小管和集合管对水的通透性，从而促进水的排泄，有利于低钠血症的纠正。同时，上述低钠血症的肺心病患者特别是伴有肾上腺皮质功能减退者，给予适量肾上腺素糖皮质激素如泼尼松等，有助于低钠血症的纠正。⑤对于此类型患者血 Na^+ 纠正到 120mmol/L，症状消失即可，不应强调补充至正常水平。

无症状低钠血症：主要治疗原发病并改善营养状况，一般不需补钠，进水不宜过多，大多随着病情好转可自行恢复。

3. 低钾血症　正常成人体内含钾总量为 50 ~ 55mmol/kg 体重，其中 98% 在细胞内，细胞外液中仅占 2%。钾为细胞内液中的主要阳离子，细胞内钾浓度高达 150 ~ 160mmol/L，而血浆钾浓度为 3.5 ~ 5.5mmol/L，故血浆钾不一定能正确反映细胞内钾的含量，细胞内钾并非都以游离形式存在，一部分与糖原、蛋白质相结合。正常人体每日可从饮食中摄入 2 ~ 4g 的钾，足够供生理的需要。正常钾的排泄有 3 条途径，即尿、汗液、粪便。其中 80% ~ 90% 的钾从尿中排出体外。肾脏肾小管对调节钾的吸收和分泌起着决定性作用，肾小球滤过液中的钾 90% ~ 95% 在近端肾小管被吸入。因此尿液中排出的钾主要由远端肾小管分泌而来。远端肾小管分泌钾的主要部位是：①远曲肾小管与集合管的连接段；②皮质集合管的主细胞；③乳头部和内髓集合管。肾脏排钾量因摄入量不同有很大差异：摄入量增加，排钾量增加；摄入量减少，排钾量减少。但是肾脏保钾能力远不如肾脏保钠能力强，以致当钾摄入量明显不足或低钾血症情况下，尿钾排出量虽有所减少，但每日仍维持排钾 15～20mmol，即机体对钾的排泄原则是不摄仍排。另外无论体内总体钾高低如何，只要血钾浓度增高，尿排钾量即可随之增加，例如肺心病呼吸性酸中毒时，虽有总体钾减低，但因钾从细胞内移至细胞外液，使血钾增高，故尿钾排出即增加。

（1）病因及发病机制：临床上所见低钾血症的病因，归纳起来可分为以下 3 类：①钾的摄入量不足；②钾的排出量增多；③钾在体内分布异常。

钾的摄入量不足：钾的摄入量不足是较常见的低钾血症的病因。纳差、进食少，若不注意常规补钾极易造成低钾血症。因为肾脏保钾的能力不完善，即使钾的摄入量明显不足，机体仍要从尿中排钾15～20mmol。

钾的排出量增多：钾排出量增多的常见病因有以下 4 种情况。第一，排钾利尿剂的使用：常使用排钾利尿剂如呋塞米、氢氯噻嗪。其作用机制：①此类利尿剂可使水、钠和氯的重吸收受到抑制，到达远端肾小管的流量增加，而 Cl^- 排泄超过 Na^+，多排出的 Cl^- 和 H^+ 及 NH3 形成 NH4Cl 或 Cl^- 与 K^+ 相结合由尿液排出，促使钾的分泌增加；②此类利尿剂作用于亨氏襻，可以抑制该段肾小管对钾的再吸收；③抑制亨氏襻上升支及远端肾小管对钠、氯的重吸收，促进水和钠的大量丢失，导致继发性醛固酮分泌增多，促进远端肾小管分泌钾增多。第二，肾上腺糖皮质激素的应用：肺心病急性发作患者常使用肾上腺糖皮质激素，可促使肾小管 $K^+ - Na^+$ 交换增加，故易出现低钾血症。第三，呕吐、腹泻：可引起大量钾丢失，因为胃液、十二指肠和结肠液含钾量分别为 10～20、2～10 和 5～10mmol/L，较血液中含钾量高得多。呕吐、腹泻时必导致大量钾丢失，而引起低钾血症。第四，大量出汗：因汗液中含钾量16～19mmol/L，大量出汗时可使大量钾丢失，个别严重出汗者可从汗液中丢失钾达 150mmol 以上。

钾的体内分布异常：第一，碱中毒：呼碱、呼碱并代碱或 CO_2 排出后碱中毒，可引起低钾血症，即为碱中毒低钾。其作用机制：①碱中毒时细胞外液 H^+ 浓度降低，H^+ 从细胞内外移，而 K^+ 从细胞外移至细胞内，致血钾降低；②另外，碱中毒时肾小管细胞泌 H^+ 减少，使远端肾小管 $H^+ - Na^+$ 交换减少，而 $K^+ - Na^+$ 交换增加，结果导致尿液中排钾增多。值得注意的是，呼酸时，常可伴有血钾升高。若经治疗后，一旦酸中毒纠正，因大量 K^+ 进入细胞内，可使血钾明显下降。因此强调在呼酸纠正过程中应常规补钾。第二，高渗葡萄糖的应用：治疗时，大量或多次静脉输注高渗葡萄糖，特别是葡萄糖与胰岛素联合应用时，若未注意补钾，大量葡萄糖合成糖原时，随着糖原进入细胞内而促使血钾转入细胞内，引起低钾血症。

（2）临床表现：低钾血症的临床表现与低钾血症的严重程度密切相关，但有时也可不平行。因为低钾血症的临床表现不仅取决于血钾浓度降低的程度，更重要的是取决于低钾发生的速度及期限。起病缓慢的低钾血症即使低钾程度非常严重而临床症状不一定明显；相反，若短期内丢失大量钾，急骤发生的低钾血症，则临床症状明显和严重。

神经肌肉系统的症状：神经肌肉系统症状为低钾血症的突出表现，例如肌肉软弱无力、腱反射减退或消失、软瘫、呼吸肌麻痹等，在肺心病低钾血症时此类症状虽然不明显，但对于肺心病呼吸衰竭患者，因低钾血症而加重呼吸泵衰竭因素也不容忽视。

胃肠系统症状：常见纳差、腹胀，严重者可有恶心、呕吐、肠麻痹等症状。

循环系统症状：血钾降低可致心悸、心律失常，主要是房性及室性期前收缩。肺心病急性发作时常有严重低氧及 CO_2 潴留。若同时存在低钾血症，其心律失常较为严重。

碱中毒："低钾碱中毒，碱中毒低钾"这互为因果的规律，在肺心病患者更为明显。往往同时存在，特别是在治疗好转肺心病患者中更易发生。有时常因严重低钾碱中毒、严重碱血症而危及生命。此时患者出现神经精神症状多见兴奋、烦躁，也可昏迷。这时应与肺源性脑病加以鉴别。

（3）诊断：血钾浓度测定对诊断是非常重要的，当血钾浓度 <3.5mmol/L 时，即可诊断为低钾血症。作为临床医师，对于低钾血症的诊断不能单凭血钾浓度作出简单的诊断，必须结合病史、临床表现、体征、心电图等全面分析，作出全面、正确的诊断。

（4）治疗：①积极治疗原发病。②除去引起低钾血症的因素，并尽早恢复患者的日常饮食。③补钾过程更应牢记"见尿补钾，多尿多补，少尿少补，无尿不补"的原则。④纠正低钾血症同时，应注意低钾血症伴代碱的纠正。补充氯化钾，不仅可以纠正低钾血症，而且补充了氯，有助于碱中毒的纠正。⑤对补钾效果不佳的顽固性低钾血症，应注意有无低镁血症同时存在。如存在低镁血症，单纯纠正低钾血症亦很难奏效。同时注意补镁，低钾血症常可很快纠正。⑥严重低钾血症应限制钠的入量，以免肾小管增加 $Na^+ - K^+$ 交换而使尿 K^+ 排出增多。牢记“大量补钠，大量排钾”的规律。⑦补钾过程中应反复多次测定血 K^+，并结合临床症状、失钾原因，必要时查心电图、24h 尿钾，随时调整补钾量及补钾速度。⑧血钾恢复正常并不等于总体钾已恢复正常，因为机体 98% 钾存在于细胞内。24h 尿钾测定对总体钾的估计有一定指导意义。一般情况下，纠正低钾血症往往需要 5 ~ 7 天或更长时间。⑨补钾方法：一般缺钾患者每日补 KCl 3 ~ 6g，严重缺钾者每日补 KCl 8 ~ 12g。轻度缺钾且能耐受者可口服补钾。对于有恶心、呕吐，不能进食或严重缺钾者，宜用静脉补钾，每 500ml 静脉滴注液中加 KCl 1.5g 为宜。

4. 高钾血症　高钾血症并不多见，但其对机体危害较大，有时可成为引起患者突然致死的重要原因之一。高钾血症常因不适当补钾等医源性因素引起，可以预防，因此临床医师更应重视。

（1）病因及发病机制

1）进钾过多，排钾过少：引起进钾过多、排钾过少的最主要原因是在肾功能减退基础上不适当补钾。作为临床医师一定要牢记：即使在总体钾量明显降低的情况下，一旦肾功能减退出现少尿或无尿，少量补钾或使用保钾利尿剂也可引起危害生命的高钾血症。在临床上常常碰到有些肺心病患者上午血钾浓度示低血钾给予静脉补钾，而在晚上却因患者 10 多小时无尿而出现高血钾。因此，在肺心病患者低钾血症补钾治疗中一定要牢记“见尿补钾、多尿多补、少尿少补、无尿不补”的原则。同时也应注意库存血（存血 2w 后，其血钾浓度可增加 4 ~ 5 倍、3w 后可高达 10 倍以上）、青霉素钾盐（每 100 万单位青霉素钾盐含 K^+ 1.5mmol）和中草药等药物中的含钾量。

2）酸中毒：呼酸可引起血钾浓度增高，特别是急骤发生的呼酸或呼酸并代酸可引起高钾血症。其机制：第一，呼酸或呼酸并代酸时，pH 下降，H^+ 浓度升高，$3K^+$ 从细胞内移至细胞外，同时 $2Na^+$、$1H^+$ 从细胞外移至细胞内，致血钾升高。第二，酸中毒时，远端肾小管 $H^+ - Na^+$ 交换增多，而 $K^+ - Na^+$ 交换减少，致血钾升高，血钾浓度与 pH 呈负相关，pH 每下降 0.1，血钾浓度升高 0.4 ~ 1.2mmol/L（平均 0.6 ~ 0.7mmol/L）。必须牢记：①酸中毒时，高血钾是一假象，体内总体钾量并不一定增高，相反却可能同时并存细胞内 K^+ 降低、总体钾降低，因此在纠正酸中毒后应重视及时补钾，以免造成因酸中毒纠正后的低钾血症发生；②酸中毒引起的高钾血症，只要患者肾脏功能良好，一般不会引起危及生命的高钾血症，但在呼酸患者治疗中，应避免不适当补钾及应用保钾利尿剂而加重酸中毒所致的高钾血症。

3）缺氧：严重缺氧时，由于细胞膜“$Na^+ - K^+$ ATP 泵”作用失调，K^+ 从细胞内逸出而引起血钾升高。若同时伴有肾功能减退和酸中毒时，则可引起高钾血症。临床上单纯缺氧引起高钾血症并不多见，只有当与肾功能减退、酸中毒共存时，才更易引起高钾血症。此时缺氧成为引起和加重高钾血症的原因之一。

一些可引起血钾升高的药物应用：a 盐酸精氨酸。此药是纠正碱中毒的常用药物。文献报道有用盐酸精氨酸而发生高钾血症者，这可能是由于精氨酸能进入细胞内而交换排出钾。一般情况下不会产生高钾血症，但肾功能减退患者，若大量使用盐酸精氨酸，应注意高钾血症的发生。b 保钾利尿剂。常用保钾利尿剂，有螺内酯和氨苯蝶啶。长期应用保钾利尿剂，特别是伴有肾功能减退者，也可以诱发高钾血症。c 血管紧张素转化酶抑制剂。此药是临床常用血管扩张药，如卡托普利等，当此药与保钾利尿剂同时使用时，应注意高钾血症的发生。

（2）临床表现：高钾血症的临床表现主要是由于钾离子对心肌和神经肌肉毒性作用造成的结果。其临床表现取决于原发疾病、血钾升高程度及速度，以及有无并发其他电解质紊乱和酸碱失衡，往往当器质性心脏病心力衰竭和有心肌损害、酸中毒以及低血钠、低血钙时，易发生钾中毒。

心血管系统症状：通常出现心搏徐缓和心律失常。血钾升高速度与发生的心律失常种类往往有关，血钾快速增高时易产生室性心动过速、心室颤动，而血钾缓慢增高时易产生传导阻滞和心脏停搏。高钾血症对机体的主要危险就是心室纤维颤动和心脏停搏，这是高钾血症患者猝死的主要原因。因此高钾血症常列为内科急症之一，应重视对高钾血症的防治。

神经肌肉症状：早期常有肢体异常、麻木、乏力。严重者可出现吞咽、发音及呼吸困难，甚至出现上行性麻痹、松弛性四肢瘫痪。中枢神经系统可表现为烦躁不安、昏厥和神志不清。

（3）诊断：血钾浓度测定（血钾 >5.5mmol/L）和心电图的改变（T 波高耸基底变宽、P 波消失、QRS 波群增宽）是诊断高钾血症的主要指标。但某些器质性心脏病及其他电解质紊乱，如高血镁、高血钙等，亦可能产生某些与此相似的心电图变化。血钾浓度与心电图改变仅大致符合，而临床表现又并无特异性。因此，对于高钾血症的诊断，必须结合病史、临床表现、血钾浓度和心电图改变综合分析，才能作出正确的结论。

同时，必须强调要排除血钾测定中的假性血钾升高。常见引起假性血钾升高的因素：①抽血前前臂肌肉过度收缩或抽血时应用止血带使前臂组织淤血缺氧；②抽血操作不当使红细胞破坏，细胞内钾移至血液中；③装血的试管不干燥，引起溶血。

（4）治疗

1）针对病因予以防治：危重患者高钾血症多见于并发肾功能损害而不适当补钾时。因此对于此类患者应慎用含钾食物和药物，同时注意纠正缺氧和酸中毒。一旦每日尿量 <500ml 或发生高钾血症，一定要停用一切含钾食物和药物，特别要注意青霉素钾盐与库存血中含钾量。一旦出现高血钾伴有心脏或神经系统毒性表现或血钾浓度 >7mmol/L 时，应积极采取应急措施。

2）钙盐的应用：钙盐具有兴奋和增强心肌收缩作用，直接拮抗高 K^+ 对心肌的影响。常用 10% 葡萄糖酸钙 20 ~ 30ml 缓慢静脉推注，往往数分钟内见效，可维持 30 ~ 60min，必要时 1h 可重复静脉推注一次，或在首次静脉推注后，接着以 10% 葡萄糖酸盐 20 ~ 40ml 加入 10% 葡萄糖液 250ml 中作静脉滴注，这对肺心病并发低钙血症患者，疗效更好。钙剂只作为应急措施，不能用作长期治疗。如患者正在使用洋地黄类药物时，使用钙剂应十分小心。钙剂不能与碳酸氢钠同时应用，以免钙质沉淀。

3）高渗碱性药物的应用：第一，高渗碱性药物治疗高钾血症的机制：①碱中毒作用。当静脉注入高渗碱性药物后，使细胞外液 H^+ 浓度暂时降低，有利于细胞外液 K^+ 进入细胞内，使血 K^+ 浓度降低。在酸中毒时，疗效更为显著。②高渗透压作用。$NaHCO_3$ 为高渗碱性溶液，注入后细胞外液容量迅速增加，从而使血钾浓度相对下降。③钠离子拮抗作用。在房室传导阻滞时，乳酸钠使 P－R 间期缩短，心房及心室率加快，表明抗迷走神经作用存在。第二，使用方法：急危重的高钾血症病例，可在 5min 内先静脉推注 11.2% 乳酸钠或 5% $NaHCO_3$ 溶液 60 ~ 100ml，往往数分钟后即可见效，必要时于 10 ~ 15min 后再重复 1 次，或于首次注射后再以高渗碱性溶液 100 ~ 200ml 作缓慢静脉滴注，每分钟 15 ~ 30 滴；亦可一开始即用高渗碱性溶液 300 ~ 500ml 静脉滴注，起初 10min 内滴入 100ml，以后缓慢维持每分钟15 ~ 30 滴。因为在短时间内输入大量 Na^+，有可能导致肺水肿，故在输入药物时，应密切观察病情。

4）葡萄糖和胰岛素的应用：因为钾的转移与葡萄糖正常代谢有密切关系，体内葡萄糖可促进细胞内糖原的生成，每生成 1g 糖原就需利用 K +0.36mmol，当输入葡萄糖和胰岛素时，细胞内糖原生成，K^+ 同时进入细胞内。所以应用葡萄糖和胰岛素可作为降低血 K^+ 的紧急措施之一。另外输入葡萄糖又可供应能量，减少体内蛋白质和脂肪分解，减少 K^+ 的释放。具体用法：25% 葡萄糖液 400ml 加入胰岛素 25U 或 10% 葡萄糖液 500ml 加入胰岛素 12U 静脉滴注。通常半小时即可见效，但也有 12h 后见效的。

5）阿托品类药物的应用：阿托品类药物对高钾血症引起的心脏传导阻滞可能有一定的作用和暂时性的缓解，可以酌情使用。

6）促使体内钾离子排出：①排钾利尿剂的使用。常用排钾利尿剂如呋塞米和氢氯噻嗪等。②腹膜和血液透析。应用上述方法不能使血 K^+ 降低至安全水平，如有条件时应积极采取腹膜或血液透析疗法，以降低血 K^+ 浓度。

（马珍荣）

第三节 运动心肺功能检查

一、概述

心肺运动试验（cardiopulmonary exerase testing，CPET）是临床上全面检查从静息到运动状态心肺功能的唯一手段。心肺运动试验的历史已有半个世纪之久，对人体整体整合调控的全面综合理解是正确解读运动心肺检查的前提。我们必需始终坚持“以人为本”，用联系的、整体的、全面的观点来理解以心肺代谢等为主体的人体功能联合一体化自主调控的复杂过程，任何将呼吸、循环、神经、体液代谢等系统功能机械片面地割裂开来的观点和看法都会对运动心肺检查结果的判读带来干扰，甚至误导。因此，本节在具体介绍运动心肺功能检查临床应用之前，对我们用近 20 年完成的“生命整体整合调控：整体整合生理学 - 医学”新理论体系做一简单概述是十分必要的。

传统（经典）的系统生理学为方便人们的理解和研究，人为地将人体的正常生命活动分解成呼吸、循环、神经、代谢、血液、内分泌、运动等几大系统。毫无疑问，这套系统理论体系使我们对人体科学的认识有了极大的进步，奠定了现代医学的理论基础，推动了现代医学的发展。但是，它在一定程度上也成为医生认识思考正常生命活动和疾病病理生理过程的枷锁。以至于专科医师在诊断一例患者之前，不得不首先对患者进行分类，把自己的思维禁锢在一个单系统内，将患者归为呼吸科或循环科等专科患者之后，医生才能在我们行医执照所指定的范畴内进行更深入的临床思考。然而，人体本身是紧密联系的有机整体，人体内没有孤立存在的系统，各系统间的不可分割联系是人体所固有的，而不是人们主观臆想出来的，当我们深思熟虑地思考人类正常生命活动和疾病病理生理活动的时候，呈现在我们面前的，就应该是一副由各系统间种种联系和相互作用无穷无尽地交织起来的复杂、整体、立体和动态画面，而不仅仅是简单地把患者的病痛归因于心脏或呼吸等某单一系统脏器的器质与功能方面的异常，很显然经典的以单一系统为基础的系统生理学体系已经不能满足医学科学研究和临床医疗服务工作的需要。现代医学也已经认识到传统“生物医学模式”的局限性，把临床工作和科研的重点放在了人体本身，而不再仅仅着眼于对单一系统的异常病理状态的诊断和治疗，以人体生命整体整合调控为基础的整体整合生理学 - 医学理论与实践必将是现代医学未来的重点发展方向，进而形成和完善整体整合医学体系，实现临床医疗服务的数字医学和个体化医学。

本文包括两大部分，第一部分介绍整体整合生理学，用于阐述运动动态过程中的生理学基础原理，因为这是解读运动心肺检查的重要基础和前提。第二部分对心肺运动试验临床应用进行介绍，包括实验室条件和设备、主要检测指标及其临床意义和临床应用范围，并针对应用过程中所遇到的实际疑难问题进行了解答，由于篇幅所限，本节没有包含运动心电图解读、动态血压检测等内容。

二、生命整体整合调控 - 整体整合生理学

（一）整体整合生理学概念

临床医学服务的对象，是一个不可分割的人体有机整体。在整个生命体以呼吸、血液循环、代谢等多系统功能在神经体液调节下和在消化吸收排泄等系统配合之下得到联合一体化自主整体调控，以达到一种动态趋向于平衡而永远没有达到真正平衡的状态，即为生命。而近 400 年为便于理解所建立起来的传统系统生理学和现代西方医学，则人为地将人体有机整体划分为各自独立的功能系统，探讨系统功能时“假设”其他各系统功能相对稳定为前提（实际上有机整体中并不存在这种假设之前提）。传统生理学对呼吸系统生理的研究角度以循环系统稳定为前提和基础，这并不符合人体内的真实情况。实际上，如果一个人的呼吸“有病”，其循环功能状态也常常是异常的，因此，必须在兼顾循环的基础上解释人体呼吸自主调节机制才是科学的、合理的。

传统的呼吸生理解释呼吸调控的误区包括：①假设血液循环稳定不变或者相对恒定，而没有考虑呼吸调控信号从肺经过左心到达动脉系统的过程；实际上相对于神经、神经肌肉等的快速信号传递速度，

在呼吸调控的一个循环周期中调控信号在血液循环系统中运行时间远远大于其他部分运行的时间，但却没有进行讨论。②都是人为地提高或者降低某一或者多个调节因素，而实际上人体正常呼吸仅仅是在极小范围内波动（图2－12），但却没有得到调控机制的解释。

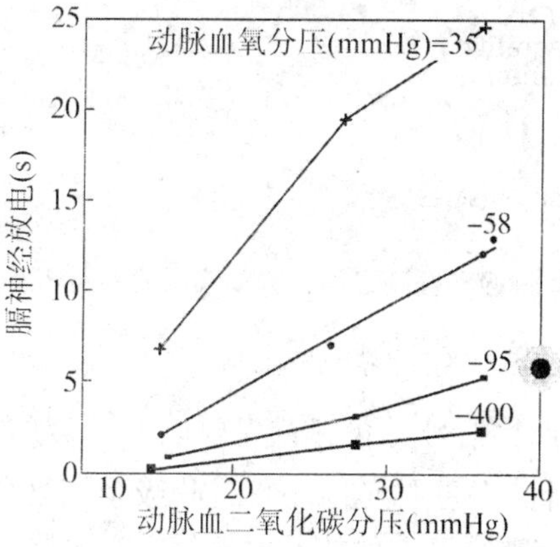

图2－12　传统呼吸调控与生理学呼吸调控的异同：
$PaCO_2$ 和 PaO_2 对膈神经呼吸信号的影响示意图

而我们这一新的生命整体整合调控－整体整合生理学理论体系恢复了原本真实存在的生命调控的整体性和复杂性本质。在吸收现代生理学和生物学已取得的相关知识的基础之上，成功地将空间和时间这两大要素同时加入生命整体整合调控的分析之中。其区别于传统系统生理学的独特创新之处是：①从根本上解释了人以“B－by－B”方式的呼吸（一呼一吸，周而复始）、血液循环（一舒张一收缩，周而复始）和代谢等生命征象的调控维持机制。②人体生命调控的信号是多种多样多层次的，但能够在全身发挥作用的、最原始的、始动信号是 O_2、CO_2、［H^+］和营养能量物质（三位一体）。其他如 NO、SO、CO 等各类信号多是非初始信号。③各种信号在人体之中永远没有稳态的水平，仅仅是连续动态地趋向于平衡；例如 PaO_2 随着吸、呼周期和动脉血压随着心脏的舒张、收缩周期均呈现上升与下降且不同频率交替出现的波浪式变化（图2－13）；④以各个解剖结构在人体三维空间为主的异同，各种信号从产生到通过神经体液的传送以及到达各个效应器之后产生反应和产生反应的时间都不相同；同一信号在不同部位和不同时间均产生不同的效应，而同一部位在同一时间同时接受不同的信号而产生各自不同的效应（图2－14）；⑤人体有机整体的一体化调控，在整体整合调控中各个功能系统虽然可以分出主次，但是绝对排除了某个甚至某些功能系统的相对稳定与不变；⑥信号与效应之间关系是非线性时间和空间多重并存复杂相关关系；⑦整体整合之下的分系统功能描述：虽然否定了各个功能系统独立存在和相对独立调控的可能性，但是限于我们人脑与已经受到教育的限制，解释生命调控时继续延用呼吸、血液循环、代谢、神经、消化吸收等系统，进行该系统为主的调控描述。

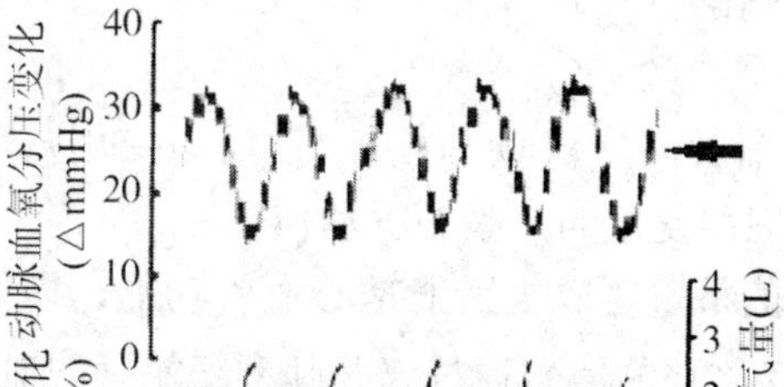

图2－13　动脉血液氧分压的连续动态变化（非稳态）

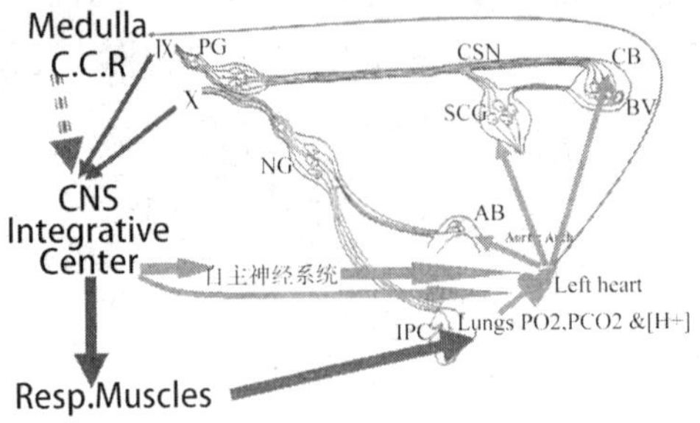

图 2－14　呼吸和循环经神经和体液调控完整环路示意图

（二）呼吸自主调控的新解释

（1）主要功能性调控构架：①调控信号：我们首先要以 O_2（为主）、CO_2 和［H^+］（为辅）的三位一体信号调控模式。事实上，这个三位一体信号不仅是呼吸系统整合调控的核心，而且是生命体中呼吸－血液－循环－代谢等多功能系统整合调控的核心。该信号在静脉血液中呈现稳定状态，没有明显波动，然而，当血液经过肺脏进行气体交换之后，由于血液离开肺泡－毛细血管时间的不同，动脉血液中的 O_2、CO_2 和［H^+］信号出现了明显的波动性变化：PaO_2、$PaCO_2$ 和［H^+］出现的上升和下降的连续动态波浪（CO_2 和 O_2 变化方式相同但方向相反）。②化学感受器的分布空间和感受反应时间各异：感受器包括存在于颈动脉体和主动脉弓上的快反应外周化学感受器和存在于延髓背侧的慢（延迟）反应中枢化学感受器。③同一个时间段的化学信号分别通过外周（快反应）和中枢（慢反应）的化学感受器以不同的时相分别达到中枢复杂的整合结构从而同时对下次呼吸进行调控（图 2－15）。

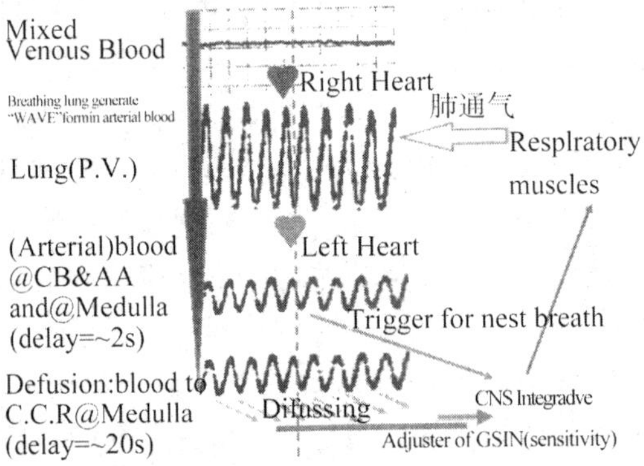

图 2－15　呼吸调控环路及氧气（二氧化碳［或 H^+］呈反向）调控信号在血液循环的不同部位的异同和时相位移示意图

（2）本次呼吸呼气期 PO_2 逐渐降低（PCO 和［H^+］反向变化）的信号是下一次呼吸吸气出现的原始引发信号。

（3）本次呼吸吸气期 PO_2 逐渐升高（PCO 和［H^+］反向变化）的信号是本次吸气终止（转入呼气）的原始引发信号；从而实现周而复始的一吸一呼动作。

（4）正常呼吸的节律和频率的最重要取决因素是心血管功能，即心血管系统将肺泡中 PO_2 逐渐升高和降低（PCO 和［H^+］反向变化）的信号通过离开肺毛细血管的血液运送到动脉外周化学感受器的时相推移，也即肺－动脉循环时间。

（5）呼吸幅度（深度）的调控模式：由（2）、（3）和（4）通过外周快反应化学感受器为主实现的呼吸幅度调控，遵循“弱－弱”、“强－强”，“快－快”、“慢－慢”和“中－中”方式由本次呼吸诱发下一次呼吸。

（6）上述呼吸调控是非稳态的，趋于动态恒稳的呼吸模式需要慢反应中枢化学感受器与快反应外周化学感受器相互协同而实现。

为便于理解较为复杂的系统神经系统调控呼吸和循环的工作模式而采用简单的"音响系统调控模式"类比之（见"神经系统在呼吸循环调控中的模式"）。

（三）血液循环和呼吸（心肺）联合一体化调控的新理论及其证据

1. 氧气为血液循环的自主调控的核心　血液循环的首要目的，与呼吸的目的相同，是向需要的组织运送所需要的氧气，机体必然有相应的信号（氧气为主体，CO_2 和［H^+］三位一体）系统对血液循环功能进行调控，与同时被调控的呼吸功能达到呼吸和循环两者完美的优化匹配，从而使机体组织氧气需/控的动态平衡得以实现。由此完全符合中医学的"血为气之母，气为血之帅"理念。

2. 心肺调控的相互联系　与血压和心率调节相关的压力感受器、上传下传神经及其调控中枢（所谓的延髓背侧）系统与呼吸化学感受器和调控系统相互重叠，至少互为辅助。法国心血管医生 Corneille Jean Franoois Heymans，1938 年就是研究心血管压力感受器以发现颈动脉体化学感受器而获得诺贝尔奖，提示压力（物理）和化学感应体系在生物体内的紧密关系。

3. 心肺调控体系的重合　压力感受器和化学感受器分布位置、向中枢神经系统上传的纤维通路及延髓的呼吸和循环调控区在结构位置上完成重合（图 2－16）。

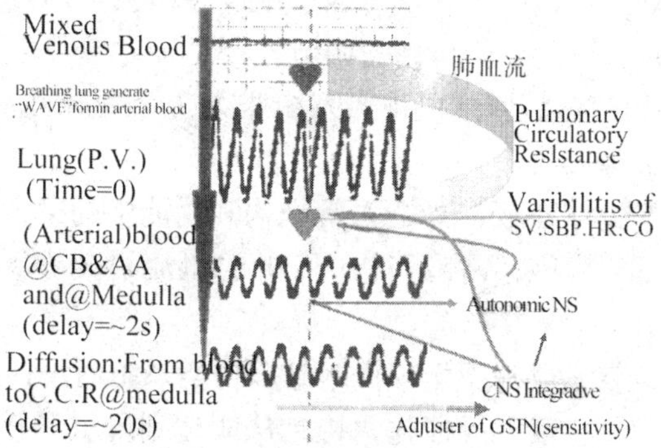

图 2－16　血液循环系统受气体分压调控示意图

4. 血液循环功能在呼吸（呼吸循环整合）调控中的作用　如下所述。

（1）左心室的"混合室"效应和射血分数对呼吸调控信号（PO_2，PCO_2 和［H^+］三位一体的动态变化幅度）的影响（图 2－17）。

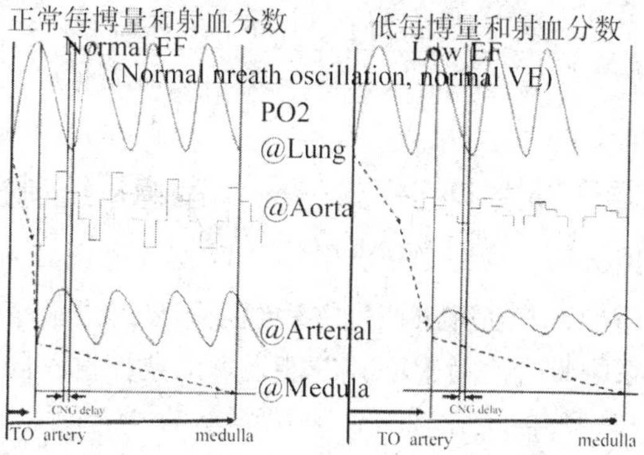

图 2－17　左心室的"混合室"效应，及每博量和射血分数对跨左室信号转送到影响示意图

（2）每搏量的影响与神经系统在呼吸调控中的作用模式。

（3）心率/呼吸频率的匹配比值［简称比率，（4～8）：1］的优化机制。

5. 心肺联合调控的临床证据　如下所述。

（1）心脏衰竭患者发生不稳定性呼吸（C－S 呼吸，即 Oscilatory Pattern）模式的临床机制（图2－18）：①左心室射血分数和每搏量的降低导致血液中呼吸调控信号传输衰减（幅度）。②肺通气（体动脉）与延髓调控信号的时相错位，幅度衰减和时相错位结合起来诱发出异常的潮式呼吸模式。

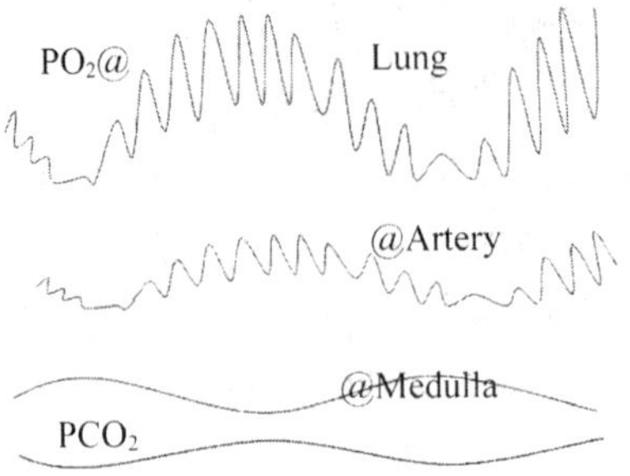

图 2－18　左心衰竭患者陈施呼吸发生机制的示意图

（2）心血管患者易于表现出睡眠呼吸障碍综合征。

（3）肺源性心脏病：初始原发于发展的疾病长期得不到有效的纠正从而表现出继发性的心脏病。

6. 其他　如下所述。

（1）肺泡内氧分压（与 CO_2 和［H^+］三位一体）随着吸气、呼气过程逐渐地上升和下降通过对肺循环的血管张力/阻力进行直接和（或）间接的调节控制从而达到/实现对体循环（血流、血压、心率）的调控。由此可以对收缩压、心率和自主神经系统张力 3 个变异性（varilibility）都随着呼吸节律而改变的发生机制进行合理的解释。

（2）可以合理地解释出生后呼吸出现导致心血管结构和功能上的巨大改变的机制。

（3）以氧气供需平衡和能量代谢来解释运动过程中的血流再分布，和运动肌肉局部血流量高达 30～40 倍的增加。

总之，有机体生命过程应该就是以呼吸循环代谢等多功能系统通过神经体液系统调节下在消化吸收排泄泌尿等系统协同配合下实现自主联合一体化调控，从而达到以氧气代谢供能为核心的需求/供应趋向于平衡却永远没有达到真正平衡状态的动态过程。

在传统的系统生理学和病理生理学中，我们研究和学到的是在呼吸、血液循环和代谢系统之内各种功能测试参数的改变对本系统内其他参数的影响，实际上已经将我们完全限制在这样一种系统框框中，而我们自己也就理所当然地变成了该框框范围中的“专家”。人体整体系统之间的有机一体化功能是绝对没法以系统区分开来的，中医学就是秉承这样的理念；心肺系统的重要性就在于人体代谢需求和内环境稳定都是直接通过心肺协同完成，缺失其中任何一个环节生命必然终止，也即心肺一起共同完成生命“灵”气之运输。所以如果坚持“专家”理念仅在单一系统内研究探讨呼吸或者血液循环等的调控机制，我们肯定不能得到全面正确的答案。

（四）神经系统在呼吸循环调控中的模式——“音响系统调控模式”简化类比

为了完成人体心肺联合调控机制，我们必须正确理解以氧气为核心（与 CO_2 和［H^+］三位一体）调控信号在体液中并不是水平信号，其在肺脏产生之后经过循环的血液带到不同部位感受器时的时相和作用方式不同，通过中枢神经系统整合之后对心肺功能发挥的调控也不同，为便于理解极为复杂的有机整体中神经体液系统调控呼吸和循环的工作模式而采用简单的“音响系统调控模式”类比之（图 2－19）：①由肺通气产生经循环血液带入循环系统的波浪式信号比作喇叭或者讲话产生的声波信号；②将多处外周化学感受器和压力感受器比作能够感受声波的麦克风分布/放置在不同的部位，他们可以将以不同时相信号分别收集上传；③中枢神经系统相当于音量放大器调控系统；④中枢化学感受器作用相当于音量调节器的调控旋钮，而对中枢整合的传入/传出进行平衡调控；⑤呼吸肌胸廓肺共同扮演喇叭的角色。

由此基本上可以解释为什么 HR、SV、SBP、CO 及自主张力变异性的节律完全与此时的呼吸节律相同。由于呼吸的吸气（呼吸肌收缩）－呼气（呼吸肌舒张）交替转换和心脏的收缩－舒张交替转换模式相同，收缩压－舒张压交替转换的压力波浪信号与上述血液中气体分压波浪信号极为相似只是其中的波动频率快了 4~8 倍，这样可以部分解释压力波浪信号对心脏收缩 - 舒张转换调节和控制的机制。

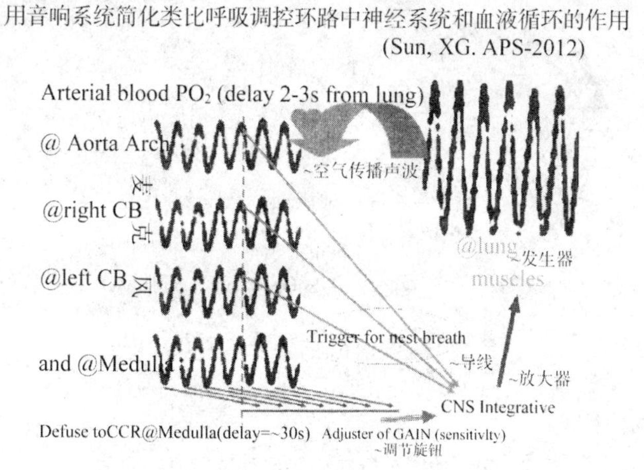

图 2-19　呼吸调控环路中的神经系统和血液循环所扮演的作用不同

以呼吸血液循环代谢等为主的多系统功能活动在神经体液调节下整体一体化联合调控研究得到开展，会使我国在生命科学和临床医学领先于西方各国独立自主地将这一全新概念上的“整体整合生物学 - 生理学 - 病理生理学 - 医学”完整理论体系创立起来，使世界对生命和各种生理功能整合的发生发展、调节控制的认知得到突破性进展，会对人体生长发育、衰老、健康和亚健康，各种疾病的预防、诊断、治疗、评估和预后提供正确的理论依据，继之创立“整体整合医学”、“数字医学”和“个体化医学”的新理论体系，更新提高“运动生理学/医学”、“睡眠生理学/医学”、“高原生理学/医学”和“康复医学”理论知识，并可能有望实现真正意义上的“中西医结合”，即在传统中医整体论指导下的现代医学实践，使国人的健康保护和疾病防治得到更为有力的支持，并以期使生命真谛的探索有所突破，使我国科学研究和健康服务的水平真正领先于世界。

在正确理解“整体整合生理学 - 医学”的精髓和核心：以氧气需求 - 供应平衡为纲的呼吸、血液循环和代谢等系统联合一体化调控体系的基础之上，要花大力气和更多时间重点开展直接联系整体生理学基础的两种改变代谢状态的临床功能性检测方法：心肺运动试验和睡眠监测试验。

1. 心肺运动试验　首先在静息状态下测定人体的肺功能，继之连续动态监测记录进出气流、O_2、CO_2、全导联心电图、袖带无创血压、脉搏氧饱和度、甚至动脉和（或）静脉置管直接测定血压及抽取血液样本以分析血液中的气体和各种化学成分（图 2-20），从静息状态（≥3min），无功率负荷热身运动（≥3min），根据性别年龄和功能状态等选择 10~50W/min 的功率递增速率进行症状限制性最大负荷运动至运动受限，并继续记录≥5min 的恢复情况。心肺运动试验应该就是该个体的呼吸、血液循环和代谢系统联合完成的一个氧气代谢为核心的整体生理学的主要信息，只要耐心细致地正确判读就可以为呼吸系统、血液循环系统和代谢系统等为主的人体整体功能状态得到科学的评估，从而达到区分健康、亚健康和疾病的目的。仅临床医学而言，可以为上述主要系统疾病的诊断、病情状态和功能状态、治疗效果的客观评估和疾病预后的预测提供科学的客观依据（图 2-21）。

2. 睡眠呼吸异常/暂停及睡眠实验　睡眠实验检查记录的指标很多，但最有意义的核心信息就是睡眠中呼吸低通气所致的缺氧。睡眠呼吸异常/暂停的疾患从肥胖，鼻咽喉、声门、气管、肺、心血管病、神经肌肉、中枢神经等除了呼吸系统之外，还包括心血管、脑血管、内分泌、五官、泌尿生殖、小儿及老年等学科而诱发；反过来睡眠呼吸异常/暂停又可以使上述系统的病变和损伤加剧，形成一个恶性循环。目前多学科联手对于睡眠呼吸异常/暂停进行研究和防控已经是大势所趋，比如 AHA/ACC、ATS/ACCP、ERS、EHS 及 IDF 等学科组织都为此形成“共识”或者“指南”，各方面专家虽然认识到整合的重要性和必要性并开始了许多初步的整合和合作，为此传统的系统生理学对人体生理功能一体化调控的误读和医学科学过度和片面分科的危害也更加暴露无遗。

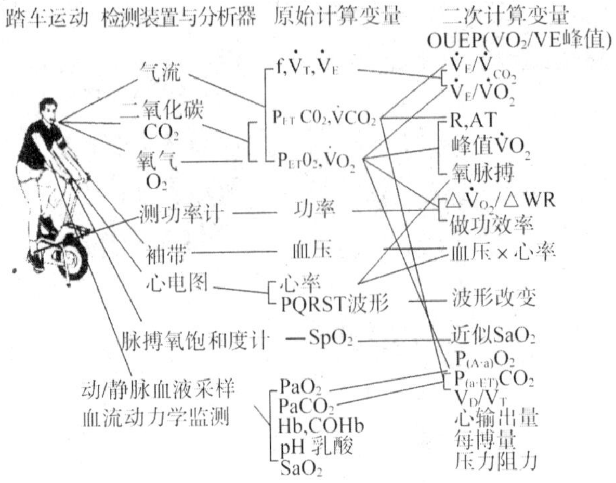

图 2-20 功率自行车心肺运动试验系统示意图

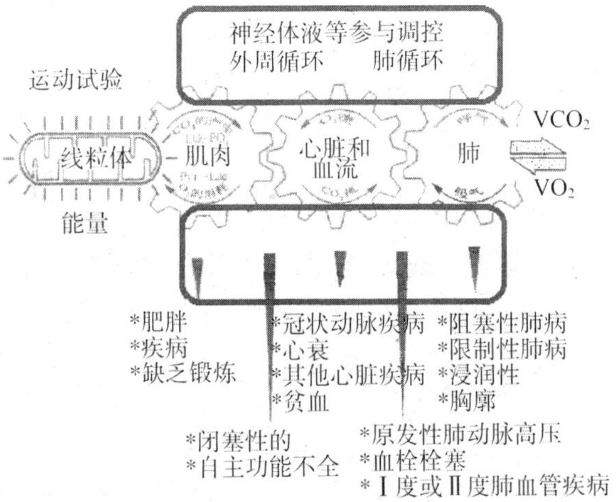

图 2-21 心肺运动试验的整体整合生理学解释和临床应用价值示意图

三、心肺运动试验的临床应用

（一）心肺运动试验实验室条件要求和设备

1. 运动心肺功能检查实验室要求 如下所述。

（1）对环境的要求：运动实验室应有较大的房间面积，不仅要容纳运动试验相关的各类检查设备、急救设备设施及药品，还要为患者和工作人员留有足够大的活动和治疗空间，保证通畅的急救通道以及应急出口。实验室应该具有良好的采光和通风，环境整洁，有温度和湿度控制系统。实验室温度一般控制在 20～22℃，相对湿度 50% 左右。实验室合适的温度、湿度、气压对自动心肺运动测试仪等医疗设备的正常运转、患者舒适和实验结果的评定具有重要的作用。实验室的环境应相对安静，以减少对患者的干扰。

房间布置要温馨舒适，可在患者运动时所面对的墙面上悬挂风景画等图片，使患者在较轻松的状态下完成检查。检查台应备有毛巾、计时器等物品。并保护患者的隐私（如配置拉帘）。

应在运动试验室内（或等待处）悬挂运动试验方法学介绍、试验的目的，适应证和禁忌证、注意事项等，使患者理解并积极配合完成实验。在室内的墙面上悬挂大小适中、字迹清晰的“自我感觉用力评分法”，即“Borg 记分表”，以便准确的评估患者的主观用力程度。

（2）人员配置：运动试验应包含临床执业医师、医师助理或技术员、护士，可酌情配备运动训练师。所有人员均需经过专业训练和心肺复苏培训，以应对检查过程中突发的紧急情况，并能按照应急流程操作，对患者进行基础及高级的生命支持施救。

2. 运动心肺功能检查设备选择　如下所述。

（1）运动测力设备：从临床应用角度看电磁负荷功率自行车用于运动心肺功能检查明显优于运动平板，应作为首选。功率自行车直接有精确的功率输出；安全性高，如出现受试者不能耐受的情况，可以自行终止运动，也可避免倒地引起严重外伤；少年、老年人、身体虚弱及心力衰竭4种患者也适合开展。功率自行车踏车运动试验心电图、血压和血氧测量较少干扰，对于以氧气需求－供应动态失衡为特征的缺血心血管疾病早期诊断和诊断精确度更为有利；身体动度小还比较利于测定气体交换和呼吸功能。缺点是下肢力量不够或活动受限者较难完成测试。活动平板运动负荷试验测得的最大心肌摄氧量高于踏车试验（约10%）。缺点是运动平板没有实际功率，只能从理论上根据体重、速度和斜率推算出功率估计值，受试者主观干扰作用多（如抓不抓扶手），且运动中心电图、血压和血氧测量干扰较大，影响判断，特别是容易误导心肌缺血判断。运动测力设备要求：①活动平板（跑台），应该由电驱动并能根据患者体重调整运动方案，最大承重可达157.5kg。同时应该有一个较宽的速度调节范围，从1～8mph（mph：每小时1英里）。高度可调节从0°～20°的坡度。平板至少127cm长、40.64cm宽，为安全起见，前部应该有扶手，两侧有保护装置。紧急停止按钮应该醒目并能够在患者要求停止时迅速起到作用。活动平板的代谢当量可以通过速率和坡度按照公式计算求得。②自行车，踏车试验作为平板运动试验的补充一般对如下患者可选用：有关节炎的患者，有外周血栓性疾病的患者，或神经系统疾病使下肢运动受限等情况。在欧洲常用作标准试验。踏车试验设备比较便宜，也能够通过记录运动的分级来量化评定运动试验的结果。③上臂测力计，上臂运动试验测定对以下患者可选用：被诊断为下肢血栓性静脉炎的患者，或有下肢活动障碍的患者，或有神经异常导致下肢运动障碍的患者等。对于经常以上半身运动为主的患者进行上臂运动试验测定也是比较好的方式。上臂运动试验测定可以通过主动和被动的机械测功方式进行分级评定，但对冠心病的诊断价值尚有争议。

（2）气体分析及肺功能仪：现代计算机代谢测定系统使准确评估肺通气肺换气成为可能，使用此设备能够准确评估心肺功能，因此设备最佳选择是同时具备全套标准静态肺功能测定选项。尽管最大运动量或亚极量时的耗氧量能够测定，而其他的一些变量如肺活量和CO_2产生比，正常潮气量末时CO_2压力以及摄氧率等在诊断和分析时也是非常有价值的。肺通气和肺换气经常性地被用于临床心肺功能研究，尤其在进行运动试验时进行肺功能评定，其价值更大。

受试者通常使用咬口器和鼻夹以保证所有吸入和呼出气体都经流量计进入气体分析器。临床上也有使用面罩代替咬口器的，但是作者不建议这样做，主要有两个原因：①咬口器的死腔容积远小于面罩。一般而言，咬口器的死腔约为50ml，而面罩约为200ml，考虑到鼻腔本身也有约50ml，当我们用鼻夹封闭鼻腔之后咬口器的死腔可以忽略不计，这样就更能真实地反映实际的肺通气状态。②咬口器的气流方式更加合理。由于人体面部轮廓的原因，面罩中口鼻的呼出气流形成湍流，不利于流量计对气流的计算，而咬口器的气道短直，直接与流量计相对，呼出气形成层流更有利于气流的测定。

（3）心电图记录仪：对运动试验进行中和恢复阶段的心脏节律、心率的监测，以及对缺血心电图改变的正确识别，选用符合要求标准的心电图仪器是必须的。选购大型的心电监测计算机应该能够准确反映ST段的改变，并且能够及时比较前后的心电数据。3导或12导的运动心电监测分析系统是十分必要的，而12导心电能够提供更多的信息（推荐）。12导心电记录仪能更好区分部分特殊的心律失常：如区分室性心律失常还是室上性心律失常。有时ST段的改变仅孤立地出现于一个导联，如下壁导联，这时12导心电监测仪要优于3导的心电监护仪。尤其需要注意的是在进行运动试验前行静息12导心电图是必须的。运动伪差的甄别对计算机的要求更高，患者皮肤的准备、电极的良好接触、电极导线的恰当固定是获得良好稳定图像的关键。

（4）血压监测仪：在运动检查过程中检查人员手测血压是一种简单易行的监测血压的方法。目前有许多自动血压检测仪，但这些仪器价格昂贵，且在高运动强度的运动中测量数值有可能不准确，尤其是对舒张压的测量。因此如果准备在试验中常规应用自动血压监测仪，应在使用前进行校对，并对检查中出现的异常血压变化，检查人员应进行手动测量血压复查。血压计及其袖带应保持整洁，每次应用后均应使用消毒剂擦洗，并备有不同型号的袖带以便于检查。

（5）脉搏氧饱和度仪。

（6）其他：动静脉血管通路的开放，压力测定装置，血液气体分析及血液生化物质分析测定仪器。可以根据需要而配置。

3. 运动心肺功能检查设备系统定标　如下所述。

（1）功率自行车负荷输出功率定标：从目前各个心肺运动试验设备系统生产厂家定标要求来看，都明确要求对功率自行车的输出功率分别定标。由于功率自行车输出功率具有相当高的稳定性，一般在设备安装调试完成后没有明确重复定标的时间要求，但是只要功率自行车进行搬动等则需要重复定标。临床上反复大量的运动测试则需要进行年度定标。注意：机械输出功率的标定还需要正常人氧耗量程度来进行功能匹配确定。

（2）气流、O_2 和 CO_2 气体浓度的单项分别反复定标：从目前各个心肺运动试验设备系统生产厂家的气流、O_2 和 CO_2 测定采样频率多在 50～200Hz 范围，气流、O_2 和 CO_2 分析装置的稳定性都不是很高且精准测定寿命有限，都明确要求至少每日对气流、O_2 和 CO_2 气体浓度的单项分别定标。气流定标一般使用 3L 容量的注射筒按照缓慢、较慢、中、较快和快共 5 个（或者 3 个）不同的速度分别抽/推而得到相同的约等于 3L 的读数来定标。O_2 和 CO_2 气体浓度的单项定标分别采用两点式标定：①参考气（含 0% CO_2 和 21.0% O_2 的氮气平衡混合气）；②定标气（含 5.0% CO_2 和 10.0% ～15.0% O_2 的氮气平衡混合气）。国内各实验室多数没有购买参考气标准品而以房间内空气做参考，一般海平面 1 个大气压下良好通风房间 CO_2 为 0% ～0.04%，O_2 为 20.93%，因此对实验室房间大小和通风情况要求都相对要高一些，房间较小人员/患者拥挤则务必购买参考气。气流、O_2 和 CO_2 分别定标的频率生产厂家多建议每日 1～2 次。实验室一直采用每次试验 1 次定标来保证测定精确度。

（3）心肺运动试验系统气体交换综合定标—代谢模拟器定标：自从 Beaver 1973 年首次介绍计算机基础之上的每次呼吸（B－by－B）肺通气肺换气计算系统问世以来，对于气流、O_2 和 CO_2 测定的要求则不仅局限于精确度的准确，同时还对 O_2 和 CO_2 对应于气流的时间延迟提出了更高的要求，上述单项分别定标就不能保证气体交换测定的精确度，因此 Huszczuk，Whipp 和 Wasserman 自 20 世纪 80 年代末期开始设计一种代谢模拟器来对心肺运动系统的分钟通气量、氧耗量和 CO_2 排出量进行全面整合测定精确度的评估，自此 20 余年来我们 Harbor－UCLA 心肺运动实验室一直坚持每日必须通过代谢模拟器定标之后才进行心肺运动试验，期间共计发现 40 余次单项分别定标通过之后的系统错误，经过维修处理修复了系统，从而避免了垃圾/错误数据的收集。每日必须通过代谢模拟器定标。基本工作原理就是用 20.93% 或者 21.0% CO_2 氮气平衡的标准气体按照高、中、低的流速向可以调控通气频率和潮气量的机械通气泵中供气，心肺运动气体交换测定系统连接到机械通气泵的进出口测到的分钟通气量＝频率×潮气量，氧耗量和 CO_2 排出量＝供气量×21.0%，CO_2 排出量和氧耗量的比值＝1.0。

（4）心肺运动试验系统综合定标－正常人测定定标从实验室工作的正常人较为固定地选择为心肺运动试验者。一般分别选择两种不同的运动方案进行测试：①普通的功率递增最大极限运动；②无氧阈之下的一阶梯或两阶梯恒定功率运动（0W/min－6min＋50W/min－6min，或者 0W/min－6min＋30W/min－6min＋60W/min－6min）。恒定功率运动阶梯后 3min 平均氧耗量的差值除以功率的差值应该约等于 10ml/（min·W），极限最大氧耗量与既往试验的结果非常相近，表明心肺运动气体交换系统工作正常。一般重复正常人标定的间隔应该在 1～2 周，不能超过 1 个月。

4. 建立心肺运动试验严格的质量控制体系　为临床服务和医学科研提供客观定量的科学依据。

（1）首先对国家心血管病中心各个心肺运动试验系统进行严格的 4 级定标规定，并对定标结果通过网络对社会公众公开发布，并逐步实现对全国所有心肺运动试验系统提供全面和严格的质量控制服务，并将质量控制信息公开地发布以供国家医疗管理系统、医生和别人参考。

（2）标准统一的规范化心肺运动试验操作及实验数据的分析与判读。使我国心肺运动试验能够领先于世界，为临床医疗和医学科研提供值得信赖的客观定量功能性测定依据。

（二）心肺运动试验检测指标及其意义

1. 峰值摄氧量（peak VO_2） 正常人的峰值摄氧量随年龄、性别、躯体大小、体重、日常活动水平和运动类型的不同而不同。峰值摄氧量随年龄的增长而下降，在Astrand等的一项纵向研究中，66例20～33岁健康的男性、女性进行心肺运动试验，均测得峰值摄氧量，21年后再次测试发现，35例女性的峰值摄氧量的平均下降速度为22%，而31例男性的速度为20%。Bruce等采用逐步回归分析确定性别、年龄、运动水平、体重、身高是否会影响成人平板运动的峰值摄氧量预计值。结果发现，性别和年龄是两个最重要的影响因素。当体重和运动水平被校正后，女性的峰值摄氧量约为男性的77%。Astrand等报道称，18例女学生和17例同等身材的男学生相比，前者的峰值摄氧量较后者低17%。日常活动水平与峰值摄氧量密切相关，酷爱运动者的峰值摄氧量下降速度明显降低，而即使是短时间的运动锻炼都能使峰值摄氧量增加15%～25%。运动类型是峰值摄氧量的一项重要决定因素。臂式测功计由于参与的肌群较少且达到的最大功率较低，所以其峰值摄氧量约为腿部踏车运动的70%，而腿部踏车运动的峰值摄氧量约为平板运动可达到的最大值的89%～95%。

典型的正常人在优化递增功率运动试验方案中的VO_2反应过程如图2－22所示。

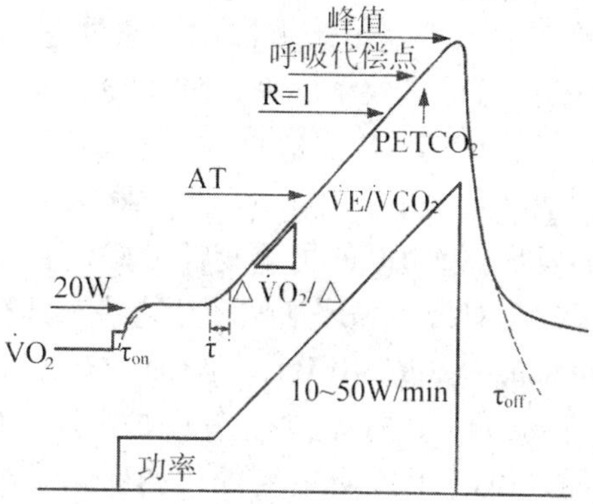

图2－22 心肺运动线性递增功率试验的摄氧量反应示意图

2. 无氧阈（AT） 这是心肺运动试验中最重要的亚极量运动指标之一。随着负荷功率不断增加，由于氧供不足导致有氧代谢再生ATP的方式不能满足机体对能量的需求，无氧代谢将代偿有氧代谢的不足，从而使乳酸及乳酸/丙酮酸比值（L/P）升高，此时的VO_2被定义为无氧阈。测定方法：①在VCO_2-VO_2关系曲线中，VCO_2突然增加时的VO_2，这是最常用的标准方法，称为V－slope法；②在VE/VO_2增加而VE/VCO_2不变时刻的VO_2；③在$P_{ET}O_2$增加而$P_{ET}CO_2$不变时刻的VO_2。另外，AT占峰值摄氧量的比例为53%～65%，女性的AT/峰值摄氧量较男性高，都随着年龄的升高而升高。

3. 氧脉搏（VO_2/HR） 氧脉搏等于动静脉血氧含量差［$C_{(A-V)}O_2$］和每搏输出量（SV）的乘积。动静脉血氧含量差依赖于可利用的血红蛋白量、肺部血流氧合和外周组织的氧摄取能力。在任一设定功率下的峰值氧脉搏预计值，都取决于个体的躯体大小、性别、年龄、健康程度和血红蛋白浓度。踏车运动中的峰值氧脉搏预计值的正常波动范围很大：7岁小孩均值约为5ml/（beat·min），身高150cm的70岁女性为8ml/（beat·min），身高190cm的30岁男性为17ml/（beat·min）。服用β受体阻滞剂的患者，由于心率增加受限，他们的峰值VO_2/kg的实测值可能明显高于预计值。

4. 摄氧量与功率的关系（$\Delta VO_2/\Delta WR$） 负荷递增试验开始之后，功率递增的最初阶段VO_2并不能线性增加，这一延迟在计算$\Delta VO_2/\Delta WR$必须排除在外，其正常一般为0.75min。计算公式为：$\Delta VO_2/\Delta WR$＝（峰值VO_2－热身期VO_2）/［（T－0.75）×S］，其中T代表递增运动时间，S代表功率递增（W/min）的斜率。$\Delta VO_2/\Delta WR$随功率增加的斜率、受试者心血管的功能状态和试验的持续时间不同而存在较小的差异。一项研究中，10名正常青年男性均接受心肺运动测试，分别行15min左右运动方案和5min左右运动方案（递增功率分别为60、15W/min），前者得出的$\Delta VO_2/\Delta WR$为（11.2±0.15）ml/（min·W），后者为（8.8±0.15）ml/（min·W）。由于在较长时间的运动测试

（功率递增更慢）中，运动能量所耗氧大部分来自大气，小部分来自于体内的氧储备，因此$\Delta VO_2/\Delta WR$的值稍高。后续研究发现，中等强度运动负荷时，不同性别健康青年的$\Delta VO_2/\Delta WR$平均为10.3ml/（min·W），波动范围很小，因此该值可以作为判断心肺功能紊乱的敏感指标。造成$\Delta VO_2/\Delta WR$下降的原因有很多，如肌肉摄氧能力降低，肌肉血流量受限和心排量降低等。

5. 通气有效性（VE/VCO_2） 传统呼吸生理学认为，通气功能与CO_2排出的关系较之与O_2摄取的关系更加密切，所以用单位CO_2排出所需要的通气量作为评价呼吸功能的指标，但是，通过前面整体生理学的介绍我们应该明白，无论是在呼吸还是在循环中，O_2都扮演着最为重要的作用，CO_2和H^+尽管也很重要，但它们绝不是最重要的。我们之所以推荐VE/VCO_2作为通气有效性的指标是因为VE/VCO_2在无氧阈之后有一个很长的平台期，这个平台值既是最低值（Lowest VE/VCO_2），稳定性和重复性很好，而且与AT时刻的VE/VCO_2有很高的一致性。另外，低于呼吸代偿点（VCP）之前的VE（BTPS）与VCO_2（ATPS）之间的斜率（$VE-VCO_2$斜率）也是反映通气效率的一个传统指标，但是与Lowest VE/VCO_2相比，它的变异性较大，而稳定性较差。因此，我们推荐LowestVE/VCO_2作为评价通气效率的主要指标。

6. 摄氧有效性（VO_2/VE） 机体摄取氧气完成生命活动和新陈代谢是呼吸循环的核心功能。我们通过VO_2与单位VE的比值来评价摄氧效率。传统方法中，通过对VE进行对数转化，可以使VO_2与VE间关系变为线性，其线性的斜率称为摄氧效率斜率（OUES），对循环功能障碍有诊断和评估价值。VO_2与VE之间的关系是非线性的，VO_2与VE比值称为摄氧效率，OUE在无氧阈附近可以达到最大值，且形成稳定的峰值平台，称为摄氧效率平台（oxygen uptake efficiency plateau，OUEP），它与AT时刻的VO_2/VE有高度相关性。我们发现，OUEP的可重复性最好、变异性最小、方便计算，因此，我们推荐OUEP作为摄氧效率的主要指标，对诊断和评估循环功能状态具有十分重要的临床意义。

7. 呼吸交换率（respiratory exchange ratio，RER） VCO_2与VO_2的比值称为RER。在正常安静的状态下，它与呼吸商（respiratory quotient，RQ）近似相等，是由能量代谢物质的种类决定的。RQ是用在描述组织细胞水平上的气体代谢，$RQ=1$说明主要的代谢底物是糖类，如果是与脂肪（$RQ=0.7$）和蛋白质（$RQ=0.8$）的混合物，则$RQ<1$。但是临床上测定RQ很困难，可以用心肺运动试验测得的RER近似反映RQ。但是，除了代谢底物外，乳酸酸中毒或过度通气也可以造成$RQ>1$，这是由于CO_2和O_2在血液中的溶解度曲线不同造成的。有心脏科医生建议$RER>1.2$作为终止运动的指征或达到最大运动耐力的标志，这其实是错误的。如果是呼吸功能受限的患者，在RER较低甚至<1时就可能达到了自身的最大运动极限，相反，如果是训练有素的运动员，其RER可能达到1.4甚至更高，以1.2为终止运动指征显然是不对的。

8. 潮气末二氧化碳/氧分压（$P_{E-F}CO_2/P_{ET}O_2$） 静息时$P_{ET}CO_2$和$PaCO_2$差距并不大，但是随着运动强度和通气量增大，$P_{ET}CO_2$和$PaCO_2$的差值越来越大。一项针对10例正常青年男性的研究发现，$P_{(a-ET)}CO_2$值在静息时约为+2.5mmHg，在峰值运动时降至-4mmHg。事实上，在>115W负荷功率时，$P_{ET}CO_2$总是$>PaCO_2$的，其差值>2mmHg。虽然正常人的$PaCO_2$不能通过$P_{ET}CO_2$准确预测，但是测定$P_{ET}CO_2$对判断$PaCO_2$趋势还是有一定帮助的。需要引起注意的是，对于阻塞性通气功能障碍的患者，由于CO_2排除受限，导致$P_{(a-ET)}CO_2$值在峰值运动时有可能是正的，气道阻塞越严重，$P_{ET}CO_2$的增大趋势越不明显。$P_{ET}O_2$的变化趋势与$P_{ET}CO_2$大致相反。

9. 平均反应时间（MRT） VO_2在运动中的动力学反应有3个时相。Ⅰ相的特征为运动开始时VO_2即刻增加，持续15s左右，这是由于运动开始时每搏量和心率的增加导致的肺血流突然增大。Ⅱ相的VO_2从运动开始大约15s后持续到3min左右，反映了细胞呼吸增长的时期。如果运动强度低于AT，则健康青年受试者大约在3min时出现稳态。Ⅲ相反映的是VO_2稳态的开始，若运动强度在AT以上，VO_2的增高速率与乳酸的增高速率强度相关。结合Ⅰ相和Ⅱ相的VO_2动力学特征，假定从运动开始VO_2呈单指数增长关系，对整个反应曲线进行单指数拟合，指数的时间常数（63%时的VO_2）即定义为平均反应时间（mean response time，MRT）。从整体整合生理学-心肺一体化自主调控来解释，我认为正确的解释应该Ⅰ相就是仅仅有快反应的外周化学感受器开始起效人体心肺等系统对运动反应；Ⅱ相就是在仅有快反应的外周化学感受器基础之上，慢反应的中枢化学感受器也开始起效参与，由快、慢两种感受器共同参与整合调控下人体心肺等系统对运动反应；Ⅲ相则是运动强度超过 AT 以上代谢酸性产物逐渐增加而出现的复合反应。

10. 通气功能及其运动中的反应　运动过程中呼吸反应的模式不是一成不变的。运动过程中 VE 的增加由潮气量 VT 和呼吸频率 Bf 两部分组成。一般而言，正常人在低运动强度时是以 VT 升高为主，无氧阈附近当 VT 接近最大时，VE 进一步增加主要依靠 Bf 升高，因此，Bf 与 VT 呈曲线关系。我们发现有部分正常人在低运动强度时就以 Bf 升高为主，继而随运动强度增加 VT 逐渐升高，这种呼吸模式较为少见。运动过程中正常人的最大 VT 一般不会 >70% IC，Bf < 每分钟 50 次，但是限制性通气功能障碍患者的 VT 可能接近 100% IC，Bf > 每分钟 50 次，提示 IC 可能限制了 VT 的增加。另外，阻塞性通气功能障碍患者的吸气时间/呼气时间明显降低，单次呼吸时间不能随运动强度增加而缩短，因而 Bf 增加受限，最大通气量 MaxVE 降低。两种通气功能障碍类型患者的呼吸储备都明显下降。我们将呼吸储备定义为在运动过程中达到的最大通气量 MaxVE 与最大自主通气量之间的差值（MVV - Max VE）或在 MVV 中所占比例（MVV - Max VE）/MVV，代表的是理论上肺通气功能的最大代偿能力，正常人的（MVV - MaxVE）/MVV 在 20% ~50%，（MVV - Max VE）平均值为 38.1 ±22L/min，当 <11L/min 时提示存在通气功能受限。在严重阻塞性通气功能障碍患者中，（MVV - MaxVE）甚至可能小于零。我们建议 MVV 应该使用实测值，而不是由 FEV_1 估测。

11. 心电图、血压、心率及其运动中的反应　运动过程中观察气体交换有助于更好地解释心电图。运动时心肌氧需求较静息时更大，更容易发现潜在的心肌缺血，由于心肌氧供需失衡，引起乳酸堆积，心肌细胞离子通道通透性改变，氧供不足部位的膜电位复极速率下降，ST - T 波发生改变，此时若 $\Delta VO_2/\Delta WR$ 下降、$\Delta VO_2/HR$ 曲线斜率变缓和 HR 反常增高等，有助于确诊不典型的异常心电图表现。另外，运动刺激心率不断加快，舒张期缩短，冠脉灌注不足较静息时更明显，因此心肺运动试验具有早期诊断意义。而且运动中异位搏动（如室性期前收缩）异常频繁的出现也提示心肌氧供需失衡，但是，我们也发现有些人静息时偶发的异位搏动不具有病理意义，它会随着运动负荷增加而减少或消失，同时 VO_2、VCO_2 等曲线无异常表现。此外，心肌氧供需失衡可以在心肺运动试验中直观的测定，VO_2 曲线的异常变化较心电图更加敏感，两者结合可明显提高诊断心肌缺血/心肌氧供需不平衡的准确性和敏感性。需要指出的是，我们并不建议把达到预计最大心率作为终止运动的指征，因为预计最大心率的变异性很大，而且容易受到心理、药物等多方面因素的影响，所以在患者能够耐受的前提下，即使超过最大预计心率我们也应该鼓励患者尽力达到其运动峰值。同样，我们也不建议将动脉收缩压 > 200mmHg 和舒张压 >120mmHg 作为终止运动的指征。在立位踏车时，交感神经兴奋，心输出量增加，非运动肌肉血管收缩导致血流阻力升高，血压升高，血流重新分布，大量血液积聚在下肢，此时，包括心、脑在内的主要脏器均处于相对“供血不足”状态，因此担心运动引起的暂时性血压升高对靶器官的损害是不科学的。相反，如果随运动负荷升高而血压不升反降则应该引起高度重视，密切观察，避免不良反应的发生。

（三）心肺运动试验的临床应用范围、适应证和禁忌证

1. 禁忌证　首先需要明确一点是，适度的非极限运动心肺运动试验没有绝对的禁忌证。症状限制性极限心肺运动试验，出于安全目的考虑，分为绝对禁忌证和相对禁忌证。①绝对禁忌证：急性心肌梗死（2 天内），高危不稳定型心绞痛，未控制的伴有临床症状或血流动力学障碍的心律失常，有症状的严重主动脉狭窄，临床未控制的心力衰竭，急性肺栓塞或肺梗死急性心肌炎或心包炎，急性主动脉夹层分离。②相对禁忌证：冠状动脉左主干狭窄，中度狭窄的瓣膜性心脏病，血清电解质紊乱，严重高血压［静息状态收缩压 >200mmHg 和（或）舒张压 >110mmHg］，快速性心律失常或缓慢性心律失常，肥厚型心肌病或其他流出道梗阻性心脏病，精神或体力障碍而不能进行运动试验，高度房室传导阻滞。

2. 提前终止运动的指征　出于安全的目的，在患者没有达到症状限制出现下列危险征象中的一个或者多个时可以考虑提前终止运动：①头晕、眼花或者眩晕等中枢神经系统症状；②运动中血压不升反而下降超过基础收缩血压 >10mmHg；③心电图出现病理性 Q 波或者严重心律失常，如多源频发的室性

心律失常；④严重高血压反应（血压升高虽系正常代偿反应，但收缩压 > 300mmHg 可以考虑停止）。

3. 适应证　心肺运动试验作为人体整体生理学客观定量功能测定的唯一方法适用于所有正常人和各种疾病患者。心肺运动试验的临床适用范围非常广泛，针对呼吸疾病、心血管病、代谢及神经系统等疾病心肺运动试验可提供如下信息。

（1）麻醉手术危险性评估和患者围术期管理：在 CPET 的应用中，围术期的风险评估已成为人们广泛关注的一个课题。运动心肺功能检查，尤其是峰值 VO_2/kg 和 AT 的测定，对于手术患者风险分层具有十分重要的作用，尤其是针对那些静息状态下被评估为心肺功能正常的患者。对于那些怀疑有心肺疾病（尤其是心脏病）的患者，在术前都应该接受运动心肺功能检查，选择良好运动心肺功能的患者可以明显降低手术风险和术后并发症发病率。Older 等经过对大型腹部手术的老年患者的心肺运动试验进行回顾性分析，证明 AT 对确定术后并发症发病率至关重要。该试验包括 187 例年龄 > 60 岁的老年患者，AT 平均值为（12.4 ± 2.7）ml/（min · kg）。结果发现，AT < 11ml/（min · kg）的患者（占总体 30%）的术后心血管并发症的死亡率为 18%。相对应的是，AT > 11ml/（min · kg）患者的术后心血管并发症的死亡率仅为 0.8%，尤其是对于心电图有明显心肌缺血征象的患者，如果并发 AT > 11ml/（min · kg），其死亡率高达 42%。

（2）“早”早期诊断：心肌缺血和肺动脉高压。临床上心肌缺血和肺动脉高压患者的首发症状多为疲劳、活动后气促等非特异性表现，患者就诊时往往已经比较严重，早期诊断这类患者、及时阻断渐进性病程是临床的一大难题。静态心电图是早期筛查心肌缺血和肺动脉高压的重要手段。但是，患者早期在静息状态下多无明显不适症状，因此，心电图也常为阴性反应。如果不予及时干预，患者的活动耐力下降和劳力性气促是呈进行性加重的。运动心肺功能检查可以“早”早期发现这类患者的运动能力减退和气体交换异常，因为运动状态下心肌负荷增加，缺血导致的心肌不同步收缩引起心搏量增加障碍，随着功率增加而摄氧量不能相应的增加，典型的 CPET 表现包括峰值 VO_2/kg 下降、$\triangle VO_2/\triangle WR$ 和氧脉搏出现平台，这些表现可以早于心电图出现异常（ST 段压低）。Sun 等发现，心肺运动试验可以发现仅在运动中出现肺动脉高压患者的气体交换异常，这部分患者中有的在若干年后发展为静息肺动脉高压，由于心肺运动试验异常表现早于静态心电图、心脏超声等常规早期筛查手段，因此可能为这类患者的“早”早期诊断提供临床依据。

（3）诊断与鉴别诊断：区分左心衰竭和右心衰竭。临床上多种疾病并存的患者并不罕见，如心脏疾病（冠心病、高血压病等’）和肺部疾病（如肺动脉高压、COPD 等）同时存在，这类患者到晚期阶段的共同表现都是心力衰竭。鉴别诊断左心衰竭和右心衰竭是临床实践中常见的疑点和难点，但两者在运动试验中的表现有着明显差异。震荡呼吸是左心衰竭患者在运动过程中最常见的异常气体交换模式。震荡呼吸即陈 - 施呼吸，在九图上表现为 VO_2、VCO_2、VE 的波动性变化。震荡呼吸联合其他心肺运动指标可以为心力衰竭患者的预后提供可靠的参考依据。右向左分流现象是右心衰竭患者常见的心肺运动异常。右向左分流在九图上的表现为呼吸交换率（RER）、VE/VCO_2、VE/VO_2 和 $P_{ET}O_2$ 的突然升高，$P_{ET}CO_2$ 和 SpO_2 突然降低。Sun 等证实，这种方法确定右向左分流的敏感性、特异性均在 95% 以上。后续研究证实，右向左分流现象联合 Lowest VE/VCO_2 升高强烈提示肺动脉高压患者预后不良。

（4）疾病功能受限严重程度客观定量分级：目前对心肺疾病的功能受限严重程度评估的检查方法包括 NYHA 心功能分级、6 - MWD、运动平板试验和肺功能等。NYHA 心功能分级带有很强的主观色彩，医生的个人经验和患者的自我体验存在较大差异，大致评估结果的变异性较大；6 - MWD 结果受到医生的鼓励，对终止运动指征的判断有直接影响；运动平板试验不能直接测定摄氧量；肺功能减退和患者的运动耐力降低并不平行，直接用肺功能结果预测运动耐力存在很大风险。心肺运动试验不仅可以直接测定峰值 VO_2/kg 和功率，而且还能全面监测运动过程中的气体交换和血氧饱和度。心肺运动试验对疾病严重程度进行客观定量分级的常用指标是峰值 VO_2/kg 和 AT，根据是其占预计值的百分比。除此以外，最新研究证实，震荡呼吸、通气效率（lowestVE/VCO_2）和摄氧效率（max VO_2/VE）也是很可靠的预测心力衰竭患者生存期的独立预测因子，如果联合其他指标，则 OR 值明显增高。对于肺动脉高压患者而言，右向左分流现象也是独立的风险预测因子。

（5）心力衰竭严重程度：心力衰竭死亡/存活预后的预测和心脏移植选择：NYHA 心功能分级系统是目前临床上常用的心力衰竭严重程度的评估方法，它根据患者的自我感觉的活动水平分为 4 级（Ⅰ～Ⅳ级）。Matsumura 等发现 NYHA 心功能分级与 AT 和峰值 VO_2/kg 的相关性很好，提示患者的自觉症状与机体摄氧能力是密切相关的。然而，值得注意的是，在同一 NYHA 级别的峰值 VO_2/kg 和 AT 值的波动范围非常大。这种现象可能是由于患者对症状的感受不同和医师对患者所述症状严重程度解释的不同而引起的。正是由于 NYHA 心功能分级的主观性和变异性，以峰值 VO_2/kg 和 AT 为基础的评估系统被认为更加客观合理。根据峰值 VO_2/kg 的下降程度而建立的 A～D 分级系统已被国际社会认可。后续研究发现，该分级方法如果加入性别、年龄及体表面积校正后可能更加理想。其中，与 MYHA 心功能分级或射血分数相比，峰值 VO_2 占预计值的百分比是预计生存期的良好独立预测指标。此外，心肺运动试验也为优先选择心脏移植患者方面提供了重要指标。Mancini 等的一项前瞻性研究中，将拟作心脏移植的患者分为 3 组：峰值 VO_2 > 14ml/（min · kg），峰值 VO_2 < 14ml/（min · kg）接受心脏移植，峰值 VO_2 < 14ml/（min · kg）但因心脏以外的原因而未接受手术。如果峰值 VO_2 > 14ml/（min · kg），医学干预（药物）下的 1 年生存率为 94%；如果峰值 VO_2 < 14ml/（min · kg），其 1 年存活率为 70%。Osada 等研究发现，当峰值 VO_2 < 14ml/（min · kg）并收缩压不能达到 120mmHg，其 3 年生存率从 83% 降至 55%。Myers 等报道了对 644 例慢性心力衰竭患者超过 10 年的研究结果发现，峰值 VO_2 优于右心导管术提供的数据、运动时间和其他常规临床指标，因此，当需要评估心力衰竭程度和决定优先选择心脏移植患者的时候，都应该直接测定峰值 VO_2。1993 年 Bethesda 心脏移植研讨会列出了心脏移植的适应证，"达到无氧代谢时，峰值 VO_2 < 10ml/（min · kg）"是选择适合心脏移植的首要标准。但是，当患者用力不够或检测人员过早终止试验时，峰值 VO_2 可能会被低估，故对亚极量运动功能指标的研究也受到了重视。研究证实，AT、VE/VCO_2 斜率、lowest VE/VCO_2 和 max VO_2/VE 都可以用于心力衰竭患者的风险分层和评估预后。Gitt 等对 223 例患者的一项队列研究表明，峰值 VO_2 < 14ml/（min · kg），AT < 11ml/（min · kg），VE/VCO_2 斜率 > 35 时，患者存在高风险。Sun 等最新研究证实，lowest VE/VCO_2 和 max VO_2/VE 是不依赖于患者努力程度的亚极量指标，对心力衰竭患者的早期死亡率有着很好的预测作用，具有良好的应用前景。

（6）发现高危现象：对于某些高危疾患严密监测运动中可以发现高危现象，继而提出预防措施，以减少患者工作和居家猝死可能。心肺运动试验作为一项敏感的、全面的、经济的无创性检查是现阶段临床医生可利用的最好的高危疾病监测手段。不同功能障碍类型的高危疾患的异常气体交换都具有明显特征。在运动中出现的异常功能反应一般都早于静息状态，任何造成功能障碍的疾病都会造成峰值 VO_2、AT 和 $\Delta VO_2/\Delta WR$ 等指标的异常，而且这些指标对于病程进展都非常敏感。对肺栓塞、冠心病、高血压病等高危人群进行定期心肺运动测定是十分必要的。

（7）指导运动康复治疗的处方：耐力运动锻炼无论是对正常人还是患者都是有益的。运动训练方案，即运动处方是康复锻炼最重要的组成部分。心肺运动试验是评价运动训练与康复效果关系的唯一检查手段，可以揭示患者或正常人由运动刺激所引起的生理变化，避免不合理的运动方案造成的不良反应。AT 以上的运动训练可以增加肌肉和线粒体数量，增加对儿茶酚胺类物质的敏感性，降低心脏负荷，降低乳酸生成，改善通气需求，但 AT 以下的运动不能达到理想的康复目标。运动训练对 COPD 患者的治疗作用已被广泛接受。心肺运动试验显示，经训练后，COPD 患者运动耐量增加，设定运动强度下的通气需求降低，生活质量提高。另外，对于心脏病患者而言，AT 点的运动负荷也是安全有效的，既不会产生明显的乳酸酸中毒，心脏负荷不至于过重，而且在该强度下患者可以坚持锻炼更长时间。

（8）客观定量评估各种治疗效果：心肺运动已被广泛用于手术、介入、药物等疗效的客观定量评估。以评估西地那非对肺动脉高压疗效为例。将 28 例肺动脉高压患者分为西地那非治疗组和对照组。所有患者均接受华法林和利尿剂治疗，治疗组中的 13 例患者在接受西地那非治疗前－后均进行心肺运动试验，结果发现，治疗前峰值 VO_2、峰值 VO_2/HR、VE/VCO_2 斜率和 $P_{ET}CO_2$ 分别为 0.84 ± 0.1L/min，6.1 ± 0.7ml/beat，49 ± 2 和 26 ± 1.5mmHg，治疗后较对照组明显改善，分别为 0.91 ± 0.1L/min，6.8 ± 0.8ml/beat，43 ± 2 和 30 ± 1.9mmHg（P = 0.012，0.008，0.008 和 0.000 2）。另外，经药物和运动训练有效治疗后，COPD 患者的运动耐力、通气效率等指标均能得到有效改善，甚至可能早于肺功能的改变。

（9）劳动能力丧失的客观定量评估/鉴定：临床上多数功能检查都是针对患者的静息状态，特别是当患者的症状或主观运动能力与静息功能检测结果有差异时，就只有依赖心肺运动试验对其运动能力进行评估。虽然有研究提示静息时指标（如 FEV_1、DLCO）与运动指标（峰值 VO_2 和峰值 WR）有很好的相关性，但是，静息肺功能对运动能力的预测结果经常是错的。静息肺功能检查、X 线胸片和其他检测手段预测峰值 VO_2 降低的敏感性只有 31%。除了能够直接测定峰值 VO_2 对劳动能力丧失进行客观定量评估外，心肺运动试验还能鉴别劳动力降低的原因。Agostoni 等研究发现，120 例石棉工人中，有 37% 工人的运动受限原因不是通气功能受限而是循环功能受限。目前，心肺运动试验是公认的评估运动耐力的金标准，是劳动能力丧失的客观定量评估的最有价值的功能检查。

（10）确认功能正常与异常，健康及亚健康管理目前，医学对健康的认识已经不仅仅局限于血液生化指标、影像学检查等无异常，对亚健康的评估和及时干预逐渐受到重视。人体亚健康应排除器质性病变，疲乏无力、纳差等临床表现多与心肺功能状态下降有关，常规实验室检查难以发现其异常，而心肺运动试验是客观评估机体功能状态的重要工具。心肺运动试验不仅可以评估亚健康人群的心肺功能，还能发现潜在的病理生理改变，是亚健康和健康预防评估的重要工具。目前，我们正在筹建远程人体功能学健康信息管理中心，心肺运动试验是其重要的组成部分，将为国家制定全民健康管理政策提供客观依据。

（四）常见问题及解决和优化方案

为了全面正确的推广心肺运动试验，我们还必须选择临床适用、简便易行的优化实施方案，制定严格的质量控制体系和心肺运动数据分析基本要求和原则。优化实施方案如下。

1. 运动心肺功能检查优化方案　目前临床上应用最多的检查方案是在负荷功率自行车上进行症状限制性的功率递增运动试验。该运动方案包括静息状态（≥3min），无功率负荷热身运动（≥3min），根据性别、年龄和功能状态等选择 10～50W/min 的功率递增速率，令受试者进行负荷运动直至出现运动受限，并继续记录≥5min 的恢复情况（图 2－23）。我们选择合适负荷功率递增幅度的目的是将总运动时间控制在 10min 以内。如果功率增幅过低，可能导致受试者不明原因的终止运动，而且由于疲劳过度以至不能重复试验。如果功率增幅过大，则运动时间过短，必要时可以稍作休息后重复试验。由于患者在运动过程中说话会对数据造成很大干扰，因此试验前与受试者的沟通十分必要。如技术人员可以与受试者约定拇指向下表示无法继续坚持，并示意不适（疼痛）部位。通常，在安全的前提下，技术人员和医生应鼓励受试者尽可能坚持运动直至极限，强调达到最大运动水平的重要性。运动结束移开咬口器之后，医生应立即以非诱导的方式询问患者终止运动的原因，用于评价患者运动受限症状的意义。值得注意的是，恢复期早期应嘱患者继续做无负荷缓慢踏车至少 20s，以免剧烈运动突然终止时出现血压骤降和头部不适。该检查方案已经能够满足大多数临床检查的需要，它是我们所推荐的适合绝大多数医院和科研机构开展运动心肺检查要求的检查方案。另外还有几种方案可用于特殊目的的检查，以下简单说明以供选择。

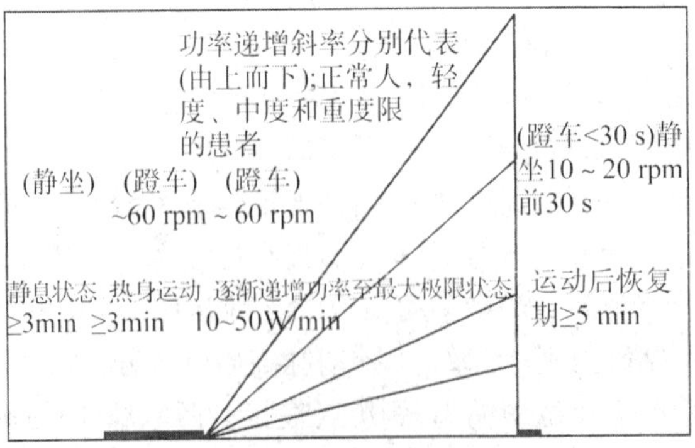

图 2－23　心肺运动试验的优化实施方案示意图

恒定功率运动试验方案主要用于确定最大摄氧量（VO_2max）、MRT 和 AT，其诱发支气管痉挛的成功率更高，也可用于评估颈动脉体在运动性过度通气的作用。它的主要缺点是所需时间较长，需要花费医生、技师和患者很多的精力，使人筋疲力尽。平板试验已广泛应用于临床监测心肌缺血，与运动中气体交换相结合能更好地检查心肺功能。

2. 运动平板方案　我们虽然并不主张选择运动平板方式，但是如果运动试验室只有运动平板，那么仅推荐新 Harbor – UCLA 方案，其他运动方案都有相当明显的缺陷，仅供参考和备选。

（1）新 Harbor – UCLA 方案：3min 静息，3min 热身（0%，最低速度），根据 VO_2 线性递增斜率计算推出功率斜率和速度的非线性每分钟递增速率，从而在临床试验中得到较好的 VO_2 反应曲线，我们认为这是目前最佳的平板运动方案。

（2）Bruce 方案：前 9min 以 1.7mph 速度步行，初始梯度为 0，每 3min 增加 5% 直至 10%，之后每 3min 梯度递增 2%，速度递增 0.8mph，直至达到梯度 18% 和速度 5mph，然后速度每分钟递增 0.5mph 直至运动结束。虽然该方案是目前心血管病学使用最多的，但是，我们认为每 3min 递增功率的方案是最不值得提倡的。

（3）Ellestad 方案：包括 7 个阶段，速度递增，依次为 1.7、3、4、5、6、7 和 8mph，前 4 个阶段的梯度为 10%，持续时间分别为 3、2、2 和 3min，最后 3 个阶段的梯度为 15%，持续时间均为 2min。

（4）Naughton 方案：包括 10 个运动时段，相邻运动时段间均有 3min 用于休息，前 3 个时段梯度为 0，速度依次为 1、1.5 和 2mph，然后第 4、5 时段速度保持 2mph 不变，梯度依次为 3.5% 和 7%，最后 5 个时段速度均为 3mph，梯度递增依次为 5%、7.5%、10%、12.5% 和 15%。

（5）Astrand 方案：速度保持在 5mph，3min0 级运动后，梯度每 2min 增加 2.5%。

（6）Ballke 方案：第 1min 梯度为 0 级，第 2min 为 2%，然后每分钟增加 1%，速度始终保持在 3.3mph。

（7）旧 Harbor – UCLA 方案：先以舒适速度步行 3min 后，选择适当恒定速率（每分钟增加 1%、2% 或 3%）递增梯度，以保证受试者在大约 10min 内达到其峰值 VO_2。

3. 心肺运动检查及气体交换为主的数据分析基本要求和原则　心肺运动试验在仰卧位记录静态心电图后，全面测定肺容量、肺通气和肺换气等静态肺功能；继之在连续动态监测记录进出气流、O_2、CO_2 全导联心电图、袖带无创血压、脉搏氧饱和度，甚至根据需要动脉和（或）静脉置管直接测定血压及抽取血液样本（以分析血液中的气体和各种化学成分）从静息 – 热身 – 极限运动 – 恢复各功能状态的连续动态数据和其 2 次、3 次计算数据，共同组成能够反映患者整体生理学功能状态和基本信息的收集整理，如何正确分析处理目前临床上最为繁杂、能同时反应整体和心肺等多系统功能是我们临床应用的重要一环。

（1）每次呼吸（breath – by – breath）为基础的原始数据首先需要每秒（s – by – s）数据切割：目前各专业心肺运动系统生产厂家存储的基本原始数据都是以每次呼吸（breath – by – breath）为基础的，而以 50 ~ 200Hz 频率的初始监测数据都没有存储记录下来。由于每次呼吸的时间跨度和呼吸幅度都不一致，且多数生产厂家（仅少数软件除外）基本上没有在分析计算软件中计算时间平均值时首先进行每秒数据切割。因此，应当牢记首先将每次呼吸原始数据进行每秒数据切割，然后再进行任何需要的单位时间平均值计算。

（2）不同目的、不同状态的数据需要进行不同时间周期的平均计算：从优化临床应用的角度出发，各主要指标的静息状态值平均其最后 120s；热身状态值平均其最后 30s；最大极限运动状态值平均其最后 30s。各指标在无氧阈（AT）状态时的值则基本上以 10s 值为准；$P_{ET}CO_2$@ AT 和 VE/VCO_2@ AT 则平均 AT 及之后的 60s 值，即 AT 点及之后 50s 值的平均；但 $P_{ET}O_2$@ AT 和 VE/VO_2@ AT 则平均 AT 及之前的 60s 值，即 AT 点及之前 50s 值的平均。VE/VCO_2 最低值则选 90s 移动平均值的最小数值；氧气吸收通气有效性峰值（OUEP），即 VO_2/VE 最大值，则选 90s 移动平均值的最大数值。VE 对 VCO_2 的斜率则选择从运动开始至通气代偿点（VCP）数据通过（$Y = a + bX$）线性回归分析得出（b），但应当特别注意截距（a）的大小及其对 b 可能的影响。

4. 正常人预计值计算公式的选择和% 预计值　心肺代谢各主要功能与个体的年龄、性别、身高、体重和运动方式等有着密切的相关关系，因此为我们进行正常值计算提供了根据。我们体会以 Harbor - UCLA 以办公室工作人员和海港码头工人（非重体力劳动者）为人群得出的计算预计公式比较适合于临床疾病诊断和功能整体评估。近年热点指标 OUEP（EJAP2012 和 Chest2012），VE/VCO_2 最低值、VE/VCO_2@ AT 值及 VE 对 VCO_2 的斜率的预计公式主要是对患者研究发表的参考资料。由于整个心肺运动开展很少，国人正常值还没有比较合适的参考数据，希望大家共同努力尽早建立起国人预计值。

5. 心肺运动数据的基本图示　用心肺运动试验的 10s 平均数据选择最重要的指标按新九图展示，以便于对各指标运动中的反应方式进行直观的判读（图 2 - 24）。此外，将 VO_2 对 VCO_2 相等标尺放大到整页图（图 2 - 25），以便于用 45°线和三角板进行 AT 值的直观测定。

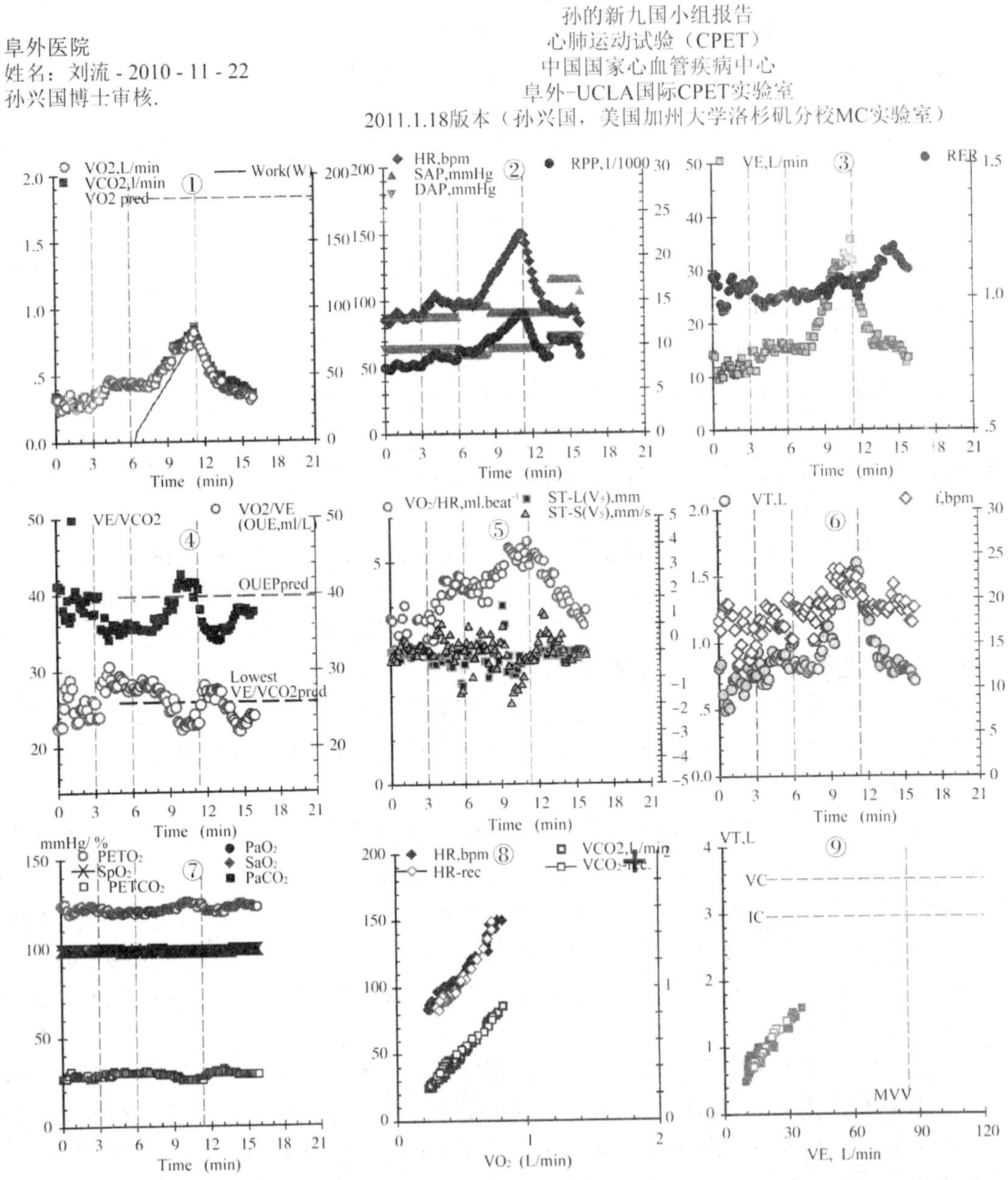

图 2 - 24　中国国家心血管病中心心肺运动试验新版本九图：重度心力衰竭患者完全无创的症状限制性最大极限运动试验结果图示

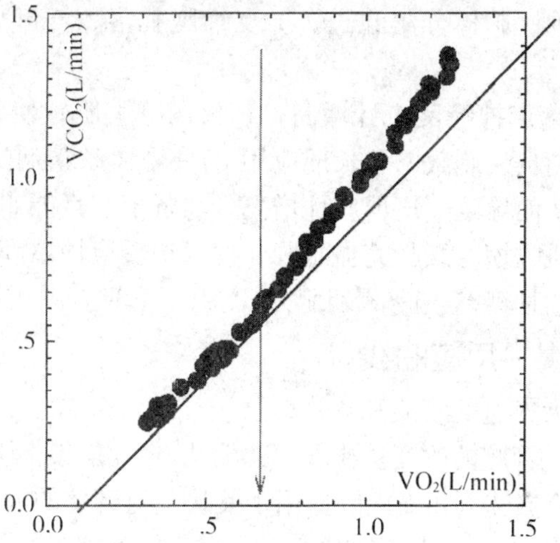

图 2-25 心肺运动试验 AT 测定示意图

6. 心肺运动数据的基本表格展示 依据心肺运动试验收集信息的 10s 平均值选择主要的指标列表以供数据的查阅。另外还可以将各主要指标在不同状态（如上述静息、热身、AT、极限等）的平均值归纳为测定指标功能状态简表。

7. 心肺运动数据分析的最基本临床应用报告要点 首先要对静态肺功能、静态+运动心电图和血压进行判读。然后心肺运动是否达到最大静息状态和患者努力程度进行描述，患者不能继续运动的主、次要原因是什么和如果医生因安全因素停止运动要注明，如果能够判明患者运动受限主要是何系统（心肺代谢等）可以提出建议，最后给予最大氧耗量和 AT 的测定值和预计值作为客观定量的功能评估。根据整体生理学-整体病理生理学-整体医学新理论体系对心肺运动试验数据而进行的耗时、详尽和复杂的多系统功能整体评估判读则另文讨论之。

（张桂才）

第四节 气道反应性测定

一、概述

气道反应性（airway responsiveness）是指气管和支气管对各种物理、化学、药物以及变应原等刺激引起气道收缩、气道阻力变化的反应。通过吸入某些刺激物诱发气道收缩反应的方法称为支气管激发试验，可测定受试者的气道反应性。目前常用的方法是乙酰甲胆碱或组胺吸入激发试验，通过 Yan 氏简易手捏式雾化吸入法或 APS 气雾激发给药法吸入不同浓度和剂量的乙酰甲胆碱或组胺，采用肺功能仪测定气道反应性。最常用的肺功能指标是当 FEV_1 或 PEF 较基础值下降≥20%，为激发试验阳性。以 FEV_1 下降 20% 的最低累积剂量（$PD_{20}-FEV_1$）为反应阈值，表示其敏感性，判断气道高反应性的程度。支气管激发试验较为安全，可能出现的不良反应一般较轻微，经休息或吸入 β_2-受体激动剂可缓解。激发试验用于哮喘的诊断和鉴别诊断、哮喘严重度的评估及指导哮喘治疗。

二、气道高反应性产生机制及特点

（一）气道高反应性产生机制

吸入某些刺激物或变应原可通过刺激气道平滑肌细胞的受体或感受器直接引起气道平滑肌收缩，也可激活气道炎性细胞释放炎性介质和细胞因子引起气道黏膜充血水肿、气道平滑肌收缩，导致气道管腔狭窄和阻力增高，即气道反应性增高。气道反应性增高的机制有以下几个方面。

1. 气道慢性炎症 各种因素作用于气道，使得气道黏膜炎性细胞增多、聚集，释放炎性介质和细胞因子，造成气道黏膜充血水肿、腺体分泌亢进、上皮细胞脱落、气道平滑肌收缩，引起气道管腔狭窄，从而出现气道反应性增高。

2. 气道神经受体的影响　迷走神经反应性增高，释放乙酰甲胆碱使气道平滑肌收缩，导致气道高反应性。哮喘患者的气道在长期炎症刺激下和长期应用 β_2 - 受体激动剂的情况下，使得气道内 β_2 - 肾上腺能受体数量和功能低下，从而导致气道反应性增高。非肾上腺素能非胆碱能神经失平衡，释放神经肽类递质增高，引起气道平滑肌收缩，黏膜充血水肿，使气道反应性增高。

3. 气道平滑肌力学改变　慢性哮喘气道平滑肌肥大、增生，管壁变厚、管腔狭窄，使气道反应性增高。

（二）气道反应性的剂量 - 反应曲线

气道反应性的改变可表现为气道的收缩和舒张，通过气道管径的大小反映出来，临床和实验室常用测定气道阻力的大小来反映气道管腔的改变。由于气道阻力与气体流量呈反比，气体流量的指标如第 1 秒时间肺活量（FEV_1）、呼气峰流速（PEF）等也用于反映气道管腔的大小。

在不同人群中气道反应性的剂量 - 反应曲线不同，随着刺激药物量的增大，气道阻力上升，呈“S”形改变。气道阻力对较低浓度的刺激无明显反应，为曲线的低平台部，随着刺激剂量的增加，当达到一定的阈值后，气道阻力开始增加，但当反应达到最大值时，即使再增加刺激剂量阻力也不再增加，为曲线的高平台部分。不同受试者剂量 - 反应曲线不一样，气道反应性越高的人如哮喘患者，曲线越陡直，正常人曲线较平坦。

（三）气道反应性的影响因素

各种物理、化学及生物的刺激均可影响气道反应性，致喘因子的强弱程度及作用时间的长短，决定气道收缩反应的强弱、是否发病及发作程度。气道高反应性是支气管哮喘的重要病理生理特征。哮喘患者气道对各种刺激物的敏感性是正常人气道的 100 ~ 1 000 倍。气道高反应性并非都是哮喘，但哮喘患者的气道高反应性程度较非哮喘的其他气道高反应性要严重，且症状越重，其剂量 - 反应曲线越左移，斜率越大。

气道表面液体渗透压的改变亦能影响气道反应性，哮喘患者吸入高渗或低渗液体会发生支气管收缩；运动、过度通气亦可引起气道表面渗透压改变，使气道反应性增高。气道反应性的昼夜变化较大，清晨 4 时明显高于午后 4 时。另外，任何改变支气管平滑肌舒缩反应和气道炎症反应的药物均对气道反应性有明显影响，糖皮质激素、抗胆碱药、抗变态反应药能使反应性降低，而 β_2 - 受体阻滞剂则使气道收缩，反应性增高，故测定气道反应性前须停用这些影响气道反应性的药物 12 ~ 72h。

三、支气管激发试验的分类及方法

气道反应性通过支气管激发试验测定，采用某种刺激物诱发气道平滑肌收缩及气道炎症反应，然后借助肺功能指标判断支气管收缩及气道炎症反应的程度来测定气道反应性，再通过刺激物的量化及相应的反应程度，判断气道高反应性的程度。临床上的支气管激发试验方法较多，分类也不统一，大体上有 4 种不同的分类方法：①从激发物来分，分为特异性激发试验和非特异性激发试验。非特异性激发试验有吸入激发试验、运动激发试验和 CO_2 过度通气激发试验等。吸入激发试验中，根据吸入物的不同，又分为乙酰甲胆碱激发试验、组胺激发试验、高渗盐水激发试验、蒸馏水激发试验等。②从吸入方法来分，分为 5 次深吸气法、潮气呼吸法、简易手捏式雾化吸入法、APS 气雾给药法和连续呼吸 Astograph 法。③从应用的仪器来分，有肺功能仪测定法和 Astograph 测定法。④从判断指标来分，有测定第 1 秒时间肺活量（FEV_1）、峰流速（PEF）、气道阻力（Raw）、气道传导率（sGaw）、呼吸阻力（Rrs），以及用 IOS 测定 R5 等指标。

下面从应用仪器的不同分别介绍肺功能仪测定和 Astograph 仪测定 2 种方法。

（一）肺功能仪测定方法

采用一定标准的雾化器和动力源，雾化吸入激发剂后，用肺功能指标来判断试验结果。

1. 药物及制备　激发试验常用的药物为氯化乙酰甲胆碱（methacholine chloride）和磷酸组胺（his-

tamlne phlosphate）。乙酰甲胆碱是胆碱能药物，与支气管平滑肌细胞上的胆碱能受体结合，使平滑肌收缩，从而使气道阻力增高。组胺是生物活性介质，直接刺激支气管平滑肌及胆碱能神经末梢，反射性引起平滑肌收缩。两者在相同剂量的刺激反应程度一致，激发效应和安全性相似，两者所用药物剂量也相似，临床可比性较高，但大剂量时组胺的不良反应较乙酰甲胆碱大。组胺和乙酰甲胆碱为干燥的晶体，用前先配成溶液，一般用生理盐水配制。国外常用含 0.4% 苯酚溶液配制，因含酚防腐，保存时间较长。乙酰甲胆碱在偏酸的溶液中稳定性好，在中性溶液中容易降解。故需保存的乙酰甲胆碱不宜为中性溶液。高浓度乙酰甲胆碱偏酸，低浓度乙酰甲胆碱 pH 增高，不易保存。一般先配制成 5% 组胺或 5% 乙酰甲胆碱的原液（可用于激发试验的最高浓度激发液）。原液可低温（4℃）保存较长时间，用时再按需要倍增激发浓度配制。激发物的剂量、浓度目前国内外尚未完全统一，不同吸入法其剂量和浓度递增不同，起始剂量和终止剂量亦不一致。一般先吸入稀释液后测定肺功能，如 FEV_1 无下降，且基础肺功能正常，可适当提高起始浓度，也可以 2 倍或 4 倍浓度递增。

2. 吸入方法　雾化吸入的方法有多种，各有优缺点，临床使用可根据实验室条件和设备选用。

Chai 氏 5 次深吸气法（间断吸入法）：是 1975 年由美国哮喘与变态反应疾病中心（AADC）制定的支气管激发试验的标准方法，吸入激发剂前首先测定基础肺功能以及吸稀释液的肺功能，如激发剂为乙酰甲胆碱，其药物浓度分别为 0.062 5、0.25、1、4、16mg/ml（美国 FDA 推荐的浓度为 0.025、0.25、2.5、10、25mg/ml），受试者从低浓度到高浓度逐次吸入激发剂，每一浓度从功能残气位作 5 次缓慢深吸气，每次吸入时间约为 0.6s，于吸入后 30s 和 90s 分别测肺功能，如不符合质量控制标准，应重做。

Cockroft 潮气呼吸法：采用射流雾化器持续产生雾液，释雾量可通过气体流量进行调节，一般要求为 0.13ml/min ±10%。乙酰甲胆碱的浓度分别为 0.03、0.06、0.125、0.25、0.5、1、2、4、8、16mg/ml，受试者对每一浓度激发剂从低到高潮气呼吸 2min，于每次吸入后 30s 和 90s 分别测定肺功能。潮气呼吸法产生持续雾液，药物随呼气释放在空气中较多，易导致环境污染，影响工作人员的安全。

Yan 氏简易手捏式雾化吸入法：该法使用手捏式雾化器来输送一定雾粒直径和剂量的激发剂，药物浓度分别为 3.15、6.25、25、50mg/ml，雾化器每揿平均排放量为 0.003ml，控制每一浓度的揿数，以此计算累积剂量（mg）。起始剂量为 3.15mg/ml，吸入 1 次，最大剂量为 50mg/ml 吸入 8 次。每一剂量吸入后 60s 测定肺功能，以 FEV_1 下降 20% 时的最低累积剂量（PD_{20}）为定量指标。该方法是 1997 年中华医学会推荐的气道反应性测定方法，其浓度及剂量见表 2－3。Yan 氏法较为简单，故在国内外使用较广泛，但由于采用简易手捏式雾化，吸入气道的药物剂量难以精确掌握。

表 2－3　中华医学会推荐的浓度和剂量（Yan 氏法）

浓度（mg/ml）	揿数（次）	组胺（累积剂量，mg）	乙酰甲胆碱（累积剂量，mg）
3.125	1	0.03	0.05
3.125	1	0.06	0.10
6.25	1	0.12	0.20
6.25	2	0.24	0.40
25	1	0.49	0.80
25	2	0.98	1.60
25	4	1.8	3.20
50	4	3.9	6.40
50	8	7.8	12.8

APS 气雾激发给药法：近年德国 Jaeger 公司生产的 APS 气雾激发系统，在 Yan 氏简易手捏式雾化吸入法的原理上采用计算机化精确给药系统，控制吸气的流速和雾化的时间，从而精确控制每次吸入剂量，采用 2 个浓度 10 步法，药物浓度为 4mg/ml 和 32mg/ml，通过调整每步吸入的次数控制每步吸入药物的剂量，还可根据具体情况增加或减少步骤，是一种既精确又安全方便的雾化吸入给药法，但需要配备特殊的装置，目前国内各医院使用较广泛。

3. 测定指标及结果判断　采用肺功能仪测定气道反应性，最常用的肺功能指标是用肺量仪测定 FEV_1 和 PEF，以 FEV_1 或 PEF 较基础值下降≥20%，为激发试验阳性。除此之外，尚有用体描仪测定 Raw、sGaw，以 sGaw 下降≥35% 为激发试验阳性。

以 FEV_1、PEF 较基础值下降 20% 或 sGaw 较基础值下降 35% 的最低累积剂量（$PD_{20}-FEV_1$，$PD_{35}-SGaw$）或最低累积浓度（$PC_{20}-FEV_1$，$PC_{35}-SGaw$,）为试验的反应阈值，反映气道的敏感性。敏感性指气道对刺激物初始反应值的高低，阈值越低，气道越敏感。剂量－反应曲线斜率是指最后一个剂量相应的肺功能指标下降百分率与总吸入剂量之比，表示气道的反应性，斜率越大，反应性越高。

近年国内外尚有以脉冲振荡法（IOS）测定呼吸阻抗为指标，R5 达到基础值 1.8～2.0 倍的 PD 值或 PC 值为反应阈值。

FEV_1 是最常用的指标，测定较简单，结果稳定，重复性好，但需要反复用力呼吸，易导致呼吸肌疲劳，有可能诱发 FEV_1 下降，易出现假阳性。IOS 测定呼吸阻抗，尚未广泛用于临床，该技术无需患者用力，可用于不能得到理想 FEV_1 的患者。

（二）强迫振荡连续描记呼吸阻力法（Astograph 法）

采用日本 Chest 公司生产的 Astograph 气道反应性测定仪测定气道反应性，其原理是通过强迫振荡法，在受试者的口腔侧施加一正弦波形的振荡压力，连续监测其呼吸阻力。该仪器由雾化发生器、定压正弦波发生装置、呼吸阻力连续运算及显示、记录组成，目前新一代的仪器已将其并为一体。其中气雾剂提供系统包括 12 个雾化罐，第 1 个雾化器盛生理盐水，第 2 至第 11 个盛不同浓度的激发剂，第 12 个盛支气管扩张剂，各 2ml，如激发剂为乙酰甲胆碱，其浓度由低至高分别为 0.049、0.098、0.195、0.39、0.781、1.563、3.125、6.25、12.5、25mg/ml；如激发剂为组胺，浓度分别为 0.032、0.063、0.125、0.25、1、2、4、8、16mg/ml。测定时受试者取坐位，夹鼻，含口件，连续作潮气呼吸，由电脑控制自动依次更换雾化器，每一浓度吸入 1min，自动描记出剂量－反应曲线，当呼吸阻力增加到起始阻力的 2 倍时停止吸入激发剂，改吸支气管扩张剂。如呼吸阻力未增加至起始阻力的 2 倍，则继续测定直至吸入最高浓度，结束时也给予支气管扩张剂吸入。判断指标为如下。①起始阻力（初期抵抗，Rrs. c）：吸入生理盐水时的基础呼吸阻力，单位为 $cmH_2O/L.S$；②基础传导率（初期反应，Grs）：为 Rrs 的倒数，单位为 $L/(s\cdot cmH_2O)$；③传导率下降斜率（sGrs）：单位时间内 Grs 的变化，单位为 $L/(s\cdot cmH_2O\cdot min)$，表示气道的反应性；④sGrs/Grs：表示气道的反应性；⑤反应阈值（Dmin）：指呼吸阻力开始呈线性上升时的药物累积量，用 1mg/ml 药物浓度吸入 1min 的量为单位来表示，反映气道的敏感性，阈值越低，气道越敏感；⑥PD_{35}：使 Grs 升高至基础水平的 35% 时所需激发剂的累积剂量，也反映气道敏感性。该方法操作简单，患者平静呼吸，一次连续描记出剂量－反应曲线，灵敏度高、省时、省力，同时测定气道敏感性和反应性。因能直接显示气道阻力，及时发现气道痉挛的发生，故较肺功能仪测定安全，但仪器较昂贵。

（三）几种常用激发试验操作程序

1. 吸入性非特异性激发试验　目前使用 Jaeger 肺功能仪 APS 给药法进行支气管激发试验，在国内应用较广泛，以此为例，以乙酰甲胆碱为激发物，以 FEV_1 为测定指标，介绍吸入性非特异性激发试验的操作程序。

药物制备：乙酰甲胆碱以生理盐水或含 0.4% 苯酚的稀释液，配制成 4mg/ml 和 32mg/ml 2 种浓度。

吸入规程：采用 2 个浓度 10 步法规程，吸药前先测定基础 FEV_1，然后通过 APS 气雾给药法吸入生理盐水，2mm 后测定 FEV_1，以此作为基础对照值，随后按照计算机提示，逐步吸入药物，通过改变每步吸药次数，调整每步吸入剂量，当 FEV_1 下降≥20% 基础值，为激发试验阳性，改吸支气管扩张药，使 FEV_1 恢复至激发前的 80% 以上。当 FEV_1 下降 <20% 基础值，继续吸入下一剂量的激发药，直至最大剂量，结束后也吸入支气管扩张剂。

结果判断：当 FEV_1 下降≥20% 基础值，为激发试验阳性，以 FEV_1 下降 20% 的最低累积剂量（$PD_{20}-FEV_1$）为反应阈值，表示其敏感性。判断气道高反应性的程度，$PD_{20}-FEV_1<0.03mg$，为极重

度气道高反应性；$PD_{20}-FEV_1$ 0.03～0.24mg，为重度气道高反应性；$PD_{20}-FEV_1$ 0.25～1.32mg，为中度气道高反应性；$PD_{20}-FEV_1$ 1.32～2.28mg，为轻度气道高反应性。

2. 运动激发试验　大多数哮喘患者运动后可以诱发哮喘发作，在儿童更加明显。运动诱发气道痉挛目前认为与运动时过度通气、支气管黏膜表面温度降低、水分丢失有关。

试验前应详细询问病史，进行体格检查，有心脏病者不宜做此试验。试验过程中应监测心电图，试验前测定肺功能，FEV_1 <70%预计值者不宜做此试验。常用运动器械为平板或脚踏车，以氧耗量或心率决定运动量，应在2～4min内使氧耗量逐渐达到30～40ml/（min·kg）或使心率达到最大预计值的90%，在此水平上运动5～8min停止。运动后第2、4、6、8、10、20、30min再测肺功能，多数人在运动后5～10min，FEV_1 下降达到高峰，以 FEV_1 或PEF下降≥15%基础值为阳性诊断标准。运动激发试验虽然特异性高，但哮喘患者平板运动试验阳性率只有60%～80%，不如药物激发试验敏感，且对成人患者，运动量过大时，有一定风险。

3. CO_2 过度通气激发试验　包括冷空气、室温下 CO_2 过度通气。过度通气可使气道黏膜降温、水分丢失，从而刺激平滑肌收缩。哮喘患者对此刺激较正常人敏感。因过度通气时，受试者 $PaCO_2$ 将下降，血pH改变也将刺激平滑肌收缩，故在吸入的空气中混入一定量的 CO_2，以保持 $PaCO_2$ 正常。受试者通过一定装置的压缩空气过度通气，调节每分通气量从40%最大通气量（MVV）开始，依次增加至60%MVV、80%MVV，每种通气量通气3min，间歇5min后测肺功能，以通气后 FEV_1 下降≥10%基础值为阳性诊断标准。本法特异性及敏感性均较高，但仪器较昂贵。

4. 蒸馏水或高渗盐水激发试验　哮喘患者吸入低渗的蒸馏水或高渗的盐水（3.6%）会引起气道收缩，这主要是与支气管黏膜表面渗透压改变有关。通过雾化器让受试者吸入一定量的蒸馏水或高渗盐水，其吸入量按吸入时间计算，每次吸入剂量倍增，每次吸入后30s测定 FEV_1，间隔2min再吸下一剂量，直至 FEV_1 下降≥20%基础值，或吸入最高剂量达30ml为止。本法敏感性、特异性均较高，且所需仪器简单，耗时少，安全，故值得推广。

5. 特异性激发试验　特异性激发试验是指吸入已知的变应原进行支气管激发试验，测定气道对变应原的特异性反应。测定前应详细询问病史，并进行变应原皮肤试验和血清特异性IgE测定，以选择激发用的特异性变应原。常用的变应原有尘螨、花粉、真菌等。试验前先制备变应原，吸入方法同非特异性吸入激发试验。特异性激发试验风险较大，有可能引起严重的气道痉挛，目前很少使用。

以上各种气道反应性测定方法各有优缺点，其测定方法的比较见表2－4。

表2－4　各种气道反应性测定方法的比较

项目	乙酰胆碱	组胺	变应原	运动	过度通气	高渗盐水	蒸馏水
实用性	高	高	低	中	高	高	高
敏感性	高	高	中	中	中	中	中
特异性	中/高	中/高	高	高	中/高	高	高
重复性	高	高	中	中	高	高	高
不良反应	低	低	高	高	低	低	低
费用	低	低	低/中	高	高	低	低

四、气道反应性测定的临床应用及其意义

（一）适应证

（1）用于临床怀疑为哮喘，常规肺功能为 FEV_1 ≥70%，支气管扩张试验阴性的患者，包括咳嗽变异性哮喘、职业性哮喘、运动性哮喘等，以协助临床诊断。

（2）用于慢性咳嗽的鉴别诊断，支气管激发试验阳性者为咳嗽变异性哮喘。

（3）对于已确诊为哮喘的患者，一般不用于进一步确诊，但可用于疗效评估，指导治疗。

（二）禁忌证

1. 绝对禁忌证　①对激发剂吸入明确过敏者；②基础肺通气功能严重损害（$FEV_1 < 60\%$ 预计值或 $< 1.0L$）；③哮喘急性发作期；④心功能不稳定、近期内（<3 个月）有心肌梗死、心动过缓、严重心律失常、正在使用拟副交感神经药物等；⑤严重的未控制的高血压（收缩压 >200mmHg，舒张压 >100mmHg）；⑥近期有脑血管意外；⑦主动脉瘤；⑧严重甲状腺功能亢进；⑨严重荨麻疹；⑩有严重肺大疱、气胸等不适宜作用力肺活量测定者。

2. 相对禁忌证　①基础肺功能呈阻塞改变，$FEV_1 < 70\%$ 预计值者，如严格观察并做好充分准备，对于 $FEV_1 > 60\%$ 预计值者仍可予以激发试验；②不能做好基础肺功能测试者（肺功能基础值测定不符合质控要求）；③近期有呼吸道感染者（<4 周）；④妊娠、哺乳期妇女；⑤正在使用胆碱酶抑制剂的重症肌无力患者。

（三）临床意义

1. 协助支气管哮喘的诊断　典型的哮喘通过典型的症状和体征诊断并不困难，但对于症状不典型者，气道反应性测定有助于确定哮喘的诊断。

2. 哮喘严重度的评估　气道反应性增高程度与哮喘的严重度呈正相关，气道反应性越高，哮喘越严重。PC_{20} 或 PD_{20} 值可用于判断哮喘的病情严重度，PC_{20} 或 PD_{20} 值越低，哮喘越严重。气道反应性很高而哮喘症状不明显的患者，发生哮喘猝死的危险性较有喘息而气道反应性较低的患者大，对此类患者，应积极抗炎治疗。

3. 指导哮喘的治疗　气道反应性越高，越需要积极抗炎治疗。哮喘患者经抗炎治疗后气道高反应性下降，说明气道炎症得到控制，可降级治疗。目前已有学者提出将气道反应性降为正常作为哮喘完全控制的指标之一，将气道反应性恢复正常作为哮喘治疗的最终目标，如果哮喘患者经长期抗炎治疗后临床症状完全控制，气道反应性下降至正常水平，可停止抗炎治疗。

4. 哮喘的鉴别诊断　慢性支气管炎、COPD 与哮喘的鉴别有时有一定困难，通过气道反应性测定可以发现它们之间的不同，慢性支气管炎和 COPD 患者的气道反应性测定常呈阳性，但其反应性以及反应阈值与哮喘明显不同，哮喘的反应阈值较慢性支气管炎和 COPD 要低得多，而反应性较慢性支气管炎和 COPD 明显增高，故其剂量－反应曲线形态不同，哮喘者曲线的坡度大，不能达到平台，而慢性支气管炎和 COPD 的剂量－反应曲线在 FEV_1 下降至 30%～50% 时出现一平台，其形态与正常人相似。

慢性支气管炎并发哮喘、支气管扩张并发哮喘者其气道反应性与单纯的慢性支气管炎和支气管扩张不同，气道反应性明显增高，与哮喘类似。对这些患者用吸入糖皮质激素抗炎治疗，比单纯对症治疗疗效要明显提高。

慢性咳嗽中的咳嗽变异性哮喘，其气道反应性明显增高，支气管激发试验阳性，借此可以与其他病因的慢性咳嗽鉴别。

5. 临床应用价值　气道反应性测定，阴性的价值较阳性更大。阴性者基本上能排除哮喘，阳性者并不能诊断为哮喘，应结合反应阈值以及激发时的症状，如阈值较低，激发时发生气喘症状，则能明确哮喘的诊断。慢性支气管炎、COPD、过敏性鼻炎、过敏性肺泡炎、长期吸烟者等，其气道反应性测定常为阳性，但反应阈值一般较高。

过敏性鼻炎与哮喘密切相关，常同时存在，或以后发生哮喘。过敏性鼻炎患者中有 75% 气道反应性增高，气道反应性增高者中发生哮喘的可能性更大。

（四）不良反应及其安全措施

支气管激发试验可能会出现一些不良反应，一般较轻微，常见的有咳嗽、咽痛、头痛、面红等非气道痉挛症状，不伴通气功能下降，30min 可自行缓解。吸入组胺引起的这些症状较乙酰胆碱多。还有由于气道痉挛引起的咳嗽、胸闷、喘鸣，伴有通气功能下降，吸入 β_2－受体激动剂可缓解。罕见的出现严重的气道痉挛，导致哮喘急性发作，应积极治疗。

支气管激发试验过程中还应注意对工作人员的防护，因为在激发剂雾化过程中药物容易污染室内环境，工作人员中如有气道高反应者，容易诱发其哮喘发作。曾有在激发过程中工作人员出现哮喘发作的报道。

支气管激发试验时应有相应安全措施。吸入药物浓度应从小剂量开始，逐步增加剂量。现场应备有抢救措施，包括吸入型 β_2 - 受体激动剂、注射用肾上腺素、地塞米松、氧气和气管插管设备。试验时需要有经验的临床医师在场。试验结束时应使受试者肺功能恢复至试验前水平才能让受试者离开。对于特异性激发试验，应特别重视迟发相气道反应的发生，严密观察至少 24h。

（五）质量控制

1. 药物的影响因素　某些药物会影响气道的舒缩功能和气道炎症，从而影响气道反应性，导致假阳性或假阴性，故在试验前应停用这些药物，表 2 - 5 是气道反应性测定前应停用的药物及其时间。

表 2 - 5　气道反应性测定前应停用的药物及其时间

药物	试验前停用时间（h）
短效吸入性支气管扩张剂	8
如沙丁胺醇、特布他林	
中效吸入性支气管扩张剂	24
如异丙托溴胺	
长效吸入支气管扩张剂	48
如沙美特罗、法莫特罗	
口服支气管扩张剂	12 ~ 48
如茶碱、特布他林	
色甘酸钠	8
抗组胺药	72
白三烯调节剂	24
口服、吸入糖皮质激素	不详 *
咖啡、茶、含咖啡因化合物	试验当天

注：*：口服和吸入糖皮质激素会影响气道反应性，试验前应停用，具体时间不详。

2. 控制激发药物的剂量　雾化器装置和压缩空气都必须标准化，以使雾化吸入的剂量精确可靠。

3. 控制肺功能测定值　基础肺功能测定要准确无误，以免假阳性和假阴性。

（倪　薪）

第三章

介入肺脏病学

第一节 概述

相对于“介入心脏病学”来说，“介入肺脏病学”无论是起步，还是发展和普及的速度，均滞后于“介入心脏病学”。追溯历史，真正将呼吸系统的介入诊断和治疗技术作为一门科学来加以定义和研究，也不过10年时间。

20世纪90年代中期开始，国外逐渐有学者在文章中开始使用“Interventional Pulmonology”一词。在1999年，由两位美国学者John F Beamis. Jr和Praveen N. Mathur主编的《Interventional Pulmonology》一书，正式由McGraw - Hill出版公司正式出版，并在世界各地发行。应该说该书的出版发行，对于推动和普及各种呼吸病介入诊断和治疗技术，起到了积极的推动作用。同时也使“介入肺脏病学”这一名词逐渐被越来越多的人所接受，但遗憾的是，在这本书中并未就“Interventional Pulmonology”一词给出具体的定义。

美国著名的临床医学期刊《The new England Journal of Medicine》邀请了美国宾夕法尼亚医学中心的Danel H. Sterrnan等撰文，就“介入肺脏病学”的概念、相关技术及其临床应用评价等进行了介绍。在文中，作者将“介入肺脏病学”定义为：它是肺脏病学的一个新的领域，是着重将先进的支气管镜和胸膜腔镜技术应用到以气管、支气管狭窄至恶性肿瘤所引起的胸腔积液等一系列胸部疾病的治疗。

在此文发表以后，很快引起了欧美等国的介入肺脏病学专家的广泛关注，之后欧洲呼吸病学会（European Respiratory Society，ERS）和美国胸科学会（American Thoraclc Society，ATS）共同组织了欧洲和北美等国的专家，起草了一份关于介入肺脏病学方面的纲领性文件，并发表在2002年Eur Respir J的第19卷上。文中将“介入肺脏病学”定义为：是一门涉及呼吸病侵入性诊断和治疗操作的医学科学和艺术，掌握它除了需要接受标准的呼吸病学的专业训练之外，还必须接受更加专业的相关训练，并能作出更加专业的判断。

介入肺脏病学诊治范围侧重于：复杂气道病变的处理，良、恶性病变所致的中央气道的阻塞；胸膜疾病；肺血管性病变等的诊断和治疗。涉及的技术主要包括：硬质支气管镜检术、经支气管针吸活检术（transbronchial needle aspiration，TBNA）、自荧光支气管镜检术、支气管内超声、经皮针吸肺活检术、支气管镜介导下的激光、高频电灼、氩等离子体凝固（argon - plasma coagulation，APC）、冷冻、气道内支架植入、支气管内近距离后装放疗、光动力治疗、经皮扩张气管造口术（percutaneous dilatio naltracheotomy）、经气管氧气导管置入术、内科胸腔镜以及影像引导的胸腔介入诊疗。

随着介入肺脏病学的发展，其诊治范围和相关技术也不断扩展，近年开展的经皮介入对肺部肿瘤进行射频消融、放射性粒子植入及微波、氩氦刀冷冻治疗，以及经支气管内肺减容术治疗重度肺气肿等，已取得一定的临床疗效。

（余俊莲）

第二节 诊断性技术

一、经支气管镜活检术

经支气管镜活检术的适应证包括各种气管、支气管腔内病变：良、恶性肿瘤、肉芽肿、感染（结核、曲菌等）、淀粉样变等。所需器械为支气管镜、细胞刷、活检钳等。患者的术前准备及麻醉同常规支气管镜检查。

操作时在支气管镜抵达病变部位上方后，先将其表面覆盖的分泌物及血迹予以清除。观察病变的性质、估计其可能出血的程度。对于可能出血量较大的病灶，应准备好活检后止血的预案，如局部喷洒凝血酶溶液、高频电刀、氩气刀或激光等止血手段，以避免活检后出血，使得操作者手忙脚乱。根据病变的部位和性质选择最佳的活检器具。几乎所有的文献报道结果都显示，一次检查中使用两种或两种以上的器具（如毛刷、活检钳、穿刺针及刮匙等），可以提高肺部疾病诊断的阳性率。对于黏膜病变可采用穿刺针进行取材，可显著提高阳性率。有时甚至是唯一能获得恶性细胞阳性标本的方法。取材一般3～4块。有研究显示，对于一个内镜可视的肿病灶，取活检组织3～4块可达到最高的诊断准确率。而多于4块以上，诊断效率并不随之提高。

支气管腔内病变最多见的是中心型支气管肺癌，支气管镜在临床得以广泛应用后，肺癌，尤其是中心型肺癌的确诊率有了非常显著的提高，但由于肿瘤所在部位、采样方法及技术的不同，其诊断的阳性率有很大差异。一般而言，支气管镜下可见肿瘤的活检阳性率高于未见肿瘤者，增殖型的阳性率高于浸润型者，增殖型的钳检阳性率高，浸润型则刷检阳性率相对较高。亦有作者认为刷检的总体阳性率要高于钳检。其实阳性率在很大程度上与使用的工具本身、操作者的技术、病理科技术员操作习惯和熟练程度以及病理科医师的经验与水平有关。

对于支气管腔内的其他病变，如支气管内膜结核、支气管淀粉样变及结节病等，其在诊断操作技术方面与支气管腔内肿瘤大同小异，只是所采取的病理学方法不同而已。

除了在进行支气管镜检查时常见的并发症，如喉痉挛、支气管痉挛和低氧血症等，使用毛刷和活检钳检查时，最常见的两个并发症是出血和气胸。有研究报道，9%的经支气管镜活检患者发生少量至大量的出血，在免疫功能受损患者为29%，尿毒症患者为45%，大量出血可导致死亡。

二、经支气管肺活检术

对肺周边部位病变，常规支气管镜检查不能窥见时，将活检钳通过病变部位相应的支气管达到远端病灶进行活检，即经支气管肺活检（transbronchial lung biopsy，TBLB）。对局灶性病变，可在X线透视或CT引导下施行，以达到准确取材，提高手术成功率的目的。如为弥漫性病变，可通过支气管镜直接进行肺活检，无需X线或CT引导。

TBLB的适应证包括：经各项非创伤性检查不能确诊的肺弥漫性病变和肺周围肿块、结节或浸润，同时无出血体质，心肺功能能够耐受该项检查。肺动脉高压和肺大疱患者不宜接受TBLB检查。

对局灶性病变肺活检者，完成常规检查后，将支气管镜直接插入病变区的段支气管，在X线导向下将活检钳循所选择的亚段支气管插入，转动体位多轴透视，核对活检钳位置对准活检目标无误后，张开活检钳，向前推进少许，在患者呼气末关闭活检钳，并缓慢退出。如无明显出血，可同法钳取活组织3～5小块，置入10%甲醛溶液中，如为肺组织则呈绒毛状飘浮于固定液中。为防止钳取后出血，可在活检前预先滴入1∶10 000肾上腺素1～2ml。

对弥漫性病变肺活检者，活检部位应选择病变多的一侧肺下叶，如两侧病变大致相同，则选择右下叶。支气管镜送达下叶支气管后，经活检孔插入活检钳至事先选择的段支气管内，直至遇到阻力或感到微痛时，再将活检钳后退1～2cm。此时嘱患者深呼吸，在深吸气末张开活检钳，并向前推进至遇阻力时，一般推进1cm左右，于呼气末关闭活检钳并缓慢撤出，术者此时可感到对肺组织的牵拉感。按同样操作在不同的段或亚段支气管取肺组织 3 ~ 5 小块，置入固定液中送检。

TBLB 宜限制在一个肺叶内进行，不宜在中叶、舌叶或左右两侧肺同时进行。活检钳必须锐利，关钳用力宜适当，既要钳断肺组织而又不造成肺撕裂伤。活检时患者应无剧烈咳嗽或深大呼吸动作。

通过 TBLB 可以有效获取远端肺组织内的病灶标准，是诊断肺实质局灶型病变和弥漫型肺部病变的有效技术手段。研究表明对表现为周围型肺结节的肺部恶性病灶，在无透视引导下行 TBLB 检查的阳性率可以为 54.2%，其中腺癌为 50.9%；鳞癌为 61.5%；低分化癌为 72.7%；小细胞癌可达到 100%，值得注意的是肺内转移性肿瘤的阳性率只有 12.5%。当有透视引导时，其整体阳性率可以达到 82.4%。

三、经支气管针吸活检术

经支气管针吸活检术（trans bronchial needle aspiration，TBNA）是一种通过穿刺针吸或切割，获取气道壁、肺实质以及气管、支气管相邻部位纵隔内病变的细胞学、组织学或微生物学标本的技术。近年来，随着病灶定位方法和穿刺针的不断改进，已广泛应用于各种良、恶性肺癌及纵隔疾病的诊断，极大地提高了气管镜的诊断率，并拓展了其临床应用范围。由于该项技术可对纵隔淋巴结进行活检，确定肺癌患者纵隔肿大淋巴结的性质，使气管镜检查直接参与肺癌的临床分期和纵隔疾病的诊断，一些发达国家已将此技术列为呼吸专科医生必须掌握的技能。

TBNA 最初是为纵隔病变的诊断而设计的，但随着技术的发展和经验的积累，其适应证范围已大大拓展。其主要适应证包括：①对纵隔和肺门淋巴结的取样，以明确诊断，同时对支气管源性肿瘤进行分期；②对气管（支气管）旁的肿块、黏膜下病变和肺外周结节进行取样；③适用于支气管内坏死和出血性病灶的病因诊断；④预测气管、支气管源性肿瘤外科手术的切除范围；⑤纵隔囊肿和脓肿的病因诊断及引流。

受操作者技术水平、穿刺针本身以及助手和病理医师配合等方面的影响，各单位报道的阳性率差异较大。对于肺癌患者，影响 TBNA 阳性率的主要因素是纵隔淋巴结转移的发生率和操作者的熟练程度，因为受到纵隔淋巴结转移发生率的限制，应用 TBNA 对肺癌进行分期，其阳性率在 30% ~50%，但其特异性高达 95% 以上。在评价肺外周型结节方面，TBNA 技术可以将常规支气管镜下的刷检和活检的检出率提高 20% ~25%。在诊断结节病方面，Trisolini 等报道，以 TBNA 诊断 1 期结节病，阳性率可达到 72%，如联合使用 TBLB，可使阳性率达到 87%。Morales 等的研究表明在原有方法上加用 TBNA 技术诊断结节病，可以使 1 期患者的诊断率提高 23%，2 期患者的诊断率提高 7%。此外，TBNA 技术还可以显著提高黏膜下病变、结核及淋巴瘤等纵隔淋巴结增大的病因检出率。

由于 TBNA 的操作者不能直接窥见病灶，要提高活检的阳性率，准确定位是关键。现有影像学检查只能提供纵隔的平面图像，操作者必须对纵隔解剖结构非常熟悉，并且拥有良好的空间想象力，在想象中重构纵隔的立体结构和病灶的相对位置，才能准确指导穿刺的定位，避开重要结构，保证操作的安全。但新近开发出的支气管腔内超声（endobronchial ultrasound）引导下的 TBNA（EBUS - TBNA）可在超声显示下对病灶或淋巴结实施实时穿刺，有效地克服了盲目 TBNA 定位难的缺陷，使 TBNA 的阳性率大幅度提高。研究表明，和传统 TBNA 相比，EBUS - TBNA 对隆突下淋巴结的穿刺阳性率由 76% 提高到 84%；而对其他部位淋巴结的穿刺阳性率更由 58% 提高到 84%；对于 CT 可见的肺门、纵隔淋巴结，其敏感性和特异性更分别达到 95.7% 和 100%，诊断准确率达到了 97.5%。可见 EBUS - TBNA 在对肺癌的淋巴结分期方面不仅优于传统 TBNA，而且无论是在敏感性还是准确性方面均优于纵隔镜检查，故有人预测 EBUS - TBNA 将取代纵隔镜成为肺癌分期的“金标准”。

近年的临床应用证明，TBNA 是一种安全、实用的活检技术。已有报道显示，仅少数患者术后发生气胸，其发生率不足 1%。此外，有极少数的患者发生纵隔气肿和纵隔出血等。TBNA 对支气管黏膜损伤最小，尖端具有斜面的穿刺针穿刺时其出血程度较之活检钳撕裂组织所致者小，仅在穿刺部位有少许出血，即使刺入血管或刺入易脆的肿瘤组织内，引起出血量亦不多，目前尚无致命性出血的报道。熟练掌握纵隔结构的解剖学知识，术前认真复习胸部 CT 片，可有效地避免不必要的组织损伤。除此之外，还应避免穿刺针对支气管镜的损伤。

四、支气管肺泡灌洗术

支气管肺泡灌洗术（bronchoalveolar lavage，BAL）检查是利用纤维支气管镜向支气管肺泡注入生理盐水并随即抽吸、收集肺泡表面液，检查其细胞成分和可溶性物质的一种方法。主要用作有关疾病的临床诊断以及研究肺部疾病的病因、发病机制，评价疗效和预后等。BAL还可通过液体的直接冲洗，清除呼吸道和（或）肺泡中滞留的物质，以缓解气道阻塞，改善呼吸功能，控制感染，用于某些疾病的治疗。

支气管肺泡灌洗术的适应证包括：①为了明确肺部肿块、复发性或持续性肺不张或肺浸润、肺部弥漫性疾病等的病因诊断；②支气管-肺感染需要获取标本用作病原微生物检查以及作药物敏感试验者；③为研究支气管-肺疾病的病因、发病机制等需要获取标本者；④需要冲洗和清除呼吸道和（或）肺泡中滞留的物质者。而禁忌证包括：①严重心、肺功能损害者，如呼吸衰竭、心力衰竭、严重心律失常；②新近发生急性心肌梗死的患者；③新近大咯血者；④活动性肺结核未经治疗者。

BAL在纤支镜检查时进行。先向需要灌洗的肺叶支气管注入2%利多卡因1ml局部麻醉后，将纤支镜前端嵌入肺段或亚段支气管开口，经纤支镜吸引管推注生理盐水25~50ml至肺段或肺亚段，共4~6次，总量100~250ml，一般不超过300ml。儿童灌洗量一般为3ml/kg。每次注入后，随即负压吸引。灌洗部位通常在右肺中叶或左肺舌叶，其他肺叶亦可以进行。负压吸引的压力为25~100mmHg（3.3~13.3kPa），不能过大、过猛。中叶或舌叶灌洗回收量应达到灌洗液的40%以上，下叶或其他肺叶应为30%以上。

回收的支气管肺泡灌洗液（BALF）应记录回收量，置于内壁涂硅的容器（或其他防止巨噬细胞贴壁的容器）中，周围宜被冰水-4℃包围，30min内送至实验室，通常在2~3h内处理。分别注入的液体每次回收后混合在一起进行检查，第一份回收的标本往往混有支气管内成分，可将第一份标本与其他标本分开检查。先用单层纱布过滤以去除黏液，将滤液离心后分离上清液供生化和免疫学检查，沉淀物供细胞学检查，微生物检查的标本需严格无菌操作。合格的BALF标准：①达到规定的回收比例；②不混有血液，红细胞数小于10%；③不应混有多量的上皮细胞（一般小于3%）。

回收的BALF作计量后，取少量标本置于白细胞计算盘进行细胞计数。在高倍显微镜下计数除上皮细胞及红细胞以外的所有细胞（巨噬细胞、淋巴细胞、粒细胞等）。以每毫升回收液的细胞数和灌洗液回收细胞的总数表示。

BAL的最大特点是能获取肺泡表面衬液，通过对其所含成分进行研究，可研究多种肺部疾病的发病机制。在临床诊断方面，BAL主要用于肺部感染、肿瘤、间质性肺病等的诊断。

五、荧光支气管镜

早期诊断是支气管肺癌治疗成功的关键。支气管肺癌的发生早期为不典型增生或原位癌，而肺癌高危人群中有10%的人存在不典型增生或原位癌。从正常组织发展成肺癌的过程中，不典型增生阶段可长达3~4年，原位癌的阶段也有6个月的时间；同时肺癌中的50%~60%（特别是鳞状细胞癌），主要的发病部位在中央气道。因此，以上两点为经支气管镜早期诊断支气管肺癌提供了时间和空间上的可行性。

普通白光支气管镜（white light bronchoscopy，WLB）诊断肺癌主要是根据支气管黏膜改变，如局部隆起、黏膜粗糙、水肿、出血等，再行活检、针吸活检、刷检等操作加以明确。但由于不典型增生或原位癌阶段支气管黏膜局部的改变并不明显，因此诊断的阳性率较低，仅为15%。随着光学和计算机技术的发展，近年来已研制出主要用于肺癌早期筛查的自荧光支气管镜（autofluorescence bronchoscopy，AFB）。文献报道，WLB基础上加用AFB，支气管腔内型早期肺癌的诊断阳性率可增加到78%。

“荧光”是一种特殊的物理现象，是指某些物体在特定波长光线的照射下，该物体可以受激发，辐射出波长比照射光线长的光。辐射出的波长较长的光线就是荧光。20世纪初，人们就发现人体组织存在荧光现象，并发现肿瘤组织和正常组织的荧光显像不同。人体内的荧光反应物质（荧光载体）有很多种类，包括：色氨酸、胶原、弹性蛋白、紫菜碱、磷酸吡哆醛等。人体组织辐射荧光的波长和强度决定于其中不同荧光载体的含量、入射光的最大吸收和反射值以及入射光源自身的特性。

当一束442nm的单色光照射在黏膜上时，上皮下的荧光载体被激发，辐射出波长较长的光线。这种荧光是混合光，由波长520nm的绿光和波长630nm的红光组成。其中，绿光较强、红光较弱，显示屏上看到的是绿色图像。在有组织增生和原位癌（carcinoma in situ，CIS）的部位，荧光辐射会减弱，并且以绿光减弱更明显，图像就会偏红色。引起荧光减弱的原因可能有：上皮增厚（吸收入射光增加）、组织充血（血红蛋白吸收绿光增加）、肿瘤基质中的还原性物质减低了荧光载体的含量等。利用肿瘤组织和正常组织荧光显像的不同，就能分辨普通光线下无法发现的早期肿瘤病灶。

与肉眼可以看见的普通光线不同，支气管黏膜的自发荧光非常微弱，不通过一定的辅助技术，肉眼是无法看到的。目前通常采用的技术分为两大类：①增强照射光的强度和纯度，采用特殊摄像机增加感受荧光的灵敏度；②应用能在肿瘤组织浓聚的光敏药物，增强肿瘤组织的荧光辐射。根据所用技术的不同，可将荧光支气管镜分为两大类。

1. 激光成像荧光支气管镜（laser imaging fluorescence endoscopy，LIFE）　此类荧光支气管镜统称为LIFE，通过外源性光源照射，激发组织的自发荧光，来分辨肿瘤组织，而不需使用光敏药物。LIFE系统使用低能量氦-镉激光产生的442nm紫外光作为照射光。摄像系统采用两台高分辨率CCD荧光摄像机，灵敏度达到普通摄像机的30 000倍，分别单独感受绿光和红光，并将数字信号传送到主机进行合成。这样，在监视屏上就能看到支气管黏膜的实时荧光图像。在LIFE系统中，肉眼看不到入射的紫外光，正常黏膜为绿色，增生或CIS黏膜为红色或棕色。此类荧光支气管镜的代表是加拿大Xillix公司生产的LIFE系统（laser imaging fluorescence endoscopy）和日本Pentax公司生产的SAFE-1000系统。

2. 自荧光支气管镜（autofluorescence imaging bronchoscopy，AFI）　此类荧光支气管镜工作时，入射光波长范围380～460nm。观察时，为增加对荧光的分辨率，需要将大部分直接反射的蓝光屏蔽。同时，为了增强视野的总体光线强度，还要保留一小部分散射蓝光。这样，观察正常黏膜时，由于绿色荧光较强，掩盖了蓝光，显示绿色；增生或CIS黏膜的绿色荧光明显减弱，黏膜显像就呈蓝/红色或是两种颜色融合成的暗视野区。某些光敏药物能选择性浓聚在肿瘤组织中，使用这些药物能增强病变部位的荧光显像，提高成像质量和检出率。早期常用的光敏剂是血卟啉衍生物，因为其光过敏副反应较明显，20世纪90年代起，逐渐被5-氨基乙酰丙酸（5-aminolevulinic acid，ALA）取代。当患者使用ALA后，以荧光支气管镜检查，就可以在肿瘤组织见到较强的红色光。

两种荧光支气管镜系统各有特点。LIFE系统在北美使用较广，具有副反应小、分辨率高、不需使用光敏剂的优点；但是费用昂贵、系统结构复杂、操作时白光和自荧光模式转换不便。AFI系统在欧洲使用较广，具有价格较低、白光和自荧光模式转换方便的优点；但是自荧光模式下分辨率不如LIFE系统、使用光敏剂会带来药物不良反应的风险。

AFB在中央气道黏膜不典型增生、原位癌诊断中是一种有效的早期定性、定位诊断工具，其一般联合WLB开展工作。Moro-Sibilot等联合检查244例肺癌高危人群（有症状的吸烟者及有肺癌手术史或头颈部肿瘤手术史者），所有发现异常者都进行活检确认，共发现92处低度病变、42处高度病变（中、重度增生和原位癌）及39处侵袭性肿瘤病灶。当用于早期中央型肺癌的诊断时，与单独WLB检查相比，WLB和AFB联合检查发现病变的敏感性可提高10%～30%，但是特异性会降低5%～10%。这些研究提示WLB联合AFB对癌前病变和早期肿瘤的监测有很高的价值。通过对痰检阳性而影像学阴性的肺癌患者的研究发现，AFB可以观察到的病灶范围要大于WLB单独检查，AFB检查的分期更准确，而根据AFB检查的结果调整了分期和治疗原则以后，患者的预后获得了相应的改善。说明AFB在早期肿瘤的分期中同样有很高的价值。

六、内科胸腔镜技术

内科胸腔镜（medical thoracoscopy），又称“胸膜腔镜（pleuroscopy），它有别于外科电视辅助胸腔镜。其操作通常是在清醒镇静加局麻下进行，一般在胸壁上仅行单点穿刺，整个操作可以在支气管镜室或诊所内进行。内科胸腔镜检术主要用于诊断胸膜和部分肺部疾病，并可实施胸膜粘连术。

内科胸腔镜检术的适应证包括：①不明原因的胸腔积液；②胸膜占位性病变；③气胸；④弥漫性肺病变及肺外周病变；⑤肺癌分期。

患者术前需建立人工气胸，可于局部麻醉下以过滤空气 400～800ml 注入胸膜腔，对胸腔积液患者应在抽胸液后再注入空气，并行胸部 X 线透视或摄片确认。进镜切口的选择不宜离病灶太近，最好取病灶相对方向，以便于观察病灶；如为弥漫性病变，一般取侧卧位，切口定于腋中线或腋后线第 6～7 肋间，此处进镜便于观察整个胸膜腔。同时，切口的选择应避开胸膜粘连处，以免进镜时使粘连带撕裂出血，影响观察、干扰检查结果。为全面了解病变的范围，检查中必须养成一定的习惯，按顺序观察整个胸腔以免漏诊，然后再观察异常组织的大小、数目、侵及范围、硬度、有无搏动等情况。对每个病变部位需取活检 2～4 块，活检后应仔细观察，如有出血可用冰肾上腺素盐水局部灌注，仍不止血可用凝血酶或电凝止血。术毕，缓慢抽尽胸腔内气体，并留置胸腔引流管行闭式引流，持续引流残余气体或胸液，同时观察有无漏气、出血，必要时可向胸腔内注药或冲洗。

传统的内科胸腔镜多为硬质镜，而新近问世的“软硬镜”为一种改良型的胸腔镜，其镜身的硬质，远端则可弯曲，这样大大地扩展了其视野。在我国有一些单位采用纤维支气管镜代替胸腔镜进行胸膜疾病的诊断，也取得了一定的疗效，其不足就是在活检时，镜体不太容易固定，活检部位的准确性受到一些影响。另需注意的就是镜体的消毒必须彻底，以避免因此而导致的医源性感染。

因为癌性病灶在胸膜上往往呈点状分布，结核病灶多分布于胸膜基底部或膈胸膜，所以直接经胸壁进行胸膜穿刺活检的阳性率较低。而通过内科胸腔镜检查可以直接窥视整个胸膜腔，能发现微小病灶；在直视下进行活检，能避开大血管、清除病变表面糜烂坏死组织及覆盖物，活检标本质量大大提高；不仅能取脏层胸膜、纵隔、膈面胸膜，也能取肋胸膜及肋膈窦处病变，使胸腔积液病因诊断的阳性率明显提高。文献报道以内科胸腔镜检查结合胸液的癌标及细胞学结果，对于癌性胸腔积液，其诊断的准确性可达 90% 以上；而对于结核性胸腔积液，其诊断的准确性可达 100%。此外，对于一些孤立性胸膜转移、结节病等，其诊断的准确性要显著高于常规胸腔穿刺和闭式胸膜活检术。其并发症包括：活检部位的出血（绝大多数为自限性）、持续性气胸、肋间神经和血管的损伤。其操作的相关死亡率低，仅为 0.01%～0.24%。

七、经皮肺活检术

经皮肺活检术（transthoracic needle aspiration/biopsy，TTNA/B）：是一种经皮穿刺获取包括胸壁、肺实质及纵隔在内的病变标本，从而进行细胞学、组织学及微生物学检查的技术。

1883 年 Leyden 成功地进行了第一例局灶性肺部疾病的经皮肺针吸活检，找到了致病的肺炎链球菌。3 年后，Menetrier 首次采用经皮肺穿刺诊断了一例肺癌患者。在 20 世纪上半叶曾有不少学者尝试经皮针吸活检，但由于穿刺针和定位技术的限制，这一技术的应用未能得到推广。20 世纪 60 年代后期，随着 X 线透视机的改进，穿刺针的改进，细胞学诊断技术的进步，经皮肺穿刺活检才得到了广泛应用。

经皮肺活检的适应证包括：通过针刺抽吸或组织切割，诊断肺外周的结节或浸润性病变、胸膜肿块、部分空洞性病变、纵隔肿块以及其他通过经皮穿刺可及的胸部病变。禁忌证包括：①无法纠正的凝血性疾病；②严重的低氧血症；③血流动力学不稳定；④肺动脉高压；⑤伴有肺大疱的肺气肿；⑥病变太靠近血管。相对禁忌证还包括既往有肺切除术或 $FEV_1 < 1L$。除此之外还应强调，对于双肺均有病灶者，一般不宜同时对两肺进行穿刺。

电视透视和 CT 引导是经皮肺穿刺活检的常用导向方法。电视透视具有费用低、设备普及、可实时观察和调整穿刺方向和针尖位置等优点，适宜对较大病灶的定位。但对小病灶的定位不够准确，对靠近心脏、大血管部位的病灶穿刺危险性较大。CT 对解剖结构显示清晰，可引导穿刺 5mm 以上的结节，对靠近重要部位的病灶也可以准确引导，根据增强 CT 还可以判断病灶内的坏死区域和周围的炎症或不张肺组织，使穿刺更准确。CT 还可以显示叶间胸膜和肺大疱，有利于选择合适进针路线，减少气胸的发生。最新的CT透视技术还可以实时引导穿刺过程，提高了穿刺准确性，缩短了穿刺时间。这些优点使CT引导成为目前肺穿刺活检最常用的导向方法。

TTNA/B可以比较准确地获得肺内结节病灶的组织标本，通过TTNA/B，许多患者可以避免不必要的开胸手术，并可以节约大量的医疗费用。TTNA/B总的诊断敏感性为68%～96%，其特异性可接近100%；对于所有大小的病灶来说，其诊断的准确性为74%～96%，通常病灶越小，诊断的准确性越低。TTNA/B最常见的并发症是气胸，大多文献报道气胸的发生率为20%～40%，但是其中的大部分患者气胸量非常小，无须特殊处理，仅不足10%的患者需要胸腔闭式引流。此外，偶有咯血，多为自限性，大咯血非常少见。

（余俊莲）

第三节　治疗性技术

一、在人工气道建立中的应用

在急诊和危重病抢救中，在ICU病房，为保持气道的通畅，或为进行机械通气，通常需进行气管插管。有经验的麻醉师和医师，通常在几分钟内即可顺利完成气管插管的操作，但偶尔也会遇到困难，如果连续2次插管均未成功，或插管时间超过10min以上仍未插入气管，称为困难插管。此时，应让患者休息5～10min，然后重插，但更可取的办法是用可弯曲支气管镜作引导来完成插管。如果患者肥胖、短颈、头颈部外伤、颈椎或颌面部骨折，或患强直性脊柱炎或口咽部肿瘤等，预知插管困难者，可一开始就应用可弯曲支气管镜，而不是在多次插管不成功后再用。需安放双腔气管插管、更换气管插管或拔管因发生上气道阻塞而失败时，也可借助可弯曲支气管镜来完成操作。如果患者有上气道阻塞的临床表现，应用纤支镜既可查明原因，又可进行治疗。

（一）气管插管

经可弯曲支气管镜引导行气管插管，可分为经鼻气管插管和经口气管插管两个径路来完成。由于经鼻气管插管时较少需要患者配合，气管套管插入时与喉的角度也较小，加上插管后行机械通气期间患者的进食和舒适程度均优于经口径路，故目前较多采用。

经鼻气管插管：①选择较通畅一侧的鼻腔，滴入或喷入2%的利多卡因和1%的呋麻滴鼻液，稍后用蘸有液状石蜡的棉签涂抹鼻腔四周以利润滑。②将气管导管涂抹液状石蜡后套入支气管镜，并撤到支气管镜的最近端。③按照常规支气管镜检查的方法，将可弯曲支气管沿后鼻孔→鼻咽→喉→声门，送入气管内。④在确认支气管镜远端进入气管腔内后，固定患者头部及支气管镜，并将气管导管沿支气管镜送入气管内，气管导管的远端一般距离隆突3～4cm为宜。⑤检查气管导管的位置后撤出支气管镜，并固定气管导管。

经口气管插管采用咬口器保护支气管镜免遭患者咬坏。其余步骤基本同经鼻气管插管步骤。

（二）更换气管插管

临床上需要更换气管插管的情况有：气管插管的套囊漏气，经鼻插管因鼻窦感染而换成经口插管，或经口插管因口腔糜烂，患者不能忍受须换成经鼻插管等。一般更换导管可以用标准换管技术来进行，并不需要应用纤维支气管镜。但如果估计重建气道的技术难度大，或患者病情危重，耐受性差，那么应用纤支镜来更换气管导管，至少失败的可能比较少。应用可弯曲支气管镜更换气管导管可有以下几种。

（1）将经口气管插管换成经鼻气管插管，具体步骤如下：①将新的气管导管套入可弯曲支气管镜并撤至最近端，方法同气管插管。②鼻腔滴入2%的利多卡因和1%的呋麻滴鼻液，同时鼻腔内涂抹液状石蜡。③经鼻腔插入支气管镜，沿途吸净鼻咽腔内的分泌物以保持视野清楚。④将支气管镜送至声门上，将旧的气管导管的气囊放气后，在撤出旧气管导管的同时将支气管镜插入气管。⑤固定患者头部及支气管镜，将新的气管导管沿支气管镜送至气管中段。⑥撤出支气管镜，接呼吸机，提高吸入氧浓度。

⑦待患者机体氧合状态改善后，经三通管对气道分泌物进行进一步清理，固定新的气管导管，术毕。

（2）将经鼻气管插管换成经口气管插管。

（3）经口插管仍换成经口插管。

（4）经鼻插管仍换成经鼻插管。

具体步骤方法基本相同，故不再赘述。基本与上述相同。

（三）协助拔除气管导管

临床上，有些患者在拔除气管插管后突然发生呼吸窘迫，其中部分原因是由于上气道阻塞（upper airway obstruction，UAO），这种 UAO 多发生在声门下或声门处。发生 UAO 必须重建人工气道。虽然重新插管后能很快解除患者的呼吸窘迫症状，但却仍未搞清楚 UAO 的原因。而对可能发生 UAO 的患者，于撤管时先插入支气管镜，使支气管镜与气管插管一同撤出，这样可发现 UAO 的原因，与此同时可以立即重新送入气管插管，避免 UAO 对患者的影响。然后根据所发生情况寻找处理方法。UAO 的发生一般与患者以前曾插过管并且插管困难并经反复多次插管的尝试以及机械通气时间过长等有关。

二、气道异物的摘除

气管、支气管异物是小儿常见的临床问题。据国内的一组 1 304 例气道异物的资料显示，10 岁以下的儿童占了所有患者的 96%。其临床表现常与吸入异物的大小、异物沉积的气道水平和管径、沉积处气道阻塞的程度、是否造成局部的水肿和出血等有关。轻者可以表现为刺激性咳嗽、气促等，少数患者亦可无明显症状；重者可有喘憋、呼吸困难，甚至窒息死亡。气道的异物吸入通常要求临床医生要在不开放损伤气道或周围结构的情况下，将异物完整地取出。这在支气管镜问世之前，亦是困扰医学界的一大难题。随着硬质支气管操作过程中通气技术的改建和视觉效果的提高，可弯曲支气管镜以及异物摘取所需器材的完善，使得气道异物的诊断和摘除变得更加安全、有效和便捷。

医生应根据患者病情及年龄等因素，选择支气管镜的种类和型号（包括硬质支气管镜），异物摘除的方法和工具，并且预测异物摘除所需时间和可能的并发症，并将其告知患者及家属以取得患者的合作。对于无明显呼吸障碍的患者，术前应至少禁食 4 ~6h 以上，以防止胃内容物反流而导致误吸，成人患者可在术前 30min 肌内注射阿托品 0. 5mg，地西泮 5 ~10mg，必要时可肌内注射哌替啶 50mg，儿童患者的术前用药可根据身高、体重酌减。对于异物吸入后有明显呼吸功能障碍者，则应立即行急诊异物摘除术，为减少胃内容物反流的发生，可让患者取坐位行纤维支气管镜检查。对于有心、肺基础疾病患者，术前还应进行心电图、血气分析及肺功能等项目的检查，以评估患者对手术的耐受程度和手术的风险。一般成人或 12 岁以上的儿童拟行软性支气管镜下取异物者，多采用局部表面麻醉；而对于 12 岁以下的儿童或拟行硬质支气管镜下取异物者，则需要采用全身麻醉，全身麻醉下的机械辅助通气可通过硬质支气管镜进行通气，或采用喉罩下机械通气。

异物摘除器具包括：鳄口型异物钳、V 字形、W 字形、橡皮头型异物钳、三爪钳、篮形钳、圈套器、球囊导管以及冷冻电极等。操作者应根据异物的大小、种类、异物与周围组织的关系等不同来加以选择。V 字形异物钳是异物摘除中最常用的异物钳，但对于体积较大的异物则可采用 W 字形、三爪形异物钳加以钳取；对于像花生米、橡子等表面较为光滑的类圆形异物则可试用套篮钳；而对于沉积在周边支气管的类圆形异物，则须先用球囊导管逐步将异物驱赶至中央气道后，再用套篮钳将其取出；而对于一些易碎的异物（如药片），则可用冷冻探头将其冷冻在探头上一并取出。

无论支气管镜采取哪条径路（口、鼻或人工气道）插入，操作者均应仔细地观察咽喉部、声门下、气管、左右主支气管及各叶、段支气管。顺序一般是先检查健侧，后检查患侧。若不知道异物的确切部位时，可先查右侧，后查左侧。在发现异物时，应特别注意勿将异物推向更远端支气管，以免给摘除造成困难。对沉积在远端支气管内的类圆形异物，在摘除过程中可配合患者体位的变化（如采取头低足高位或健侧卧位等）来协助异物的取出。对较大的异物并嵌在主支气管造成一侧全肺不张的患者，在异物取出过程中应特别小心，谨防异物滑脱后阻塞对侧主支气管而造成窒息。对于异物已完全被容易出血的肉芽组织所包裹的患者，企图直接将异物取出可能很困难，而且易造成术中和术后的出血。有条件的单位可在异物摘除之前，采用微波、高频电刀或冷冻等手段将肉芽组织予以清理，并充分将异物暴露后再行摘除。对这类患者术前短时间（一般1～3d）静脉使用糖皮质激素（如甲泼尼龙，每日40～80mg），可能有益。

支气管镜下异物摘除术的常见并发症：①由于操作不当而将异物推进远端支气管，导致异物摘除失败，最终不得不行经胸膜支气管切开术取出异物。②异物摘除过程中损伤血管而引起的大出血。③支气管壁的损伤而引起支气管瘘、纵隔气肿和气胸。④手术操作所造成的喉痉挛、喉气管水肿以及异物在钳取过程中滑脱落在声门下区，而造成的呼吸道梗阻。⑤由于缺氧所引起的各种心律失常，严重者可出现致命性心律失常，甚至心搏骤停。

操作者必须意识到，即使异物吸入患者是在呼吸平稳的状态下进行诊断性的支气管镜检查，由于偶然机会所引起的异物移位也可以造成气道阻塞，因此操作必须是在有充分复苏设备的环境下进行。通常在异物取出后，应常规对整个气管及左、右主支气管及叶、段支气管进行检查，观察是否存在其他异物或异物碎片残留。对于行硬质支气管镜异物摘除者，最好用可弯曲支气管通过硬镜仔细检查。

三、经支气管镜介导腔内热烧灼治疗

目前用于支气管镜介导下的腔内治疗的各种方法中，以热烧灼方法最为常用。其中包括了微波、高频电凝、高频电圈套、氩等离子体凝固（argonplasma coagulation，APC）和激光等。其原理均是通过将能量聚积到病变组织，使组织产热，进而使病变组织变性、凝固或是炭化和气化，以达到将病变组织去除，使气道重新恢复开放状态的目的。

气道内热烧灼治疗能够在治疗的当时即刻清除气道内病变组织，迅速达到疗效。所以对导致通气功能障碍，并产生明显症状的中央气道（即气管、主支气管、中间段支气管和叶支气管）的腔内型病变，多数学者均首选上述方法对病灶实施清除，一般都能取得很好的即刻疗效。其适应证包括：①失去手术机会的气管、支气管腔内恶性肿瘤的姑息性治疗；②气管、支气管腔内各种良性肿瘤的根治；③各种炎性、手术、外伤及异物性肉芽肿的切除；④支气管镜可及范围内的气道组织的出血。但是，因为热烧灼治疗只能清除可见范围内的病变组织，不能解除根本的病因，尤其对于肿瘤组织不能有效抑制手术野以外组织的生长。所以，单纯热烧灼治疗的疗效维持时间较短，有条件者需联合支架植入、放疗、化疗等综合治疗，以延长疗效维持的时间。需要注意的是气道外压性狭窄是热烧灼治疗的绝对禁忌，治疗前必须仔细鉴别，彻底排除，否则会造成气道穿孔。

因为以上方法的产热原理不尽相同，在临床应用时有其各自的特点。激光（常用的有Nd：YAG激光和KTP激光）的能量最高，对组织的切割效果好，治疗深度最深、速度最快，但容易造成组织的穿孔和出血，掌握不好还会损坏支气管镜及其他硬件设备，而且价格昂贵；而微波所释放的能量低，对组织的凝固作用比较慢，不适合治疗严重的气管阻塞，但同时也就相对比较安全，而且价格非常便宜；相对前两者，高频电凝及APC都是利用高频电放电的原理产生热量，能够较迅速地去除病变组织，同时治疗深度又不太深，便于操作者掌握，是目前较为理想的腔内治疗手段，除此之外，其价格比较适中，较为适合我国国情。

文献报道以上各种气道内热烧灼治疗方法对于恶性疾病导致的气道阻塞，其近期疗效均可达到90%左右；对于腔内型的良性肿瘤则可以完全治愈。其主要并发症包括出血和局部组织的穿孔。对于严重的气管阻塞、心肺功能差或预计术中有可能会有出血的患者，操作最好能在全身麻醉下进行，这样可将治疗的风险降至最低限度。

四、气道内光动力治疗

气道内光动力治疗（photodynamic therapy，PDT）需先全身给予光敏剂，该类药物具有亲肿瘤特性而在瘤体内聚集，一定时间后通过支气管镜用特定波长的光照射肿瘤，激发光敏剂，使其将能量传递给氧原子而产生具有氧化作用的单线态氧（$^1O_2$），后者使肿瘤细胞坏死。

PDT技术自20世纪80年代应用于临床，先后被用于治疗皮肤、胃肠道、泌尿系统以及呼吸系统恶性肿瘤的治疗，均取得了满意的疗效。

气道内光动力治疗的适应证包括：①病变表浅的早期肺癌，不能耐受手术或拒绝手术者；②中、晚期肿瘤患者的姑息治疗；③手术、放化疗后局部残留或复发的小肿瘤。

两项包括16个欧洲中心，20个美国/加拿大中心的随机对比PDT和YAG激光对部分阻塞性肺癌疗效的前瞻性研究结果显示，治疗1周后肿瘤对两种方法的反应相似；但1个月后PDT组欧洲和美国/加拿大中心各有61%和42%的患者有效，而YAG激光组分别只有36%和19%的患者有效。结果显示PDT在缓解气急、咳嗽和咯血方面优于YAG激光，尤其在疗效维持时间上明显优于热烧灼治疗。其他研究也得出相同的结论，即在适应证范围内，PDT缓解阻塞及其他症状的效果要好于YAG激光。

气道腔内光动力治疗的主要并发症是光过敏和咯血，所以术前必须行过敏试验，术后2周内要注意避免强光照射和观察有无咯血症状。值得注意的是，由于PDT术后肿瘤组织会有明显水肿，如肿瘤已侵犯气管或同时侵犯两侧主支气管，术后可能发生严重气道狭窄，甚至出现呼吸衰竭。对于这样的患者，PDT治疗应慎重采用，如必须使用者，需备好气管插管等抢救措施，或于支架植入后进行。

五、气道腔内近距离放射治疗

放射治疗是肺癌重要的治疗手段，其中外照射是标准的治疗方式。但因为正常组织对辐射耐受力有限，限制了对肿瘤组织放射的剂量，所以外照射的疗效受到很大的限制。气道腔内近距离放射治疗，是将放射源导入气道内贴近肿瘤组织进行照射。其大大减少了对正常组织的辐射剂量，故能对肿瘤组织施以较高剂量的照射，可以尽快打通气道、清除腔内及其周围肿瘤组织，而且安全性高、患者易于耐受。

放射性同位素^{192}Ir以释放β射线为主，局部作用强，穿透力较弱，对正常组织损伤小，易于防护；并且其能量率高，可制成体积很小的放射源，进入人体的各个部位进行放疗，是目前最好也是应用最广的腔内近距离放射源。1983年，Mendiondo首次报道通过纤维支气管镜插入装有^{192}Ir的聚乙烯管进行支气管腔内近距离放疗，其后气道腔内近距离放疗得到了迅速的推广。

腔内近距离放疗的适应证主要有：①中央型肺癌侵犯纵隔或大气道；②气管、支气管腔内恶性病变引起的呼吸困难、阻塞性肺炎、咯血或难治性咳嗽等；③肿瘤术后残端未尽或残端复发；④作为Nd：YAG激光治疗或其他腔内介入治疗的后续治疗。

Satio报道，以外放疗联合近距离放疗治疗64例放射学阴性的腔内型鳞癌患者，中位随访期44个月，有9例复发，其中5例通过进一步手术治疗和外放疗再次缓解，4例死亡，随访满5年的患者中无病生存率达87.3%。对于中、晚期肺癌患者，以近距离放疗和外放疗联合或序贯治疗，缓解肿瘤腔内侵犯引起的呼吸困难、阻塞性肺炎、咯血或难治性咳嗽等症状，有效率达到70%左右，并且维持时间较长。对于大气道阻塞，已接受热烧灼、支架植入等治疗取得良好疗效的患者，也可以通过腔内近距离放疗进一步抑制周围肿瘤组织的生长，大大延长疗效维持时间。

腔内近距离放疗最主要的并发症是咯血和放疗后气道水肿。大咯血可能与剂量高有关，也可能是由于肺动脉与主支气管和上叶支气管非常靠近，放射后造成坏死出血。也有学者发现鳞癌接受近距离放疗后较易发生大咯血。所以，当肿瘤是鳞癌、肿瘤位于主支气管或上叶支气管时，要考虑到大咯血的可能性较高。轻度气道水肿不需特殊处理，如果原有重度气道狭窄或肺功能严重减退，气道水肿可能引起致命性呼吸衰竭。对于这些患者除做好气道的前期准备外，还可以在治疗前后给予皮质激素减轻水肿。

六、气道内支架植入术

气道支架的应用最早可追溯到19世纪90年代，但是直到20世纪80年代，随着材料科学的不断发展和可弯曲支气管镜在临床的普及，气道内支架置入才真正得以在临床被广泛应用。

气道内支架置入的适应证主要包括三个方面：①中央气道（包括气管和段以上的支气管）狭窄的管腔重建；②气管、支气管软化症管壁薄弱处的支撑；③气管、支气管瘘口或裂口的封堵。

支架主要分两种类型，即由硅酮或塑料制成的管状支架和由金属材料制成的可膨胀式金属网眼支架。相对于金属网眼支架而言，硅酮管状支架的价格便宜，调整位置及取出支架较方便，即便是在支架植入数年以后还能方便地调整位置。但是其贴壁性较差，影响黏液纤毛清除功能，比较容易发生支架移位，植入过程需通过硬质支气管镜进行，操作不便。而金属网眼支架植入方便，大多数患者均可在局麻下采用可弯曲支气管镜进行置入，并且植入后移位的发生率较低，同时可在一定程度上保留气道的黏液清除功能。同样金属网眼支架也存在着不足，主要包括：价格较贵，植入后移出比较困难，无覆膜支架肿瘤或肉芽组织穿过网眼生长致支架腔内再狭窄的发生率较高等。

因此，对于恶性气道阻塞或仅仅需要暂时性支架置入的患者，有条件开展硬质支气管镜操作的单位可优先选择硅酮管状支架。然而金属网眼支架由于其有置入相对方便等优点，已使其在临床的应用范围变得越来越广，涵盖了各种良、恶性气道病变。但需要强调的是，对于良性气道狭窄，特别是病变部位尚处于急性炎症期的患者，金属网眼支架置入应当慎重。对血管外压性气道狭窄，多数学者认为金属支架一般不宜使用。

金属支架种类繁多，应用最多的是镍钛记忆合金支架。目前国内常用的镍钛记忆合金支架根据其编织方法的不同又可以分为 Ultraflex 支架和网状支架。Ultraflex 支架设计独特，允许金属丝做轴向及冠向运动，因此支架贴壁性好，与气道壁之间不易产生无效腔，适用于不规则或表面凸凹不平的气道病变。但正因为此，支架局部应力不易向周围传递，如长期植入气管，在反复咳嗽动作的作用下容易产生金属疲劳，导致支架断裂。网状支架采用一根镍钛合金丝编织成网，结构简单。当支架受到环周或侧向压力时，应力可以向周围传递，支架仍保持圆筒状，同时支架长度变长。所以支架的贴壁效果较差，支架与气道壁之间的空隙容易导致分泌物潴留成为反复感染的源头。但也因为支架应力可以向周围传递，如长期植入气管，不易发生金属疲劳产生支架断裂。所以 Ultraflex 支架适合植入支气管或短期植入气管，而网状支架植入气管的长期安全性相对较好。

Dumon 等报道了他们采用硬质支气管镜放置 Dumon 硅酮支架的多中心研究结果：在 1 058 例患者中植入 Dumon 硅酮支架 1 574 枚；在良性病变中，支架放置的平均时间是 14 个月（最长 74 个月）；在恶性患者中放置的平均时间是 4 个月（最长 55 个月），术后所有患者的症状均显著改善。Teruomi 等进行了一项前瞻性的多中心研究评价 Ultraflex 镍钛合金支架的疗效和安全性。分别在透视和支气管镜直视下将 54 枚 Ultraflex 支架植入 34 例恶性气道狭窄的患者气道内，支架植入后 82% 的患者呼吸困难症状立即缓解，气促指数较支架放置前有显著改善，随访过程中未发生支架移位。对于肿瘤向管腔内生长的患者同时接受了激光、电凝等联合治疗，结果支架置入后的中位生存期为 3 个月，1 年生存率为 25. 2% 。以上研究均提示支架植入是快速解除气道狭窄的有效方法，但其长期疗效还有赖于原发病的控制情况。

支架植入最常见的并发症是植入后的再狭窄。包括肿瘤性的和炎性肉芽肿性的再狭窄，处理包括采用 APC、高频电灼或冷冻将支架腔内的组织予以清除。对于恶性阻塞，还可选择腔内近距离后装放疗进行处理。除此之外，还有一些少见的并发症，如大咯血，多见于恶性气道狭窄；支架本身的疲劳性断裂，多见于良性狭窄金属支架植入后。

七、支气管动脉插管化疗与栓塞治疗

经支气管动脉灌注化疗（bronchial arterial infuksion，BAI）和支气管动脉栓塞（bronchial artery embolization，BAE）治疗是支气管肺癌的主要介入治疗手段。与静脉化疗相比，BAI 的局部药物浓度高 2 ~6 倍，同时还可减少药物与血浆蛋白结合，提药物的细胞毒性作用。

栓塞材料较多选用吸收性明胶海绵颗粒或超液态碘油（Lipodol）。单纯应用吸收性明胶海绵颗粒，只能栓塞相应小动脉，侧支循环仍可建立，肿瘤不容易彻底坏死。超液态碘油能聚集在血管末梢，栓塞肿瘤毛细血管床，栓塞后侧支循环难以建立，肿瘤坏死比较彻底。碘油还可携带化疗药物选择性停滞于肿瘤血管内，具有导向化疗作用。同时，高密度碘油在原发病灶及转移淋巴结内的沉积显示非常清楚，有利于术后 CT 随访。

支气管动脉灌注化疗与栓塞的疗效与肺癌的组织学类型、分期、抗癌药物的种类和用量、支气管动脉供血情况、是否行 BAE 及其他综合治疗措施有关。因所选择的病例差异、药物种类、用药量及治疗次数不同，各家报道疗效有一定差异。但大部分研究认为除化疗反应较小外，疗效并不优于静脉化疗。目前认为影响疗效的因素有：①治疗次数少。②肿瘤对药物不敏感。③肿瘤血供不丰富。④支气管动脉因化疗药物刺激和栓塞致管腔狭窄、闭塞，侧支循环形成。⑤肿瘤有多支血供，尤其是侵犯胸壁、纵隔淋巴结及锁骨上淋巴结转移者，邻近体循环动脉往往增粗，供应肿瘤生长。

支气管动脉化疗栓塞的并发症除肋间动脉栓塞、咯血、咳嗽等，最严重的并发症是脊髓损伤。虽然其发生率低，但后果严重，严重者可造成截瘫。故 BAE 时宜使用 3F 微导管超选择插管以避开脊髓前动脉和神经根滋养动脉，同时应适可而止，切忌过分栓塞，以防反流。脊髓缺血损伤的临床表现为治疗后即感到四肢麻木，大小便障碍，双下肢活动不便等。一旦发现应尽早使用血管扩张药如烟酰胺、低分子右旋糖酐、丹参等改善脊髓血液循环，并用地塞米松或甘露醇脱水治疗以减轻脊髓水肿以及其他相应对症处理。如治疗及时，大部分患者可以恢复神经功能。

八、胸部肿瘤的经皮穿刺介入治疗

对于周围型肺癌需要接受介入治疗的患者，因为支气管镜不能到达病变部位，所以需要选择经皮穿刺的途径进行治疗。与气道腔内介入治疗相比，经皮穿刺介入治疗发展相对较晚，目前常用的治疗方法有射频消融治疗和放射性粒子植入治疗。其适应证为不愿或无法接受手术治疗的早期周围型肺癌及中、晚期周围型肺癌、能耐受肺穿刺操作者。

（一）经皮胸腔穿刺射频消融治疗

采用射频消融（radiofrequency ablation，RFA）技术治疗恶性肿瘤是 20 世纪 90 年代初兴起的一项新技术。消融电极刺入肿瘤，组织中的导电离子和极化分子在射频发生器产生的射频交变电流作用下快速反复振动，但由于各种导电离子的体积、质量以及所带有的电荷量不同，它们的振动速度也就不同，因此会剧烈摩擦，产生大量热量。由于消融电极周围的电流密度极高，因此电极周围就会形成一个局部高温区。当温度达到 60℃以上时，组织中的蛋白质会变性，肿瘤细胞成不可逆转性坏死。同时，在凝固坏死区外，还有 43～60℃的热疗区，在此区域内的肿瘤细胞被杀灭，而正常细胞可恢复。

1990 年 McGahan 和 Rossi 等先后报道了用射频消融术治疗肝肿瘤，从此在世界范围内得到广泛的应用。目前，射频消融更多用于肝脏恶性肿瘤的治疗，应用于肺癌治疗领域尚处于探索阶段。Fernando HC 等报道，以经皮射频消融治疗 11 例早期周围型肺癌，随访 18 个月未见肿瘤局部复发。提示射频消融在肺癌治疗领域有良好的应用前景。但相对于肝癌，肺癌治疗的病例数和经验还有待进一步积累。

作为一种局部治疗方法，射频消融与放疗相比最大的优势在于没有最大剂量的限制，并且如果患者全身情况允许还可以进行反复治疗或与其他方法联合治疗，有利于达到最佳的疗效。但是，因为电极周围温度梯度的存在，对于直径超过 3cm 的结节就很难将肿瘤完全杀灭。Nguyen 等治疗 8 例能接受手术的肺癌患者，治疗后切除病灶，病理研究发现其中 3 例肿瘤组织完全灭活者，其瘤体直径均 <2cm。这也证实了这一点。所以，射频消融治疗对于肿瘤直径较小者优势更明显，如何提高对体积较大结节的疗效将是下一步研究的重点。

（二）经皮胸腔穿刺放射性粒子植入近距离放射治疗

肿瘤生长过程中，在繁殖周期内 DNA 合成后期及有丝分裂期对射线最敏感，而静止期的细胞对射线不敏感。体外放疗分次短时间照射只能对肿瘤繁殖周期中的一小部分时相的细胞起治疗作用，必然影响疗效。经皮放射性粒子植入治疗是在 CT 或 B 超的引导下，根据三维立体治疗计划将微型放射性粒子源植入肿瘤内或受肿瘤浸润侵犯的组织中，持续放出的低能量的 X 射线及 γ 射线，在一段时间内连续不间断地作用于肿瘤组织，使得任何进入活跃期的肿瘤细胞都被射线抑制和杀灭，经过足够的剂量和半衰期，即可使局部肿瘤得到最为有效的控制。而正常组织则不受损伤或仅受到微小损伤。

20 世纪 80 年代后期，^{125}I 等低能量放射性粒子研制成功，同时影像设备和计算机技术快速发展，使放射性粒子植入治疗肿瘤得以迅速推广。目前，在前列腺癌、鼻咽癌和术中残余肿瘤组织等情况中植入放射性粒子治疗已获得广泛的认可。已经有许多学者开展了经皮放射性粒子植入治疗肺癌的研究工作，但文献报道的病例还比较少。根据观察，经皮放射性粒子植入对于目标病灶的控制有肯定的疗效，尤其对病理为鳞癌的患者，最快1周左右肿瘤体积即有明显缩小，大部分患者能达到满意的局部疗效。放射性粒子植入的并发症主要有气胸、咯血、术后发热、粒子脱落、移位等，大多不需特殊处理。

（余俊莲）

第四章

呼吸重症疾病的治疗技术

第一节　氧气疗法

氧气是维持人体所必需的物质，但是人体自身储备的氧极少，维系机体新陈代谢的氧需要呼吸系统从外界摄取，借助循环系统输送给全身各个器官。呼吸重症疾病均有低氧血症。氧气疗法（氧疗）是指通过给氧，提高动脉血氧分压和动脉血氧饱和度，增加动脉血氧含量，纠正各种原因造成的缺氧状态，促进组织的新陈代谢，维持机体生命活动的一种治疗方法。氧疗是各种原因引起的急性低氧血症患者常规和必不可少的治疗，有纠正缺氧、缓解呼吸困难、保护重要生命器官的功能，有利于疾病痊愈。

一、缺氧的诊断与监测

缺氧临床表现主要为发绀、呼吸加深加快、心动过速、血压升高等，但缺氧的临床表现缺乏特异性，因此缺氧的诊断主要依据实验室检查。

1. 血氧测定　如下所述。

（1）动脉血气分析：是监测低氧血症最可靠的方法，一般以 PaO_2 降低程度作为划分低氧血症的标准。PaO_2 正常范围为 13.3 -（0.04 × 年龄）± 0.67kPa［100 -（0.3 × 年龄）± 5mmHg］。PaO_2 低于同龄人正常下限称为低氧血症。

（2）经皮血氧饱和度监测（SpO_2）：具有连续、准确、无创等优点，当 PaO_2 在 60 ~ 100mmHg 范围内时，SpO_2 与 PaO_2 具有较好的相关性。

（3）混合静脉血氧分压监测（PvO_2）：是监测氧供需平衡可靠的指标。有人强调以 PvO_2 作为组织缺氧的指标，对休克、严重心肺疾病和体外循环患者，测量 PvO_2 和乳酸水平与患者生存率的相关性优于心排血量参数。PvO_2 正常范围为 35 ~ 40mmHg，28mmHg 为低氧阈值。PvO_2 < 20mmHg 出现细胞功能进行性障碍，PvO_2 < 12mmHg 时，患者数分钟即会死亡。

2. 其他　如下所述。

（1）血乳酸测定：血乳酸增高提示无氧代谢增加，在各类型休克和急性低氧血症的研究中发现，血乳酸水平与病情严重程度和死亡率之间有显著相关性。但血乳酸增高并非诊断低氧血症的特异性证据。

（2）阴离子间隙：正常为 12 ~ 14mmol/L。阴离子间隙明显增大提示有机酸中毒或严重肾衰竭，乳酸中毒时阴离子间隙超过 25mmol/L。监测血乳酸含量和阴离子间隙可反映组织低氧程度。

（3）内脏组织氧合监测：不少学者主张应用胃肠道张力计（Gastrointestinal tonometry）监测胃肠黏膜 PCO_2 及计算 pH，认为它可准确、敏感地反映组织氧合状态，对危重病患者病情估计、指导治疗及预后判断有较大帮助。近年来，采用胃肠黏膜血氧饱和度测定对判断组织缺氧具有重要价值。

此外，尚有经皮及经球结合膜监测（$PtCO_2$、$PtjO_2$）、经皮二氧化碳监测（$PtcCO_2$）等。

3. 分类　临床上划分低氧血症严重程度的标准如下：

（1）轻度低氧血症：无发绀，PaO_2 > 50mmHg，SaO_2 > 80%。

（2）中度低氧血症：有发绀，PaO_2 为 30 ~ 50mmHg，SaO_2 为 60% ~ 80%。

（3）重度低氧血症：显著发绀，$PaO_2 < 30$mmHg，$SaO_2 < 60\%$。

临床上 $PaO_2 \leq 50$mmHg 时，常推断已有组织缺氧的存在，但组织缺氧也可以在没有低氧血症的情况下发生，如各种原因所致循环功能不全、贫血、一氧化碳中毒等。对于无低氧血症的组织缺氧，除一氧化碳中毒以外，氧疗的效果一般较差或无效。

二、呼吸重症疾病氧疗的适应证以及方式

（一）呼吸重症疾病氧疗的适应证

1. 目的　氧疗的目的在于改善低氧血症，凡属于通气功能不足/灌流不平衡所引起的低氧血症，氧疗有一定帮助。至于较大的右向左分流、静脉血掺杂所致的动脉血氧分压不足，氧疗效果颇为有限。氧疗只能预防低氧血症所致的并发症，如缺氧的精神症状、肺性脑病、心律失常、乳酸中毒和组织坏死等，故氧疗只是防止组织低氧一种的暂时性措施，绝不能取代对病因的治疗。

2. 适应证　如下所述。

（1）有低氧血症的组织缺氧：理论上，存在动脉低氧血症，便是氧疗指征。但最好根据血气分析结果决定是否实施氧疗及如何实施，其中 PaO_2 测定尤为重要，同时参考 $PaCO_2$ 来确定缺氧的类型与严重程度。低氧血症可分为两类：①单纯低氧血症，其 PaO_2 低于正常而 $PaCO_2$ 尚正常，包括所有通气功能正常或有轻度抑制的患者。这类患者可给予无控制性氧疗，因即使给予较高浓度的氧亦无 CO_2 潴留的危险，而任何较高浓度的氧都能维持满意的血氧分压，但应注意长时间吸入较高浓度氧的危险。氧疗后 PaO_2 的理想水平是 60 ~ 80mmHg。②低氧血症伴高碳酸血症，其 PaO_2 低于正常，$PaCO_2$ 高于正常，包括所有通气功能异常，主要依赖低氧作为兴奋呼吸中枢的患者（如 COPD、阻塞性肺气肿、慢性肺源性心脏病）。这类患者的氧疗指标相对严格，在 $PaO_2 < 50$mmHg 时才开始氧疗，必须结合患者的通气功能实施控制性氧疗，以避免因解除低氧性呼吸驱动而抑制呼吸中枢的危险。如患者并发心肌梗死、循环衰竭或大脑缺氧等，必须保持患者动脉的良好氧合。在给予高浓度氧吸入时，使用机械通气治疗以降低 $PaCO_2$。

（2）血氧正常的组织缺氧：血氧正常的组织缺氧是指有组织缺氧而无明显低氧血症，包括休克、心排血量减少、急性心肌梗死、严重贫血、氰化物或一氧化碳中毒以及全身麻醉、大手术术后患者等。PaO_2 对判断此类患者是否需要氧疗及氧疗的效果并不合适，临床一般均给予氧疗，但其疗效较难评价，只有一氧化碳中毒给予氧疗的疗效是肯定的。必要时可给予较高浓度氧疗或高压氧疗治疗。

3. 指征　如下所述。

（1）轻度低氧血症：这类患者已适应轻度低氧血症，一般不需氧疗。对病情可能恶化的患者，早期氧疗可能具有一定的治疗作用。

（2）中度低氧血症：对长期处于慢性缺氧状态的阻塞性肺病患者，给予氧疗是有益的。氧疗期间出现渐进性通气量降低，但 $PaCO_2$ 可能升高（> 55mmHg）。但若有 CO_2 潴留，吸入氧浓度应控制在 28% 左右。

（3）严重低氧血症：重症患者常有 CO_2 潴留，氧疗过程中会发生渐进性通气量不足，宜选用控制性氧疗。吸入氧深度尽可能从 24% 开始，然后逐步提高吸入氧浓度，若治疗过程中 CO_2 下降至正常水平，即可改吸较高浓度的氧。

（二）呼吸重症疾病的氧疗方式

1. 无控制性氧疗　吸入氧浓度不需严格控制，适用于无通气障碍的患者。据吸入氧浓度可分为 3 类：

（1）低浓度氧疗：吸入氧浓度 24% ~ 35%。适用于轻度低氧血症患者。可缓解缺氧症状。全身麻醉或大手术术后患者常给予低浓度氧吸入，可维持 PaO_2 处于较高水平。

（2）中等浓度氧疗：吸入氧浓度在 35% ~ 50%，适用于有明显 VA/Q 失调或显著弥散障碍但无

CO_2 潴留的患者，如左心衰竭引起的肺水肿、心肌梗死、休克、脑缺血，特别是血红蛋白浓度很低或心排血量不足的患者。

（3）高浓度氧疗：吸入氧浓度在50%以上，适用于无 CO_2 潴留的极度VA/Q失调，即有明显动-静脉分流的患者，如ARDS。一氧化碳中毒、Ⅰ型呼吸衰竭经中等浓度氧疗未能纠正低氧血症者，也可采用高浓度氧吸入。心肺复苏患者在复苏后短时间内一般都采用高浓度氧疗。

2. 控制性氧疗　需严格控制吸入氧浓度，适用于慢性阻塞性肺疾病通气功能障碍患者，因其低氧血症伴 CO_2 潴留，其呼吸中枢对 CO_2 已不敏感，呼吸节奏主要来自低氧对外周化学感受器的刺激。这种患者吸氧后易加重 CO_2 潴留，故接受氧疗时，必须控制吸入氧浓度，采取持续低浓度吸氧。

采用控制性氧疗，开始宜吸24%氧，以后复查 PaO_2 和 $PaCO_2$。若吸氧后 PaO_2 仍低于中度低氧血症水平，$PaCO_2$ 升高不超过10mmHg，患者神志未趋向抑制，可适当提高吸氧浓度，如26%～28%，一般不超过35%，保持 $PaCO_2$ 上升不超过20mmHg。若控制性氧疗不能明显纠正低氧状况，提高吸入氧浓度后，又可导致 CO_2 潴留，意识障碍加重，可考虑气管内插管或切开用呼吸器机械通气治疗。

（三）给氧装置和方法

临床上氧疗的方法多种多样，有各种不同给氧装置可供选择和应用，这些装置在价格、疗效、给氧浓度的准确性及操作的复杂性方面均存在差异。

1. 低浓度及中等浓度给氧装置　如下所述。

（1）鼻导管、鼻塞：鼻导管为普遍使用的方法，有单侧、双侧鼻导管两种，单侧鼻导管置于鼻前庭，若鼻腔炎症或鼻导管不易插入，可改用双侧鼻导管或鼻塞，后者较单侧鼻导管方便和舒适，但吸氧效果相似，吸入氧浓度与氧流量的关系可用公式计算［吸氧浓度（FiO_2）% =20+4×每分钟氧流量（L）］。这种计算是粗略的，受患者潮气量和呼吸频率等因素影响。该法简便实用，无重复呼吸，不影响咳嗽、咳痰、进食等，患者易接受。

其特点有：

1）吸入气和氧浓度不恒定，受患者呼吸的影响。

2）易于堵塞，需经常检查。

3）对局部有刺激性，氧流量5L/min以上时，干燥的氧气可致鼻黏膜干燥、痰液黏稠；氧流量在7L/min以上，患者大多不能耐受，可改用面罩给氧。

（2）简单气面罩：固定在鼻或口部的面罩有多种规格，一般借管道连接贮气囊和氧源（中心供氧或氧气筒）。有无重复呼吸面罩、部分重复呼吸面罩、有T型管的面罩几种。给氧浓度随每分通气量而异，但很难使吸入氧浓度达100%（图4-1）。

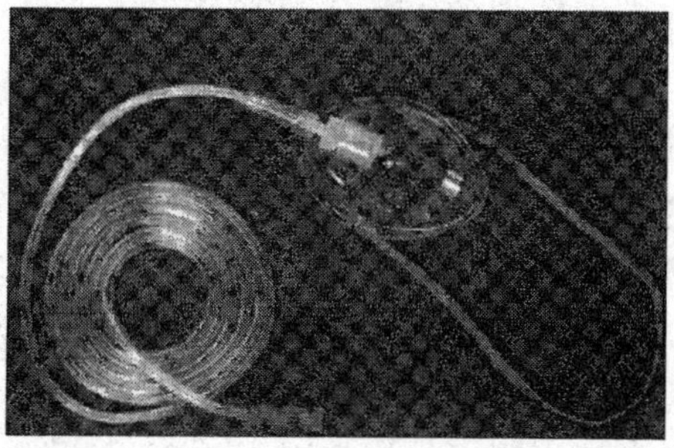

图4-1　简单氧气面罩

（3）空气稀释面罩（Venturi面罩）：如图4-2所示，据Venturi原理制成，氧气以喷射状进入面罩，而空气从面罩侧面开口进入面罩。因输送氧的喷嘴有一定的口径，所以从面罩侧孔进入的空气与氧混合后可保持固定比率，比率大小决定吸入氧浓度的高低。因Venturi面罩所提供的气体总流量远超过患者吸气时的最高流量和潮气量，故它提供的 FiO_2 不受患者通气量的影响，吸氧浓度恒定，也不受张口呼吸的影响，不需湿化，需氧量较少。因高流量气体不断冲洗面罩内部，呼出气中的 CO_2 难以在面罩中滞留，故基本为无重复呼吸，使用舒适。虽然 Venturi 面罩可提供 40% ~50% 的 FiO_2，但不如低 FiO_2 时准确可靠。

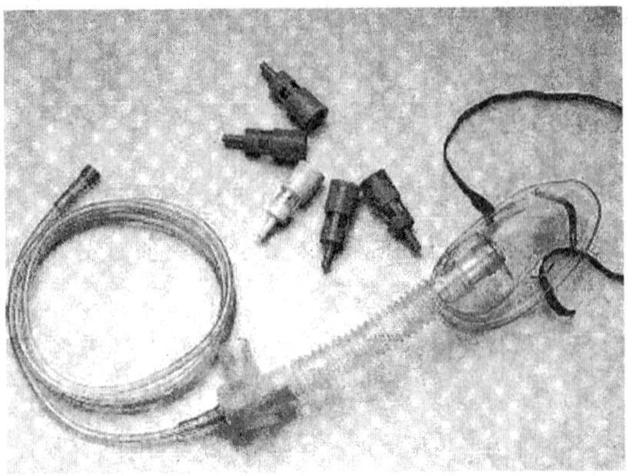

图 4-2　Venturi 面罩

其缺点为影响患者饮食、吐痰，体位变换时面罩容易移位或脱落，若不慎将面罩进口封闭，会严重影响氧疗效果。Venturi 面罩已广泛用于临床，对容易产生 CO_2 潴留、低氧血症伴高碳酸血症，需持续低浓度给氧的患者尤为适用。

2. 高浓度的给氧装置　如下所述。

（1）机械通气并发氧疗：机械通气可扩张细支气管和肺泡，提高氧疗疗效。为防止氧中毒，使用呼吸机时一般采用中等浓度给氧，达到有效的 PaO_2 水平最为理想，但 ARDS、心肺复苏后短时间内可用高浓度给氧。

（2）氧帐或改进式头部氧气帐：氧帐是一种大容量给氧系统，但对于需要高浓度氧疗患者，此法常不理想。因为容积大，漏气也相应增多，必须给高流量（20L/min）和长时间（30 分钟左右）才达到 50%。改进式头部氧气帐，每分钟给氧 10~20L，在患者肩部及颈部用胶布固定，氧浓度可达60%~70%。

（3）高压氧治疗：超过一个大气压的压力称为高气压，在高气压环境中呼吸氧气称为高压氧治疗（HBO）。高压氧治疗的特殊设备称为高压舱。高压氧下肺泡氧分压增高，肺泡内血液间氧分压差增大，故氧气从肺泡向血液弥散的量增加，动脉血氧分压增高，结果血液的氧气向组织弥散增加。

正常情况下血液输送氧气有两种方式：①血红蛋白与氧结合的氧合血红蛋白；②氧气呈物理状态溶解在血液中，称为物理溶解氧。在常压下吸空气时，血红蛋白饱和度已达 97%，故无论通过何种手段均不能再大幅度提高氧合血红蛋白含量，但物理溶解氧却可随血氧分压成比例地增加。根据气体溶解定律（Henry 定律，湿度一定时气体在液体中的溶解量与其分压成正比）及气体分压定律（即 Dalton 定律，混合气体的总压力等于组成气体的压力总和），物理溶解氧量与分压成正比，而压力又与吸入气体的总压力有关。生理情况下，呼吸空气时 PaO_2 在 13.33kPa 左右，溶解氧为 0.3ml；若改吸纯氧，则 PaO_2 高达 88.64kPa，溶解氧量达 2.0ml，提高 6 倍以上；当呼吸 3ATA 纯氧时，PaO_2 达 292kPa，物理溶解氧量达 6.6ml，增加 22 倍，相当于正常时每 100ml 动静脉血的氧差（即组织代谢消耗的氧量），因此在高压氧下即使无红细胞携氧，依靠物理溶解氧基本可维持机体需要。

高压氧可不同程度地增加各组织的氧含量而显著增加组织储氧量。常温常压下，正常人体组织储氧量 13ml/kg，需氧量为 3~4ml/min，阻断循环的安全时限为 3~4 分钟。在 3ATA 吸纯氧时，组织储氧量增至 53ml/kg，此时循环的安全时限延长至 8~12 分钟，若配合低温等措施，更可延至 20 分钟以上。因此，高压氧能极有效地改善机体的缺氧状态，对心、脑、肝、肾等重要脏器有保护作用。高压氧条件下，既可提高血、脑组织、脑脊液的氧分压，又可减轻脑水肿、降低颅内压，从而打断脑缺血缺氧的恶性循环，促进脑功能恢复，故高压氧对防治各种脑缺氧、脑水肿（尤其是心脏骤停后的急性脑缺氧）有独特的疗效。

（4）内给氧疗法：又称过氧化氢疗法。将过氧化氢直接注射入体内，产生氧气并与血红蛋白结合，提供组织代谢的需要，从而改善机体缺氧状态，不受呼吸功能或肺组织疾病的影响。但注射过快可致血管痉挛性收缩，此外还可能出现溶血、气体栓塞、自由基产生增多等并发症。晶体过氧化氢较其水溶液作用持久、纯度高、毒性低，临床应用较为安全。

三、呼吸重症疾病氧疗的不良反应以及注意事项

（一）氧疗的不良反应

1. 一般并发症　如下所述。

（1）CO_2 蓄积：吸入高浓度氧有两种情况可引起 CO_2 蓄积：①慢性阻塞性肺疾病，其通气动力主要依靠低氧对外周化学感受器的刺激，一旦吸入高浓度的氧，就会失去低氧对外周感受器的刺激，通气量急剧降低，造成 CO_2 蓄积；②慢性低氧血症患者 VA/Q 比值低下的区域，因低氧收缩血管，吸氧后有不同程度的舒张，增加 CO_2 蓄积。

控制性氧疗可减少这一并发症的发生，但低浓度吸氧也必须密切观察，避免由于 $PaCO_2$ 明显升高而致 CO_2 麻醉。

（2）吸收性肺不张：呼吸道不完全阻塞的患者，呼吸空气时，肺泡内氧被吸收后留下氮气而维持肺泡不致塌陷。氧疗后 VA/Q 低下的肺泡内，大部分的氮气被吸入的氧气所替代，肺泡内氧气又迅速弥散至肺循环，肺循环吸收氧气的速度超过肺泡吸入氧气的速度，而致呼吸道部分阻塞的肺泡萎陷。

急性呼吸衰竭的患者，小支气管周围水肿及小气道内有分泌物，易造成低 VA/Q 区。若 FiO_2 超过 0.6，肺泡萎陷而形成分流。肺下垂部肺泡比较小，又易聚积水肿液及分泌物，故吸收性肺不张多见于肺的下垂部。

预防一般并发症的方法有：①吸氧浓度尽可能不超过60%；②若采用通气治疗，可选择呼气末正压通气；③鼓励排痰。

2. 氧中毒　机体吸入高浓度、高分压的氧或吸氧时间过长，造成机体功能性或器质性损害，称为氧中毒。关于氧中毒的发病机制目前尚未完全阐明，有以下 3 种假说：

（1）自由基学说：高浓度、高分压的氧可诱发机体内自由基、活性氧产生增多，攻击蛋白质或酶、核酸及脂质，引起细胞结构损害、功能丧失，导致细胞死亡。自由基可引发细胞膜脂质过氧化反应而致膜通透性增加、非过氧化线粒体损伤、攻击 DNA 致其单链断裂或发生碱基修饰、蛋白构型改变及酶活性降低或丧失等。

（2）酶抑制学说：高压氧氧化机体内含巯基的酶，使之活性丧失。机体内三羧酸循环、氧化磷酸化等过程中许多酶为巯基酶，一旦受损即导致能量代谢受抑制，继而发生细胞内外离子浓度紊乱、细胞水肿等。

（3）神经－体液学说：高分压的氧作用于机体内的感受器，反射性兴奋垂体、肾上腺等内分泌腺体，或直接刺激大脑皮质、下丘脑、脑干的网状结构，使垂体－肾上腺皮质系统和交感－肾上腺髓质系统兴奋，分泌大量 ACTH、TSH 等激素和儿茶酚胺类血管活性物质，造成严重的应激反应而致组织细胞损伤。

氧中毒的自由基学说已为大多数学者公认。近来的研究表明，自由基损害与其他介质密切相关，如肿瘤坏死因子、白介素－1、黏附分子及花生四烯酸的某些代谢产物等，这些介质在触发炎症反应、导致氧中毒后组织损害中起重要作用。

氧疗中严格控制压力和吸氧时限，并采用间歇吸氧法，氧中毒是可预防的。此外，根据其发病机制，辅用抗氧化剂、巯基保护剂、肾上腺素阻滞剂可能亦有一定效果，麻醉药物、巴比妥类药、低温等可降低机体代谢，提高对氧中毒的耐受性。

氧中毒的治疗关键是及时发现，立刻停止吸氧，改吸空气，减压出舱并对症处理。

（二）氧疗注意事项

1. 氧疗效果评价　如下所述。

（1）临床监测：观察患者的神志、精神、呼吸、心率、血压、发绀等临床表现。若收缩压降低、

脉压减少和出现心律失常，都表明病情恶化，说明氧疗效果不佳；皮肤温暖、干燥表示灌注不良；患者意识清楚表明脑氧供尚好。若氧疗后心律失常消失，呼吸困难及发绀有所改善，血压稳定，神志兴奋或抑制状态有所改善，提示氧疗有一定疗效。

（2）血气分析：氧疗后应定期或不定期抽动脉血行血气分析，观察各项氧合指标、酸碱状态的变化趋势，有助于直接而较全面地评价氧疗效果。此外，经皮血氧饱和度监测及各种组织缺氧的监测方法均有助于评价氧疗的疗效。

2. 积极防治氧疗不良反应　氧疗的不良反应重在预防，尤应避免长时间高浓度吸氧而致氧中毒。

3. 注意事项　通过鼻咽导管、鼻塞或人工气道给氧（气管造口、气管内插管等），干燥气未经呼吸道生理湿化区，直接进入下呼吸道，使分泌物黏稠，呼吸道纤毛运动减弱。氧疗时吸入气应有 70% 湿度，故氧疗时吸入气应通过湿化良好的湿化器。所有的给氧装置，包括鼻导管、鼻塞、面罩、湿化器等一切氧疗用品均应定期消毒，一般专人使用。更换给别的患者应用时更要严格消毒。此外。应注意氧疗期间防火及安全。

（刘晓虎）

第二节　气道保护与气道净化技术

一、气道内给药

呼吸系统疾病，如哮喘、COPD 等治疗时给药途径有多种，除了以往熟悉的口服、静脉输液或注射、皮下注射、肌内注射外，通常还使用吸入给药的治疗方法，使药物直接到达肺部发挥作用。而且某些药物只能通过吸入给药，如异丙托溴胺。虽然吸入药物只有一小部分到达呼吸道，大部分进入胃肠道（用药后漱口可减少此情况），但与其他给药途径相比，产生同样药效时所用的药物总量已明显减少，这样就使得药物的全身不良反应明显减少，如 β_2 受体激动剂引发的手颤等。激动剂静脉输注不比雾化或口服有效，且有潜在的危险性。因此作为疾病的总的治疗原则，如果能使用吸入治疗，最好将其作为首选。

（一）气溶胶吸入治疗的因素

有效地进行吸入气溶胶治疗与气溶胶的输出量、颗粒大小和沉积有关。

1. 输出量　气溶胶输出量是指每分钟由雾化器所产生的气溶胶颗粒的重量，即离开雾化器的量。密度是指单位体积气体内气溶胶的重量（mg/L 或 g/L）

2. 颗粒大小　颗粒大小与药物本身、雾化器的选择、产生气溶胶的方法和周围环境均有关。肉眼不能确定雾化器所产生的颗粒大小是否合适，肉眼看不到直径 $<50 \sim 100\mu m$ 的颗粒，唯一可靠的办法是由实验室来测定。两个最常用的方法是连续碰撞法和激光衍射法。连续碰撞法用气体力学质量中位数直径（MMAD）表示，激光衍射法则是用容量中位数直径（VMD）表示。两者均以微米（μm）为单位。多数自然状态下或呼吸治疗用的气溶胶颗粒是由大小不同的颗粒组成，称为不均一分散相。

3. 沉积　当气溶胶颗粒不再悬浮于空气中时即为沉积。来自雾化器的气溶胶（发射剂量）仅有一部分可被吸入，并不是所有到达下呼吸道的都能停留、沉积。沉积的主要机制是惯性碰撞、沉降、弥散运动。颗粒的大小并不是影响沉积的唯一因素，吸气流速、呼吸频率、吸入气体容积、吸呼比、是否屏气均会影响颗粒的沉积。气道阻塞的程度也是影响沉积的因素之一。

（二）雾化吸入

雾化吸入是一种以呼吸道和肺为靶器官的直接给药方法，使用特制的气溶胶发生装置（雾化器）将药物制成气溶胶微粒，吸入后沉积于下呼吸道或肺泡，达到治疗疾病、改善症状的目的。

雾化适用于 β_2 受体激动剂、异丙托溴胺、布地奈德等药物。例如哮喘急性发作时，气道狭窄明显，定量吸入器吸入效果差，此时需选用雾化吸入。因为雾化吸入不需要患者过多的配合，正常呼吸即可吸入药液，吸入的药液量也大，治疗效果与静脉治疗相同。

1. 小容量雾化器（SVN） 家庭和医院均常用，雾化器的储药库较小。雾化器的气流通过一个浸在溶液中的毛细管时将液体吸入毛细管，产生气溶胶。原始气溶胶撞击一个或多个挡板，大颗粒撞击挡板后落下来，减小了气溶胶的 MMAD 和 GSD，同时 大颗粒重新汇入雾化液以节省雾化液。

气溶胶颗粒的大小和雾化的时间与气体流速成反比。气体流速越高，则雾化的颗粒越小，雾化的时间越短。多数沉积于肺的颗粒直径为 2～5μm，10μm 以上的颗粒沉积在口咽部。如 4ml 药液，气流速为 6L/min 时，需要 10 分钟；气流速为 4L/min 时，则需要双倍的时间；8L/min 的气流速可产生大小合适的吸入颗粒。

SVN 的使用不像使用 MDI 和 DPI 那样技术要求较高。缓慢地吸气可以提高 SVN 雾化的沉积率，但深呼吸和吸气后屏气不比正常潮式呼吸沉积率更高。

通常住院后哮喘急性发作的患者通过雾化装置吸入了他们在家中用通过 MDI 吸入的同样药物而获得缓解，原因为雾化吸入的药量比 MDI 吸入的药量多；雾化吸入时很少需要患者很好配合；吸入的气流缓慢，故进入肺的药量充足。

雾化完毕后内残留量在 0.5～2ml。残留量越多，药物浪费就越多，效果就越差。残留量的多少与 SVN 的位置也有关。某些 SVN 倾斜 30°就不再产生气溶胶。用于雾化的雾化液容量越大、稀释越深，最后剩下的药液也越少，药液的浪费也就越少，但雾化的时间也越长。一些 SVN 可间断雾化，由患者于吸气时操纵手柄来完成。虽然这样减少了雾化液的浪费，却会使治疗时间延长 4 倍，且需要手与呼吸的良好协调，并不是所有的患者都能做到这一点。单向阀可减少雾化液的浪费。吸气孔使患者可以吸入雾化液，呼气时吸气孔关闭，气体通过口嘴边的单向阀孔呼出，这样可以减少气溶胶药的浪费。

2. 超声雾化器（USN） USN 的晶体转换器将电信号转换为高频声波，转换器上方的液体即产生震荡。如果信号的频率足够高，幅度足够大，震荡将液体震荡形成间歇“喷泉”，裂成细的气溶胶颗粒。超声雾化能够输出较高的气溶胶产量。

（1）大容量 USN：主要用来雾化治疗和痰液诱导。与射流雾化器不同，在使用过程中溶液的温度会增加，温度增加，则药物浓度就会增加，可产生意料不到的不良反应。

（2）小容量 USN：不同于大容量 USN，小容量 USN 只有一个室，即药物直接放入转换器上的集合管内，转换器连接电源。如果有电池，还可随身携带。仪器也没有吹风器，依赖患者吸气气流吸入雾化液。小容量 USN 可用于多种药物的治疗。其残留量小于 SVN，故可以增加吸入量，减少药物的稀释。小容量 USN 可以用来雾化支气管扩张剂原液，因为残留量小，缩短了治疗时间。有人推荐在机械通气时使用小容量 USN 进行雾化。与 SVN 不同，小容量 USN 不需要在呼吸机回路中增加额外气流，因此，雾化时不需要调整和重设呼吸机参数及报警参数。缺点是价格昂贵，但其优势超过了其高昂的价格。

（3）安全性：目前所吸入的药物选择性更强，且吸入治疗为气管内局部用药治疗，而非全身用药，药物的用量相对较少，其不良反应明显减轻，安全性好，但与 MDI 相比，药量仍偏大，使用量大时需监测生命体征。另外尚应注意以下不良作用：

1）COPD 患者使用氧气作为驱动气体时会因吸入过多的氧气致 CO_2 潴留而有昏迷的可能。

2）急性哮喘发作的患者，已有低氧血症时，支气管扩张剂做雾化时可加重缺氧，这是因为支气管扩张剂可使通气/血流比失调加重，氧分压降低，当然这种情况不常发生。故最好以氧气作为驱动力，或雾化期间予以持续鼻导管吸氧，另外，一次做雾化的时间不宜过长，最好不超过 10 分钟，如超过 10 分钟，中间应间歇休息。

3）雾化吸入气的湿度太高，会降低吸入氧浓度，尤其是在超声雾化吸入时，部分患者动脉血氧分压下降，胸闷、气急加重，最好也以氧气作为驱动力，或雾化期间予以持续鼻导管吸氧。

4）高浓度及冷气溶胶可引起气道痉挛和气道阻力增加，特别是以往有呼吸道疾病的患者。检测支气管痉挛应包括治疗前、后检测 PEF、FEF；听呼吸音、观察患者的综合表现。

5）通过空气播散造成院内感染：最常见的细菌来源是受污染的溶液（如多剂量的药瓶）、护理者的手、患者的分泌物。所以两个患者使用间歇期雾化器应消毒，并定期消毒雾化器，以避免雾化治疗中引起呼吸道交叉感染。

（4）临床常用的药物：沙丁胺醇雾化液、异丙托溴胺、布地奈德。糜蛋白酶等蛋白水解酶雾化吸入能引起咳嗽、过敏反应，限制了它们的使用。氨溴索也不适用于雾化。

（三）定量吸入器（MDI）

定量吸入器（MDI）是一个加压的容器，MDI 药物（微粒粉状或水溶液）溶入挥发性的液态助推剂中。将容器倒置（喷嘴朝下），放入启动器中，易挥发的悬液就会充满计量室。计量活瓣控制输出量，每次活瓣开放即可精确地送出（25～100μl）溶液。助推剂的蒸汽高压将定量的药通过喷嘴喷出，遇到大气压后突然蒸发而迅速喷射，喷射时间约 20 毫秒。气溶胶喷射的速度很快，在喷嘴的速度超过 30m/s，但在 0.1 秒内，速度减至一半。喷出的悬液呈羽毛状，初始液滴的直径 >30μm，由于空气的阻力，速度迅速减慢，液滴蒸发而迅速减小。

常见的用于定量吸入器（MDI）的药物有 β_2 受体激动剂、抗胆碱能药物和激素等。MDI 射出的颗粒要通过咽部的弯道才能到达气道，故大的、重的和速度快的颗粒会沉积下来，不能到达呼吸道。吸入技术再佳也只有 10%～15% 的药物进入呼吸道，而大约 90% 的药液则沉积在口腔，随后吞咽入胃肠道。一般来讲，这些进入胃肠道的药物总的剂量很少，不会产生治疗效果和中毒效果。

MDI 的吸入技术要求相对较高，如果技术不佳，药液就不能到达气道，无法发挥药物作用，因此掌握吸入技术就显得非常重要。故患者每一次来院都应教会或纠正其使用技术，直到能正确使用为止。

【MDI 使用技术的要点】

1. 摇动 MDI　将 MDI 在手中捂热，然后用力摇一摇，这样既可确保药液均匀，也可使患者确定是否用完。

2. 位置　喷药时 MDI 必须垂直，如不垂直，计量室就不能被充满药液，下次喷药时吸入量将会减少。

3. 吸气速度　吸气速度不要太快（<0.5L/s），以减少咽部的沉积率，使药液向深一层气道扩散，因为气流的层流形式而不是涡流形式有利于药液向气道深部扩散，有时这与药商的指导恰恰相反。

4. 屏气　在深而缓的吸气末屏气，屏气时间最好达 10 秒，使药物颗粒在肺内有充分的时间扩散。屏气不足或没有屏气会减少气溶胶在肺内的沉降。屏气后缓慢呼气，过渡至正常呼吸，呼气过程切勿用力，以免引起咳嗽和喘息。

5. 下一剂量　如果第一剂量吸的是支气管扩张剂，理论上应等支气管扩张剂发挥作用后再吸下一剂量，但这样会使吸入过程更加复杂，除非气道阻塞严重，不予推荐。而且在实际应用中等待 10 分钟再吸下一剂量，也没有发现更好的治疗效果。所以，一般应嘱患者休息 1 分钟，或呼吸恢复到吸药前状态后再吸下一剂量。切勿一次吸气给两次剂量。

6. 另一种吸入方法　张大嘴，将吸入器在离开口腔 4cm（约两指宽）处启动，这样可以使气溶胶颗粒到达口腔之前就减慢速度，以便吸入更多的药液。新患者和技术差的患者不推荐使用这种方法。

（四）储雾罐

储雾罐于 1980 年引入，为许多患者展示了吸入治疗的前景。因为不管定量吸入器的使用方法如何，技术再好，最多也只有 10%～15% 的药物进入肺部。如果患者不会使用吸入器，则可将吸入器接储雾罐装置，提高药物在肺部的沉积率。使用储雾罐，减低了药液到达口腔时的速度，增加了 MDI 喷嘴与口腔的距离，减少了气溶胶微粒在口腔的沉积，且不必要求吸气和喷药动作的协调，“冷氟利昂”效应也会消失。

尽管设计不同，所有类型的储雾罐均可降低 MDI 颗粒的喷射初始速度，同时颗粒在穿过储雾罐时助推剂蒸发，气溶胶颗粒减小。由储雾罐输出的 MDI 气溶胶，其 MMAD 减少大约 25%，而直径 <5μm 的颗粒增加。放射标记气溶胶研究显示，使用同样的 MDI，肺沉积量相同时，自储雾罐吸入比使用张口技术吸入的口咽部沉积减少了 10～17 倍，所以不良反应明显减少。这种情况在健康人和 COPD 患者中相同。

最简单的储雾罐是一个不带活瓣的延长装置，在患者口腔和 MDI 之间设置距离，使药物到达口咽之前，喷雾消失、助推剂蒸发。离开 MDI 的大颗粒撞击在储雾罐的壁上，减少了咽部沉积，增加了肺部沉积。但这种储雾罐需要手与呼吸的协调，对着储雾罐呼气可将大部分的药液吹到空气中浪费掉。

带活瓣的储雾罐可以防止呼气时将气溶胶清除，所以允许患者用小潮气量连续呼吸 2 ~3 次，比简单的储雾罐口咽部沉积更少，肺吸入量更高，更有利于克服手与呼吸不协调的情况。使用储雾罐可使肺沉积率增加到20% ~30%，同时减少口咽部沉积，胃肠吸收也减少，因而全身不良反应降低。这对于吸入激素的患者特别重要，可使口腔鹅口疮和声嘶发病率减少，尤其是鹅口疮。

哮喘急性发作时协调性更差，吸气气流太慢，不能产生有效的肺沉积，储雾罐可作为支气管扩张剂的一个辅助装置，儿童则需要在储雾罐末端接面罩使用。

储雾罐的使用要点：

（1）加温至体温。

（2）安装好 MDI 及储雾罐，并确保无异物阻塞气流。

（3）垂直握住，用力摇一摇。

（4）用口含住储雾罐口，用口呼吸。

（5）正常呼吸，在吸气开始时启动 MDI，继续呼吸 3 个周期。

（6）两次启动之间间隔 30 ~60 秒。

储雾罐的缺点是体积大，携带不方便，但是适合家庭使用，特别是吸入激素。使用后应该每周清洗一次，避免污染。

二、胸部物理治疗

胸部物理治疗（CPT）是指导呼吸重症疾病患者进行有效的控制性呼吸，以减轻呼吸困难，改善通气和氧合；采取特殊的物理手段指导和帮助患者进行有效咳嗽、排痰，借以清除呼吸道分泌物，扩张肺脏，预防肺不张和肺部感染等肺部并发症的一类治疗方法。主要包括控制性呼吸技术、体位引流、胸部叩拍与振动、指导性咳嗽、胸部扩展治疗等。与其他一些治疗方法联合应用，如气道湿化、雾化治疗，能更好地达到引流痰液、扩张肺脏等目的。

（一）控制性呼吸技术

控制性呼吸技术又称呼吸锻炼，是胸部物理治疗的重要内容之一，它通过训练患者有意识地控制自主呼吸频率、深度和部位，达到增加呼吸运动强度、协调性和有效性，减轻患者呼吸窘迫状况、消除疲劳、改善通气、增强咳嗽能力、帮助清除呼吸道过量产生或异常潴留的分泌物、预防肺不张等目的。常用的方法有控制性深呼吸、缩唇呼吸、膈式呼吸、用力呼气技术、主动呼吸周期等。

1. 控制性深呼吸　如下所述。

（1）操作方法：控制性深呼吸是指训练患者有意识地进行慢而深的呼吸，减慢呼吸频率，控制吸气与呼气时间的长短及吸呼比，增加吸气容积的一种手段。具体操作如下：

1）根据临床需要和患者主观感受摆放体位。

2）放松四肢肌肉。

3）深慢吸气，并尽量吸至肺总量位，吸气末屏气 3 秒。

4）深慢呼气，并尽可能将残余气体呼出，呼气末屏气 2 秒。

5）每次训练重复上述呼吸周期 5 分钟，训练频率根据患者具体情况而定。

（2）作用：深慢呼吸与浅快呼吸相比，能减少阻力功和无效腔通气。深呼吸可使闭合的基底部气道开放，有利于气体在肺内的均匀分布，改善气体交换和比值，也有利于肺部分泌物的排出。

2. 缩唇呼吸　如下所述。

（1）操作方法：缩唇呼吸是一种简单的控制性呼吸技术，具体操作步骤如下：

1）放松颈部和肩部肌肉。

2）经鼻缓慢吸气至潮气量位。

3）缩唇缓慢呼气至功能残气位，呼气时将唇缩成吹口哨样形状，缩唇大小以患者感觉舒适为宜，呼出气流以能使距离口唇 15 ~20cm 处的蜡烛火焰倾斜 45°为宜。

4）重复以上动作5～10分钟，根据患者情况每天可进行4～5次。

（2）作用：缩唇呼吸能增大潮气量，降低呼吸频率，延长呼气时间，有利于肺内气体充分排出，防止气体陷闭。可缓解患者呼吸困难症状，尤其是因体力活动导致的呼吸困难。缩唇呼吸与控制性深呼气联合应用效果更佳，先经鼻深吸气，然后缩唇缓慢呼气，更能改善通气、换气功能，防止肺不张。

3. 膈式呼吸　如下所述。

（1）操作方法：膈式呼吸又称腹式呼吸。其利用下胸部、膈肌和腹肌的协调运动进行轻柔、缓慢地吸气和呼气，保持上胸部、肩部和辅助呼吸肌松弛。即吸气时膈肌收缩下降，腹肌松弛，下胸部轻微抬举，获得较大潮气量；呼气时腹肌收缩，膈肌松弛并随腹内压增加而上抬，下胸部归位，以增加呼出气量。具体操作步骤如下：

1）向患者作好解释工作。

2）根据患者的临床情况摆放体位，可取坐位、平卧位、半卧位，双下肢屈曲，四肢肌肉放松。

3）将左、右手分别放置于上腹部和前胸部，同时让患者感受胸腹运动情况。

4）吸气时，嘱患者经鼻深慢吸气，尽可能发挥膈肌力量，使得上腹部最大隆起。手掌用力阻挡上腹部隆起，将加大患者膈肌锻炼力度，用力程度应以患者能接受为宜。

5）嘱患者做缩唇呼气，收缩腹肌推动膈肌上移，帮助膈肌休息。

6）尽量减小胸廓起伏。

7）每次锻炼重复上述步骤5～10分钟，根据病情每天可进行3～4次。

（2）作用：有效的膈式呼吸可以增加潮气量，增加肺泡通气量，减少功能残气量，增强膈肌力量，降低呼吸功耗，缓解呼吸困难症状，改善换气功能，提高氧合。

4. 用力呼气技术　是指在深吸气后张口用力呼气或哈气，呼气时需收缩腹肌和肋间外肌，以增加呼气力量，呼气时应发出声音，以使声门持续开放，以清除气道内分泌物。

该技术通常与膈式呼吸配合应用，即先进行数次膈式呼吸，通过膈肌和下胸部肋间肌肉的伸缩活动进行轻柔、缓慢的呼吸，保持肺容量为低至中容量状态，上胸部和肩部肌肉松弛休息，然后深吸气至高肺容量，张口用力呼气、哈气或咳嗽。该方式更能松动气道内分泌物并促进其排出。

5. 主动呼吸周期　如下所述。

（1）操作方法：主动呼吸周期是膈式呼吸、肺扩张运动、用力呼气技术，以一定的步骤组合起来的呼吸训练形式。具体操作步骤如下：

1）膈式呼吸。

2）3～4次胸廓扩张运动。

3）膈式呼吸。

4）3～4次胸廓扩张运动。

5）膈式呼吸。

6）1～2次用力呼气技术。

7）膈式呼吸。

胸廓扩张运动包括深吸气及深呼气。只要做3～4次深呼吸即可，避免劳累及过度换气。该技术可以松动气道内分泌物，改善气体在肺内的分布。

（2）作用：主动呼吸周期可有效清除气道内分泌物，改善通气、氧合状况，缓解呼吸肌疲劳。

（二）体位引流

体位引流是根据气管、支气管树的解剖特点，将患者摆放于一定的体位，借助重力的作用促使各肺叶、肺段支气管内分泌物排出，从而改善肺功能残气量，改善V/Q比值，促进肺实变区扩张。

体位引流每天宜行2～3次，每种体位维持30～60分钟，如果分泌物多且患者耐受，可适当增加时间或增加引流次数。夜间气道黏膜纤毛的廓清作用弱，分泌物易潴留，故清晨行体位引流效果较好。引流前行胸部叩拍和振动，引流后结合指导性咳嗽更能有效的清除气道内分泌物。

1. 引流原则　病变部位在上，使引流支气管开口向下。肺上叶引流可取坐位或半卧位，中、下叶各肺段的引流取头低脚高位，并根据各引流部位的不同转动身体角度。体位引流的身体倾斜度为10°～40°，可从较小角度开始，在患者能耐受的情况下逐步增大。注意避免患侧肺的引流污染物危及正常肺和支气管。

2. 适应证 如下所述。

（1）自主翻身无力或不便的患者应常规翻身，如体位止动、神经肌肉疾病、药物诱导性神经肌无力患者。

（2）痰液黏稠、咳痰困难的患者；因痰液引起肺部呼吸音降低，肺部出现大量干湿啰音的患者；因痰液阻塞能引起动脉血气分析和经皮血氧饱和度恶化的患者。

（3）体位改变可改善血氧饱和度的患者。

（4）肺不张患者。

（5）建立人工气道，行机械通气的患者。

（6）囊性肺纤维化、支气管扩张的患者。

（7）气道内异物。

（8）胸部X线片显示肺不张、痰液阻塞、肺浸润等。

（9）与胸部叩拍、振动等物理治疗方法联合。

3. 禁忌证 多为相对禁忌证。

（1）颅内压>20mmHg，头部、颈部损伤。

（2）活动性出血伴血流动力学不稳，活动性咯血，肺癌切除术后新近出血患者。

（3）新近脊柱外伤或脊柱手术、肋骨骨折、食管手术患者。

（4）烦躁、焦虑、不能忍受体位改变患者。

（5）支气管胸膜瘘、气胸、皮下气肿、胸腔积液等。

（6）心力衰竭、肺水肿、肺栓塞。

（7）年老体弱。

（8）误吸。

4. 危害和并发症 如下所述。

（1）低氧血症。

（2）颅内压增加。

（3）血压降低。

（4）肺出血。

（5）胸部肌肉、肋骨和脊柱损伤。

（6）呕吐和误吸。

（7）支气管痉挛。

（8）心律失常。

操作过程中，如出现以上并发症应立即终止操作，将患者返回操作前休息体位，处理相应并发症。

（三）胸部叩拍与振动

1. 适应证 如下所述。

（1）气道分泌物过多、过于黏稠，咳痰无力患者。

（2）外科手术后患者，疼痛引起深呼吸、咳嗽困难患者。

（3）建立人工气道，行机械通气患者。

（4）慢性阻塞性肺疾病急性加重、肺不张、肺部感染患者。

（5）支气管扩张、囊性肺纤维化伴大量咳痰患者。

（6）年老体弱、长期卧床患者。

2. 禁忌证 如下所述。

（1）胸壁疼痛、脊柱疾病、骨质疏松、肋骨骨折、胸部开放性损伤患者。

（2）新近行肺切除术、肺挫裂伤患者。

（3）胸部皮肤破溃、感染和皮下气肿患者。

（4）凝血机制异常患者。

（5）肺部血栓、肺出血及咯血患者。

（6）肿瘤部位。

（7）心律失常、不稳定型心绞痛、心力衰竭患者以及安置心脏起搏器患者。

（8）肺结核、支气管痉挛患者。

3. 操作过程　如下所述。

（1）洗手，戴口罩，向患者做解释工作，取得患者的同意和配合。

（2）患者摆好体位：原则是病变部位在上，引流支气管开口在下，肺上叶引流可取坐位或半卧位，中、下叶各肺段引流取头低脚高位，并根据肺段位置的不同转动身体角度。

（3）叩拍：将手掌微屈成弓形，五指并拢，以手腕为支点，借助上臂力量，有节奏地叩拍患者胸部，叩拍幅度以10cm左右为宜，叩拍频率为2～5次/秒，重复时间为3～5分钟，单手或双手交替叩拍，可直接或隔着不宜过厚的衣物叩拍。重点叩拍需引流部位，沿着支气管走向由外周向中央叩拍。

（4）振动：用双手掌交叉重叠在引流肺区带的胸壁上，双肘关节保持伸直，嘱患者深吸气，在呼气的同时借助上肢重力振动胸壁，频率为10～15次/秒，每个治疗部位振动时间为3～5分钟。

（5）指导患者咳嗽：咳嗽无力或无效患者可行气管内吸引以清除气道内分泌物。

（6）操作结束后注意观察患者病情并进行效果评估。

4. 注意事项　如下所述。

（1）有无肋骨骨折。

（2）有无胸部外伤或手术。

（3）避免叩拍胸骨、心脏、乳腺、肾脏和肝脏等脏器。

（4）若患者主诉有任何不适，或出现心律失常、心力衰竭、咯血、$SpO_2<90mmHg$等情况时，应立即终止操作。

5. 效果评估　如下所述。

（1）患者主观感受。

（2）基本生命体征：心率、血压、血氧饱和度。

（3）呼吸困难症状、辅助呼吸肌活动和胸腹矛盾运动是否改善。

（4）听诊干湿啰音是否减少，呼吸音是否变清晰。

（5）呼吸力学状况。

（6）痰液引流情况。

（刘晓虎）

第三节　人工气道的建立与管理

在呼吸危重病患者的抢救过程中，维持呼吸道通畅，保持足够的通气和充分的气体交换，以防止发生呼吸道并发症及呼吸功能不全，是保护和维持重要脏器功能的首要措施，要保持呼吸道的通畅，有赖于及时合理地建立人工气道。

人工气道主要包括气管内插管和气管造口术（气管切开）两种类型。气管内插管常作为全身麻醉、心肺脑复苏和抢救各类危重病患者，施行人工辅助通气的首选人工气道，它具有保持呼吸道通畅、方便清除分泌物、避免误吸，并确保有效地进行人工通气等优点。对于需较长时间保留人工气道的患者，应考虑气管切开。但如何选择切开的时机，看法并不一致。近年来，由于插管材料的组织相容性的改善及低压气囊的广泛应用，必须进行气管切开以便人工通气的病例明显减少，本所已有数例经鼻气管内插管60多天拔管后无明显喉头水肿及其他并发症的患者。从临床应用的角度来讲，目前在抢救患者或需用人工气道时间较短者，应尽量选用气管内插管，若时间较长者可选用气管切开。但应引起注意，两者均破坏了呼吸道的自然防御机制，因而增加了呼吸系统并发症的发生率。

一、临床应用

人工气道的应用指征应综合考虑循环、呼吸及中枢神经系统三个方面的因素。

（一）气管内插管的适应证

1. 内科危重症患者　如下所述。

（1）各种原因所致的上呼吸道梗阻导致的呼吸困难，心肺脑复苏患者。

（2）各类中毒引起的痉挛、麻醉及昏迷。

2. 选择性或呼吸治疗性气管内插管　如下所述。

（1）COPD 伴急性加重致呼吸衰竭。

（2）急性呼吸窘迫综合征（ARDS）。

（3）中枢神经系统及神经肌肉疾病。

（4）保证气道分泌物的清除。

（5）各种原因引起的呼吸衰竭，导致威胁生命的病理生理改变。

3. 外科术后　如下所述。

（1）术后早期麻醉苏醒，全身麻醉后保留插管以防咽喉缺乏保护性反射。

（2）术后呼吸功能不全，术后通气量不足，心脏术后出现弥散功能受损，肺叶切除术后肺交换面积减少。

（3）循环不稳定：心胸及上腹部术后循环不稳定，保留气管内插管做辅助人工通气，以利呼吸及循环功能的稳定及改善。

4. 外伤后　如下所述。

（1）严重胸部外伤导致胸廓反常呼吸，需行正压人工通气者。

（2）颅脑外伤或脑外科术后呼吸中枢受损或昏迷者。

简而言之，气管内插管的适应证包括以下 4 个方面：①解除上呼吸道梗阻；②保护气道；③保证气道通畅；④人工通气。

（二）气管切开的适应证

1. 各种原因造成的上呼吸道梗阻所致呼吸困难　鼻咽喉肿物、急性炎症、喉水肿、喉神经性疾病、巨大甲状腺肿等均可引起呼吸困难。

2. 各种原因造成的下呼吸道阻塞所致呼吸困难　如中枢性疾病、中毒昏迷、神经系统疾病（如重症肌无力）导致呼吸肌麻痹、严重衰竭或严重创伤、胸腹术后不能有效清除下呼吸道分泌物。

3. 可能发生窒息危险者　昏迷或心肺脑复苏的后期，长期昏迷不醒的植物人，严重肺部并发症，分泌物多不易咳出或吸出有发生窒息危险者。

4. 预防性气管切开　在施行咽喉、口腔、下颌等某些手术前，为防止血液及分泌物下咽，可先行气管切开术。

5. 其他治疗用途　麻醉给药、辅助呼吸、清除下呼吸道分泌物、提高雾化吸入的疗效。在此情况下适应证应从严掌握。

二、人工气道建立的方法

（一）简易人工气道——口咽导管及鼻咽导管

适用于机械性因素，如舌后坠、呕吐物、血凝块或异物等引起的上呼吸道部分或完全梗阻。其方法如下：

（1）首先清除口腔内的分泌物及异物，托起下颌，使患者头后仰并转向一侧。这是暂时开放上气道最有效的方法。

（2）放置口咽或鼻咽导管，这是保证患者上呼吸道通畅的最简单有效的方法，放置口咽或鼻咽导管各有优点，应视具体情况而定，口咽导管可防止舌和咽部软组织松弛而致上呼吸道阻塞，但清醒患者多难于接受。相比较而言，鼻咽导管有较多的好处，可解除上呼吸道梗阻，保证导管内供氧，利于咽后壁积存分泌物的清除及口腔护理，较易固定，患者耐受性较好。

（二）气管内插管

1. 插管途径　如下所述。

（1）经口气管内插管适用于紧急抢救或留置时间不长者。一般认为经口插管保留时间 <72 小时，超过此时间，若因病情而不能拔管，则应改为经鼻插管或气管切开。如患者能耐受，无明显躁动者偶有延长至1周。但必须注意加强气道管理及口腔护理。口腔插管有较大的机动性是其优点，且近年来多采用塑料导管和低压气囊，因此压迫和黏膜刺激引起的并发症已大为降低。但该法缺点颇多：①插管不易固定，咽部刺激性大，吞咽时易致胃肠胀气；②不利于气道分泌物的清除；③受压时间长易引起麻痹、溃烂、出血。故目前除紧急抢救和麻醉科全身麻醉手术外，多建议采用经鼻气管内插管法（图4－3、图4－4）。

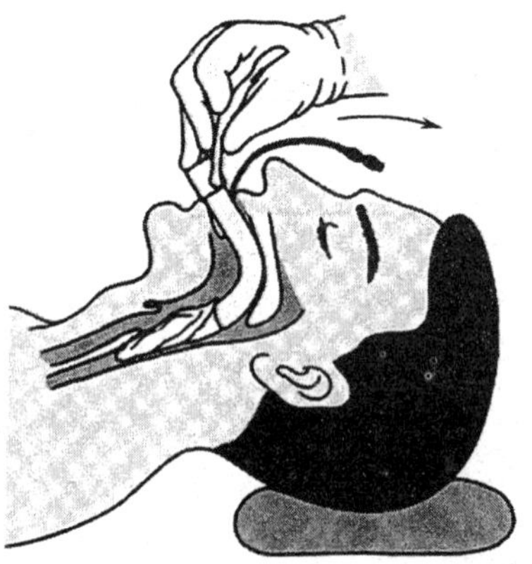

图4－3　口腔插管途径

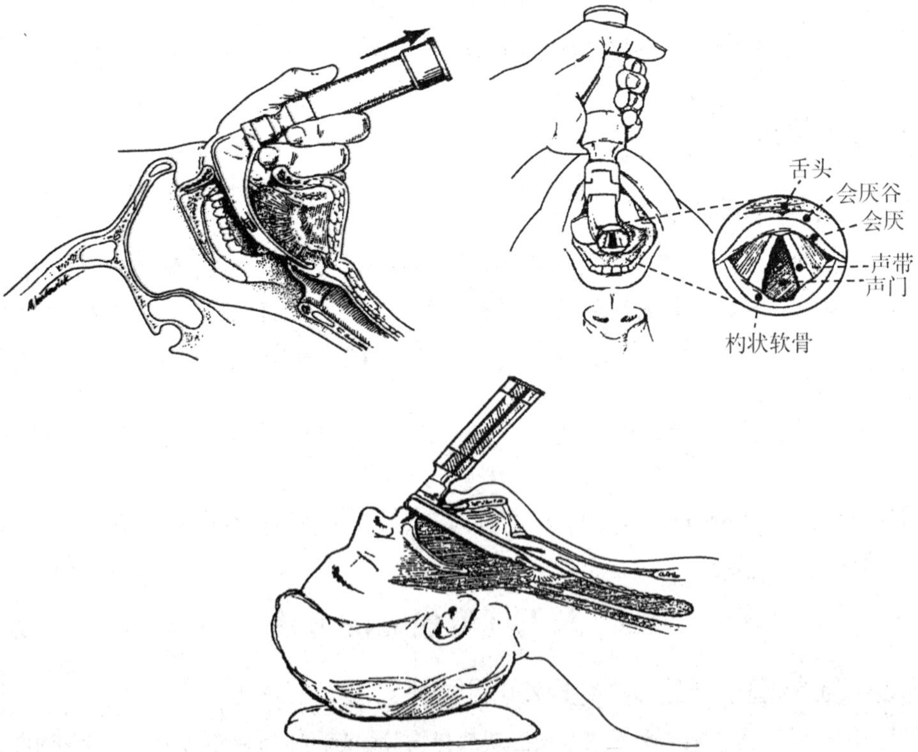

图4－4　经口腔气管插管法

1）插管前准备工作

A. 器械：喉镜（带弯片及直片）、不同型号的气管导管、管芯、牙垫、连接接头、吸痰管、吸引器、面罩、有贮气囊的简易人工呼吸器、供氧源、插管钳，吸1mg阿托品注射液于注射器内。各种导管的选择参见表4－1。

表4－1 不同年龄气管导管直径

年龄	导管内径（mm）	法制单位	气管导管从唇至气管中段距离（cm）
早产儿	2.5	10～12	10
足月儿	3	12～14	11
出生到6个月前	3.5	16	11
1岁前	4	18	12
2岁	4.5	20	13
4岁	5	22	14
6岁	5.5	24	15～16
8岁	6	26	15～17
10岁	6.5	28	17～18
12岁	7	30	18～20
>14岁	7.5～9.0	32～42	20～24

注：鼻腔插管加2～3cm。

B. 气囊：应选用低压或常压气囊，压力<2.5kPa（25cmH_2O）。

C. 患者：平卧位，除昏迷、有胃扩张或新近进食者外，若条件许可先停留胃管。若呼吸停止或严重缺氧患者，应先行人工呼吸及供氧。

2）插管步骤要点

A. 开启床旁的各种监护仪，有条件应安排一人专门进行监测。

B. 患者仰卧，头部不可过分后伸，检查口腔有否异物及牙齿情况，松动或义齿都应取出。

C. 开放气道、固定面罩，用简易人工呼吸器先行辅助通气，尽可能改善患者的缺氧情况，使SaO_2维持95%以上。

D. 左手握喉镜柄，右手拇指、示指将患者口唇牵开，从患者右口角放入喉镜片（多用弯片），把舌头推向左侧，视野内不可露出舌体。

E. 把镜片移向中线，垂直提起镜片进入直至见到会厌，应注意喉镜进得太浅会使舌后部膨出阻碍视线；如进得太深，则会使喉部过分抬高露出食管，切勿以上门齿为喉镜柄的支点，而是以向上向前抬起的力量以便暴露喉部，用力方向与镜柄一致。这时操作者右手移到患者的前额或枕部，将头进一步后仰，使喉镜和气管成一直线，以便于显露声门进行插管。

F. 当看到杓状软骨和中线，最后看到声门和声带时，右手持气管导管从患者右口角进入口腔并进行必要的转动，在直视下通过声门，在导管进入声门约1cm后及时抽出导管芯。

G. 拔出管芯后，继续将导管稍向前伸送，插入深度以门齿为准，在成人一般为22～24cm。然后放入牙垫，退出镜片，左手固定导管和牙齿，右手用简易呼吸气囊立即通气供气或由助手帮助实施。

H. 用胶布暂时固定导管和牙垫，并给套囊暂时充气以防误吸。

I. 气囊充气，推荐采用最小漏气技术，具体方法是：把听诊器放在颈部，缓慢向气囊充气，直至气流声消失；然后缓慢抽出2ml气体，在送气峰压时可听到少许漏气；如做CPAP或自主呼吸则在呼气未时可闻及少许漏气。

气管内插管后应立即检查导管位置，如有条件，应立即做床边胸片或纤维气管镜以证实管尖位置。为避免导管插入过深而进入一侧支气管可误入食管，必须进行下列试验以资鉴别：

A. 用一手指压在胸骨上凹可感觉到导管干或充气时的气囊膨胀感。

B. 听两肺呼吸音以除外单侧支气管插管（通常易插入右支气管）。

C. 在压呼吸囊时上腹部是否有气体通过音，而两肺无呼吸音，同时上腹部膨隆并叩诊呈鼓音，提示导管误插入食管。

D. 监听气管导管气流强度，插入气管内气流强而大。

E. 吸痰患者有呛咳反射。

F. 使用透明气管导管插入气管后，可立即见到呼出蒸汽，误入食管则无。

G. CO_2 监测仪监测呼气末 CO_2 浓度即可知晓，误入食管者为零。

H. 血氧饱和度监测仪：血氧饱和度作为插入气管和误入食管的鉴别诊断，与呼出末 CO_2 监测相比其敏感性较差，反应也较迟，误入食管导致的血氧饱和度下降，可能需要 3～5 分钟的时间。用纯氧机械通气时，患者血氧饱和度应迅速上升到100%，如果不升反而从98%下降，脉率变慢，这就要迅速找原因，在排除麻醉机、呼吸机脱落和呼吸道梗阻后，应考虑气管导管误入食管的可能性，立即拔出导管，重新插管或用口罩进行人工呼吸，若情况许可，应用纤维支气管镜插入导管检查，更容易作出鉴别诊断，气管导管误入食管的后果严重。若不及时辨认，可因缺氧而导致患者死亡。

I. 确定插管在气管内，常规用吸痰管通过气管导管借以了解是否通畅，并吸出气管内分泌物，如通过有障碍，应重新调整导管位置，直至吸痰管通过顺利为止，此时重新用胶布将导管牢牢固定于患者面部或当颊部有胡须或潮湿时，用松节油去干后再固定。

J. 当持续正压通气时，应采用最小漏技术给套囊充气，然后检查呼吸机管道与给氧装置的接头连接是否牢固，有无扭折等。

（2）经鼻气管内插管：经鼻气管内插管可以克服经口气管内插管的缺点，并可减少并发症的发生，患者也较易忍受，口腔卫生也易于保持，尤以新生儿鼻腔内径比喉头者大，插管易成功。但在周岁以后，喉的直径大于鼻腔者；如鼻腔有畸形则使导管不易插入，一般经鼻插管在技术上比经口更为困难并费时，不适用于需要紧急气道控制的窒息患者。此外，还有损伤大（如鼻出血等）和把鼻道细菌带入气管的危险。但在有自主呼吸、牙关紧闭或头不能后仰（怀疑颈椎骨折或脱位）的伤病者，可能需要经鼻气管内插管；需要较长期保留气管内插管者，宜用经鼻气管内插管。

经鼻气管内插管原则与经口相同。选一通气良好鼻孔，表面麻醉喷雾，滴入血管收缩药（异丙肾上腺素或麻黄碱）及液状石蜡，在插管外壁涂滑润剂，将导管先行垂直插入鼻孔，再沿鼻腔自然通过鼻后孔达咽腔。

采用明视法，用喉镜监视导管方向，对准声门送入，不易对准时，再经口用插管钳调整方向，对准后送入声门。

采用鼻腔盲插法时，依导管内呼气气流的强弱或观察气流使透明管壁受热气影响转为模糊的程度，以判断导管端口与声门间的位置。操作时，前倾后仰调整头位，旋转导管改变指向左、右的方向，触诊颈前皮肤可了解导管前端位置至最佳时，推进导管进入声门。如果导管推进中受阻，或气流声中断，提示位置偏斜或误入食管及梨状窝，应稍退出导管调整位置再试，必要时改变为明视下插入。鼻腔插管后，将导管直接固定于鼻面部。

2. 插管方法的选择与应用　如下所述。

（1）快速气管内插管法：凡在饭后因受伤或急症需要插气管导管施行手术或抢救饱胃伤病者，均应采用既迅速，又能防止胃反流和误吸的方法：①备好吸引器；②选好体位，仰卧头低位能防止误吸，而半坐位能阻止反流，何者为好尚无定论，用氧而不用正压给氧。通过压迫环状软骨以封闭患者的食管上端，然后静推丙泊酚（1mg/kg），快速插管，能防止误吸。脑外伤抽搐和窒息的患者均是需要快速插管的，脑挫伤患者用肌松药插管可防止咳嗽和挣扎加重脑出血和脑水肿。但必须指出，缺乏经验者快速气管内插管可能有危险。

（2）清醒气管内插管法：清醒患者气管内插管的适应证有：全身麻醉前有误吸危险、严重肺功能不全、咳嗽无力、咽喉反射减弱或消失的患者，气管肿物或肿瘤压迫导致呼吸困难的患者，以及严重胸部外伤的患者。

清醒患者气管内插管较困难，需要技巧和经验。其方法是用喷雾器向上呼吸道黏膜喷1%普鲁卡因或2%～4%利多卡因，顺序喷舌根、口咽黏膜，并在插入部分喉镜片直视下喷下咽部和会厌上及喉黏膜，最后喷声门口，避免恶心反射和喉痉挛。气管黏膜表面麻醉常用多孔管，经声门插入气管内或用7号针头通过环甲膜注入1%普鲁卡因2ml或2%～4%利多卡因2～3ml。

经静脉注射镇静剂或镇痛剂，如地西泮0.1～0.2mg/kg，芬太尼1～2μg/kg，可使患者安静，减轻刺激反射，插管易于成功。但用量要合适，因病情而异，有的患者只需静脉给地西泮2.5mg和表麻下进行插管就很满意。保持清醒合作，注意不使患者对语言指令反应消失，否则不能配合。准备吸引器以便随时吸除口腔积存的痰液或反流物。若插管前已有反流或呕吐及误吸，可通过气管内插管反复吸引，刺激咳嗽反射以帮助患者清除气管内吸入物及分泌物。

（3）纤维光束喉镜引导插管法：在颈短粗、下颌骨发育不良、牙突出，头不能后仰、张口困难、巨舌或解剖异常的患者，插管较难，可用纤维光束喉镜引导插管，可先把充分滑润的而直径小于气管导管内径的纤维喉镜或纤维支气管镜插入气管导管内，在直视下经鼻将纤维镜插入导管内，而后把气管导管沿着纤维镜滑入气管内，再把纤维镜退出。此法只适于有困难的选择性插管者，而不适于紧急抢救的患者。急救时仍以口腔气管内插管为首选。

（4）婴幼儿气管内插管：幼儿（<3岁）和婴儿（<1岁）则以无气囊导管为好。其解剖特点是婴幼儿喉头的位置比成人高，会厌松软呈U形，喉呈漏斗形，在环状软骨水平处腔径最窄。导管选择太粗，在拔管后会在环状狭窄处引起窒息性喉炎及水肿，这在选择导管口径时必须慎重考虑。

婴儿，特别是新生儿，用直喉镜片比弯喉镜片更为适合，因婴儿气管活动范围小且易滑入支气管。有人主张新生儿复苏用锥形管，此管在喉的入口处有管户，能避免导管滑入支气管。但在长期插管者，用无肩的普通型塑料管损伤较小，选择最理想口径和长度的导管，以熟练无损伤操作并仔细观察，这些都是很重要的。

（三）气管切开术

气管切开术（traceotomy）或气管造口术（tracheostomy）是通过颈前正中入路，切开气管上段的前壁，插入套管以开放呼吸道的急救手术。气管切开的目的是利于较长时间的呼吸道管理及人工通气，它应该严格按无菌操作技术施行（图4－5）。

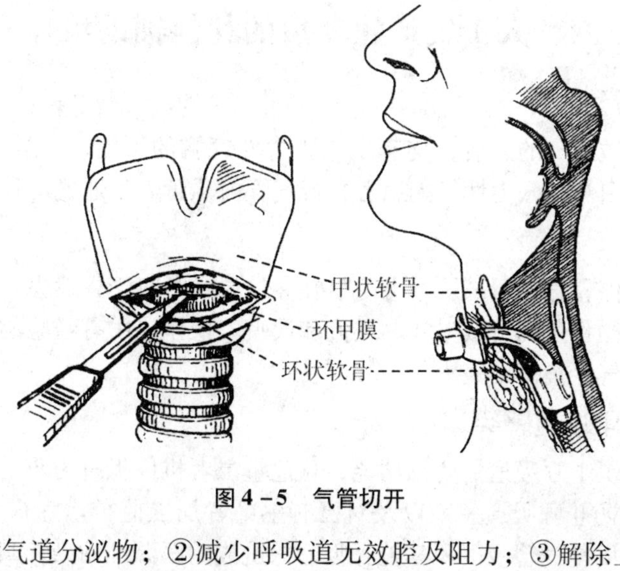

图4－5 气管切开

1. 优点 ①便于清除气道分泌物；②减少呼吸道无效腔及阻力；③解除上呼吸道梗阻；④便于供氧、气管内给药和雾化吸入等局部治疗；⑤便于长时间人工通气治疗；⑥患者顺从性较好。

2. 缺点 ①手术创伤和外观上的损害；②与气管内插管一样，失去了上呼吸道对空气的过滤、湿化和温化作用，易导致和加重下呼吸道和肺部的感染；③由于患者不能用语言表达思想，易引起焦虑等心理障碍。

3. 注意事项　气管切开术应由专业人员施行，其具体步骤可参考有关专业书籍，但必须注意以下几点：

（1）气管切开前必须作好充分准备，全过程中必须有专人进行监测。

（2）自环状软骨以下至胸骨上切迹和两侧胸锁乳突肌之间的三角区内无重要神经和血管，是气管切开术胸前安全区。

（3）术中注意勿损伤甲状腺（尤其是峡部易损伤）及环状软骨，以免引起大出血及破坏支持喉腔和气管完整性的结构。

（4）在特殊情况下，如颈部粗短或极危重的患者，施行紧急气管切开，随时有可能发生呼吸心跳骤停，因此最好在气管内插管后行气管切开术，或在有熟练专业人员在场的情况下进行，以便发主意外时能及时抢救。

4. 时机　必须遵循以下两条原则：

（1）低氧血症及高碳酸血症对人体的损害程度是决定气管切开时机的主要因素。

（2）吸入性呼吸困难的程度是决定是否行气管切开的决定因素。

三、人工气道的维持及其用途

（一）应用于人工通气

各种原因造成的呼吸功能不全或呼吸衰竭，均可用机械通气支持呼吸。

（二）自主呼吸的气道

全身麻醉术后苏醒阶段或准备撤机前；严重上呼吸梗阻或头颈部手术患者，行气管切开置入导管后，患者气道通畅后，患者的自主呼吸可恢复正常。

（三）进行治疗的途径

1. 氧疗　行人工通气及拔管前经由人工气道内供氧（多用细塑料导管，流量一般 4 ~ 6L/min）。

2. 药物治疗　经人工气道予以气道内滴药、雾化吸入。

3. 作为纤维支气管镜的检查及治疗　尤其在人工通气过程中，需行支气管肺灌洗的患者，可用专用的接头连接通气机，在不间歇通气的过程中完成纤维支气管镜的操作。

四、人工气道建立后的其他辅助治疗

（一）急诊胸腔引流

严重胸部伤或应用机械通气的患者，均有发生张力性气胸的可能，一旦发现应及时行胸腔闭式引流，以利肺复张。在未行引流的张力性气胸患者，行气管内插管人工通气可致患者死亡，应予警惕。

（二）胃肠减压

有胃肠胀气者应及时停胃管进行减压，可防呕吐导致误吸。对于昏迷患者，建议应在气管内插管后再插胃管，因为停胃管的操作过程可致呕吐、反流和误吸。操作应由有经验的人员完成，如徒手操作有困难者，本所常用纤维支气管镜协助完成。

（三）预防和控制呼吸道感染

人工气道的建立破坏了上呼吸道的防御功能，且危重患者机体抵抗力较弱，又处在极易发生呼吸道交叉感染的 ICU 中，因此防止呼吸道感染以及对已有感染者加强监护治疗极为重要。首先要排除来自人工气道、机械通气以及反复气管吸引和其他呼吸器械造成的医源性污染，其次可定期做气道分泌物的细菌培养（经纤维支气管镜用防污毛刷结果较为可信），根据药敏及临床情况调整抗生素。

五、人工气道并发症及对策

（一）气管内插管的并发症及处理

1. 即发并发症　出血、喉及气管裂伤及擦伤、声带损伤、喉及声门下水肿、杓状软骨脱位、插管脱落致窒息等。经鼻或口气管内插管导管误入食管而未被立刻发现是最危险的并发症。前述的鉴别方法有助发现，应立即对其进行处理。少数病例插管后出现呛咳、憋气，可用1% ~2%利多卡因分次气道内滴入，也可使用镇静剂甚至肌松剂（如苯磺阿曲库铵），以便保证气道通畅。熟练掌握插管技术并严格按照操作规程是预防和避免上述并发症最有效的措施。

2. 迟发并发症　声带肉芽肿、喉部软骨炎、气管内肉芽肿、气管狭窄、气管塌陷，长期插管导致气管黏膜溃疡、出血，肺部反复感染。处理措施主要包括选择合适的刺激性小的导管、采用最小漏气技术、减少气囊的容积及监测气囊的压力、条件允许时及早拔管。

气管导管撤除时，即发并发症可能有气管塌陷导致呼吸道梗阻或胃内容物及异物误吸，故必备气管内插管及气管切开器械，经鼻插管拔除后的并发症有鼻孔溃烂、鼻中隔穿孔，部分患者可引起鼻旁窦炎，处理及预防措施效果欠佳，均宜早日拔管。

（二）气管切开的并发症

气管切开的缺点就是具有损伤性。

1. 早期并发症　①伤口渗血、出血；②皮下气肿或纵隔气肿；③气胸。

2. 晚期并发症　①伤口感染；②气道阻塞；③吞咽障碍；④食管气管瘘；⑤气管 - 无名动脉瘘致大出血死亡。

3. 后期并发症　①切开部位气管不愈合；②气管肉芽肿引起气道狭窄、梗阻。

一般来说，只要手术仔细操作，及时止血，气管套管正确置入气管腔，上述并发症并不常见。

六、人工气道的撤离

全身麻醉术后，不论选择性或治疗性气管内插管的拔管，一般以拔除后 24 小时内无须重新置管为拔管成功的标准。

拔管时注意事项及步骤：

（1）拔管前须先向患者详细解释，以期获得患者的合作。

（2）先清除患者的口咽和鼻咽部积存的分泌物，然后用另一消毒吸痰管清除气道内分泌物。

（3）提高吸入氧浓度 2 ~3 分钟，让患者用力深吸气或予正压通气，吸气末时放出气囊内的气体，快速拔出插管。

（4）立即予合适的途径供氧，多用双腔鼻氧管供氧。

（5）观察患者气道情况，以判断是否存在阻塞、呼吸困难，鼓励患者做深吸气及主动咳嗽。

（6）确保患者撤离人工气道后能维持有效的自主呼吸，床边应备有全套的气管内插管及气管切开的器械，拔管后常用地塞米松 2mg 雾化吸入，以预防气道痉挛及减轻声门水肿，在小儿中更是如此。

气管切开套管的撤离（拔管），拔管前准备与气管导管的拔除相同，拔管方法可根据基础疾病及病情的不同采用逐步堵管或一次拔除套管两种方法。拔管后伤口用细纱覆盖，让伤口自然愈合。

七、永久性人工气道的维持

永久性人工气道主要是指气管切开置管长期维持呼吸。

（一）适应证

（1）全喉切除患者。

（2）心脏骤停复苏后脑永久性损害，皮质下功能保存的植物人。

（3）长期昏迷（如脑炎、颅内病变所致）咽喉反射消失的患者。

（4）双侧声带麻痹（如喉返神经损伤）患者。

（二）护理

长期人工气道维持呼吸的关键在于合理的护理。

（1）保持呼吸道通畅，一般每4～6小时更换清洗内套管一次，每周更换一次外套管。

（2）保持呼吸道湿化，向气管内注入生理盐水0.5～1ml，可定期雾化。

（3）注意口腔卫生清洁，按护理要求进行，预防呼吸道感染。

（4）加强营养支持，可经胃管或胃十二指肠内营养，建议采用半坐卧位，以防误吸。

（张小红）

第四节　机械通气

机械通气是在呼吸机的帮助下，维持气道通畅、改善通气和氧合、防止机体缺氧和二氧化碳蓄积，为使机体有可能度过基础疾病所致的呼吸功能衰竭，为治疗基础疾病创造条件。机械通气是利用机械装置来代替、控制或改变自主呼吸运动的一种通气方式。

一、机械通气的适应证

（一）机械通气治疗的呼吸生理标准

（1）呼吸频率（R）>35/分。

（2）肺活量（VC）<10～15ml/kg体重。

（3）肺泡动脉血氧分压差［P（A－a）O_2］>50mmHg（6.65kPa，FiO_2=0.21）。

（4）最大吸气压力（PNP）<25cmH_2O（2.45kPa）。

（5）动脉血二氧化碳分压（$PaCO_2$）>50mmHg（6.65kPa），COPD患者除外。

（6）生理无效腔/潮气量>60%。

（二）不同基础疾病情况下机械通气的适应证

（1）慢性呼吸衰竭急性恶化合理氧疗后，pH7.2，PaO_2<45mmHg，$PaCO_2$>75mmHg；潮气量<200ml，呼吸频率35次/分；有早期肺性脑病表现。

（2）支气管哮喘持续状态常规治疗后，出现下述情况之一：呼吸抑制，神志不清；呼吸肌疲劳；PaO_2逐渐下降，<50mmHg，$PaCO_2$逐渐升高，>50mmHg；一般状态逐渐恶化。

（3）ARDS经数小时高浓度（60%）氧疗后，PaO_2仍低于60mmHg或PaO_2在60mmHg以上，但并发呼吸性酸中毒。

（4）头部创伤、神经肌肉疾患引起的呼吸衰竭。

（5）因镇静剂过量等导致呼吸中枢抑制而引起的呼吸衰竭，吸氧后改善不理想，或呼吸频率30～40次/分，咳嗽反射减弱，咳痰无力。

（6）心肌梗死或充血性心力衰竭并发呼吸衰竭，吸氧浓度已达60%以上，PaO_2仍低于60mmHg，可谨慎进行机械通气（宜采用压力支持等模式）。

（7）用于预防目的的机械通气治疗：开胸手术、败血症、休克或严重外伤等。

二、机械通气的模式和参数选择

应用机械通气时，临床上可使用许多不同的方法，处理患者与通气机（呼吸机）之间的关系，这些各种各样的技术称为机械通气的模式。近20年来，机械通气的主要进展之一是通气模式的不断增加以及其在临床上的应用。每当一种新的通气模式出现时，常会引起各种争议。实际上，对于患者来说，临床上没有一种通气模式是十全十美的，任何通气模式都有其优缺点。成功应用某种通气模式，临床医师需有一定的经验和技术。

通气模式可根据其开始吸气的机制来分类，基本模式有两种：控制通气和辅助通气。控制通气时一，通气机触发呼吸并且承担全部的呼吸功；辅助通气时，患者触发和完成全部或部分呼吸周期，而通气机只是给予一定的呼吸支持。选择某一特定的通气模式，取决于患者能够完成呼吸功的量，也就是患者的病理生理状态。

临床上，根据患者或通气机触发呼吸以及通气机和患者如何协调去完成呼吸功，将呼吸方式划分为4种类型。机器切换的呼吸可分为强制型或辅助型；患者切换的呼吸可分为支持型或自主型。①机器切换强制型呼吸（machine - cycled mandatory breath）：由通气机触发每次呼吸，随后同期及承担并完成全部呼吸周期中所需呼吸功；②机器切换辅助型呼吸（machine - cycled assisted breath）：由患者触发呼吸，但是由通气机去完成其余的呼吸工作；③患者切换支持型呼吸（patient - cycled supported breath）：由患者触发呼吸，但是在其余的呼吸周期中，患者和通气机协同完成通气工作；④患者切换自主呼吸（patient - cycled spontaneous breath）：由患者触发呼吸，随后由患者完成所有的通气工作。

（一）完全通气支持与部分通气支持

1. 完全通气支持　完全通气支持（full ventilatory support，FVS）是指CMV、A/C和PCV时，通气机提供维持有效肺泡通气所需的全部工作量，即不需要患者进行自主呼吸以吸入气体及排出CO_2。

FVS适用于下列情况：①呼吸停止；②急性呼吸衰竭；③因呼吸功增加或呼吸窘迫而使心血管系统不能维持有效循环；④自主呼吸驱动力低下，不能产生有效的呼吸功；⑤机械通气治疗开始后12小时内，为稳定临床情况及放置必要的治疗和监测导管时也需要FVS；⑥中枢神经系统疾病或功能衰竭所致的呼吸衰竭；⑦呼吸肌麻痹。

FVS治疗时，通气机的频率在8次/分以上，潮气量为12 ~ 15ml/kg，$PaCO_2$维持在6.0kPa（45mmHg）以下。所以CMV、A/C和PCV均能提供FVS。当IMV（SIMV）频率较高（>8次/分）时，足以维持有效的肺泡通气，也能提供FVS。由于CMV常需要镇静剂或麻醉剂以避免患者与通气机发生拮抗，所以目前CMV应用较少，而常用IMV（SIMV）、PCV、A/C来提供FSV。

2. 部分通气支持　部分通气支持（partial ventilatory support，PVS）是指患者和通气机共同维持有效的肺泡通气，换言之，PVS要求患者有自主呼吸，因通气机只提供所需要通气量的一部分。

PVS的适应证为：①患者有能力进行自主呼吸，并能维持一定通气量；②自主呼吸与PEEP相结合时，可避免胸腔内压过度升高；③减少正压通气对循环系统的不良反应；④进行呼吸肌群的锻炼。

目前80%以上的通气治疗都应用PVS。但是，临床上部分患者不能耐受PVS，原因有：①患者的临床情况不能适应呼吸功的增加；②技术因素，如传感器不够灵敏等。

临床上除CMV、A/C和单一的PCV以外，其余所有下述通气模式均能提供PVS。

（二）控制机械通气

1. 定义　应用控制机械通气（controlled mechanical ventilation，CMV）时，患者接受预先已设定的通气频率以及潮气量（VT）。患者的吸气力不能触发机械呼吸。通气机承担或提供全部的呼吸功。许多通气机上CMV模式不同于辅助/控制模式（assist/control，A/C）。故临床上应用CMV意味着是控制强制通气，每次呼吸都释放出一定的潮气量，而患者的呼吸用力被有效抑制。

2. 应用指征　如下所述。

（1）由于中枢神经系统功能障碍，患者呼吸微弱或没有能力进行自主呼吸（如高位脊髓损害、药物过量、吉兰-巴雷综合征等）。有时药物的应用可造成呼吸抑制，例如大剂量镇静剂或使用某些神经肌肉阻滞剂。

（2）在某些情况下，例如麻醉时或重新进行辅助通气时，为患者的肺部提供一种安全的通气方式。

（3）重度呼吸肌衰竭，如呼吸肌麻痹、胸部外伤、急慢性呼吸衰竭所致的严重呼吸肌疲劳时，为最大限度降低呼吸功，减少呼吸肌的氧耗量，以缓解呼吸肌的疲劳。

（4）心肺功能储备耗竭，如循环休克、急性肺水肿、某些急性呼吸窘迫综合征（ARDS）时，应用CMV可减轻心肺负荷。

（5）需对患者的呼吸力学，如呼吸阻力、顺应性、内源性 PEEP（PEEPi）、呼吸功等进行准确测定时。

3. 优缺点　在 A/C 通气模式出现以前，CMV 模式曾广泛应用于临床。在 CMV 时，患者不能进行自主呼吸，如果患者已清醒，有自主呼吸倾向，CMV 则抑制患者的呼吸努力。这可使患者产生空气饥饿的感觉，往往会显著增加呼吸功。患者的自主呼吸也会引起患者与通气机的不同步，患者企图触发呼吸，使呼吸辅助肌和肋间肌收缩。故此时必须应用镇静剂和（或）麻醉剂来抑制患者自主呼吸的努力，以改进通气机的效应。如果临床上对患者应用镇静剂和（或）麻醉剂有潜在的并发症，而且患者触发呼吸也不是反指征，则应选择另一种通气模式。

CMV 时，由于肺泡通气和呼吸对酸碱平衡的调节作用完全由临床医师控制，故需仔细监测酸碱平衡，通气机的设置也应按照生理状况的改变（如发热、营养摄取等）认真调节。如果临床上长期 CMV，患者的呼吸肌可衰弱和萎缩，将造成通气机撤离困难。

4. 监护　如下所述。

（1）吸气峰压（peak inspirator pressure，PIP）：在容量切换的通气方式中，PIP 是经常变化的，PIP 将随着肺顺应性和气道阻力的变化而变化。

（2）呼出气潮气量（EVT）：虽然在通气机的控制板上已经设定了潮气量，但所释放出的潮气量并不能得到完全的保证。如果 EVT 偏离潮气量 100ml 以上，则需寻找潮气量丧失的原因。

（3）酸碱平衡：其呼吸成分完全由临床医师控制。

（4）与通气机的同步情况：患者 - 通气机不同步及吸气流速率或呼吸频率的设置不恰当不能满足患者的需要。

（5）自主呼吸：使用镇静剂不适当，患者不能触发自主呼吸。

（三）辅助/控制模式

1. 定义　应用辅助/控制模式（assist/control mode，A/C）的机械通气，通气机以预先设定的频率释放出预先设定的潮气量。在通气机触发呼吸的期间，患者也能触发自主呼吸，当通气机感知患者的自主呼吸时，通气机可释放出一次预先设定的潮气量。患者不能自己改变自主呼吸触发呼吸的潮气量。患者所做的呼吸功仅仅是吸气时产生一定的负压，去触发通气机产生一次呼吸，而通气机则完成其余的呼吸功。CMV 和 A/C 之间的差别在于：A/C 模式时，患者自主呼吸能为通气机感知并产生呼吸。

2. 应用指征　如下所述。

（1）呼吸中枢的驱动力正常，但是呼吸肌衰竭以致不能完成呼吸功。

（2）呼吸中枢的驱动力正常，但是由于所需要的呼吸功增加（如肺部疾病时肺顺应性增加），使呼吸肌不能完成全部呼吸功。

（3）允许患者设定自己的呼吸频率，因而有助于维持正常的 $PaCO_2$。

3. 优缺点　如下所述。

（1）优点：①A/C 模式的机械通气允许患者控制呼吸频率，并且能保证释放出最低的通气量，维持最低的呼吸频率。②A/C 模式也允许患者使用呼吸肌群做些呼吸功，但是如果适当设置流速率和灵敏度，患者所做的呼吸功可相当少。如果临床上认为通气机应做大量呼吸功的机械通气对患者来说较为适合，则 A/C 为理想的通气模式。③正常情况下，A/C 模式与 SMV 相比，患者所做的呼吸功较少。

（2）缺点：①患者在接受机械通气时常有焦虑、疼痛或神经精神因素，它可导致呼吸性碱中毒。严重的碱中毒可抑制呼吸驱动力，并损害多种代谢功能。②过度通气也可能导致内源性 PEEP 的形成，这与呼气时间减少有关。③由于每次呼吸都是在正压通气下产生，A/C 模式可多方面影响患者的血流动力学状态。

4. 监护　如下所述。

（1）吸气峰压（PIP）：在使用容量切换型呼吸机时，变化较大，PIP 的增加与肺部顺应性的改变和气道阻力的增加有关。

（2）呼出气潮气量（EVT）。

（3）舒适程度：患者在发生自主呼吸努力时，监测气道压力并调节灵敏度，允许患者使用较小的触发呼吸努力，调节流速率以满足患者的吸气需要。使用 A/C 模式时，触发灵敏度和流速率为影响患者呼吸功的主要因素。

（4）密切监测酸碱平衡状态：如果患者过度通气，可考虑应用镇静剂或改变通气模式，如试用 IMV、SMV 或压力支持通气（PSV）等。

（四）间歇强制通气

1. 定义　间歇强制通气（intermittent mandatory ventilation，IMV）是一种患者可以获得预定潮气量与呼吸频率的通气模式，在这些呼吸机控制的通气之间，患者也能触发和进行自主呼吸。自主呼吸时的通气量取决于患者自主呼吸的呼吸肌群力量。

IMV 和 A/C 模式的差别在于患者能触发产生自主呼吸的通气量，A/C 模式中，潮气量是由通气机产生的恒定通气量；而在 IMV 模式中，潮气量是由患者自己控制的，因而是可变的。最初设计 IMV 时，是为了创造一种通气模式，患者能与通气机配合应用呼吸肌群，因而能撤离通气机。IMV 频率越低，患者需要触发越多自主呼吸，因而也需做更多的呼吸功。随着患者产生呼吸功的增加，强制通气的频率也可逐步降低。

2. 应用指征　如下所述。

（1）呼吸驱动力正常，但是患者的呼吸肌群不能完成全部的呼吸功，适用于呼吸衰竭早期。

（2）需要患者有自己的呼吸频率以维持正常的 $PaCO_2$。

（3）准备撤离通气机，可逐渐减少 IMV 的频率和潮气量，有利于锻炼患者呼吸肌群的功能。

3. 优缺点　如下所述。

（1）优点：①IMV 与 A/C 模式相比较，通气过度的发生率较低，因为 IMV 通气时，患者能用自己的呼吸频率和通气量来调节呼吸，从而维持正常的 CO_2 水平；②由于患者较多地参与通气，呼吸肌群的萎缩也较少见；③患者自主呼吸时平均气道压力较低，故 IMV 正压通气的血流动力学影响比 CMV 或 A/C 模式时要小。

（2）缺点：IMV 模式通气治疗期间，如果患者有自己的通气周期，但 IMV 不能监测患者的自主呼吸努力，因而通气机仍可能给予一次强制通气。这就造成了呼吸的“重叠”。如发生在患者自主呼吸期间或终末，这次机械通气无效，这就造成了患者－通气机之间的非同步，患者感觉不舒服，通气的不协调也有潜在的肺部气压伤危险。此外，IMV 如使用不当，可增加 CO_2 潴留的危险性，有时可使患者产生呼吸肌疲劳，反而增加氧耗量。

4. 监护　如下所述。

（1）患者的呼吸频率：如果呼吸频率增加，则需要注意患者自主呼吸时的潮气量，通常自主呼吸的潮气量应为 5～8ml/kg。如果患者出现呼吸肌疲劳，会产生浅而速的呼吸，这将导致肺不张，降低肺顺应性，进而增加呼吸功，这时需对患者做进一步的通气支持治疗。

（2）吸气峰压（PIP）：在容量切换的通气模式中，PIP 是经常变化的，PIP 随着肺顺应性的增加以及气道阻力的上升而增加。

（3）呼出气潮气量（EVT）。

（4）自主呼吸时的潮气量：<5ml/kg 可能产生肺不张，表明患者的呼吸肌群还比较衰弱，不能产生适当的潮气量。

（5）患者的舒适程度和与通气机的同步情况：如果患者主诉不能吸入足量的气体，则应检查灵敏度和流速率是否设置妥当。患者与呼吸发生不同步时，如果正在撤离通气机，可让患者镇静，注意与通气机配合，必要时用镇静剂，但注意不要抑制呼吸中枢。如果患者仍觉不舒服，则可改变通气模式，如 SIMV 和 PSV。

（五）同步间歇强制通气

1. 定义　同步间歇强制通气（synchronized intermittent mandatory ventilation，SIMV）时，患者能获

得预先设定的潮气量和接受设置的呼吸频率，在这些通气机设定的强制通气期间，患者能触发自主呼吸，自主呼吸潮气量的大小与患者产生的呼吸力量有关。

SIMV 与 IMV 不同，IMV 模式通气时，通气机在一定的时间内给予患者强制通气，而与患者的呼吸状态无关；然而，SIMV 模式通气时，通气机释放的强制通气量与患者的吸气负压同步。如果患者不能产生吸气负压，则通气机可以在预定的时间内给予强制通气。

2. 应用指征　如下所述。

（1）呼吸中枢正常，但是患者的呼吸肌群不能胜任全部的呼吸功。

（2）患者的临床情况已能允许设定自己的呼吸频率，以维持正常的 $PaCO_2$。

（3）撤离呼吸机。

3. 优缺点　如下所述。

（1）优点：①SIMV 能与患者的自主呼吸相配合，因而可减少患者与通气机相拮抗的可能，防止呼吸“重叠”，患者在机械通气时自觉舒服，并能防止潜在的并发症，如气压伤等；②与 A/C 模式相比较，SIMV 产生过度通气的可能性较小，这与患者在 SIMV 时能主动控制呼吸频率与潮气量有关；③由于患者能应用较多的呼吸肌群，故呼吸肌萎缩的可能性较小；④与 CMV 或 A/C 模式相比，SIMV 通气的血流动力学效应较少，这与平均气道压力较低有关。

（2）缺点：SIMV 属于时间调整方式，因而有其缺点：①如患者自主呼吸良好，会使 SIMV 频率增加，可超过原先设置的频率。②同步触发的强制通气量，再加上患者自主呼吸的潮气量可导致通气量的增加。例如，患者的自主呼吸的潮气量为 200ml，设定的呼吸机 SIMV 潮气量为 600ml，则此时的一次潮气量可达 800ml。③如病情恶化，患者的自主呼吸突然停止，则可发生通气不足。④由于自主呼吸在一定程度上可增加呼吸功，如使用不当将导致呼吸肌群的疲劳。

4. 监护　如下所述。

（1）患者的呼吸频率：如果呼吸频率增加，应重新测定自主呼吸的潮气量。一般来说，自主呼吸的潮气量应为 5 ~ 8ml/kg。如果患者出现呼吸肌群的疲劳，会发生浅而速的通气，这可造成肺不张、肺顺应性下降并增加呼吸功，此时需加强呼吸支持。

（2）吸气峰压（PIP）：PIP 在容量切换的通气机中变化较大，可随肺顺应性和气道阻力而改变。

（3）强制通气的潮气量和自主呼吸的潮气量。

（4）患者的舒适程度：如果患者自觉不能从通气机获得足够的气体，应仔细检查灵敏度和流速率是否适当。如在撤机时患者有焦虑或不安，可适当给予镇静剂，但注意不要抑制呼吸中枢。如果撤机时使用 SIMV 失败，可改用 T 管法和 PSV。

（六）持续气道正压

1. 定义　持续气道正压（continous positive airway pressure，CPAP）应用于有自主呼吸的患者，是在呼吸周期的全过程中使用正压的一种通气模式。应有稳定的呼吸驱动力和适当潮气量，在通气时通气机不给予强制通气或其他通气支持，因而患者需完成全部的呼吸功。

CPAP 在呼气末给予患者正压支持，所以可防止肺泡塌陷，改善功能残气量（FRC）并提高氧合作用。就这些来说，CPAP 的生理作用等于 PEEP。CPAP 与 PEEP 的区别在于，CPAP 是患者自主呼吸的情况下，基础压力升高的一种通气模式，与是否应用通气机无关；而 PEEP 也是基础压力升高的一种通气，但是患者同时也应有其他方式的呼吸支持（如 A/C、SIMV、PSV 等）。

2. 应用指征　如下所述。

（1）功能残气量的下降、肺不张等而使氧合作用下降。

（2）气道水肿或阻塞（如阻塞性睡眠呼吸暂停综合征），需要维持人工呼吸。

（3）准备撤离通气机，在撤机的过程中应用 CPAP 改善肺泡稳定性和功能残气量。

3. 优缺点　如下所述。

（1）优点：①因为 CPAP 时无其他辅助支持，患者要承担全部呼吸功，所以能减轻肺不张，同时能维持和增加呼吸肌群的强度；②CPAP 常用于撤机的过程中，与 SIrV 交换使用，随着患者呼吸肌群功能的改善 CPAP 的时间可适当延长；③应用 CPAP 时，由于患者仍与通气机相连接，在撤机时，如 EVT 偏低，小于预定的警戒数值或出现呼吸暂停，通气机会报警，此时可改变通气模式。

（2）缺点：应用 CPAP 时可引起心排血量下降，增加胸腔内压力，导致肺部气压伤。

4. 监护　如下所述。

（1）患者的呼吸频率（RR）：RR 应少于 2 5 次/分。如 RR 增加，EVT 应重新测定。如患者出现疲劳，会产生浅而速的呼吸。

（2）呼出气潮气量（EVT）：EVT 应为 5～8ml/kg，如小于 5ml/kg，说明患者的呼吸肌群没有足够的力量来产生适当的潮气量。这时应改用其他通气模式，如 PSV、SIMV 或 A/C。

（3）患者的舒适程度：如患者主诉不能得到足够的气量，应适当调整流速率。

（七）压力支持

1. 定义　压力支持（pressure support，PSV）是指当患者的自主呼吸连同通气机能释放出预定吸气正压的一种通气。PSV 为一种流量切换的通气模式，气流以减速波的形式释出。当患者触发吸气时，通气机以预先设定的压力释放出气流，并在整个吸气过程中保持一定的压力。应用 PSV 时，不需要设定 VT，故 VT 是变化的，由患者的吸气力量和压力支持水平，以及患者和通气机整个系统的顺应性和阻力等多种因素决定。只有当患者有可靠的呼吸驱动时，方能使用 PSV，因为通气时必须由患者触发全部的呼吸。

PSV 模式可单独应用或与 SIMV 联合应用。SIMV 和 PSV 联合应用时，只有自主呼吸得到压力支持，故万一发生呼吸暂停，患者会得到预定的强制通气支持。

PSV 有两种不同水平的压力：高水平压力和低水平压力。①在高水平压力 PSV（PSVmax）时，PSV 的量是增加的，直到患者得到常用的 VT，在完全通气支持时为 10～15ml/kg。如 PSV 在此种压力水平下使用，只要患者有稳定的呼吸驱动力，不需要其他容量切换的呼吸支持。②低水平压力的 PSV，支持的数量需仔细调整，直到患者能得到适当的 VT，VT 的量与自主呼吸相似，5～8ml/kg。低水平 PSV 可单独使用，但常与 SIMV 合用，以保证患者能得到最小的肺泡通气量。无论应用高或低水平 PSV，随着患者呼吸肌群力量的增加和呼吸系统功能的改善，压力支持的水平也应降低。PSV 与 PEEP 同时应用的过程中，吸气峰压（PIP）等于 PSV 水平加上 PEEP 水平。

2. 应用指征　如下所述。

（1）撤离通气机：患者呼吸肌群所做功的质和量能完全由 PSV 水平的改变来控制。PSV 可作为撤机的重要模式。

（2）长时期机械通气：通过增加吸气气流，PSV 能降低与人工气道和通气机管道相关的呼吸功。由于患者在吸气全过程需应用呼吸肌群，故能减弱呼吸肌的失用性萎缩。

3. 优缺点　如下所述。

（1）优点：①PSV 可用于克服机械通气有关的阻力，与通气有关的氧耗量也能下降。呼吸功的下降，患者也能更好地忍受通气机的撤离。②PSV 使患者的自主呼吸与通气机相配合，同步性能较好，通气过程感觉舒适，能控制呼吸的全过程，也就是患者能决定何时触发一次呼吸、吸气和呼气的时间，以及通气的方式。③患者对 $PaCO_2$ 和酸碱平衡的控制较好。④临床医师能应用 PSV 对患者较弱的自主呼吸及潮气量进行适当“放大”，达到任何理想的水平并设定 PIP。⑤PSV 模式通气时平均气道压力较低。

（2）缺点：①PSV 时，VT 为多变的，因而不能确保适当的肺泡通气。如肺顺应性降低或气道阻力增加，VT 则下降。所以，对呼吸系统功能不全或有支气管痉挛或分泌物丰富的患者，使用 PSV 模式应格外小心。②如有大量气体泄漏，通气机就有可能不能切换到呼气相，这与 PSV 模式时支持吸气压力的流速率不能达到切换水平有关。这可导致在整个呼吸周期中应用正压通气，类似 CPAP。

4. 监护　如下所述。

（1）呼出气潮气量（EVT）：当 PSV 用来做完全通气支持时，VT 应为 10～15ml/kg，部分通气支持时应为 5～8ml/kg。EVT 降低时应仔细检查原因，否则可能发生肺不张。

压力通气模式时呼出气潮气量下降的原因：

1）患者方面：①肺顺应性的下降：如胸膜腔疾患、肺内浸润性病变；②气道阻力的增加：气道狭窄，如支气管痉挛，气道内分泌物增多；③呼吸肌群肌力不足以维持通气需要；④通过支气管胸膜瘘丢失一部分潮气量。

2）通气机管路方面：①气流阻力增加：气管内插管或气管切开管的扭曲，通气机管道受压或积水等；②通气机管道接口松动造成漏气；③潮气量从气管内插管或气管切开管的套囊旁漏出。

（2）患者的呼吸频率（RR）：RR 应小于 25 次/分。如 RR 增加，需重新测定 VT。

（3）当应用 PSVmax 通气时，应估计正压通气时的血流动力学效应。

（八）无创与正压支持通气

1. 定义　无创伤正压支持通气（noninvasive pressure support，NIPSV）也称为双水平气道正压通气（BiPAP），是无创伤性的通气模式。同时设定呼吸道内吸气正压水平（IPAP）和呼气正压水平（EPAP）。如与常规通气机比较，IPAP 等于 PSV，EPAP 则等于 PEEP。

这一模式本质上等于 PSV，差别在于 NIPSV 为一种流量触发的系统，应用时需通过鼻面罩进行，因此不需建立人工气道（如气管切开或插管）。潮气量、流速率和吸气时间均随患者的呼吸力量、所设置的压力和肺顺应性及气道阻力而改变。这一通气模式的名称很多，包括鼻间歇正压通气（NIPPV）和 BiPAP。

2. 应用指征　如下所述。

（1）慢性通气功能不全因伴有急性疾病发作而造成的呼吸衰竭。

（2）对慢性通气功能不全的患者给予夜间呼吸支持，对有呼吸肌群功能不全的患者给予通气支持，如胸壁疾病、神经肌肉疾病或 COPD。

（3）对有睡眠呼吸暂停的患者，给予患者夜间通气支持。

（4）在原先使用的传统呼吸机辅助通气结束，患者拔管之后，在患者完全自主呼吸开始前，给予 NIPSV。

（5）为避免气管内插管或切开而提供通气支持。

3. 优缺点　NIPSV 原先用于睡眠呼吸暂停的治疗，IPAP 能产生适当的潮气量而 EPAP 能保持气道的扩张。

（1）优点：①提供适当的通气支持，无须气管内插管或气管切开，可避免人工气道的某些并发症，患者能正常饮食和说话。②与 CPAP 相比，NIPSV 能提供吸气辅助，把潮气量“放大”，因而可对微弱的呼吸肌群提供帮助；而 CPAP 不能提供吸气辅助，且实际上是增加了呼吸功。

（2）缺点：①NIPSV 时，形成一个密闭的通气系统是相当困难的，因而需要有一个系统来测定面罩周围的漏气情况，并通过增加流量来代偿漏气。Bi－PAP 的设计则遵循了这一准则，并且影响流量触发灵敏度。②通气机给予患者的通气支持相当局限，而且不能帮助患者清除呼吸道的分泌物。

4. 监护　如下所述。

（1）呼出气潮气量（EVT）：NIPSV 时，EVT 变化较大，一般至少应保持在 5～8ml/kg。临床应用时，应注意气道阻力的增加而使 VT 降低，例如通气机管路中积水。如 EVT 太少，可发生肺不张。

（2）吸气峰压（PIP）：应用 NIPSV 时，无论在系统中改变 EPAP 水平或改变 IPAP，均应测定 PIP。

（3）受压的区域，尤其是鼻梁部位。

（4）监护胃部胀气，必要时可放置胃管。

（九）压力控制通气

1. 定义　压力控制通气（pressure controlled ventilation，PCV）为一种预先设定呼吸频率，每次呼吸都得到预设的吸气压力的支持通气模式。在单一的 PCV 中，每次呼吸均由通气机触发，患者自身不能触发呼吸，也不能使呼吸频率高于预先设定的频率，因而实际上每次呼吸都由通气机循环给予强制通气。

但是 PCV 也能使用设定的灵敏度而由患者来触发通气，这些自身触发的呼吸也可得到预先设定的压力支持，这也称为压力辅助/控制通气模式。PCV 无须设定 VT，每次接受的 VT 是不断变化的，取决于所设定的吸气压力、呼吸频率、吸气时间、肺部顺应性以及气道和管道的阻力。吸气开始由时间机制决定，吸气气流由所设定的压力水平控制，也就是 PC 的水平。在吸气过程中始终保持这一水平的压力。气体流量则以减速波的形式释出，随着肺内气体的充盈，流速率自然衰减。

2. 应用指征　PCV 可提供完全通气支持，尤其适用于肺顺应性较差和气道压力较高的患者，或此类患者在使用容量切换型通气时氧合不理想。临床上能通过控制气道压力来使用 PCV，调节吸气压力而获得理想的 VT。与容量切换的通气方式相比，PIP 较低，因而减少了肺部气压伤的危险性。

3. 优缺点　在急性呼吸窘迫综合征（ARDS）的治疗中，PCV 相当有用。ARDS 时，有肺顺应性的降低，肺内分流的增加，虽然增加 FiO_2，但患者仍有严重的低氧血症，因有广泛的毛细血管漏出，生理无效腔也增加，血管有广泛的凝血，终末期 $PaCO_2$ 可升高。由于这些病理改变，如使用容量切换通气以及方形流速波释出通气量，也可能在 ARDS 患者中造成较高的吸气峰压（PIP），使肺内气体分布不均，可造成肺部气压伤，尤其当 PIP 增加，肺泡内压力梯度不均时。

PCV 通气则可在较高的通气压力和肺内气体分布不均时，减少肺气压伤的可能性。PCW 通过限制吸气压力，下降气道压力，这一压力往往低于容量切换型通气和方形流速波释出气流等类型的机械通气。PCV 通气模式常用减速波，可使肺内气体分布较为均匀，同时也使气道阻力明显下降、肺部顺应性改善、无效腔通气减少以及增加氧合。

PCV 在维持气道开放和改善气体分布方面，较其他通气模式更为有效。在吸气早期就可释放出较高的平均气流、压力和容量。吸气初迅速增加的压力有助于扩张塌陷的肺泡，而且在整个吸气相内能维持一定的压力，因而能保持气道开放和改善气体分布。

应用 PCV 时气道内的平均压力是增加的，这与在通气期间气道压力迅速增加，并且在吸气相维持这一 PIP 有关。平均气道压力与肺容量和氧合密切相关，为治疗 ARDS 的关键。适当应用平均气道压力，可以复原塌陷的肺泡，使肺血重新分布，进而增加肺容量和提高氧合作用。但是平均气道压的增加，对某些心功能较差的患者是不合适的，因为可使心搏出量进一步下降，减少回心血量和增加右心室后负荷，如果有氧气释放和输送受损，PCV 通气则有害而无利。

4. 监护　如下所述。

（1）熟悉通气机的全部指标，包括吸气压力水平，例如吸气压力为 4kPa（$40cmH_2O$），呼吸频率为 20 次/分，PEEP 为 1.5kPa（$15cmH_2O$），FiO_2 为 0.6。

（2）密切观察 EVT 和分钟通气量：任何影响肺顺应性和气道阻力的因素都会导致 EVT 的变化。PCV 的水平随肺部病变的改善而降低，否则 VT 的增加会使肺部过度扩张及通气过度。

（3）监测 PIP：PIP 应等于所用的 PC 水平与 PEEP 之和。

（4）监测血流动力学变化：注意平均气道压力的变化造成的血流动力学改变。

（5）监测气管切开管或插管套囊有无漏气：如漏气，通气机就达不到预先设定的 PC 水平，可能造成吸气相的持续。

（十）压力控制并发吸呼反比例通气

1. 定义　压力控制并发吸呼反比例通气（pressure control with inverselnspiratory - to - expiratory ratio ventilation，PC - IRV）为压力控制通气的同时应用吸呼反比例通气，即预先设定呼吸频率和吸气压力水平，并使用吸呼反比例，如 1 : 1、2 : 1、3 : 1、4 : 1 等。

2. 应用指征　PC - IRV 可为肺顺应性较差的患者提供完全通气支持。这些患者往往有较高的气道压力，在使用容量切换型通气机时氧合作用较差。PCW 通气能通过控制吸气压力来获得理想的潮气量，使 PIP 降低，减少肺气压伤的可能性。PC - IRV 的应用可使平均气道压力增加，因而使肺内气体分布改善，同时能改善氧合作用。

3. 优缺点　ARDS 时，肺表面活性物质缺乏，肺部弥漫性病变分布不均，各肺单元阻力和顺应性变化多端。病变严重的肺泡需要较长时间充盈，如使用常规比例的通气，肺泡不能得到适当充盈，仍处于塌陷的状态，导致肺内分流的持续存在以及严重的低氧血症。I : E 反比例通气增加了吸气时间，使肺泡得到适当充盈，故能改善肺内气体分布。同时在呼气相，肺泡没有时间排空到静止容量，气体在肺部陷闭，陷闭的气体在肺内产生了一种压力，这就是内源性 PEEP。

PC－IRV 的应用可使功能残气量增加、肺内分流降低、无效腔通气减少，因而改善氧合。但由于平均气道压力和总 PEEP 增加，这一模式的通气影响血流动力学较多。

4. 具体实施　严重呼吸衰竭患者表现为双肺弥漫性浸润影伴进行性加重，PIP 增加，虽然已使用了较高的 FiO 和高水平的 PEEP，并应用了较高的分钟通气量，但症状继续恶化，此时可考虑应用 PC－IRV。通气机设置如下：①FiO_2 为 1.0。②I ：E 比例为 1 ：1。③调节吸气压力（压力控制水平），使潮气量达 10～12ml/kg，通常 PC 为 1/3～1/2PIP，一般应用较低的压力，试图获得较大的 VT、分钟通气量和合适的 $PaCO_2$；肺顺应性较差，可试用较小的 VT。④呼吸频率（RR）为 20～25 次/分，RR 增快，在呼气完成前，下一次呼吸已经开始。⑤PEEP 的设置一般为 0.5kPa（5cmH_2O），由于应用 I ：E 反比例通气，可能有内源性 PEEP。

PC－IRV 应用时的注意事项：①患者需要适当的监护，包括心搏出量以及血流动力学监测等；②患者应适当地镇静和应用肌松剂，保证患者舒适，防止患者的自主呼吸干扰通气模式。患者自身的 I ：E比例可使 PEEP 丢失，因而使 FRC 减少和造成低氧血症；③清理患者气道内的分泌物，在清理和负压吸引分泌物时，应提供高浓度的氧吸入。

5. 通气机的调节　可根据氧饱和度和潮气末 CO_2 分压的连续监测，以及血气分析的结果来适当调节通气机的各项指标。

（1）增加氧合作用（PaO_2）：①增加 FiO_2，但需保持在不引起氧中毒的吸氧水平（<0.6）；②调节通气机的呼吸频率或 I ：E 比例，使内源性 PEEP 增加。呼吸频率增加，呼吸时间则缩短，使气体在肺泡内陷闭并形成内源性 PEEP。逐渐改变 I ：E 比例，从 1 ：1 到 2 ：1 再到 3 ：1，由于呼气时间缩短，内源性 PEEP 增加，但需注意血流动力学的改变。

（2）增加通气（$PaCO_2$）：①如果有呼吸性酸中毒，则需增加通气量，可适当升高吸气压力或增加呼吸频率。吸气压力增加为 0.3～0.5kPa（3～5cmH_2O），需根据 EVT 的结果来调节。如果 EVT 增加，$PaCO_2$ 反而上升，则压力已超过了肺组织的扩张程度。此时应恢复原有的压力水平，按允许性高碳酸血症来处理。②如果有呼吸性碱中毒，应降低分钟通气量，可适当降低吸气压力或呼吸频率。但是呼吸频率的降低可使内源性 PEEP 减少，导致氧合作用降低。

6. 监护　如下所述。

（1）监测呼出气的潮气量（EVT）：任何降低肺顺应性或增加气道阻力的因素均可降低 EWT。

（2）监测内源性 PEEP 的水平。

（3）监测 PIP：PIP = 吸气压力 + 设定的 PEEP。

（4）监测血流动力学变化，保证组织有适当的氧供。

（5）适当对患者应用镇静剂或肌松剂，以抑制患者的呼吸驱动力。

（十一）强制每分钟通气

1. 定义　强制每分钟通气（mandatory minute ventilation，MMV）是通气机按照预先设定的某一恒定的分钟通气量进行机械通气治疗。如果患者的每分钟自主呼吸的通气量小于预定的分钟通气量，不足部分由通气机来提供；如果患者的每分钟自主呼吸的通气量大于或等于预定的分钟通气量，则通气机不再提供通气辅助。

MMV 可由容量切换或压力切换的通气模式来执行。近年来已研制用 PSV 的模式来提供 MMV。能提供 MMV 模式的通气有各种名称，包括：最低分钟通气量（minimum minute ventilation）、扩张型每分钟通气（augmented minute ventilation，AMV）和延伸型强制分钟通气（extended mandatory minute ventilation，EMMV）等。

2. 应用指征　如下所述。

（1）可作为一种撤机方式，通过增加呼吸肌群的强度和防止呼吸肌疲劳，MMV 能促进患者撤离通气机，并在撤机过程中保证安全通气，从而减少监护程度。

（2）当患者的通气驱动中枢变化较大时，MMV 可作为通气支持的过渡阶段。

（3）MMV 能保证给有呼吸暂停、呼吸肌无力以及其他呼吸功能不全的患者提供足够的通气量。

3. 优缺点　MMV 模式能使患者平稳地从完全通气支持过渡到部分通气支持，直到撤离通气机，并且能使患者获得稳定的分钟通气量和 $PaCO_2$。

但是，MMV 没有监测自主呼吸的质量，浅而速的呼吸也能产生最低的分钟通气量，如果不及时纠正会导致肺不张。此外，应用 MMV 可能忽视对患者的监护。

（十二）气道压力释放通气

1. 定义　气道压力释放通气（airway pressure release ventilation，APRV）期间，患者在自主呼吸的基础上接受 CPAP。

在呼气时，阀门间断打开，释放出一定的压力，低于预先设置的压力或低于周围的压力，因而同时应用了两种水平的压力：CPAP 水平、气道压力释放水平。气道压力释放后，仍保留 CPAP 水平。通气机需设置 CPAP 水平、气道压力释放频率、气道压力释放的压力水平和气道压力释放的时期。

应用 APRV 模式，在 CPAP 水平期间，FRC 保留在一定水平上。压力释放期间，在气体被动释放后，FRC 降至一个新水平。在气道压力释放时肺部被动排空，使肺泡通气增加并促进 CO_2 呼出。压力释放与呼气末暂停相似，应考虑到最佳释放时间，压力释放时间通常为 1.5 秒。严重的限制性肺部疾病患者，这一时间对于完全呼出气体是不适宜的，因而这类患者为应用 AP－RV 的相对禁忌证。

2. 应用指征　如下所述。

（1）急性肺损伤引起 FRC 的降低以及肺顺应性减少，但是呼吸肌群的强度或呼吸驱动力尚正常。

（2）手术后轻度的呼吸功能不全。

3. 优缺点　如下所述。

（1）优点

1）APRV 模式可增加肺容量和肺顺应性，防止呼吸肌群的萎缩，通过降低肺容量（而不是增加肺容量）来促进 CO_2 排出。平均气道压力也不超过 CPAP 水平，PIP 也较低，因而降低了肺部气压伤的可能性，对循环系统的影响也较少。

2）APRV 和 PCV 均能在肺顺应性差的患者中降低 PIP，减少肺部气压伤和稳定塌陷的肺泡。这两种模式在设定吸气压力和呼气压力水平方面较为相似，区别在于 APRV 为自主呼吸模式，而 PCV 则不然。APRV 不需对患者使用镇静剂及肌松剂。另外，APRV 的通气辅助与自主呼吸频率相关，呼吸频率增快，压力释放通气的频率也相应增加，通气辅助增大。

3）APRV 模式的优点还在于用气道压力的周期性降低来增加肺泡通气，可使部分呼吸衰竭患者避免气管内插管。

（2）缺点：对气道阻力较高的 COPD 患者，可产生内源性 PEEP，导致肺部过度扩张。此外，AP-RV 为一种新模式，尚有待临床验证。

（十三）压力调节容量控制通气

1. 定义　压力调节容量控制通气（pressure－regulated volume control，PRVC）时，患者接受预定的呼吸频率和潮气量，并且在一定压力下完成。通气机的设置包括呼吸频率、吸气时间以及预计的潮气量/每分钟呼出气量（VT/VE）。通气机力图应用最低的压力达到预计的 VT，因而如果所测得的 VT 较大，那么压力会下降，直到所设定的和测得的 VT 相等为止。PRVC 为一种 VT 保证型控制通气，这种通气由压力控制水平的调节来完成。最大的压力控制水平允许低于设定压力上限的 0.5kPa（$5cmH_2O$）。为安全起见，上限压力应尽量设置在低水平。目前只有 servo300 通气机有 PRVC 模式，由微处理机连续测定肺胸顺应性并自动计算下一次通气要达到预定潮气量所需的吸气压力，通过连续测算和调整，使实际潮气量与预设潮气量相符。

2. 应用指征　PRVC 尤其适用于缺乏稳定和可靠的呼吸驱动的患者，这类患者由基础疾病或呼吸驱动受镇静剂和（或）麻醉剂的作用而发生呼吸衰竭。PRVC 对肺顺应性较差的患者而言是一种有用的通气模式，这些患者的肺由于疾病造成了肺泡充盈时间的差异。

3. 优缺点　PRVC 结合了压力控制和容量控制通气的优点，患者接受通气治疗时所需压力较低，而且 VT 得到保证。以减速波的形式释放通气量，能促进气体在病变不均匀的肺部得到均匀分布。通气机能随着顺应性和阻力等因素的改变、通气/压力关系的变化而自动调整吸气压力。在肺顺应性迅速和突然改变的病理情况下，例如张力性气胸，通气机也能立即作出反应和企图维持稳定的肺泡通气，直到临床医师采取有效的治疗措施。故 PRVC 能为各种急性呼吸衰竭提供有效的通气支持。

（1）优点：①自主呼吸与机械通气的协调性能好，可避免应用镇静剂或肌肉松弛剂；②潮气量稳定可保证呼吸驱动力不稳定的患者安全通气，避免 PCV 时频繁调整吸气压力来获得理想的潮气量；③降低 PIP，减轻肺气压伤的可能。

（2）缺点：通气机系统中万一发生大量的气体泄漏，通气机将不断增加压力控制水平，以“弥补”所丢失的通气量，很可能加剧通气量的泄漏。

4. 监护　如下所述。

（1）监测患者呼出气的 VT 和每分钟呼出气量，保证达到预先设置的参数。

（2）监测吸气压力，确定压力水平已获得理想的 VT。压力上限设定在平均所需压力的 1～1.5kPa（10～15cmH_2O）。当 PIP 达到压力上限的 0.5kPa（5cmH_2O）水平，而吸气继续进行，如连续发生 3 次这种呼吸，压力上限会发出报警信号，表现为“压力受限（limited pressure）”。如果达到实际压力上限，吸气将中止。

（十四）容量支持通气

1. 定义　容量支持通气（volume support ventilation，VSV）时，患者每次呼吸都获得压力支持，而且每一预置的潮气量都得到保证，是一种以容量为目标的通气，等于 PRVC，但又是一种自主通气模式，患者触发每一次呼吸。故 VSV 实际上为 PRVC 与 PSV 的联合应用。其基本通气模式为 PSV，为保证 PSV 时的潮气量稳定，通气机根据每次呼吸所测定的顺应性和压力－容积关系自动调节 PS 水平。

VSV 模式应用时，同 PSV 一样，患者触发每次通气，触发后的吸气量、呼吸比例由患者控制。又类似于 PRVC 模式，不断调节 PS 水平，以保证潮气量达到预置的 VT。随着患者呼吸能力的增加，可自动降低 PS 水平，直到自动转换为自主呼吸。如呼吸暂停超过 20 秒，通气机自动从 VSV 转换为 PRVC。

2. 应用指征　VSV 适用于呼吸肌群力量不足以产生恒定潮气量的患者，而患者又准备撤离通气机。目前只有 Serv0300 通气机具 VSV 模式。

3. 优缺点　VSV 可看作为 PSV 的“精确”类型，故具备 PSV 的全部优点。PSV 时，可确保最大吸气峰压，而 VT 则随着每次呼吸而有改变。VSV、VT 是有保证的，而压力则随着肺顺应性和气道阻力的改变而不断变化。但与 MAV 模式不同，患者不能通过浅而速的呼吸来达到预先设定的每分钟呼出气量。由于患者能控制呼吸频率和吸气时间，自觉更为舒适。

4. 监护　如下所述。

（1）监测呼出气潮气量：保证患者获得预定的最小 VT/每分钟呼出气量。如果患者的呼吸频率降低，则可获得潮气量将比预定 VT 大 150%。

（2）监测 PIP：同 PRVC。

（3）在 PRVC 模式上所有参数都确保已设定，为万一发生呼吸暂停时的通气准备好各种参数。

（4）监测患者的呼吸参数：如果患者的呼吸频率增至 25 次/分，每分钟呼出气量增加，应估计患者继续进行自主呼吸所需呼吸功的能力。由于所设定的每分钟呼出气量为最低的可接受水平，患者的每分钟呼出气量可能超过这一预定数值。故需设定每分钟呼出气量的报警上、下限。

（十五）成比例通气

1. 定义　吸气时给患者提供与吸气气道压成比例的辅助压力，而不控制呼吸方式。成比例通气（proportional assist ventilation，PAV）可改善呼吸力学和自主呼吸的能力的储备。患者通过增加自主呼吸用力，可成比例地增加通气机的通气辅助功，使通气机成为自主呼吸的扩展。

呼吸衰竭需要机械通气治疗的患者，其自主呼吸的比例大多降低，即呼吸用力大小与吸入气量

（或吸气产生的流速）的关系不正常。为维护适当的通气和氧合，达到一定的吸气量和吸气流速，患者必须增加吸气用力，从而增加呼吸负荷，增大呼吸功，导致呼吸窘迫和呼吸肌疲劳。如今常用的正压通气（容量、压力或时间切换）方法虽能提供吸气气道正压和通气辅助功，但并不能纠正吸气用力和即时效果（产生的吸气量和吸气流速）间的不正常关系，因为提供的吸气压或吸气流速是预设的、非生理性的呼吸方式（如潮气量、呼吸比及流速方式）。如 PAV 为 1 ∶ 1，就是说吸气气道压的产生有一半是由于呼吸肌的收缩，另一半为通气机施加的压力，即无论什么时候和什么通气水平，自主呼吸肌和通气机各分担一半呼吸功；又如 PAV 为 3 ∶ 1，即通气机做 3/4 功，自主呼吸肌做 1/4 功。患者通过改变自己的呼吸用力，也可相应改变通气机提高呼吸的大小，而呼吸功比率维持不变。

PAV 的实施关键是如何感知自主呼吸肌的即时用力，然后通气机才能按比率给予 PAV。

2. 应用指征　PAV 也和 PSV 一样，只适用于呼吸中枢驱动正常或偏高的患者。PAV 和 PSV 均为可调性部分通气支持，可根据需要，以提供吸气正压的方式来提供不同水平的通气辅助功。它们也都没有控制患者的自主呼吸方式，如潮气量、呼吸比、吸气流速等均自主控制。两者不同之处是 PSV 提供的吸气正压是恒定的，在吸气触发后气道压力迅速增加达峰值并维持一定时间，并且 PSV 的水平是预设的，与自主呼吸用力无关；而 PAV 时提供的气道压是变化的，取决于自主呼吸用力的大小。

3. 优缺点　如下所述。

（1）优点：①应用 PAV 后，患者感觉舒适；②降低维持通气所需要的气道峰压；③减少过度通气的可能性；④改善呼吸力学和自主呼吸能力的储备，使通气机提供的辅助功成为自主呼吸肌力的扩展，因而可能避免气管内插管，可能应用无创伤性通气的方式即能改善通气；⑤增加负压通气的有效性，降低麻醉剂和镇静剂的使用；⑥通气机调节方便。

（2）潜在的缺点：①需要有自主呼吸驱动，PAV 压力的产生和大小由自主呼吸控制，如果自主呼吸驱动停止，则压力传送会停止。因此，PAV 模式应用于危重患者或呼吸驱动障碍的患者需设置背景通气。②压力脱逸现象。③PAV 只能在患者现有的呼吸形式控制下辅助呼吸，不能使呼吸正常化。④增加通气潜在的不稳定性，PAV 能增加通气对化学刺激的反应，而增加通气和呼吸周期的不稳定性。

总之，PAV 为新式通气模式，临床应用时间不长，应用病例尚不多，有待进一步评价。

（十六）自动转换模式

1. 定义　自动转换模式（auto mode）其特点是当患者的吸气用力可触发通气机时，通气机即从控制通气模式自动转换为支持通气模式，只要患者能保持触发能力，通气机就维持以支持通气模式来通气。但如果患者停止呼吸，或无力触发通气机，通气机即马上转换回控制通气模式。

设计自动转换模式的目的是为了让通气机去适应患者的自主呼吸，只要患者有中枢呼吸驱动和触发通气机的能力，通气机就自动提供（容积或压力）支持通气，这就意味着，只要患者开始第一次自主呼吸，就开始应用部分通气支持模式，也就开始了撤离机械通气的过程。在通气过程中，自主呼吸和机械通气能很好协调，减少两者的对抗而使患者感觉舒适。可减少或避免应用镇静剂，也可缩短患者应用机械通气的时间。此外，在应用支持通气模式的全过程，有控制模式作为后盾，从而可有效地保证患者的通气安全。

由于通气机是根据患者的病理生理状况自动提供通气支持的，这种高度智能化的现代通气模式可大大减少临床医师在床旁对患者的监控时间和避免频繁的通气机参数调整或重新设置。

2. 实施步骤和方法　在 SV300A 通气机中，“自动转换模式”可以用“容积控制/支持”通气模式，此时的支持模式是“容积支持”；也可以用“压力控制/支持”模式，此时的支持模式是“压力支持”；或用“压力调节容积控制/支持”模式，此时的支持模式是“容积支持”。

如果在控制模式时患者能触发通气机和维持自主呼吸，通气机就自动从控制模式转换为支持模式，同时“支持”钮旁的黄灯闪亮。如果患者不能维持自主呼吸，则在患者停止呼吸 12 秒后通气机即自动从支持模式转换回控制模式。

同 PRVC 和 VS 一样，应用自动转换模式时的吸气压力水平在 PEEP 水平与气道压力上限以下

0.49kPa（$5cmH_2O$）水平范围内自动调节，如果气道压力上限设置过低，则可能导致实际潮气量小于预设潮气量而发生通气不足。

“自动转换模式”是机械通气模式自动化、智能化的新尝试，理论上确有许多优点，但应用于临床的时间尚短，真正的临床应用价值尚待今后更多的实践才能确切评价。

（十七）适应性支持通气

1. 定义　适应性支持通气（adaptive support ventilation，ASV）是瑞士 Galileo 最新一代通气机所特有的机械通气模式，是一种目标选择性正压通气模式。如果患者有吸气触发，则通气机可与患者的每一次呼吸相同步。

临床上应用 ASV 模式时需设置：①体重（body weight）：用于在 ASV 模式时计算分钟通气量和潮气量的限值；②分钟通气量（minute ventilation，MV）：用于调节通气机释出的分钟通气量，成人总的目标分钟通气量，可按每千克体重 100ml 计算；③流量触发/压力触发（flow trigger/pressure trigger）；④压力斜坡（pramp）：在压力控制或支持通气中可决定所释出压力的上升时间；⑤呼气触发灵敏度（ETS）：在压力支持的自主呼吸中决定呼出气的标准。

在 ASV 模式通气时，呼吸频率和潮气量是由理想体重以及达到预置目标通气所测得患者的肺部功能来决定。目标通气从患者的理想体重和所设置的分钟通气量百分比计算而得。患者如无自主呼吸，此时 ASV 实际上等于控制通气，吸气压力（pcontrol）由释放出的潮气量和最佳呼吸频率调节。通常释出的最大吸气压力（pmax）低于实际设置的高压警报限制数值（$10cmH_2O$）。如果患者能部分触发呼吸，其自主呼吸将得到最小压力（$Pmin = PEEP + 5cmH_2O$）支持。压力支持（psupport）根据生理潮气量来调节。实际自主呼吸频率和计算所得的呼吸频率之间的差值由通气机的强制通气进行补偿。完全自主呼吸的患者，其压力支持水平由通气机自动调节，使患者保证获得最佳的呼吸频率和潮气量。临床上应用 ASV 模式时，可以通过增加或降低分钟通气量来增加或减少呼吸频率和潮气量。

2. 适应证　ASV 可应用于机械通气的各个阶段，以辅助患者的通气治疗。ASV 能自动适应患者的通气需要，从完全支持通气（控制通气）到 CPAP。ASV 模式通气时，通气机依下述 4 个步骤进行工作：①评价患者的肺部功能，ASV 通过连续 5 次试验性通气来测定患者的肺部动态顺应性、呼出气时间常数。②计算最佳通气方式，潮气量和呼吸频率根据最低做功的原则计算：如测得呼吸频率高于目标频率，则强制性通气频率降低，反之亦然；如测得潮气量大于目标潮气量，则降低气道压，反之亦然。③实现最佳通气方式。④维持最佳通气方式。

3. 优点　如下所述。

（1）ASV 可自动调节适应患者的通气需要。

（2）避免患者发生压力伤、容量伤，防止窒息和呼吸频速，预防内源性 PEEP（PEEPi）的发生。

（3）可提供安全的最低分钟通气量。

（4）ASV 可用作自动撤机支持系统。

总之，ASV 是第一个真正适应患者呼吸状态及能力的通气模式，ASV 从开始工作的瞬间状态就自动地引导患者走向脱机，该通气模式可用于自主呼吸到强制通气，如果患者发生呼吸停止，ASV 可自动进入强制通气。患者的自主呼吸恢复后，ASV 自动进入支持通气阶段。临床应用证明，ASV 可以最低的气道压力、最佳的呼吸频率来满足患者的通气需要，从而避免气道压力伤、容量伤、呼吸频速及 PEEPi。

（十八）双水平正压通气模式

当前在普通的机械通气机上，压力控制通气是一种常用的模式，这也是现在通气策略所决定的。临床通气治疗时，常常希望患者能在机械通气时保留自主呼吸，使患者的自主呼吸成为总的通气量的一部分，因而减少对机械通气的依赖程度。但是机械通气的常规通气模式对提供患者自主呼吸的能力有限。传统的机械通气模式中，为了使患者与通气机相配合，常需应用镇静剂和肌松剂以抑制患者的呼吸驱动力，使通气机与患者的自主呼吸相配合。目前新一代的通气机上推出了一种新模式——双水平正压通气模式（bilevel ventilation，BiLevel），正是为适应当前通气策略进展的需要。

1. 定义　双水平正压通气模式是正压通气的一种增强模式，允许患者在通气周期的任何时刻都能进行不受限制的自主呼气，因而能使患者与通气机之间得到较为满意的同步化。BiLevel 这一通气模式使患者有可能在两个不同水平的 PEEP 上进行自主呼吸。其压力波形如同压力控制通气模式（PCV），但差别在于这种模式能让患者在高水平压力和低水平压力上都能进行自主呼吸。

在两个 PEEP 水平之间转换的通气支持所产生的潮气量，以及患者的自主呼吸共同组成了分钟通气量。容量监护仪能显示患者在两个 PEEP 水平上的自主呼吸量以及在 PEEPH（高压力水平上的 PEEP）到 PEEPL（低压力水平上的 PEEP）的呼出气容量。

2. BiLevel 的两种通气策略　BiLevel 模式中的两种不同通气策略，其差别在于低水平 PEEP（PEE-PL）时所需时间不同。

（1）常规 I ∶ E 比例：BiLevel 不受特殊的 TH ∶ TL（高水平 PEEP 时间到低水平 PEEP 时间）比例的限制。如果高水平和较低水平 PEEP 上所消耗的时间都足够长，且允许在这两个水平上都能进行自主呼吸，则常常称为 Bi－phasic 或 BiPAP（见前述）。如设置完好，则患者的自主呼吸能在两个 PEEP 水平上都能得到压力支持。

（2）气道压力释放通气（APRV）：气道压力释放通气是另一种通气策略。APRV 时，因为所有的自主呼吸均发生在高水平 PEEP 上，故 APRV 表示一种 TL 时间方式（低水平 PEEP 时间）。在较低的 PEEP 水平所“释放”的压力，其时间只允许肺容量能降低，随后立即回到高水平的 PEEP。降低而不是增加肺容量，这一原则可将 APRV 与其他类型的压力支持模式区别开来。

APRV 应用于肺部顺应性降低的患者，有其明显的优点：APRV 除有 CPAP 所具备的能改善肺部力学和氧合作用之外，还能增加患者的肺泡通气。

3. 优点　BiLevel 为 Puritan－Bennett840 通气机上所特有的模式，能使患者在各个设置压力水平上所设定的吸气时期内进行不受限制的自主呼吸，明显优于压力支持和压力控制模式，尤其对有自主呼吸的患者更具有明显的优越性。

（1）在 PEEP 不同水平与患者自主呼吸之间同步转换，增加患者的舒适程度，进一步减少呼吸功。

（2）只要有 1.5cmH_2O 的压力支持，就可在两个 PEEP 水平上增强所有的自主呼吸。

（3）在两个 PEEP 水平上监护所有的自主呼吸。

（4）此外，BiLevel 能扩大压力支持通气的能力。在较低的 PEEP 水平上，如时间设置足够长也能允许进行自主呼吸，进行压力支持（PS）。在较高的 PEEP 水平上，如果 PS 水平设置足够高，也能实现压力支持通气。

（5）降低机械通气时的镇静水平，在通气治疗时间所有时相内，患者都能进行自主呼吸，在各个压力水平间进行同步转换，患者的镇静水平可降低。因而可以减少镇静剂对其他脏器的影响，加强患者自身对并发症的识别能力，或者能自主活动、保留咳嗽反射，有利于分泌物排出。

（6）BiLevel 将 BiPAP 和 PSV 的概念结合在一起，可通过面罩进行无创伤通气。BiLevel 将两种通气模式结合为一种模式，通过将 APRW 的应用原理转换至其他控制通气模式，以增加各个水平上的通气，适用于患者的整个通气治疗过程。

4. BiLevel 通气在常规 TH ∶ TL 比例时的应用指南　BiLevel 通气时，最初设置高和低的 PEEP 压力水平，可以根据在容量通气时所设置的 PEEP 和平台压力来调节。设置高和低的 PEEP 所需时间，可将 TH ∶ TL 比例调节为 1 ∶ 1，与容量通气相类似。较低的 PEEP 水平可调节至能获得适当的氧合作用，而较高的 PEEP 水平通常调至 12～16cmH_2O，高于较低 PEEP 水平，这取决于患者肺部的顺应性，目的是达到适当的潮气量。PS 水平的设置为辅助患者在高和低 PEEP 时的自主呼吸。

5. BiLevel 通气在 APRV 时的应用指南　最初设置的频率（释放）与在常规机械通气时所设定的频率相似（能达到理想的肺泡通气的频率）。高 PEEP 水平（通常为 10～30cmH_2O）由肺部顺应性来决定，调节到理想的平均呼吸道压力（MAP）和分钟通气量，在此水平的 PEEP 能增强自主呼吸。较低水平的 PEEP 最初设置在 3cmH_2O，调节至能释放出适当的容量。“释放”时间较短，约为 1～1.5 秒。如

“释放”时间超过2秒，气体交换可能恶化。呼气时间的设定原则为使内源性PEEP（PEEPi）保留在低水平，能防止低顺应性肺单元的肺泡塌陷。随后再调节呼吸频率和高压水平，以维持理想的$PaCO_2$和pH。各种可使MAP增加的通气治疗设置调节措施，都能增加氧合作用，如增加较高或较低的压力水平，延长TH，或增加FiO_2。

如APRV脱机，与IMV相似，随着自主呼吸增强，逐渐降低PEEPH和频率，直到通气单用CPAP维持。

临床应用APRV时应注意其相对禁忌证，凡是气道阻力增加的患者（COPD和哮喘等），临床上如听诊发现患者有呼气相喘鸣音或呼气时间延长，由于不能在2秒钟内将肺泡排空，不适合应用ARPV。

总之，ARPV能应用于ARDS患者，可支持ARDS的治疗，并以最佳状态与自主呼吸同步。BiLevel在常规TH ：TL比例通气时，能从控制通气模式简单地转换到自主呼吸，而不需改变通气模式。

虽然通气模式多种多样，但基本上分为两大基本类型：容积预置通气（volume preset ventilation，VPV）和压力预置通气（pressure preset ventilation，PPV）。①VPV：代表模式为IMV和SIMV，通气时预先设定通气量，而气道压和肺泡内压是变化的，故应监测并设定报警上、下限；②PPV：代表模式有PSV、PSV+SIMV、PCV、APRV、PRVC等。如果将VPV和PPV这两大类通气分别就通气/灌注比值、患者和通气机的协调性、气压伤的危险性和通气保障4个方面进行比较，PPV在前3个方面占明显优势，而VPV仅在通气保障方面处于有利地位。故现在通气治疗的临床应用趋势为PPV类通气（如PSV）。当前更为理想的通气方式是将两者结合起来，如VSV等。

总之，随着电脑在现代通气机的应用，已经能让通气机更好的配合患者，而不是像以往那样让患者去配合通气机。临床上可根据患者的病情和治疗目的而选用各种通气模式，透彻地了解每一模式的作用机制和优缺点，有助于作正确的判断。但有一点必须遵循：即维持适当的氧合和肺泡通气，而对心肺功能和体循环的灌注无明显影响，以及防止通气治疗的并发症。虽然目前机械通气治疗中可应用的模式繁多，但实际上临床上最普遍应用的模式为IMV（SIMV）和PSV。

（十九）呼吸机工作参数的调节

1. 呼吸机主要4大参数的调节　潮气量、压力、流量、时间（包括呼吸频率、吸呼比）为呼吸机主要的4大参数。

（1）潮气量：潮气量一定要大于人的生理潮气量，生理潮气量为6~10ml/kg；而呼吸机的潮气量可达10~15ml/kg，往往是生理潮气量的1~2倍。还要根据胸部起伏、听诊两肺进气情况、血气分析进一步调节。

（2）压力：一般指气道峰压（PIP），当肺部顺应性正常时，吸气压力峰值一般为10~20cmH_2O；肺部轻度病变时为20~25cmH_2O；中度病变时为25~30cmH_2O；重度病变时为30cmH_2O以上；RDS、肺出血时可达60cmH_2O以上。但一般在30cmH_2O以下，新生儿较上述压力低5cmH_2O。

（3）流量：至少需分钟通气量的2倍，一般4~10L/min。

（4）时间

1）呼吸频率：接近生理呼吸频率。新生儿40~50次/分，婴儿30~40次/分，年长儿20~30次/分，成人16~20次/分。潮气量×呼吸频率=每分通气量。

2）吸呼比：一般1 ：（1.5~2），阻塞性通气障碍可调至1 ：3或更长的呼气时间，限制性通气障碍可调至1 ：1。

（5）正压呼吸（PEEP）：使用IPPV的患者一般给PEEP 2~3cmH_2O是符合生理状况的。当严重换气障碍时（RDS、肺水肿、肺出血）需增加PEEP，一般在4~10cmH_2O，病情严重者可达15cmH_2O甚至20cmH_2O以上。当吸氧浓度超过60%（$FiO_2>0.6$）时，如动脉血氧分压仍低于80mmHg，应以增加PEEP为主，直到动脉血氧分压超过80mmHg。PEEP每增加或减少1~2cmH_2O，都会对血氧产生很大影响，这种影响数分钟内即可出现，因此减少PEEP应逐渐进行，并注意监测血氧变化。PEEP数值可从压力二表指针呼气末的位置读出（有专门显示的更好）。

（6）吸氧浓度（FiO_2）：一般机器氧浓度从21%～100%可调。既要纠正低氧血症，又要防止氧中毒，一般不宜超过50%～60%，如超过60%，时间应小于24小时。吸氧的目标是以最低的吸氧浓度使动脉血 PaO_2 >60mmHg（8.0kPa）。如给氧后发绀不能缓解，可加用 PEEP。复苏时可用100%氧气，不必顾及氧中毒。

2. 根据血气分析进一步调节　首先要检查呼吸道是否通畅、气管导管的位置、两肺进气是否良好、呼吸机是否正常送气、有无漏气。调节方法如下：

（1）PaO_2 过低时：①提高吸氧浓度；②增加 PEEP；③如通气不足可增加分钟通气量，延长吸气时间、吸气末停留等。

（2）PaO_2 过高时：①降低吸氧浓度；②逐渐降低 PEEP。

（3）$PaCO_2$ 过高时：①增加呼吸频率；②增加潮气量：定容型可直接调节，定压型加大预调压力，定时型增加流量及提高压力限制。

（4）$PaCO_2$ 过低时：①减慢呼吸频率：可同时延长呼气和吸气时间，但应以延长呼气时间为主，否则将起相反作用，必要时可改成 IMV 方式；②减小潮气量：定容型可直接调节，定压型可降低预调压力，定时型可减少流量、降低压力限制。

三、无创正压通气

目前，无创呼吸机分为持续正压呼吸机（CPAP）及双水平持续正压呼吸机（bilevel positive airway pressure，BiPAP）。CPAP 呼吸机结构简单、功能单一，在整个呼吸周期内仅提供单一恒定压力，不能提供有效辅助通气做功。因此，目前只用于睡眠呼吸暂停综合征的患者。BiPAP 呼吸机采用两个压力之间压力差的大小来调节潮气量的大小，且它还具有 CPAP 的功能，因此，在临床上可用于各种原因造成的呼吸功能不全或呼吸衰竭。

BiPAP 呼吸机结构简单、体积小、携带方便、使用方便，可间歇使用，同步性好，患者容易接受。

BiPAP 呼吸机采用性能良好的涡轮电机提供动力，通过电机转速的快速变化实现压力的切换，保持压力恒定及漏气补偿；经鼻面罩或口鼻面罩和患者相连，此种方式保留了鼻腔过滤、加温、加湿等自然防御功能，可以显著减少呼吸机相关性肺炎的发生率，同时也避免了气管内插管所带来的呼吸机管路气流阻力明显增加（气管内插管径细，气流阻力数十倍增加），使人机同步性明显改变；采用持续气流送气技术，可满足患者吸气时对流速的要求，减少呼吸功耗；开放呼吸回路始终保持和外界大气相通，使呼出气充分排出；由于面罩佩戴不当容易引起漏气，所以还有漏气补偿技术；BiPAP 呼吸机多采用流量传感器，流量传感器比压力传感器灵敏度高，呼吸切换同步性好，人机协调性好；好的 BiPAP 呼吸机还有微电脑控制系统，控制呼吸机各个部件协调。致的工作。

（一）优缺点

1. 优点　与有创通气相比，无创通气的优点主要是减少了气管内插管产生的不良反应和可能的并发症（如声带损伤、创口出血、呼吸机相关性肺炎等），降低了医疗费等。

（1）无创性：①应用上（和气管内插管比较）：易于实施，易于卸除，允许间歇应用，增加患者的舒适感，减少镇静剂的使用；②保留口腔通畅：保留讲话和吞咽，保留有效咳嗽，减少鼻肠饲管的需要，易于口腔护理。

（2）避免气管内插管引起的阻力功。

（3）避免气管内插管的并发症：①早期：避免局部创伤、误吸；②后期：避免损伤下咽部、喉和气管，避免医院内感染。

2. 缺点　如下所述。

（1）无创通气系统的固有特点：气体交换异常纠正较慢；开始起作用的时间较长。

（2）面罩：漏气；意外脱开可发生短暂低氧血症；眼刺激；面部皮肤坏死。

（3）缺乏气道的径路和保护不易进行深部分泌物的吸引；易误吸。

（4）胃肠胀气。

（二）适应证、禁忌证、患者的依从性

1. 适应证　如下所述。

（1）清醒和合作的患者。

（2）血流动力学稳定。

（3）不需要气管内插管来保护气道或清除过多的分泌物（神志迟钝、吞咽功能受损或上消化道活动性出血者常需气道保护）。

（4）无急性面部创伤。

（5）有适合患者的恰当的面罩。

（6）满足下列至少1条生理学上机指征（表4－2）。

表4－2　严重呼吸衰竭患者简易生理学上机指征

通气力学	
潮气量（ml/kg）	<3（5～7）
呼吸频率（次/分）	>35（12～20）
每分通气量（L/min）	<3或>20（6～10）
气体交换指标	
PaO_2（FiO_2>0.5）（kPa）	<6.7（>10.7）
P（A－a）O_2（FiO_2=1.0）（kPa）	46～60（3.3～8.6）

注：括号内为正常值。

2. 禁忌证　无绝对禁忌证，只有相对禁忌证，如气胸、肺大疱等，但只要严密监护，仍能安全使用。

（1）大咯血。

（2）气胸、纵隔气肿。

（3）肺大疱。

（4）严重低血压。

（5）脑出血。

（6）多发性肋骨骨折。

3. 患者的依从性　因为无创通气的使用需要有患者的配合，所以一定要关注患者的依从性。对于患者的依从性，除了参数调节外，还涉及与患者的沟通、无创通气的连接以及患者的配合。

需要机械通气的患者往往病情较重，患者对预后不乐观，对无创通气往往有一定的恐惧心理。这就需要医师、护士与患者进行良好的沟通。医务人员要耐心细致地解释，让患者了解无创通气的作用、运作方式和可能产生的异常感觉，让患者树立战胜疾病的信心，使患者对无创通气能有一个充足的心理准备。无创通气与患者的连接直接关系到患者的舒适度，也是较重要的一环，这要求医务人员能选择适当的鼻罩或面罩，选择长度适当的头带。不管是用鼻罩还是面罩，患者都要积极配合，尽量减少张口呼吸，保持一种较为平稳的呼吸，同时保持平和的心态。无创通气后，医师和护士要密切观察患者对治疗的反应，随时调节通气参数和面罩、头带的松紧度，直到患者能舒适地适应。

对于一般患者，无创通气要从较低压力开始，如6cmH_2O左右，隔1 5分钟，手调升高一次压力，每次升高2～3cmH_2O，也可利用呼吸机的延时升压功能，先设定一个延时时间，如15分钟，然后启动呼吸机，呼吸机会在设定时间内自动逐步升高到治疗压力。

对于病情较急的患者需要立即提供足够通气支持，开始治疗压力较大。由于患者初次使用，往往精神较紧张，此时，往往会急促吸气，这样呼吸机就不停地送气，患者会觉得气流太大受不了。在此种情况下，应先给患者佩戴好面罩，尽可能不漏气，然后开机，嘱咐患者跟着口令有规律地吸气和呼气。一般压力调节合适，几分钟后患者就会感觉轻松舒适，之后就可由患者自由呼吸。

（三）无创通气的实施

1. 无创通气模式的选择　无创通气模式包括 CPAP（持续气道正压通气）、S 模式（即常见的 PSV 模式）、T 模式（相当于完全的压力控制模式 PCV > 、S/T 模式（在自主呼吸时使用的是 PS、方式，而在控制通气时使用的是 PC 方式）。

（1）持续气道正压通气（CPAP）：当吸气相与呼气相的压力始终维持在一个恒定压力时，称为持续气道正压通气。它主要的作用是能够提供一个恒定的压力，在阻塞性呼吸睡眠暂停患者能对抗上气道阻力、改善通气；在 COPD 患者能对抗内源性 PEEP，减少患者的触发功和改善气体分布；在 ARDS 患者则能增大功能残气量、保持肺泡开放、减少分流而改善氧合避免肺损伤。

（2）S 模式：S 模式为英文 spontaneous triggered 的简称，意为同步触发，即呼吸机和患者呼吸同步，患者吸气，呼吸机以高压力送气；患者呼气，则立即切换到较低压力，帮助患者呼气。由于 BiPAP 呼吸机低压（EPAP）都高于零，所以不论调节与否，都存在呼气末正压（PEEP）。S 模式实质为PSV + PEEP。

（3）T 模式：T 模式为 timed safety frequency 的简称，意为时间或节律安全频率，即呼吸机按照预设的压力、呼吸频率及吸呼比，完全控制患者的呼吸，其实质为 PCV + PEEP。

（4）S/T 模式：S/T 模式为 S 和 T 模式的组合，即患者自主呼吸稳定时以 S 模式和患者呼吸同步，如果患者呼吸停止或不稳定，低于预设安全频率时自动切换到 T 模式；若患者呼吸恢复稳定，自主频率超过预设频率时，则又从 T 模式切换到 S 模式。ST 模式实质为 PCV + PSV + PEEP。

由于无创通气要与患者较好地进行配合，T 模式在实际运用中往往是较少选用的。S 模式是 BiPAP 呼吸机最主要的一种通气模式，它是一种自主性通气模式，更加符合呼吸生理，同步性好，参数调节简单，一般只要调节支持压力即可。S 模式的缺点是在气道阻力增加或胸肺顺应性减少时，潮气量会减少，必须及时调高压力水平。呼吸停止或呼吸微弱时，因为无法触发呼吸机呼吸切换，不能采用 S 模式。S/T 模式因为有一个后备的频率进行保障，所以在有中枢性呼吸睡眠暂停综合征和一些缓慢性呼吸节律疾病的患者中有应用价值，这一点要优于 S 模式。

2. 无创通气时参数的调整　由于 BiPAP 呼吸机属于定压型呼吸机，因此压力设定是其最主要的参数。

（1）IPAP：IPAP - EPAP 值的大小直接决定辅助通气的大小，也就是潮气量的大小，压差越大，潮气量越大；反之，潮气量越小。气道阻力增加（如气道水肿、痉挛或狭窄）或胸肺顺应性下降（如肺水肿、ARDS 等）时，要保证一定的潮气量，就必须提高压差。

在压力控制通气（PCV）时，患者呼吸停止或减弱，呼吸机提供全部辅助通气，压力应较大。压力支持通气（PSV）时，患者自主呼吸也参与通气，实际压力等于呼吸机提供的压力与自主呼吸产生的压力之和，总潮气量也相应等于自主呼吸潮气量加呼吸机潮气量，故压力可适当减少。压力过大会造成通气过度，并可能产生气压伤，而压力过小则通气不足，不能改善呼吸衰竭。压力调节首先应针对不同疾病的呼吸病理生理，选择合适的 EPAP（PEEP），然后选择 IPAP，一般来说 PEEP 3 ~ 5cmH_2O，IPAP10 ~ 12cmH_2O，然后根据实际情况选择隔几分钟每次升高 IPAP 2 ~ 3cmH_2O，直到所需 IPAP。EPAP 也可适当调整，但应注意和 IPAP 同步调整。

什么样的压力才是合适的呢？当然，最可靠的方法是血气分析。但血气分析必定有一定的创伤，检查也较麻烦，故早期可每半个小时检查一次，以后逐步延长间隔时间。但病情变化时应及早复查血气。血氧饱和度也可用于动态监测患者通气是否合适，应注意血氧饱和度只能反映换气功能，而不能准确地反映通气功能。只有动脉血 CO_2 水平才是反映通气功能的精确标准。如果不能反复进行血气分析，通过观察临床症状，也可初步判断通气是否合适。如患者呼吸困难缓解，三凹征消失，呼吸平稳有力，口唇肢端肤色红润，情绪稳定，呼吸频率变慢，则通气基本合适。随着病情好转，通气支持压力应逐步减小，使辅助通气做功减小，患者自主呼吸做功增加，使呼吸肌得到锻炼，避免失用性萎缩，为完全过渡到患者自主呼吸做准备。

什么样的压力水平才是安全的呢？从压力 - 容积曲线（P - V 曲线）看，最高压力不应超过高位拐点（UIP）。一般而言，峰压 < $40cmH_2O$，平台压 < 30 ~ $35cmH_2O$，很少发生气压伤。可以说，< $30cmH_2O$ 的压力是安全的。在此之下，只要患者能耐受，需要多大压力就给多大压力。

（2）CPAP、EPAP（PEEP）：对于需要机械通气的呼吸衰竭患者，由于存在不同程度的肺泡损伤，甚至是 ARDS。PEEP 主要用于维持周期性陷闭的肺泡扩张，减少肺泡内液体的渗出。PEEP 经验值一般为 8 ~ $2cmH_2O$。PEEP 虽然有许多益处，但过高的 PEEP（超过 $15cmH_2O$）可加重过度充气，明显抑制循环等。但在 SARS 患者，无创通气时 PEEP 选值一般不高的原因更主要的是由于患者不能耐受。理想的 PEEP 值为压力 - 容积曲线（P - V 曲线）的下拐点，但在无创通气时，P - V 曲线难以测量获得。所以，一般而言可以选用 PEEP 的经验值，并且在初始阶段可以根据患者的耐受情况选用较大的值。一般地，随着病情的缓解，应逐步降低 PEEP 值。

（3）呼吸频率和呼吸比：仅在 T 模式或 S/T 模式时，或确定 T 模式安全频率时需要调节。阻塞性疾病，如 CODP、哮喘，呼吸频率宜慢，呼吸比应调为 1 ∶ 2.5 或稍长，以使呼气充分。SARS 主要存在限制性通气障碍，、呼吸频率宜稍快，吸呼比以 1 ∶ 1.5 为宜，但呼吸频率不宜超 30 次/分。

为了最大限度改善换气，也可考虑使用吸呼比 >1 ∶ 1 的反通气。但反通气严重违反呼吸生理，产生明显的循环抑制和呼气不足，应严格应用，最好短期使用。

3. 中断无创通气的标准　如下所述。

（1）因为不舒适或疼痛，不能耐受面罩。

（2）不能改善气体交换或呼吸困难。

（3）要气管内插管来处理分泌物或保护道。

（4）血流动力学不稳定。

（5）心电图不稳定，有心肌缺血迹象或显著的室性心律失常。

（6）因 CO_2 潴留而嗜睡或因低氧血症而烦躁不安，应用无创通气 30 分钟后神志状态没有改善。

四、机械通气对肺外器官功能的影响

（一）对循环的影响

正压通气时，吸气及呼气（PEEP）相胸腔内产生正压，妨碍腔静脉的回流，降低心脏的前负荷，进而降低心脏每搏输出量（SV）及心排血量（CO）；对容量不足的患者可造成血压下降而影响全身各器官组织的灌流。此时应尽快扩容，必要时短期给予提升血压的药物（如多巴胺、去甲肾上腺素等）。对于出现急性心源性肺水肿的患者，机械通气降低前负荷的效应可能对患者有利。

（二）对肾功能的影响

由于正压通气时回心血量和心排血量减少，使肾脏灌注不良，并激活肾素 - 血管紧张素 - 醛固酮系统（RAAS），同时抗利尿激素（ADH）分泌增加，从而导致钠水潴留，甚至肾功能不全；但缺氧和 CO_2 潴留的改善又有利于肾功能的恢复。

（三）对消化系统的影响

正压通气时，胃肠道血液灌注和回流受阻，pH 降低，上皮细胞受损，加之正压通气本身也可作为一种应激性刺激使胃肠道功能受损，故上机患者易并发上消化道出血（6% ~30%）。正压通气时肝脏血液灌注和回流受阻，肝功能受损，胆汁分泌亦受一定影响。

（四）中枢神经系统

$PaCO_2$ 降低使脑血流减少，颅内压随之降低。正压通气使颅内静脉血回流障碍，颅内压升高。

五、机械通气的撤离

肺功能正常，机械通气时间短的患者，如麻醉恢复期，撤机过程可迅速完成；而肺急性损伤、败血症并发多器官功能衰竭、神经 - 肌肉疾患等，需长期机械通气的患者，撤机过程需逐步进行，有时需数天才能完成整个撤机过程。

（一）撤机标准

（1）循环稳定。

（2）意识清楚，合作良好。

（3）造成呼吸衰竭的原发病已基本控制。

（4）营养情况良好，呼吸肌有力。

（5）血气分析（ABG）结果：$FiO_2 \leqslant 0.5$，$PaO_2 \geqslant 60mmHg$，$PaO_2/FiO_2 > 150mmHg$，$PaCO_2 \leqslant 45mmHg$（不存在 COPD），$pH > 7.35$（不存在代谢性酸碱平衡紊乱）。

（6）$RR < 35$ 次/分，$V_T > 5ml/kg$ 体重，肺活量（VC）$> 10 \sim 15ml/kg$ 体重，最大吸气压力(MIF) $\leqslant -25cmH_2O$（保证拔管后患者排痰有力）。

（二）撤机步骤

（1）将 FiO_2 逐渐降到 $\leqslant 0.5$。

（2）将 PEEP 降至 $5cmH_2O$ 以下。

（3）将压力支持（IPS）值降至 $\leqslant 10cmH_2O$。

（4）将 I ∶ E 恢复至 1 ∶ 2。

（5）选择患者可自主呼吸的通气模式，如 SIMV、ASV、BiPAP，这些模式可同时加 IPS 或 VS。逐步减少机械通气频率（每次减少 2 ~ 4 次/分），让患者过渡到完全自主呼吸的模式，如 CPAP + IPS、CPAP + VS；也可让患者完全脱机，经 T 型管自主呼吸试验。患者达到停机各项指标后，停机、拔出气管内插管；气管切开的患者可保留气管切开内导管，仅脱机。拔管后给患者吸湿化的氧气，30 分钟后测定 ABG，同时监测患者的血流动力学及呼吸频率。整个撤机过程应在血流动力学及 ABG 的监测下进行。

患者不能耐受撤机的表现有：RR 升高、VT 降低、胸 - 腹反常呼吸、分泌物滞留、烦躁，心率、血压升高。出现上述表现应停止撤机过程，不要等 ABG 结果，因 ABG 恶化往往为患者不能耐受撤机较晚期的表现。将机械通气各项指标恢复到撤机前水平，同时寻找患者不能耐受撤机的原因。

（张小红）

第五章

呼吸系统疾病的症状学

第一节　咳嗽

咳嗽为常见症状之一，也是一种重要的防御机制。咳嗽能清除咽部和整个呼吸道的黏性分泌物、吸入有害物和异物，并且具有清除呼吸道刺激因子、抵御感染的作用。从生理角度，在分泌物过多的情况下，咳嗽对气道的清除作用是有益的，因此，咳嗽的减弱和消失非常有害，甚至是致命的。另一方面，频繁而剧烈的咳嗽可能影响患者的呼吸、心脏和日常工作，故咳嗽又是有害的。咳嗽可使呼吸道内的感染扩散，使胸膜腔内压增高，加重心脏负担，对心力衰竭患者不利。剧烈的咳嗽可致呼吸道出血、自发性气胸、呕吐。长期的咳嗽是引发肺气肿发生的重要因素。频繁的咳嗽也影响睡眠，消耗体力。从流行病学的角度上看，咳嗽可使含有致病原的分泌物播散，引起疾病传播。从临床方面看，咳嗽是呼吸系统疾病症状中最常见的主诉之一。在美国，咳嗽为门诊患者就诊原因的第二位，每年治疗费用超过 10 亿美元。

一、病因

（一）感染因素

①上呼吸道疾患：感冒，鼻、鼻窦或扁桃体炎，急慢性咽炎或喉炎，急性会厌炎，喉结核等；②气管、支气管疾患：急、慢性气管或支气管炎，支气管内膜结核，支气管扩张等；③肺、胸膜疾患：细菌性、病毒性或支原体肺炎，肺脓肿，肺结核，胸膜炎，肺真菌病等；④传染病和寄生虫病：麻疹、百日咳、钩端螺旋体病、急性血吸虫病、钩虫病等。感染是引起咳嗽的常见原因，上述感染疾病均因局部有炎性刺激而引起咳嗽。

（二）理化因素

任何阻塞、压迫或牵扯呼吸道使管壁受刺激或管腔被曲变窄的病变可引起咳嗽。各种刺激性气体，可使呼吸道和肺出现充血、炎症，从而引起咳嗽：①呼吸道阻塞：呼吸道分泌物、呕吐物或其他异物吸入呼吸道，支气管癌压迫气道，造成支气管狭窄、阻塞，肺不张，甚至出现局部肺气肿；②呼吸道受压迫：可因纵隔肿瘤或淋巴结肿大，胸骨后甲状腺肿，食管病变，肺门或支气管淋巴结结核，弥漫性间质性肺纤维化，肺肿瘤，心包积液、气胸，胸膜肿瘤等引起；③气雾刺激：吸烟，吸入冷空气，吸入刺激性工业气体如氨气等。

（三）过敏因素

过敏体质者，某些物质接触其呼吸道的迷走神经末梢可引起咳嗽，如过敏性鼻炎、支气管哮喘、热带嗜酸性粒细胞增多症等。

（四）其他原因

肝脓肿、膈下脓肿影响胸膜及肺，白血病、尿毒症和结缔组织病等系统性疾病所致肺浸润，后鼻部分分泌物滴流，胃食管反流等原因均可致咳嗽。

干咳持续3周以上，诊断未明者为慢性持续性干咳。95%的慢性持续性干咳是由下列4种疾患引起：①后鼻部分泌物滴流。②咳嗽变异性支气管哮喘。③慢性支气管炎。④胃食管反流。

二、咳嗽反射的解剖通路

咳嗽反射的解剖通路主要由分布于咽喉、支气管、肺、胸膜的咳嗽感受器受刺激后通过舌咽、迷走神经传入通路，进入咳嗽中枢，然后发出冲动作用于相应肌群（呼气肌、膈肌和气管平滑肌）而产生系列的呼吸肌群收缩运动。

正常覆盖支气管上皮上一薄层黏液是通过黏膜纤毛向上移动而清除，下列情况下咳嗽有助于气道的清洁：①吸入大量物质；②由于黏膜纤毛清除受损或形成过多的分泌物；③产生大量异常物质，如水肿液，脓液。每次咳嗽涉及一个复杂的反射弧，反射起始于感受器。

（一）咳嗽感受器

通常属于快速适应刺激感受器，在动物和人的呼吸道组织学研究已揭示神经末梢位于呼吸系统的上皮内，其主要集中分布在主气管后壁、隆突、大气道分叉处，在远端小气道很少分布，呼吸性小支气管以下尚未发现神经末梢，在最末端部位可能更容易引发咳嗽。除下呼吸道以外，组织学上仅在咽部证实有咳嗽感受器存在。耳窝、鼻窦、咽喉、横膈、胸膜及心包、胃的机械刺激也能引起咳嗽。咽喉部和主气管、支气管感受器似乎对化学和机械刺激都敏感，其他部位的感受器很可能仅对机械刺激有反应。

机械感受器对触觉和位移敏感，其主要集中在咽部、气管和隆突，到气管支气管远端，逐渐稀疏，化学感受器主要对有害气体和烟雾敏感，主要集中在咽和支气管而非主气管。虽然持续刺激时机械和化学感受器的敏感性均减弱，机械感受器能更快适应。机械感受器适应最典型的例子是在不麻醉情况下能耐受气管内插管或儿童对气道异物的耐受。

（二）传入通路

许多咳嗽感受器受迷走神经的支配，迷走神经的肺支传递来自气管支气管和胸膜感受器兴奋的冲动，与咳嗽有关的肺支迷走神经包括传递外耳管和中耳的神经冲动的耳支，传递咽喉冲动的咽喉支，支配胃的活动的胃支，心脏和食管支来自膈。实验生理学家认为咳嗽主要由迷走神经传入，有临床资料提示与其他的传入神经也有关系。

迷走传入神经似乎对介导气管支气管树和咽部引起的咳嗽起着最主要的作用。支持点包括：①心肺移植后支气管树的迷走神经损失使通常吸入蒸馏水激发的咳嗽明显减轻；②甚至在没有上咽喉神经刺激的情况下在咽部也能诱发咳嗽。除了连接咳嗽中枢，传入冲动能刺激气道黏液腺的黏液分泌，其可作为化学刺激的生化防护屏障和有利气道异物的清除。

（三）咳嗽中枢

散在的咳嗽中枢是否存在尚有争论，如存在，其特征需更好的实验证实。传入纤维首先将冲动传送到孤束核附近的区域，这些冲动在脑干延髓整合为一个协调的咳嗽反应。咳嗽中枢可能与控制呼吸的延髓中枢相分离，延髓不同区域的电刺激研究证实咳嗽中枢是弥散性分布。中枢给药时，阿片通常能抑制咳嗽反射，其作用被纳洛酮阻断，提示存在一种受体，很可能5-HT也参与介导吗啡的镇咳作用，阿片很可能直接作用于咳嗽中枢。

三、咳嗽的病理生理

咳嗽作为一种防御机制，主要有两种功能：防止异物进入下呼吸道和清除呼吸道的异物和过多的分泌物。在咳嗽减弱达不到上述作用时，可能出现肺不张，肺炎，换气功能障碍，支气管扩张。有效的咳嗽取决于产生高速气流的能力和通过气道的速度，此过程决定于正常功能的输入和输出通路以及气流与气道黏液之间的有效接触。

（一）有效咳嗽的特征

典型咳嗽的发生顺序已作详细的叙述。开始吸入50%潮气量至50%肺活量容积的气量。吸入大气量优点是保证呼气肌处于理想的初长－张力关系，从而产生更大胸腔内压。随之用力呼气，呼气开始时声门关闭0.2秒，使呼气肌产生更大呼气压。这是因为：①减少呼气肌群收缩速度；②使呼气肌群维持最佳的张力，长度关系。然而，对有效咳嗽，声门关闭并不必需。下一步，声门开放，声门关闭时所致的胸腔内高压形成高速呼出气流和中心气道的狭窄。咳嗽的呼气期间气道的压力可通过增强呼气流速改善咳嗽效率。压力减少气管横截面积，引起气流线性速度增加5倍，速度＝流量/横截面积。因为气流的动能等于气流速度的平方，其压力程度的增加为其动能的25倍。动能增强有利于黏附于气道壁黏液的清除。

（二）导致咳嗽无力的因素

1. 咳嗽力学的改变　呼气肌群无力可直接使呼气压减低而造成咳嗽无力。而吸气肌无力也能因为限制了咳嗽前的吸入气量而间接降低呼气压。在肺容量很低时，呼气肌不能达到理想的初长和呼吸系统弹性回缩力减小。在咳嗽期间，这两个因素均减低呼气压。事实上，引起无效咳嗽的呼气肌无力和气道狭窄的动力限制可能较咳嗽呼出气流限制更重要。

2. 黏液流变学的改变　黏膜流变性改变时，由于黏液纤毛清除能力受黏液流变性影响而导致咳嗽效益降低，因为有效的咳嗽需要分泌物从上皮表层代谢和分隔，咳痰的清除能力取决于痰液的黏附性，而黏附性主要决定于其黏性，如口香糖很黏时，粘在鞋底上很难去掉。当黏液中水分减少时，其黏性和弹性增强，因而影响黏液的清除。与非吸烟相比，吸烟者咳嗽效率减低，也支持流变性改变降低咳嗽清除的观点。

3. 黏膜纤毛功能改变　黏膜纤毛运动的正常功能在维持有效咳嗽中至为关键，因为它可将分泌物由周边送至中心气道以便咳出。吸烟抑制纤毛运动，但其对黏膜纤毛的影响尚有争议。在肺功能正常的无症状吸烟者黏膜纤毛清除力降低，然而，有人发现无症状吸烟者周边气道的清除能力与健康非吸烟者并无差异。其原因可能是由于吸烟的矛盾作用，吸烟既能通过抑制纤毛活动而减少黏液的清除，又可能通过增加周围气道的黏液分泌而增加清除功能。但是，当吸烟导致气道阻塞时，由于分泌物过多可以损害黏液清除能力。一旦吸烟患者导致COPD，使黏液纤毛活动减弱，咳嗽就成为必需的辅助手段。

（三）增强咳嗽功能

咳嗽功能异常的患者，可通过非药物方法，黏液黏性的改变，黏膜纤毛清除力的改变，可通过各种治疗能增强咳嗽能力。各种治疗可能改善咳嗽机制，但临床研究证实不能改善患者的患病率和死亡率。

1. 呼气肌群训练　呼气肌群无力损害咳嗽功能，增强呼气肌群可能改善咳嗽效率，一般而言，呼气肌力可能通过训练而增强，在四肢麻痹患者，6周的等容训练能使呼气储备容量增加46%，也能增加胸廓的强度。用这种方案，可使神经肌无力患者胸腔内压增高而改善咳嗽能力。

2. 机械辅助　手压胸腹部，能增强呼出气压和气流速。方法是，在用力吸气和声门关闭时双手紧压上腹部，咳嗽呼出峰流的改善范围是14%～100%。由于咳嗽时腹部的矛盾运动能影响咳嗽效率，通过手压腹部或绑扎腹部来减少矛盾运动，从而改善咳嗽效率。辅助咳嗽手法的缺点是在胸肋硬化，腹腔插管和刚进行腹部手术的患者耐受性差。

3. 腹肌的电刺激　该方法也能增加呼气压力，电刺激产生的咳嗽和手动咳嗽的机制相似，主要与增强呼出气流有关。这些结果提示，这种技术值得更详细研究和可对帮助脊柱损伤患者可能是一种很有效的方式。除了直接刺激腹肌，通过刺激狗的T_{10}水平的脊髓也可激活呼气肌，使内肋间肌收缩35%～40%，伴有呼气压增加，在咳嗽的吸气相增加吸气容量的方式，也能改善咳嗽效率。正常情况下，咳嗽吸气相最佳的利用呼气肌的初长－张力性质，增加肺回缩压。呼气肌无力患者不能达到高肺容量可能是咳嗽无力的原因之一。在这些患者，通过咳嗽前密闭正压呼吸和声门咽喉呼吸而增加的吸气容量，能使咳嗽呼气流增加80%。

4. 胸部物理治疗　为促进气道清除能力和使咳嗽更有效，已采用各种物理治疗的手法。虽然目前尚无大量、随机、前瞻的研究评价他们的疗效，一些综述文章已强调这些观点。许多文章提供资料谈到体位引流，震荡，拍背，有利于咳痰。有证据表明体位引流是有效的，然而它也耗时，对拍背，震荡等方法的研究证实其对增加咳嗽效率并无额外的疗效。

（四）咳嗽的并发症

剧烈咳嗽所形成的胸腔内压可高达300mmHg和呼气流速达28 000cm/s，或500码/小时（音速的85%）。咳嗽引起血流动力学改变，在剧烈咳嗽的呼气相，舒张压可达140mmHg，而胸腔内压为75mmHg，剧烈咳嗽能产生1～25J的能量。剧烈咳嗽所产生的能量，压力和流速使咳嗽能有效的清除气道内过多的分泌物和异物和有助于心肺复苏。咳嗽也能产生成人和儿童各种心血管神经系统和胃肠，生殖泌尿系统，骨骼肌和呼吸系统的并发症。最为常见者包括烦躁，衰弱，失眠，生活方式改变，肌肉疼痛，声嘶，多汗，尿失禁。

四、诊断

（一）询问病史

详细而准确的病史能为诊断提供极为重要的线索。询问病史时，应注意以下几个方面：

1. 咳嗽性质　干咳或刺激性咳嗽见于慢性喉炎、喉癌、急性气管炎、支气管哮喘、气道高反应、支气管异物、支气管肿瘤等。干咳伴高声调（或金属音）多为支气管肺癌。咳嗽伴多痰见于慢性扩张、肺脓肿、空洞性肺结核、肺水肿、慢性支气管炎等。

2. 咳嗽音色　短促的轻咳、咳而不爽多见于干性胸膜炎、大叶性肺炎、手术后。犬吠样咳嗽多见于喉头疾患、气管异物或气管受压。嘶哑性咳嗽见于声带炎症或纵隔肿瘤压迫喉返神经引起的声带麻痹。

3. 咳嗽节律　单声微咳见于喉炎、气管炎、吸烟者。阵发性咳嗽多见于气道异物、百日咳、支气管哮喘、支气管内膜结核及支气管肿瘤。连续性咳嗽一般见于支气管、肺部炎症。

4. 咳嗽时间　晨间咳嗽多见于上呼吸道慢性炎症、慢性支气管炎及支气管扩张患者，夜间咳嗽多见肺结核、心力衰竭、支气管哮喘和胃食管反流患者。慢性支气管炎咳嗽往往冬季加重，变异性哮喘咳嗽春秋或夏季明显。

5. 发作性特征及诱发因素　支气管哮喘发作出现阵发性咳嗽，伴呼气性哮鸣，粘冻痰后哮喘即缓解。变异性哮喘咳嗽多于接触变应原或油烟冷空气等刺激和剧烈运动所诱发。

6. 体位影响　支气管扩张、肺脓肿、大量胸腔积液改变体位时可引起咳嗽。食管反流，心功能不全引起的咳嗽卧位时加重。

7. 伴随症状及全身状态　伴高热者应考虑肺炎、肺脓肿、脓胸等感染性疾病，伴低热，盗汗和乏力多见于肺结核，伴胸痛可能为胸膜疾病和肺部病变如肺炎、肺癌及空洞性肺结核。伴咯血时应除外肺癌、肺结核和支气管扩张以及肺栓塞和肺血管炎。伴胸闷、喘憋或活动后气短应考虑支气管哮喘或肺间质纤维化。伴咽痒、鼻塞、流涕多为过敏性。伴腹胀、反酸，反食常见于胃食管反流。另外，还要注意患者的一般健康状态良好，病程长者多为慢性咽炎、支气管炎、支气管扩张等良性疾病。一般情况差，进行消瘦者要注意肺结核、肺癌的可能。

8. 年龄、性别　小儿呛咳可由异物吸入、支气管淋巴结肿大引起；男性40岁以上吸烟者应考虑支气管肺癌、慢性支气管炎、肺气肿；青年女性长期咳嗽者应注意支气管内膜结核、支气管腺瘤等。

9. 职业环境　长期接触有害粉尘者应考虑相应的肺尘埃沉着病（尘肺）；教师、吸烟或酗酒者的咳嗽由慢性咽炎引起。

10. 个人史及过敏史　服用血管紧张素转换酶抑制剂者应考虑药物性咳嗽，有过敏史者应除外支气管哮喘、气道高反应或过敏性肺泡炎。

（二）查体

应考虑注意气管的位置。慢性肺结核、肺不张时气管移向患侧；气胸、大量胸腔积液时气管推向健侧；上腔静脉阻塞综合征提示纵隔恶性肿瘤；颈部及锁骨上淋巴结肿大时应考虑肺结核、肺癌。双侧肺弥漫性湿啰音，提示慢性支气管炎、淤血性支气管炎；双肺可闻及哮鸣音提示支气管哮喘；或肺尖部局限性下肺野湿啰音常提示支气管扩张；局限性上肺野影响大中湿啰音常提示空洞性肺结核。慢性咳嗽伴杵状指须注意支气管扩张、慢性肺脓肿、支气管癌。要注意心界是否扩张、慢性肺脓肿、支气管癌。同时也要注意心界是否扩大、瓣膜区有无器质性杂音等心脏体征。

（三）痰液检查

了解痰的量、色、气味及性质具有诊断价值，如大量脓痰多见于支气管扩张、肺脓肿。在部分感染患者还可根据痰液形状进行经验性病原学判断：细菌性肺炎的痰液常呈黄色黏稠，量增加。克雷伯菌肺炎的痰液为砖红色，血样或呈果冻状，类似草莓果酱，甚黏稠。肺炎链球菌肺炎的痰液可为铁锈状，铜绿假单胞菌肺炎的痰液为绿色。厌氧杆菌感染的痰液有恶臭味。肺阿米巴感染的痰液呈棕褐色并带腥臭味。白色念珠菌感染的痰呈白色透明，很黏，不易咳出，可拉成长丝。进一步进行痰细菌学培养和痰涂片寻找结核杆菌、癌细胞、肺吸虫卵、阿米巴滋养体等具有重要诊断意义。痰癌细胞检查阳性率可达80%。反复多次送检可提高阳性率。痰结核菌阳性不但有诊断价值，且表示有传染性，但阴性不能否定诊断。痰中发现真菌需作培养以鉴别是否为致病菌。痰中嗜酸性粒细胞增多提示寄生虫病或过敏性疾病、支气管哮喘，中性粒细胞增多提示细菌感染。

（四）影像学检查

胸部X线片是诊断心肺疾病的重要手段，能确定肺部病变的部位、范围与形态，有时也可确定其性质如肺炎、肺结核、肺脓肿、肺癌等。尤其在肺癌早期诊断有重要意义，其X线征象主要有：孤立性结节阴影、局限性肺气肿、肺不张、一侧肺门阴影增宽、不消散的或反复出现的节段性肺炎等。凡咳嗽1~2周不愈者，一般都应作X线检查，若伴有发热、胸痛、呼吸困难、咯血等更应及早检查。X线检查也可发现心脏与大血管形态的改变及肺血管阴影异常。对于肺深部病变，则CT、磁共振成像（MRI）等检查诊断价值较大。与胸部普通X线摄片比较，胸部CT检查的优越性在于横断面像不影响重叠，对纵隔前后肺部病变、肺内小占位性病变、肺深部病灶、纵隔淋巴结肿大情况及边缘肺野内较小的肿物，阳性率高安全性较高，并发症少。高分辨CT有助于诊断肺间质疾病和支气管扩张。

（五）支气管镜检查

支气管内生长的管型肺癌、腺癌、支气管内异物，支气管内膜结核等，胸片和CT常常为阴性，应作支气管镜检查。对于肺内病变诊断不清，为明确病变性质或明确与气管的关系以定手术方式，也应常规作支气管镜。有报道认为刺激性咳嗽或咳嗽性质发生改变持续1个月以上，伴血丝痰，且治疗无效的中老年重度吸烟者应常规作支气管镜检查，对明确病因诊断有较大的价值。对个别疑难病例如弥漫性间质性肺纤维化、肺泡蛋白沉积症，则需作支气管肺泡灌洗甚至肺活组织检查才能明确诊断。

（六）肺功能检查

在胸片正常的咳嗽患者，尤其是伴喘憋，气短或长期吸烟者，可作常规肺功能以除外气道阻塞性疾病，如支气管哮喘和慢性支气管炎。若肺容积或弥散功能下降，应想到肺间质疾病。如常规肺功能正常，可进行激发试验诊断变异性哮喘或气道高反应。

（七）其他相关检查

血常规和血涂片可提示感染，免疫指标和免疫功能检查有助于诊断免疫结缔组织病所致肺间质疾病和肺特殊感染。超声心动图和右心导管检查可除外先天性心脏病和其他心血管疾病。核素肺灌注通气扫描有助于除外肺栓塞。变应原皮试和血清特异性IgE测定有助于诊断过敏性疾病和确定变应原种类。食管24小时pH值测定能确定胃食管反流。

五、诊断程序

咳嗽诊断方案的具体步骤为：

（1）对所有患者，应询问病史、查体，集中在咳嗽反射的传入部分。初诊的咳嗽患者，应着重咳嗽时间、性质、节律、诱发因素和痰量及形状以及伴随症状包括有无发热、盗汗、胸痛、咯血、嘶哑、呼吸困难情况（活动前后是否加重），然后根据其年龄、性别，以及与职业、生活及过敏史和用药有关的危险因素和治疗过程进行综合分析，再结合体格检查进一步寻找能导致咳嗽的呼吸系统以及全身其他系统疾病的线索，如鼻后滴流、变异性哮喘和食管反流、支气管扩张、左心功能不全和服用血管紧张素转换酶抑制剂。按此进行分类和选择下一步检查。

（2）根据咳嗽持续的病程，咳嗽可分为两类：急性，发病少于3周；慢性，持续3周以上。急性咳嗽，最常见于感染，如感冒，支气管炎和肺炎，但也偶尔见于致命性疾病，如肺栓塞，充血性心力衰竭和肺炎，其也可为持续性或转为慢性。数年以上的反复慢性咳嗽，多见于慢性支气管炎、支气管扩张，支气管哮喘及食管反流性疾病。

（3）咳嗽患者，尤其是持续3周以上者，必须摄X线胸片。如胸片异常，进入下一步检查。胸片正常或陈旧病灶或无关改变（肺炎的机化痕迹），则按第（6）项进行。

（4）胸片显示结节、斑片、团块或片状阴影，怀疑感染，结核和恶性肿瘤时，可查血常规、血沉，PPD试验、痰涂片、痰培养以及痰找瘤细胞、结核菌，必要时考虑做支气管镜及肺活检以及CT引导下经皮肺穿刺。

（5）胸片提示双肺弥漫性病变，应考虑查肺弥散功能，高分辨CT或超声心动图或支气管镜检查及肺泡灌洗，除外肺间质疾病，心力衰竭以及肺泡癌和特殊感染。

（6）对在吸烟、环境刺激或服用血管紧张素转换酶抑制剂者，应戒烟脱离致病刺激原的接触和停用相关药物。若咳嗽仍未缓解，需进一步检查。

（7）如病史、查体提示鼻后滴流，应摄鼻窦像和查变应原，耳鼻喉科检查，进行相应治疗。

（8）如病史、查体尚未明确病因，胸片未见异常，可做肺功能（通气、容量、弥散）加舒张试验，以诊断和鉴别支气管哮喘和慢性支气管炎，若肺通气功能正常则进行激发试验。

（9）如激发试验阴性，应考虑除外胃食管反流，如钡造影阴性，应进行24h食管pH值监测。上述检查仍难确诊，应考虑高分辨CT、支气管镜和心脏检查。

（10）试验治疗减轻咳嗽症状，也能确定咳嗽的原因，如果评价提示病因不是单一的，可按发现病变的顺序进行治疗，如咳嗽减轻，但未痊愈，应继续加用其他的针对治疗。

（11）反复发作的慢性咳嗽患者，夜间不咳，较敏感，如上述各项检查和针对性治疗均无效时，应除外心因性咳嗽。

六、慢性咳嗽

机体各个系统的多种疾病均可引起咳嗽，临床上引起咳嗽的疾病多达数百种，咳嗽的原因是多方面的，急性咳嗽通常多见于上呼吸道病毒感染、急性支气管炎、急性哮喘、肺炎、肺栓塞，慢性咳嗽则多见于慢性支气管炎、支气管扩张、支气管肺癌、肺结核、肺间质性疾病、吸入性肺炎、咽喉部疾病等。

根据持续的时间，可将咳嗽分为两类：急性咳嗽，发病少于3周；慢性咳嗽，持续3周以上，这种分类已被用于前瞻性和回顾性研究。急性咳嗽为最常见的，如感冒，但也偶尔见于致命性疾病，如肺栓塞，充血性心力衰竭和肺炎，急性咳嗽可转为持续性或慢性，因为有急性呼吸道感染患者较咳嗽超过3周的感冒患者更重，其症状能自然消失，一些作者认为急性咳嗽的限定时间应大于3周，诊断限于4周至8周，4周和8周的急、慢性咳嗽的标准，已用于前瞻性和回顾性研究。

根据文献慢性咳嗽定义为：①咳嗽至少3周；②咳嗽是现有的惟一症状；③不伴咯血；④否认咳嗽相关的慢性呼吸系统疾病；⑤近期胸部X线检查难以确诊；⑥有痰或无痰。

慢性咳嗽可同时由几种疾病所引起，多中心前瞻性研究结果已显示慢性咳嗽32%～82%为单因素所致，18%～62%为多因素。多原因的咳嗽中，42%可为3种疾病所致。无论是干咳或多痰性咳嗽，各年龄段不吸烟的慢性咳嗽患者，最常见的原因是鼻后滴流综合征，哮喘和食管反流性疾病。在未服血管紧张素转换酶抑制剂（angiotensin－converting enzyme inhibitor，ACEI）的非吸烟者，如胸部X线片正常，慢性咳嗽病因几乎100%是由于鼻后滴流综合征、哮喘、和食管反流性疾病所致。

对慢性咳嗽患者的进一步评价，需要依靠患者的病史，危险因素，年龄。婴幼儿，尤其是6个月以下患者的咳嗽通常少见，不应用时间来评价。大部分婴幼儿上呼吸道病毒感染的咳嗽不需要进一步随访，小部分患者问题会有更严重，如囊性肺纤维化（cystic fibrosis，CF）、吸入性胃食管反流。

根据咳嗽反射的解剖机制制定了一套诊断和处理咳嗽的方案，临床上获得了非常好的效果。此方法首先由 Richard Irwin 于 1981 年用于受体和传入神经的定位，随后用于咳嗽的诊断和处理。慢性咳嗽的解剖学诊断方案的程序：①询问病史、查体、胸部 X 线片；②肺功能（通气、容量、弥散）；③激发试验、皮试和 IgE 定量测定；④监测日夜峰值流速；⑤耳鼻喉科和咽喉镜检查；⑥X 线鼻窦像或 CT。实行方案的具体步骤见图 5－1。

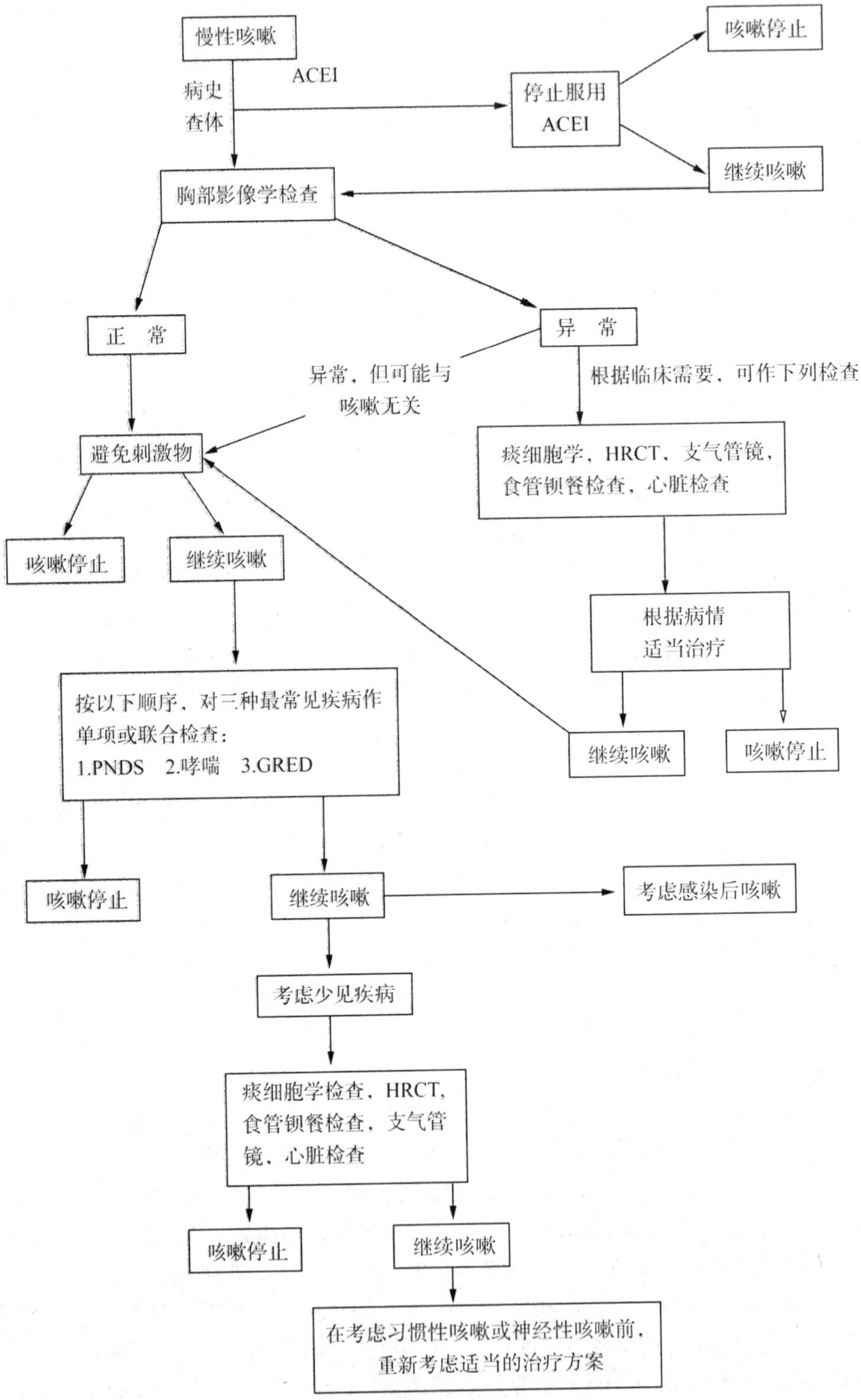

图 5－1　慢性咳嗽检查诊断图解

按此方案，慢性咳嗽的病因大致分为：哮喘和感染后气道高反应（33%）、鼻后滴流综合征（28%）、慢性支气管炎（12%）、症状性胃食管反流（10%）、病毒感染后咳嗽（25%）及其他因素包括 ACE 抑制剂所致的咳嗽、精神性咳嗽（10%）。多因素所致的咳嗽约占 20%。北京协和医院 81 例咳嗽病例分析结果也显示慢性咳嗽的病因大致为：哮喘和感染后气道高反应 34 例（41%）、鼻后滴流综合征 24 例（29.6%），症状性胃食管反流 20 例（24.69%），慢性支气管炎 5 例（6.2%），精神性咳嗽 1 例（1.2%），原因未明咳嗽 6 例（7.4%）。

七、鼻后滴流综合征

鼻后滴流综合征（postnasal drip syndrome，PNDS）的诊断大部分取决于患者所述的症状和感觉。因为我们难以通过病理，仅能依靠临床症状证实鼻后滴流的存在。鼻后滴流性咳嗽的诊断最好综合多项标准，其包括症状，体征和 X 线征象，以及最后特异性治疗的效果。

慢性鼻窦炎的放射学证据，包括黏膜增厚大于 6mm，各鼻窦出现液平暗区能提示鼻后滴流综合征继发于慢性鼻窦炎。对鼻后滴流综合征针对性治疗的疗效评价主要是咳嗽症状减轻，此是确定鼻后滴流存在并为咳嗽原因的关键步骤。

临床研究提示鼻后滴流引起咳嗽的发病机制是由于上呼吸道咳嗽反射传入段的机械性刺激。这种刺激是由于鼻腔或鼻窦的分泌物滴入咽喉（或通过鼻－支气管反射所致）。许多疾病能导致鼻后滴流，鉴别诊断包括季节性过敏性鼻炎、常年性过敏性鼻炎、常年非过敏性鼻炎、血管运动性鼻炎，感染后鼻炎、慢性鼻窦炎。

（一）发病率

普通感冒引起咳嗽可能是鼻后滴流刺激所致。普通感冒可被认为是一种鼻后滴流综合征。由于普通感冒是人类最常见的疾病，故鼻后滴流综合征是急性咳嗽最常见的原因。在多中心的研究中，各种上呼吸道疾病引起的鼻后滴流综合征也是慢性咳嗽最常见原因之一，发病率为 8% ~87%。在 4 项前瞻性研究中，鼻后滴流单独或并发其他疾病，是慢性咳嗽最常见的原因，随之为哮喘，胃食管反流，慢性支气管炎，支气管扩张和左心衰竭。

（二）临床表现

鼻后滴流的症状，除了咳嗽，最常见的主诉是感觉有异物滴入喉咙，需要清嗓子，喉痒，鼻充血和流涕，患者有时主诉声嘶，说话能引起咳嗽。既往常有上呼吸道疾病和喘息史，大部分鼻后滴流引起的咳嗽均有下述症状：咽后咳痰，清嗓子，流涕，口咽黏液增多，这些临床表现相对敏感但不特异，也可见于其他原因引起的咳嗽。少数咳嗽患者并没有鼻后滴流的上呼吸道症状和体征，抗组胺治疗无效，有人将其称之为引起咳嗽的隐性鼻后滴流。鼻后滴流所致的咳嗽每天的痰量能超过 30ml。鼻后滴流多痰的原因多见于慢性鼻窦炎。

（三）诊断

慢性咳嗽前瞻性研究证实，详细病史，包括咳嗽特征，时间，咳嗽相关的鼻塞、流涕或鼻后滴流感及鼻黏膜充血、水肿、CT 显示鼻窦黏膜增厚，窦腔模糊不清或液平以及治疗有效有助于诊断，但部分鼻后滴流的症状和体征特异性不强，不能仅靠病史体征确诊。而且，缺乏一般的临床表现不能排除鼻后滴流性咳嗽。治疗有效，虽然不能证明隐匿性鼻后滴流是咳嗽的原因，但至少可提示其可能性。

（四）治疗

很可能经验使用的一代抗组胺药具有中枢镇咳效果，这些药对无鼻后滴流患者的疗效可能为非特异的。事实上，用抗组胺药治疗咳嗽，疗效缓慢，通常需要数天或数月。此外，特异治疗取决于鼻后滴流的原因，如慢性鼻窦炎所致的鼻后滴流，可用抗流感嗜血杆菌的抗生素。过敏性、非过敏性、感染后和环境刺激性鼻炎，用吸入丙酸倍氯米松滴鼻治疗有效，可能时应避免刺激和变应原接触。

八、支气管哮喘

哮喘是一种气道慢性炎性疾病。由于气道炎症存在，在临床表现为气道变异性气流受阻和气道高反应，多项研究中证实哮喘在各年龄段均是慢性咳嗽的原因之一。

（一）诊断

哮喘的症状通常表现为胸闷、喘息和呼吸困难。咳嗽，作为哮喘症状可单独存在或与多种其他症状并存。咳嗽可见于所有的哮喘，有时持续的咳嗽成为最严重的症状。在哮喘的慢性咳嗽的前瞻性研究中，6.5% ~ 57% 患者咳嗽可为哮喘惟一的症状，此称为咳嗽变异型哮喘。哮喘的症状不特异，并不能作为诊断哮喘的主要标准。

1. 变异性气流受阻　变异性气流受阻是哮喘的生理异常，尤其是可逆性气道阻塞，无论自然缓解或 β_2 受体激动剂治疗后，均是诊断哮喘的标准。评价气流受阻指标主要是 $FEV_{1.0}$。此为气道口径最可靠的测量方法，另一种测量方法是用峰流速仪测定峰呼气流速。此方法虽欠可靠但简单易行，多用于普查的筛选和患者的自我监测。

哮喘患者的可逆性试验阳性通常是 15% 以上，但一些气道严重受限的患者在用 β_2 受体激动剂后改变不明显，造成结果判断困难，美国胸科协会推荐可逆性阳性可为 12%。

2. 气道高反应　气道高反应是引起的气道狭窄至一定程度所需收缩剂浓度（通常是 $FEV_{1.0}$ 下降 20% 所需乙酰甲胆碱浓度），主要是气道的敏感性增加，仅需要小浓度的收缩剂能激发支气管收缩反应，而对支气管扩张反应明显。用不同浓度的气道收缩剂如组胺和乙酰甲胆碱吸入激发气道收缩，是激发试验常用的方法。

哮喘患者，气道高反应的程度与哮喘的严重程度呈相关性，气道高反应对哮喘特异性差，也可见于其他疾病，如 CF 和 COPD 和 30% 的非哮喘儿童。

因此，患者如有哮喘的典型症状，并且有变异性气流受阻，或气道反应性增高者，可诊断为支气管哮喘。

3. 咳嗽变异性哮喘　咳嗽变异性哮喘是指咳嗽作为哮喘的惟一症状而伴有气道高反应的患者。其发病率很难确定。因为慢性咳嗽是哮喘最常见的症状之一，无论儿童或成人，即便缺乏其他的哮喘症状，不能除外哮喘的诊断。

单纯咳嗽者发病时不存在变异性气流受阻。然而，如存在气流受阻并且药物可逆，便能诊断为哮喘。若诊断咳嗽变异性哮喘，慢性咳嗽患者必须存在气道高反应，平喘治疗后症状能缓解。

不能确定气道高反应，便不能诊断咳嗽变异性哮喘。但这对儿童不适宜，因肺功能操作困难。这种情况下，病毒性呼吸道感染和变应原接触诱发症状，夜间明显，活动、冷风刺激加重的典型病史，再加上抗炎治疗有效，可作为诊断依据。

吸入皮质激素治疗有效，有时为确定咳嗽变异性哮喘的惟一方法。这种方法不被推荐，因为某些慢性咳嗽（嗜酸性粒细胞性支气管炎）虽与哮喘生理异常无关，但吸入皮质激素治疗有效。

（二）治疗

目前评价咳嗽疗效的药物研究相对较少，咳嗽变异性哮喘的治疗应与普通哮喘相同。吸入 β_2 受体激动剂或口服氨茶碱能短暂缓解咳嗽。在一个双盲、随机和安慰对照的研究中显示色甘酸钠对哮喘性咳嗽有效。然而，最有效的治疗还是糖皮质激素，如症状非常严重，可先用口服，随之吸入或单用吸入糖皮质激素，同时还可联合吸入 β_2 受体激动剂缓解急性症状。少数情况下，咳嗽变异性哮喘仅对大剂量口服激素有效。大部分患者用小剂量吸入激素后症状便能明显好转。有些哮喘患者单用 MDI 吸入可因抛射剂刺激引起咳嗽，如改用其他剂型的吸入皮质激素可避免这种不良反应。一旦咳嗽缓解，可停用激素。

九、胃食管反流性疾病

（一）定义

胃食管反流性疾病（gastroesophageal reflux disease，GERD）是胃酸和有害物质从进入食管所造成的。在健康人，反流是一个正常的胃食管活动。反流性疾病定义为反流的发生导致症状和并发症。远端食管黏膜过度暴露于反流的胃内容物常常引起胃灼热、食管或胸骨后不适以及胸痛。长期暴露也能引起食管炎，食管溃疡，及其他并发症，如出血、狭窄形成。然而，无食管炎时也能发生食管反流症状，胃肠道症状不典型。

胃食管反流是长期认为与肺部疾病和症状相关，许多表现为咳嗽，其他包括婴儿呼吸困难、支气管哮喘、慢性支气管炎和肺间质纤维化、肺炎、支气管扩张、呼吸衰竭。许多研究证实 GERD 在各年龄段均是慢性咳嗽最常见的原因之一。

Irwin 等人发现咳嗽可以是食管反流的惟一症状。我们对上述程序检查仍未确诊的咳嗽患者进行食管监测，以确定食管反流在咳嗽患者的发生率。受试者年龄在 18～75 岁，慢性咳嗽至少 2 个月（包括有痰和干咳），全部患者和对照均经标准诊断方案检查，结果显示 90% 的咳嗽发作与食管反流有关。然而，大部分反流并不引起咳嗽（仅占 47%）。79% 的反流发生于仰卧位时。与对照组相比，经常规检查仍未确诊的慢性咳嗽者常有一个明显的食管反流。

（二）发病机制

为了研究胃食管反流相关性咳嗽的病因，确定下端食管酸在食管反流相关的慢性咳嗽中的作用及其产生咳嗽的机制，我们监测咳嗽的同时在下端食管进行酸滴注，结果发现食管下端酸浓度在食管反流相关性咳嗽的发病过程中具有重要作用。食管滴入利多卡因可通过作用下端食管酸感受器而抑制咳嗽通路，食管滴注异溴托品对咳嗽无效，提示吸入异溴托品主要是作用于支气管咳嗽传出通路。此也说明可能存在一种下端食管－气道咳嗽反射的机制：利多卡因抑制传入通路，异溴托品抑制传出通路。另外，试验还证实，在食管反流的慢性咳嗽患者不存在上端食管反流，因此也不可能出现微吸入的现象。

通过一个随机、双盲、平行对照组实验，用雷尼替丁（150mg，每日 2 次）和安慰剂作为期 8 周的治疗观察，结果显示 83% 的食管反流相关性咳嗽的患者症状明显缓解，雷尼替丁是通过抑制胃酸反流而减少咳嗽，并在停药后具有延迟效应，此提示雷尼替丁可能是阻滞咳嗽反流的正反馈通路。

食管排空受多种因素影响，其中包括：①食管活动能力；②食管收缩力；③腺液中和能力；④胃排空能力。然而，最重要的因素是食管活动能力。

在慢性咳嗽，除了反流，其食管清除酸的功能也受损。原因不明，但可能是食管动力减低，为此我们同步监测 24 小时食管 pH 值和运动功能，以确定慢性咳嗽和食管反流患者是否存在食管运动障碍，并明确与咳嗽的关系，结果证实咳嗽患者食管运动功能减弱。

咳嗽在其整个过程均增加下端食管压（Pdi），然而单纯下端食管压的改变并不引起食管反流。大多数情况下，食管反流并不是因为下端食管的括约肌的基础张力降低，而是食管下端括约肌一过性松弛的结果。慢性咳嗽也可能诱发吞咽而引起食管下端括约肌松弛，在下端食管压增加的基础上再加括约肌松弛，吞咽将会引起反流。

大量吸入引起的肺误吸综合征通常是由于大量反流物自由反流食管的结果。下食管括约肌基础张力的减低和食管活动力和清除力的减低较为常见。内镜下常有严重的病理改变。如 3～4 级的食管炎。用肺闪烁法，高达 75% 的慢性支气管病和反流症状的患者可有一定程度的肺感染。

近端食管反流的微量吸入引起较轻微的并发症。咳嗽为其主要症状。其由小量的误引物所致的咽喉炎症，可无或伴有支气管炎症，咳嗽和声嘶为其主诉。通过 24 小时食管 pH 值监测（带近远端感受器），在 15 例患者（咳嗽、声嘶和喉炎）中有 9 例显示小量的近端反流，包括咽下部。迷走神经远端食管－气管支气管反射机制已在哮喘和非哮喘的持续性咳嗽患者中叙述。在哮喘患者，高达 80% 的患者 24 小时食管 pH 值监测存在病理的 GERD。许多文献已叙述在食管远端的刺激引起气道口径和阻力的反射性改变。

一个标准的诊断评价后咳嗽原因仍不清楚的患者，咳嗽原因常与 GERD 有关。这种情况下，咳嗽可能是胃内容物刺激远端食管－气管支气管反射机制的结果。它不存在微量吸入和近端食管反射，传入通路可被食管滴入局麻药（4%利多卡因）所抑制。

传出通路可用雾化吸入异丙托品所抑制。这种反射弧可能是这种患者反流性疾病引起咳嗽的机制。慢性咳嗽中 GERD 的发生率，从胃肠疾病的观点看 GERD 发病率为 25%，症状多发于餐后。10%～20% GERD 症状的患者与呼吸道表现有关，包括咳嗽、呼吸困难、喘息和痰多。

通过一种系统诊断方案评价不明原因咳嗽，6%～10%的 GERD 患者是咳嗽的原因。GERD 的诊断取决于反流症状加胃镜和食管 pH 值监测异常，以及抗反流治疗后咳嗽消失。然而，仅有咳嗽的患者，在进行 24 小时食管 pH 值监测后，高达 21%的患者 GERD 被认为是慢性咳嗽的原因。增加的范围属于咳嗽发作时无反流症状的 GERD 患者。在儿童，GERD 引起慢性咳嗽的发生率为 15%，除了哮喘、鼻炎，GERD 是咳嗽的常见原因。

（三）临床表现

除了咳嗽，成人 GERD 的临床表现取决于潜在病因，最常见临床综合征是由于迷走神经介导远端食管－气管支气管反射机制所致。这些患者 GERD 的症状，如胃灼热和反酸不常见，50%～75%的患者没有反流的症状，而其余的仅在咳嗽出现后有症状。在一项研究中，咳嗽是 GERD 最主要的表现，咳嗽主要发生在白天和站立位时，很少有夜间症状。这可能是保留了正常食管功能的结果，咳嗽往往是干咳时间很长，一般 13～58 个月，在一次上呼吸道感染后大部分患者有复发。然而，它与痰多的病史有关，有证据提示任何病因所致咳嗽可能发生 GERD 性咳嗽，因此认为 GERD 在持续症状的患者是一个促进因素，甚至在其他特异诊断已明确时也如此。在微量吸入患者，GERD 的胃肠道症状更明显，和能引起咳嗽的发作。咽喉症状，如呼吸困难、声嘶和咽喉疼痛也是主要的，喉镜所见可能异常。后声门的炎症增加微量吸入的危险因素。肺微量吸入综合征的患者可表现咳嗽，伴有其他的呼吸道症状，包括脓痰、喘息和呼吸困难，咯血和胸痛。不能解释的夜间发热和盗汗有时可能是因吸入所致。进食时发噎和吞咽困难表明食管动力性疾病，常有胃肠症状，尤其胃灼热、反酸和卧位加重。

（四）诊断

GERD 作为咳嗽病因的仅在针对性治疗后咳嗽改善时才能诊断。在典型消化道症状的患者中，对 GERD 进行 24 小时 pH 值监测是最敏感和特异的检查。

在不明原因的咳嗽和其他症状的患者，首先选择评价 GERD 的是 24 小时食管 pH 值监测，除了能敏感提示病理性反流，它也能明确咳嗽和反流之间的关系，并明确反流的程度。在两个前瞻性研究中，24h 食管 pH 值监测诊断 GERD 为慢性咳嗽的原因，敏感性为 89%～100%特异性 100%。在 32%的慢性咳嗽患者，GERD 可能是惟一的诊断。24h 食管 pH 值的结果，不仅能记录反流发作的严重程度和频率，还能确定反流与咳嗽的关系，如果这种关系确定存在，即使食管监测结果正常，也可能导致咳嗽的反流。在一项前瞻性研究中，因 GERD 所致的慢性咳嗽者，24h 食管 pH 值监测所记录的 GERD 比传统方法检测的更高。24h 食管 pH 值也能诊断针对性治疗无效的其他原因引起的慢性咳嗽患者，因为 GERD 可能使任何原因的咳嗽复杂化。

经验治疗是慢性咳嗽诊断的常规方法，当认为频繁的反流是慢性咳嗽单独或促发原因，而又不能进行食管监测时，在系统的咳嗽解剖诊断方案分析后，慢性咳嗽的原因仍不清楚，即使没有消化道症状，抗反流治疗也是合理的。如治疗无效，推荐 24h 食管 pH 值监测，以明确是治疗无效还是药物剂量不足。24 小时动态食管 pH 值监测的指征：①病史、体检和其他检查难以确诊的咳嗽；②与食管反流其他症状有关的咳嗽，对抗反流药治疗无效；③咳嗽病因明确，但相应治疗无效者。

（五）治疗

治疗的目标是减少反流时间和降低反流频率，以及消除胃酸分泌的刺激因素。所有患者应先行保守治疗：减体重、高蛋白、低脂肪的防反流饮食，升高床头和改变生活方式，如戒烟、戒咖啡。这些措施，加上胃动力药和 H_2 受体激动剂，可使 70% ~100% 的患者的咳嗽缓解，虽然恢复时间为 161 ~179 天。在治疗无效者，抗反流手术已有成功报告。

H_2 受体阻断剂作为抗反流药物已广泛用于 GERD 和慢性咳嗽患者的治疗。最常见报道是西咪替丁、雷尼替丁，但大部分患者也加保守治疗。H_2 受体阻断剂的疗效为 80% ~84%，24h 食管监测结果与疗效并不一定吻合。

H_2 受体阻断剂的止咳和抗反流疗效维持较长，停药后 6 周重复 24h 食管 pH 值监测，反流以及咳嗽症状仍受明显的抑制。这提示 H_2 受体阻断剂在远端食管 - 支气管反射机制的患者能阻断咳嗽反射。

在可疑 GERD 患者中，如 H_2 受体阻断剂和保守治疗后咳嗽无缓解，应重复 24h 食管 pH 值监测以确定治疗是否有效的减少反流。上消化道内镜也能除外黏膜伴发症。如病理性 GERD 仍然存在，可能需要更强力的抑制剂。有人试用离子泵抑制剂包括洛赛克和达克普隆。理论上，这些药物可能更有效。然而，尚未发表关于这类药治疗 GERD 引起的咳嗽的报道。

促胃动力药包括西沙比利和吗丁啉，也能用于 GERD 引起咳嗽患者治疗，大部分为夜间咳嗽和可能为微吸入的患者。咳嗽治疗的有效率为 64.5% 和 100%，在临床疗效和缓解 GERD 方面这两药无明显差异。尽管无成人资料，促胃动力药可适用于治疗咳嗽和食管清除力和活动障碍，包括怀疑微吸入患者。

反流手术，包括开腹或腹腔镜，在药物治疗无效的 GERD 患者［包括大剂量离子抑制剂和持续微量或大量误吸（包括反复发生的吸入性肺炎）患者］在适当饮食、胃动力药和强抑酸药治疗无效时方能考虑。一项回顾性研究发现：如果事先能证实食管动力正常，手术后 GERD 所致的呼吸道症状（包括咳嗽）都能改善。

十、慢性支气管炎

（一）发病率和临床表现

慢性支气管炎和 COPD，通常是慢性咳嗽最为常见的病因。然而，在咳嗽就诊的患者中，慢性支气管炎约占 5%。慢性支气管炎就是反复的咳嗽多痰。通常为咳嗽、咳痰超过 3 个月，至少连续 2 年，并除外其他病因。慢性支气管炎主要是早晨咳嗽，但发作期也可出现在夜间。

（二）诊断

确诊咳嗽的原因为慢性支气管炎，病史最为重要。如无吸烟和长期接触粉尘、烟雾者，很难诊为慢性支气管炎。体检中，典型患者为紫肿型，一般在 60 岁左右男性，具有 10 年以上的咳嗽、咳痰史，伴有四肢水肿、肥胖和发绀，这说明疾病严重晚期，而较轻的慢性支气管炎更多见，但很少诊断。

慢性支气管炎的咳嗽原因：慢性支气管炎患者，咳嗽多因吸入刺激物，尤其吸烟所致。吸烟能产生气道炎症、黏液分泌增多和纤毛清除能力受损以及刺激咳嗽反射传入通路而诱发咳嗽。在慢性支气管炎，咳嗽主要原因包括：①气道的慢性炎症；②需要清除支气管的大量分泌物。由于这些患者黏膜清除力缓慢，因此咳嗽成为清除分泌物的有效辅助手段，甚至在干咳时也如此。呼吸道感染，由于渗出增加和产生痰液，也可能引起咳嗽。

（三）治疗

慢性支气管炎咳嗽的特殊治疗是去除环境刺激如吸烟。对这些以咳嗽就医的患者，戒烟都很成功。戒烟后约 94% 和 100% 患者咳嗽缓解和减少，54% 在 4 周内咳嗽缓解。在 COPD 患者中，$β_2$ 受体激动剂和氨茶碱尚无镇咳的效果。另一方面，溴化异丙托品在这些患者能减少痰量和咳嗽。

糖皮质激素理论上可通过减少痰量和气道炎症而减少咳嗽，但其对于慢性气管炎咳嗽的特殊效果尚未评价，抗生素在呼吸道感染时有助于减少呼吸道的症状。黏液动力剂能减少咳嗽频率，一个多中心、双盲、安慰对照平行研究显示，COPD 患者稳定期咳嗽频率和程度均有减少，但作用程度不够。

（四）并发症

慢性支气管炎最常见并发症是呼吸道感染，其能引起痰量增多和咳嗽，如细菌性常常为流感嗜血杆菌和肠球菌，还应记住 COPD 患者长期咳嗽并有性质改变时，应想到支气管肺癌或其他并发症的可能。

十一、支气管扩张

咳嗽是支气管扩张的一个主要症状。支气管扩张的病因主要涉及损伤（吸入，严重的儿童肺炎、误吸）和机体防御机制之间的失调，所致的炎症反应形成一种气道进行性损害的恶性循环。开始由于支气管清除力的损害导致微生物的慢性寄生。因此持续的细菌群而最终变为不可逆转。在此过程中炎性介质释放，导致黏膜纤毛转运机制受损，清除机制进一步受损，呼吸道细菌滋生，炎症加重，气道弹性减低，气道壁进行性损害。无论致病因素是先天（如囊性肺纤维化）或获得性（反复感染治疗无效）、支气管异常、弥漫性或局限于特定的段或叶，最终的结果是形成支气管扩张，引起慢性反复感染。

（一）发病率

虽然没有可靠的资料说明支气管扩张的发病率，通常的意见认为其发病率低，并且逐渐减少。这可能是由于支气管扩张的主要致病因素在减少，儿童期肺部感染和治疗不佳的慢性感染如结核，过去曾是支气管扩张的最常见的原因之一。作为慢性咳嗽的原因，支气管扩张约占 4%。在北美，CF 是儿童支气管扩张最常见的病因之一。严重的肺炎，气道异物和碳水化合物吸入或原发性纤毛活动障碍综合征，均可能引起支气管扩张。

（二）临床表现

主要症状是慢性咳嗽、咳痰，一些患者可能有干咳，大部分患者会产生多量的痰液，有时大量的痰液，痰通常为黏液样和黏液脓样，发作时成为脓样。大部分时间痰较黏稠且难于咳出。有大量咳痰史者是一个典型的支气管扩张，但不特异。更多者可能与 PNDS、哮喘和 GERD 和支气管炎有关。

在整个支气管内均有细菌慢性寄生，这于痰培养中可反映，可生长各种微生物。最多见的病原体包括流感嗜血杆菌，铜绿假单胞菌（绿脓杆菌）（常见于 CF 者），放线菌和曲菌，结核菌。一些患者开始可能表现为咯血，咳血也许是支扩发作时最常见的并发症。喘憋可能是另一个常见症状，很少患者能形成气道高反应，激发试验阳性。一些患者，尤其是 CF 者，具有慢性全身症状（乏力，食欲不振，消瘦），除了喘憋，CF 婴儿典型表现发作性呼吸道感染。虽然支气管扩张的定义是病理性的，诊断通常可以通过临床症状，胸部 X 线片和肺影像学。诊断支气管扩张的理想方法为高分辨 CT，其敏感性为 60%～100%，特异性为 92%～100%，支气管造影，许多年来一直认为是诊断支气管扩张的“金标准”，现已经很少应用，常常用于手术定位。诊断支气管扩张一般不用纤支镜。但有时可用于治疗目的，如气管内清除黏性内分泌物和鉴别咯血病因，或除外某个阻塞性病灶。汗液试验仍是诊断 CF 的“金标准”。

（三）治疗

支气管扩张的咳嗽在一定程度上为一项有用的功能，可以清除过量的黏液。发作时咳嗽又成为一个需要治疗的症状。咳嗽在获得满意的控制后，但仍不能解决支气管扩张复发的问题。治疗支气管扩张，包括胸部物理治疗，有或无抗生素治疗，其他措施是清除气管分泌物和外科手术。抗生素治疗支气管扩张的目的，主要控制感染，轻度改善咳嗽症状。有人推荐：①抗生素必须覆盖嗜血流感杆菌和铜绿假单胞菌；②初次治疗至少应持续 2 周；③如无改善或短期复发，可能需要 4 个月疗程的治疗。在囊性纤维化，雾化吸入抗生素有一定疗效。但非囊性纤维化性支气管扩张，目前尚无研究。

因为大部分支气管扩张者药物治疗有效，现已很少手术治疗。但如存在持续局限的肺脓肿而需经常住院和影响生活质量，则应考虑手术治疗，疗效可达 85%。按目前的手术和麻醉技术，并发症也很少。

十二、慢性咳嗽的治疗

针对性治疗大部分比非特异性治疗更有效。主要针对始发病因，有时可能需对多个病因，如支气管哮喘，鼻后滴流，慢性支气管炎进行医治。

如初步检查仍不能确诊，则通过改变生活方式和加用 H_2 受体阻断剂将使 85% 的患者缓解。如治疗无效，在停用抗反流药情况下进行24小时食管pH值监测以确定是否存在食管反流。

如无食管反流，应进行胸部CT、纤维支气管镜等进一步检查（虽然其阳性率很低），有一小部分患者（<5%）仍不能确诊，他们可能真正是不明原因的咳嗽和精神性咳嗽。通过双盲、随机，此组患者雾化吸入溴化异丙托品能减少咳嗽的频率和强度，机制不清，可能与抑制咳嗽反射通路有关。这种情况下，也有吸入使用利多卡因的报道。

总之，慢性咳嗽是常见的临床问题。如胸部X线片正常，咳嗽三个最常见的原因是哮喘、鼻后滴流和食管反流。应用解剖学诊断方案，能使95%的慢性咳嗽患者明确诊断和得到正确治疗。

（马德宾）

第二节　咯血

咯血（hemoptysis）是指喉及喉以下的呼吸道任何部位的出血，经口腔排出。咯血可由多种疾病引起，除呼吸系统疾病外，亦可由循环系统、血液系统及全身性疾病等引起。咯血尤其是大咯血可以导致多种并发症危及患者生命，是内科急症之一。

一、病因及机制

咯血病因主要为呼吸及循环系统疾病。约10%的咯血患者，经痰液、X线、支气管镜检查、支气管造影等多种检查均未能发现引起咯血的原发疾病，可能与非特异性支气管炎症有关。

咯血的病因：

1. 支气管疾病　如下所述。

（1）常见：支气管扩张、支气管肺癌、支气管内膜结核、支气管炎等。

（2）较少见：支气管腺瘤、支气管结石、支气管囊肿、支气管黏膜非特异性溃疡、支气管静脉曲张、支气管异物等。

2. 肺部疾病　如下所述。

（1）常见：肺结核、肺炎、肺脓肿、肺淤血等。

（2）较少见：肺梗死、肺真菌病、肺寄生虫病（肺吸虫病、肺阿米巴病、肺包虫病等）、肺动脉发育不全、肺囊肿、肺隔离症、肺转移性肿瘤、肺含铁血黄素沉着症、肺尘埃沉着病（尘肺等）。

3. 循环系统疾病　如下所述。

（1）较常见：风湿性心脏病（二尖瓣狭窄）、左心衰竭、肺动脉高压等。

（2）较少见：心内膜炎、先天性心脏病如房间隔缺损、动脉导管未闭、Eisenmenger综合征、肺动－静脉瘘、遗传性出血性毛细血管扩张等。

4. 血液系统疾病　血小板减少性紫癜、白血病、再生障碍性贫血、血友病、弥散性血管内凝血等。

5. 传染性疾病　流行性出血热、肺钩端螺旋体病、肺型鼠疫等。

6. 结缔组织病和风湿病　结节性多动脉炎、贝赫切特（Behcet）综合征、血管炎、系统性红斑狼疮、韦格纳肉芽肿等。

7. 医源性　抗凝治疗、支气管－肺活检、纤维支气管镜检查损伤、导管及手术治疗等。

8. 其他　慢性肾功能衰竭、肺出血肾炎综合征（Goodpasture综合征）、外伤、吸入毒性气体、药物（如青霉胺引起的肺出血和肾小球性肾炎等）、子宫内膜异位症、替代性月经等。

（一）呼吸系统疾病

1. 肺结核　为临床上咯血的最常见原因。患者有结核病史，表现为低热、乏力、盗汗和消瘦等结核中毒症状及慢性咳嗽、咳痰、咯血和胸痛等呼吸系统症状；约半数患者有不同程度的咯血，部分患者以咯血为首发症状，出血量多少不一；病变多位于双上肺野，该处有时可听到湿性啰音，X线胸片和痰液结核杆菌检查对诊断具有重要意义。

2. 支气管扩张　往往表现为长期咳嗽、咳脓痰，反复咯血，常有杵状指（趾），病变多位于双肺下部，可闻及固定性湿啰音。部分患者无咳嗽、咳痰而仅表现为反复咯血，称为干性支气管扩张。咯血的特点为，咯血量由少而多。咯血间隔由长变短，咯血间期全身情况较好。

3. 支气管肺癌　多见于40岁以上的患者，早期症状主要为咳嗽、咳痰、胸痛和咯血。咯血的特点是小量到中量，多为痰中带血，持续性或间断性，晨间较多，大咯血者较为少见。X线胸片、胸部CT、PET、纤维或电视支气管镜、痰脱落细胞检查等有助于诊断。

4. 肺部感染　各种肺炎均可引起咯血。一般为少量到中量咯血，根据典型的临床表现，如畏寒、发热、胸痛、咳嗽、咳脓性痰等及影像学检查可以作出诊断。急性肺脓肿起病急，早期有如肺炎的症状，继之出现大量脓痰，可痰中带血，大量咯血者极少。慢性肺脓肿有长期脓血痰或有大量咯血，并有杵状指（趾）表现。

5. 慢性支气管炎　患者有慢性咳嗽、咳痰，冬春季节较明显，以清晨为甚。痰量多少不一，为黏液或泡沫状，痰中可带血，一般不致大量咯血。

6. 其他呼吸系统疾病　如过敏性肺炎、肺栓塞、肺梗死、肺真菌病、肺寄生虫病、肺尘埃沉着病、肺囊肿以及支气管内膜结核、支气管结石、支气管异物等都可引起咯血。应根据临床表现和客观检查予以鉴别。

（二）循环系统疾病

1. 二尖瓣狭窄　咯血量可多可少，以中、青年患者多见，有心脏病史和心脏杂音等。咯血的特点为起初肺淤血时咯血量少，一般为暗红色，并发肺水肿时咳大量浆液性粉红色泡沫样血痰。

2. 高血压病　在血压过高时，可引起肺毛细血管破裂出血。

3. 先天性心脏病　并发肺动脉高压时，可发生咯血。

（三）其他少见疾病

血液系统疾病如血小板减少性紫癜、白血病、血友病、再生障碍性贫血等；传染病如流行性出血热、钩端螺旋体病及肺吸虫病等；风湿性疾病如结节性动脉周围炎、Behcet病等；以及尿毒症、肺出血－肾炎综合征和呼吸道内子宫内膜异位症等。

肺脏95%的血循环来自于肺动脉及其分支，5%来自支气管动脉，主要向气道和支撑结构供血。除非有外伤、肉芽肿、钙化的淋巴结或肿瘤破坏了某一大的肺动脉，一般出血均来自支气管循环。肺动脉出血量较小，主要见于左心衰。上述病因所致咯血机制各不相同，常见咯血机制有：支气管肺毛细血管损伤、血管壁通透性增高或黏膜下血管破裂造成咯血；炎症、结核、肿瘤等病亦侵及血管，破坏支气管黏膜或病灶处的毛细血管，使得黏膜下的血管破裂或毛细血管的通透性增加，一般咯血量较小；病变侵袭小血管引起血管破溃常常出现中等量的咯血；病变引起小动脉、小动静脉瘘或曲张的黏膜下静脉破裂，或因为严重而广泛的毛细血管炎症造成血管的破坏或通透性增加，往往表现为大咯血。肺动静脉压力增高导致动静脉血管瘤形成破裂；凝血因子缺陷或凝血机制障碍等也可造成咯血。另外，一些疾病咯血机制尚未明确，如Goodpasture综合征、替代性月经等。患者对于咯血往往会有一种恐惧感，其实，小量到中等量咯血大多可以自行终止，所以咯血很少引起严重失血。即使是大咯血患者一般也可以将呼吸道内的血咯出，但在体质虚弱的患者则容易发生窒息。

二、诊断及鉴别诊断

（一）确定性质

诊断咯血，需除外口腔、鼻、咽部出血或呕血。咯血前常喉部有痒感、胸闷、咳嗽等，血色鲜红，血中混有痰液及泡沫，呈碱性，出血后常有血痰数日，如咯血咽下，可有黑粪。鼻出血多自前鼻孔流出，常在鼻中隔前下方发现出血灶；鼻腔后部出血经后鼻孔沿咽后壁下流，可用鼻咽镜检查确诊；喉部炎症及肿瘤出血、口腔溃疡、牙龈出血等不难诊断。呕血为上消化道出血，常见病因有消化性溃疡、肝硬化、急性胃黏膜病变、胆管出血等，呕血前常有上腹部不适、恶心、呕吐等，可为喷射状呕出，血色呈棕黑、暗红，有时亦呈鲜红，血中常混有食物残渣及胃液，反应呈酸性，常伴黑粪及柏油样粪，呕血停止后仍持续数日，有时与咯血鉴别较为困难。

（二）咯血量

咯血量多少取决于原发疾病及病变性质，不一定与疾病的严重程度一致。24 小时内咯血量在 100ml 内为小量咯血，在 100～500ml 为中等量咯血，在 500ml 以上（或一次 300ml 以上）为大量咯血。大量咯血多见于支气管扩张、空洞性肺结核或动脉瘤破裂。持续痰中带血应考虑支气管肺癌可能。

（三）病史

既往幼年有麻疹或百日咳病史并长期反复咳嗽、咳脓痰者应考虑支气管扩张；有食生蟹等海鲜史者应考虑肺吸虫病可能；有去疫区史者应除外流行性出血或钩端旋体病等；咯血与月经有关应考虑子宫内膜异位症及替代月经等；有长期有害粉尘作业史者应考虑肺尘埃沉着病可能。

（四）年龄及性别因素

青壮年咯血多见于肺结核、支气管扩张、肺源性心脏病等。40 岁以上有长期大量吸烟史者，应警惕支气管肺癌可能。青年女性反复咯血应考虑支气管内膜结核、支气管腺瘤等，周期性咯血者应考虑子宫内膜异位症等。

（五）咯血的颜色和性状

咯血为鲜红色常见于肺结核、支气管扩张、肺脓肿、支气管内膜结核、出血性疾病等；暗红色多见于二尖瓣狭窄；粉红色泡沫样血痰常见于左心衰竭肺水肿时；黏稠暗红色血痰见于并发肺梗死时；铁锈色痰主要见于大叶性肺炎或肺吸虫病；砖红色胶冻样血痰主要见于克雷伯菌肺炎。

（六）咯血的伴随症状

咯血伴发热，见于肺结核、支气管扩张、肺脓肿、流行性出血热、肺梗死等；伴胸痛，见于肺炎、肺梗死、肺结核、支气管肿瘤等；伴呛咳，见于支气管肺癌、支原体肺炎等；伴脓痰，见于肺脓肿、支气管扩张、空洞性肺结核并发感染、化脓性肺炎等；伴皮肤黏膜出血，见于血液系统疾病、流行性出血热、肺出血型钩端螺旋体病、风湿病等；伴黄疸，见于肺出血型钩端螺旋体病、中毒性肺炎、肺梗死等；伴口腔及外生殖器黏膜溃疡，见于结缔组织疾病等。

（七）咯血的并发症

大咯血可引起严重并发症，应提高警惕，及时发现及治疗。常见有肺不张、吸入性肺炎、失血性休克、窒息等。

三、治疗

咯血时应迅速止血，维持生命体征，防止窒息，尽快明确病因，治疗原发病。

（一）病因治疗

如病因明确，应积极治疗原发疾病。见有关章节。

（二）一般处理

若仅痰中带血或小量咯血，可予休息、止咳、镇静，但禁用强镇静剂如吗啡，以防抑制咳嗽反射致血液不能咯出发生窒息。中等或大量咯血时应严格卧床休息，可取患侧卧位，保证气道开放，注意防止窒息，并配血备用。如咯血量较多，可予输血。给予吸氧，加强护理，保证排便通畅。

大咯血时一般不用镇咳剂，如剧咳妨碍止血，可在血液咳出后临时使用可待因 15～30mg 口服或皮下注射，每日 1～3 次；亦可选用喷托维林 25mg，或苯丙哌林 20～40mg，或右美沙芬 15～30mg，每日 3 次口服。

（三）应用止血药物

（1）对年轻患者，可用血管加压素 5～10U，加于 20～30ml 生理盐水或葡萄糖液中缓慢静脉推注（15～20 分钟），然后以 10～20U 加于 5% 葡萄糖液 500ml 中静脉滴注。由于该药可收缩平滑肌及子宫，故高血压、冠心病及妊娠患者忌用。注射过快可引起恶心、胃肠不适、心悸等不良反应。

（2）用酚妥拉明 10～20mg 加于 5% 葡萄糖液 500ml 中缓慢静脉滴注，其止血机制推测是酚妥拉明有直接扩张血管平滑肌作用，使肺血管阻力降低，肺动静脉压降低，肺淤血减轻而使咯血停止。其他血管扩张药物如硝酸异山梨酯（消心痛）、阿托品、654－2 等亦有一定疗效。

（3）大量咯血不能使用血管加压素者可使用普鲁卡因，用法为：0.5% 普鲁卡因 10ml（50mg），用 25% 葡萄糖液 40ml 稀释后缓慢静脉注射，1～2 次/日，或以 150～300mg 溶于 5% 葡萄糖液 500ml，静脉点滴。具有扩张血管、降低肺循环压力的作用。用药前应行皮试，有该药过敏史者禁用；用药量不能太大，注入速度不宜过快，否则可引起颜面潮红、谵妄、兴奋、惊厥，如出现惊厥可用异戊巴比妥或苯巴比妥钠解救。

（4）经一般治疗及应用血管加压素无效者可加用肾上腺皮质激素，对浸润性肺结核、肺炎所致咯血效果较好。具有抗非特异性炎症、稳定细胞膜、降低体内肝素水平，缩短凝血时间等作用。如无禁忌证，可用泼尼松 30mg/d 口服，见效后减量，疗程一般不超过 2 周。或用氢化可的松 100～300mg/d 治疗。

（5）卡巴克络（安络血）、维生素 K、酚磺乙胺（止血敏）、6－氨基己酸、巴曲酶（立止血）、口服云南白药等主要适用于因凝血功能障碍所致的咯血，其他病因引起的咯血亦可应用，但疗效不确切。其他药物如催产素、西咪替丁等亦有一定疗效。

（6）对凝血功能异常或肝功能不全者，可用鱼精蛋白注射液 50～100mg 加于 25% 葡萄糖液 40ml 中缓慢静脉注射，每日 2 次，连续使用时间不能超过 3 天。

（7）对过敏性肺炎、结核性咯血及纤维素性支气管炎，糖皮质激素治疗有效。一般在其他止血药物治疗无效时选用，泼尼松 30mg/d，1～2 周。需与其他药物，如抗结核药物和抗感染药物合用。

（四）局部治疗

大咯血不止者，可经支气管镜及硬质气管镜止血，局部用去甲肾上腺素 2～4mg 加于生理盐水 10～20ml 局部滴入。或用支气管镜放置 Fogarty 气囊导管堵塞出血部位止血。亦可用 Kinoshita 方法，以凝血酶或纤维蛋白原经支气管镜灌洗止血。可用激光止血治疗。

（五）手术治疗

反复大量咯血经内科治疗方法无效者，可行手术治疗。支气管大咯血可用选择性支气管动脉造影后行动脉栓塞止血。如患者一般情况许可，可在明确出血部位情况下考虑行肺叶、段切除术。

（六）处理并发症

如防止窒息，抗休克治疗，应用有效抗生素治疗肺部感染，发生肺不张时可适当湿化治疗，必要时可以支气管镜清理气道内血凝块及分泌物等。

（七）大咯血窒息的抢救

（1）保持呼吸道通畅：立即清除气道内血凝块，用吸引器吸血，无设备时可用手抠出血块，使患者保持头低足高 45°俯卧位，并轻拍健侧背部，以利血液流出。

（2）紧急情况时应考虑进行气管插管或气管切开，以较粗内径的鼻导管经气管导管内吸引。

（3）大流量吸氧，对伴呼吸功能衰竭者，在呼吸道通畅的情况下，应用呼吸兴奋剂，如尼可刹米 0.75～1.25g，静脉注射；或洛贝林 3～9mg，静脉注射。

（4）对呼吸心脏跳骤停者，应立即进行心肺复苏。

（马德宾）

第三节　呼吸困难

呼吸困难指主观上所经历的各种各样的呼吸不适感，它们的性质和强度可不同，受生理、心理、社会和环境诸多因素的影响。呼吸困难只是临床术语，患者可用“气短”“气不用”“胸部发闷”“窒息感”“胸部紧缩感”“呼吸费力及呼吸闭塞感”等多种词语描述。

一、发生机制

人体存在精细的呼吸自我调节功能，有许多感受器参与调节，如气道、肺、胸壁的机械感受器，中枢或周围化学感受器以及一些迷走神经感受器，如肺牵张感受器，支气管上皮细胞周围的易激惹感受器，肺间质里的J感受器以及呼吸肌里的本体感受器都参与呼吸的自我调节功能。来自这些感受器的传入信息传递到脑干呼吸调节中枢从而调节呼吸，使机体产生恰当的通气量，以维持机体氧、一氧化碳分压以及酸碱的平衡，同时还将呼吸驱动命令传递到大脑感觉皮层产生呼吸感觉。呼吸困难是种模糊的内脏感觉，没有共同的周边感受器受刺激类型，真正发生机制还不清楚。较为一致的理论是 CampbeⅡ和 Howell 提出的“神经－机械”或“传入－传出不一致”理论。来自各种感受器的传入信息和脑干呼吸中枢产生的呼吸驱动命令不一致，或呼吸驱动力和实际达到的通气量不匹配即可发生呼吸困难，这时呼吸中枢往往被激活。

（一）呼吸力学的改变

通气时要克服胸壁和肺组织的弹性阻力和呼吸道气流摩擦阻力为主的非弹性阻力。呼吸系统疾病常使弹性阻力或非弹性阻力增加，为了克服这些阻力达到一定的通气量，呼吸中枢驱动力输出增加，呼吸肌作功增加，当呼吸消耗的呼吸作功与最终的通气不匹配时就会发生呼吸困难。

1. 弹性阻力　弹性阻力可用肺的顺应性表示，顺应性小表示弹性阻力大；顺应性大表示弹性阻力小。临床上常见的是肺顺应性减弱，如在肺间质纤维化、广泛炎症、肺充血、肺水肿等，肺组织变硬，弹性阻力增大，顺应性减低，吸气时用力增加，出现吸气呼吸困难。肥胖、胸廓畸形、腹压增加等都可因胸廓的顺应性下降而产生呼吸困难。

2. 非弹性阻力　主要包括气道摩擦阻力和在呼吸运动中呼吸器官变形遇到的黏性阻力。呼吸运动速度越快，非弹性阻力愈大。非弹性阻力所消耗的呼吸能量约占总能量消耗的30%，其中主要是呼吸道的气流阻力部分。如哮喘、COPD 气道非弹性阻力增加，患者表现为深慢的呼吸，以减少非弹性阻力。

（二）化学感受器反射

动脉血氧分压降低、二氧化碳分压增高和 pH 值降低都可通过化学感受器反射作用刺激呼吸中枢，加强呼吸运动，增加通气量，呼吸运动加强是机体的代偿机制，但超过一定程度就可出现呼吸困难。动脉血氧分压过低时，颈动脉体和主动脉体外周化学感受器的传入神经末梢即发生兴奋，冲动传入呼吸中枢，反射地增强呼吸运动，增加通气量从而增加氧的摄入。动脉血二氧化碳分压过高也可刺激外周化学感受器，但主要通过延髓的中枢化学感受器反射加强呼吸运动。但中枢化学感受器对缺氧不产生兴奋反射。

中枢化学感受器对游离 H^+ 比对 CO_2 更为敏感，但 H^+ 不易通过血脑屏障，而 CO_2 易于通过。CO_2 分压增高时，CO_2 从脑血管扩散进入脑脊液与水结合释出 H^+，刺激中枢化学感受器反射加强呼吸运动以增加 CO_2 的排除。

（三）肺内感受器的反射

肺扩张时引起肺牵张感受器刺激，通过迷走神经传导到大脑，使机体从吸气转向呼气。在任何肺顺应性下降的病理状态下，如肺炎、肺水肿等，肺牵张感受器刺激增强，减弱吸气深度，加快呼吸频率出现呼吸困难。呼吸肌负荷增加使本体感受器肌梭的传入冲动增加，呼吸肌活动增强，超过一定程度可出现呼吸困难。肺间质水肿时的呼吸困难可能是由于激活间质里的J感受器所致。

（四）呼吸肌功能障碍

影响呼吸肌作功的神经肌肉疾病和呼吸肌疲劳、机械效率低的患者也存在呼吸中枢动力输出和相应获得的通气不匹配而发生呼吸困难。例如，COPD 患者肺过度充气，导致功能残气量增加，吸气肌缩短，根据长度-张力曲线，吸气肌的缩短可使产生的张力减低，通气量减少而发生呼吸困难，肺减容术后呼吸困难的缓解至少一部分可由胸廓大小和形状的改变，吸气肌的长度增加来解释。

（五）呼吸困难与心理情感因素两者相互影响

一方面，焦虑、生气、悲观、绝望能增加呼吸困难的症状，且和心肺功能不成比例。另一方面有呼吸困难的慢性心肺疾病患者经常显示焦虑、悲观和失望。呼吸是受大脑皮质和皮层下中枢控制，呼吸困难的性质和强度受患者的经历、期望值、行为方式、情感状态影响，焦虑、生气、绝望可能使中枢驱动增加，呼吸困难加重，这可以部分解释呼吸困难与肺功能损失程度不一致的关系。对通气负荷已适应，独立性强的患者，呼吸困难的症状相对较轻；焦虑和依赖性强的患者则和他们的健康状况不一致，既使通气阻力只有少量的增加，也可能出现严重的呼吸困难。

二、呼吸困难的诊断

呼吸困难作为一常见症状，寻找其原因对下一步的治疗十分重要。首先要全面详细地询问病史，包括呼吸困难的特征、起病时间、持续时间、诱发因素、加重或恶化因素（活动、体位、接触史、饮食史等）、缓解因素（药物、体位、活动等）以及伴随症状、过去史等等，体格检查和恰当的辅助检查通常可为诊断提供线索。一般先根据起病的急缓把呼吸困难分为急性和慢性呼吸困难。

（一）急性呼吸困难

急性呼吸困难起病突然，往往可能危及生命，需要立即诊断和处理。病史询问中要注意几个问题：患者是否在休息状态下就有呼吸困难，若有说明生理功能已受损；是否伴胸痛及疼痛的部位，胸骨下胸痛提示可能有缺血性心脏病或心肌梗死，它们引起肺间质水肿从而导致呼吸困难；呼吸困难起病之前有无蚊虫的叮咬、变应原的接触、吃的食物和药物等等可能引起对此过敏患者喉头水肿、支气管痉挛导致急性呼吸困难；长期卧床，手术后患者易出现血栓性静脉炎，进一步导致肺栓塞；过去史的询问，例如哮喘史提示可能有支气管痉挛；COPD 史提示可能有气胸从而导致急性呼吸困难；精神病史或最近遭受过情感上的打击可能存在高频通气综合征。这些病史可使诊断线索范围缩小，加上体格检查和 ECG 和 X 线检查可基本上明确病因。临床上急性呼吸困难的常见原因是心肺疾病。

1. 许多心脏病可引起急性呼吸困难　最常见的是心律失常和可导致左心室功能不全的急性冠状动脉缺血。此时询问是否有心脏病病史是十分重要的。体格检查注意胸部和心脏的听诊，颈静脉压和肝颈反流征，做心电图和胸部 X 线检查对诊断十分有帮助的。

2. 呼吸系统原因　主要见于上、下呼吸道的阻塞、肺泡出血、高通气、吸入性肺损伤、肺炎、气胸、肺栓塞和外伤。

（1）气道阻塞：急性上气道阻塞通常为食物、异物的误吸、吸入性损伤、过敏性水肿、会厌炎、喉炎等引起。患者表情异常痛苦，主要体征为三凹征，以吸气困难为主，可闻及吸气性喘鸣，多在颈部明显，用力吸气时喘鸣加重。儿童出现犬吠样咳嗽，特别在夜间出现，多提示为喉支气管炎，而流涎、吞咽困难、发热而无咳嗽多见于急性会厌炎。

支气管阻塞是另一常见原因。患者常有哮喘、COPD 病史。气道感染，空气中变应原和（或）刺激物的接触、冷空气的刺激、食入过敏食物或药物、情感的挫折及其他的因素往往能激发急性支气管平滑肌收缩。查体可见患者面色发绀、有辅助呼吸肌的参与，呼吸音减弱、呼气延长、严重情况下喘鸣音消失。

（2）肺泡出血：弥漫性肺泡出血是急性呼吸困难不常见的原因，但可危及生命。例如，肺出血-肾炎综合征（goodpastures syndrome）、韦格肉芽肿（Wegeners granulomatosis），系统性红斑狼疮、特发性肺含铁血黄素沉积症及类风湿关节炎、皮肌炎、混合结缔组织病等均可引起弥漫性肺泡出血导致严重呼吸困难，根据过去史，咯血史，胸部 X 线检查提示的弥漫性肺泡浸润及特异性抗体检查可帮助诊断。

（3）高通气综合征：高通气综合征患者可有焦虑心情，女性多见，以 20～40 岁多发，多为慢性过程，伴急性发作，急性发作时间多为 10～30 分钟，严重可达 1 小时，多自然缓解，严重发作可有濒死感。患者的呼吸困难在休息时发作和劳累无关，可伴有胸痛、心悸、手足和上下肢麻木、头痛、头晕、失眠等症状。诊断需除外其他器质性疾病，经过系统体格检查、心电图，胸部X线、肺功能、动脉血氧、超声心动图等实验室检查没有发现明显异常时，可考虑高通气综合征。$PaCO_2$降低表明患者正处在急性发作期。

（4）吸入性肺损伤：吸入化学性刺激物或毒物后可引起急性肺损伤导致呼吸困难，根据病史很容易作出诊断。

（5）气胸：气胸可分创伤性和自发性气胸。自发性气胸可以是原发或继发。原发气胸多见于体型瘦高的年轻男性，主要症状是胸痛和呼吸困难。继发气胸多为COPD、哮喘、间质性肺疾病、肿瘤等疾病引起。轻到中度气胸胸部检查可以是正常的，严重的则呼吸音消失，气管向健侧移位。X线检查可作出诊断。

（6）肺栓塞：急性呼吸困难是肺栓塞的主要症状，可能由于肺血管和右心上的受体受刺激引起的。对于高危患者如长期卧床、手术后以及肿瘤患者突发呼吸困难，警惕发生肺栓塞，应进行相关的诊断性检查，如肺的通气－灌注显像，双下肢血管超声，必要时行肺动脉造影。

（二）慢性呼吸困难

慢性呼吸困难开始往往被患者忽视，等发展到影响日常活动时才来就诊。通常通过病史、体格检查和实验室检查可寻找出诊断线索。

1. 原因　如下所述。

（1）气道阻塞性疾病：从胸腔外气道到周边小气道都可阻塞。胸腔外气道阻塞如异物的气道阻塞，肿瘤外压性狭窄、肿瘤的气道阻塞、气管切开和长期气管内插管等引起的气管纤维性狭窄可使呼吸困难慢性发作。间断性发作伴有喘鸣常见于哮喘，患者通常主诉胸部紧缩、发闷感。伴有咳嗽、咳痰者常见于慢性支气管炎和支气管扩张，并发感染时咳嗽加重，痰量增加、呼吸困难加重。轻者在体力活动时由于需氧增加才出现呼吸困难，发展到肺气肿时在静息状态下也会出现呼吸困难。

（2）肺脏疾病：是最常见的呼吸困难的原因。慢性阻塞性肺气肿、各种肺炎、重症肺结核、支气管扩张、呼吸窘迫综合征、肺水肿及各种肺间质疾病等都会影响呼吸力学或通过化学感受器的反射机制而引起呼吸困难。

（3）胸膜疾病：大量胸腔积液、胸膜广泛增厚压迫肺组织可引起呼吸困难，良性胸膜肿瘤少见且呼吸困难也少发生，恶性胸膜肿瘤以间皮瘤多见，可引起大量胸腔积液和广泛胸膜增厚而致呼吸困难。转移性胸膜肿瘤也可产生大量胸腔积液发生呼吸困难。

（4）纵隔疾病：纵隔炎症、气肿、肿瘤等可压迫气管出现呼吸困难。

（5）影响呼吸运动的疾病：脊柱后凸侧弯、强直性脊柱炎、膈肌麻痹、重症肌无力、重度腹胀、大量腹腔积液、腹部巨大肿瘤、膈下脓肿等使胸廓呼吸运动受限。

（6）心脏疾病：呼吸困难是心功能不全的重要症状之一。心脏瓣膜病、高血压性心脏病、冠状动脉性心脏病、心肌病、肺心病、心包积液、缩窄性心包尖、先天性心脏病等均可有呼吸困难症状。左心室功能障碍导致肺毛细血管压增加，肺血管床流体静压增加使液体进入间质，肺的顺应性下降，间质里J受体刺激使患者感到呼吸困难。端坐呼吸和夜间阵发性呼吸困难是心力衰竭较特征的表现。卧位时重力改变使胸腔内血容量增加，肺静脉和毛细血管压进一步增加，一般情况下已经熟睡的患者可较好地耐受，只有发展至急性肺水肿出现窒息感和喘息性呼吸时才被惊醒，坐起后回心血量下降，肺淤血减轻，膈肌下降，呼吸困难随之好转。除上述机制外，还有肺泡弥散功能的严重下降造成显著的低氧血症也加重呼吸困难。

（7）神经疾病：脑肿瘤、脑炎、脑血管意外、颅脑损伤以及睡眠呼吸暂停综合征、原发性肺泡低通气征等可影响呼吸中枢的调节而出现呼吸困难。

（8）结缔组织疾病：类风湿关节炎、系统性红斑狼疮、硬皮病、皮肌炎、干燥综合征、结节性多动脉炎、Wegener肉芽肿等都会累及肺组织而出现呼吸困难。

（9）神经症：如在急性呼吸困难中的高通气综合征。

（10）其他：移植肺指肾移植后受肾者出现的一种综合征。一般在手术后 40～100 天内发病，表现为突然发热、咳嗽、呼吸困难、发绀，肺功能以弥散为主，X 线胸片呈现广泛的片状至结节状阴影。本病与免疫机制有关，血冷凝试验和嗜异性抗体阳性。

2. 病史　慢性呼吸困难询问病史时应包括症状持续时间和其变化性、加重或恶化因素（活动、体位、接触史、饮食等）、缓解因素（药物、活动、体位等）。例如，间断性呼吸困难可能是可逆性疾病引起，如哮喘、心力衰竭、胸腔积液、高通气综合征等，而持续性或进行性更可能是慢性疾病如 COPD、间质纤维化、慢性肺栓塞、膈肌或胸壁功能障碍。夜间呼吸困难可能是哮喘、心力衰竭、胃食管反流或鼻腔阻塞引起。卧位性呼吸困难通常和左心室衰竭有关，但有可能与腹部疾病如腹腔积液或膈肌功能障碍有关。活动通常加重有病理基础疾病的呼吸困难，如呼吸困难不依赖于生理活动量，可能是由于化学性即胃食管反流、精神问题引起。肥胖因为代谢需求增加和胸壁运动负荷使呼吸困难加重。恶病质患者因呼吸肌衰弱呼吸困难加重。尽管人的情感状态可影响任何原因引起的呼吸困难，如呼吸困难是以小时或天发生变化，且与劳累无关，则应怀疑是精神性呼吸困难。家族史、职业、爱好都对诊断有帮助。

3. 体格检查　仔细的查体能提供重要的线索，尤其注意颈部、胸廓、肺脏、心脏及肢体末端。如颈静脉充盈，肝颈反流征阳性可提示充血性心力衰竭。桶状胸提示 COPD，胸廓畸形对肌肉骨骼疾病诊断特别有帮助。呼吸频率增加、辅助呼吸肌的参与严重的气道阻塞有关。呼吸音减弱、呼气延长提示可能为 COPD，呼吸快速表浅、中晚期的啰音及膈肌抬高提示可能为限制性肺疾病。心脏注意其心界大小、瓣膜的杂音、附加音。杵状指（趾）可能是肺癌或存在慢性呼吸系统疾病，双下肢水肿往往提示有充血性心力衰竭。COPD 的患者可能有啰音，但它出现在吸气一开始到吸气的中期结束，一般由气道分泌物引起，而弥漫性间质性肺疾病啰音通常要持续到吸气末，首先位于两下肺，随病情进展才在肺的上野和中野闻到，但在结节病，啰音不常见。

4. 实验室检查　通过病史和体格检查一般可提供一些诊断线索，这时进一步对可能的原因做相关的诊断性检查从而作出诊断。对怀疑是呼吸系统疾病可做肺功能，$FEV_1/FVC<80\%$ 提示为阻塞性气道疾病，$FEV_1/FVC>80\%$ 提示为限制性气道疾病。气道激发试验对支气管哮喘的诊断十分有意义。流量容积环对上气道阻塞很特异，如声带麻痹、上气道肿瘤和气道受压等。弥散降低说明气体交换受损，可能为肺水肿、间质性肺疾病或肺血管疾病、贫血引起。肺容积－流速正常而弥散降低应高度怀疑肺血管疾病。怀疑由运动频繁引起咳嗽、喘鸣和胸部发紧是运动诱导的哮喘疾病，则运动试验十分有用。胸部影像学检查、心电图、心脏超声、必要时作创伤检查可帮助明确诊断心肺疾病。

三、呼吸困难的康复治疗

呼吸困难是呼吸系统疾病最常见的症状，是影响患者生活质量的重要因素。目前许多治疗仍以生理指标如肺功能来评价，而忽视对患者生活质量的提高。治疗原发病和它的并发症，呼吸困难可有效缓解。但有时尽管积极的治疗原发病，呼吸困难仍持续存在，这时治疗的目的主要是改善症状和提高活动耐量，而不是仅仅治疗原发病改善肺功能。

（一）减低呼吸作功和提高呼吸肌功能

缓慢行走减少能量消耗可降低生理作功，呼吸方式如吸唇式呼吸或许通过减慢呼吸、改善氧饱和度从而减轻呼吸不适感。尽管吸气肌训练仍然有争议，有研究指出在吸气受阻下的呼吸训练可改善吸气肌的力量和呼吸困难。恶病质患者充分营养支持治疗能提高呼吸肌力量，改善呼吸困难。

（二）减低呼吸驱动

因为呼吸困难和呼吸驱动密切相关，减低呼吸驱动应当能改善呼吸困难。氧能减低颈动脉体的刺激，氧可减低运动时的通气量，改善通气肌功能和降低肺动脉的压力，但氧浓度以维持血氧饱和度为佳。

（三）改变中枢的认知

呼吸困难受许多因素的影响，包括教育文化背景、知识水平、情感状况、职业和以前的经历。通过帮助患者了解他们的疾病，鼓励他们经常相互沟通，从而养成主观克服疾病的心理，这些或许能减低呼吸困难的强度。

四、总结

呼吸困难是一病因及机制非常复杂的症状，仍不十分清楚是否存在一个最后的共同神经通路产生呼吸不适的感觉。任何系统的疾病只要影响呼吸系统或引起通气的需求增加或呼吸泵衰竭都可能产生呼吸困难。呼吸困难的诊断需全面的临床资料。治疗原发病大多数呼吸困难可缓解，在原发病治疗不能缓解时，治疗主要为了缓解症状，要联合教育、体质锻炼、氧疗等。

（王中超）

第四节　胸痛

胸痛是常见症状之一，正确诊断和治疗是非常重要的。若漏诊能引起胸痛的严重疾病如心肌梗死可能延误治疗而有致命的危险，相反误诊为危险较大疾病可能会给患者带来不应有的精神和经济负担，甚至可能作不必要的心导管检查。胸痛是一种主观感觉，受患者社会经济地位、家庭、文化、心理诸多因素的影响，除了器质性疾病有胸痛症状外，有些患者无组织损伤时也可发生胸痛，给临床诊断带来一定的困难。

一、发生机制

一些胸痛来自支配胸壁壁层胸膜的躯体感觉神经，主要是肋间神经、膈神经传导的体表痛，另一些来自支配胸腔内器官的内脏感觉神经传导的内脏痛。体表痛定位较清楚，诊断相对容易些。内脏痛与体表痛不同，内脏传入纤维的末端分布在数个脊髓节段里，且脊髓神经元可同时接受内脏传入纤维和躯体传入纤维，再通过脊髓丘脑束传入大脑，因此内脏痛通常定位不清、分布弥散、并向体表放射，不同疾病可以有相似放射部位，诊断相对难一些，对其的理解也不如体表痛清楚。内脏器官对刀割、挤压、牵拉、烧灼的刺激不敏感，如心脏产生胸痛的适宜刺激是缺血，缺血产生化学物质可刺激化学感受器；胃肠等中空器官的适宜刺激是管腔的扩张，它可刺激张力感受器；对于呼吸系统，研究发现应答肺膨胀和收缩的张力感受器和对烟雾等刺激性气体敏感的化学感受器均可引起胸痛。现在认识到胸痛不仅是一个单纯的神经传导过程，而且与各级中枢对信息的加工、迷走神经回馈的痛觉致敏效应有关，也越来越重视内脏痛阈在内脏疼痛发生机制的作用，许多研究发现有90%的非心源性胸痛患者，食管内气囊在15ml的扩张容积下即出现胸痛，而正常人只有11%。内脏痛阈降低、痛觉敏感涉及中枢和周围机制，周围机制是指内脏传入神经对刺激的敏感性增加，中枢机制是脊髓内和脊髓上神经元的兴奋性的改变。体表存在各种各样的伤害感受器，每一种感受器选择性地接受各自适宜的刺激，如皮肤中的化学、热、机械感受器，内脏中不太清楚是否存在伤害感受器，现在有学者认为内脏可能有静息伤害感受器，健康情况下没有自发的激活，对急性、高强度的机械刺激也不产生应答，然而组织受损后即开始对机械性刺激有了敏感性，传入纤维中对刺激不敏感的纤维可能代表了这类静息伤害感受器，痛觉过敏与此类感觉器的激活有关。

二、原因

（一）胸腔脏器引起的胸痛

1. 心血管系统疾病　如下所述。

（1）心肌缺血：通常认为机械性刺激不引起心脏痛，而化学物质是心肌缺血时的主要致痛物。如冠状动脉的血流量与心肌耗氧之间发生矛盾，致使心肌内代谢产物积聚过多或产生不正常代谢产物，如乳酸、丙酮酸、磷酸等酸性物质或类似肽类的多肽类物质，刺激心脏内自主神经的感觉纤维，经1～5胸交感神经节和相应的脊髓段传到大脑皮质产生的疼痛感觉，这种疼痛放射到与自主神经进入水平相同脊髓段的脊神经所分布的皮肤区域，即胸骨后及左肩、左上肢前内侧及小指等处，多不在心脏解剖位置。有的患者有心肌缺血客观表现，但无心绞痛，这种情况称之为“无症状性心肌缺血”。其发病机制尚不完全清楚，有研究指出瞬时的心肌缺血，持续时间小于3分钟，左心室压力增高小于7mmHg通常可无胸痛，这表明心肌缺血程度、左心室功能受损程度影响疼痛的感觉。但这还无法解释无痛性急性心肌梗死，可能在这些患者中受化学物质刺激的传入纤维不参与疼痛的发生或者中枢调节机制抑制了感觉神经的传入以及痛阈值增加等因素有关。心肌缺血最常见的病因是冠状动脉粥样硬化性心脏病，即心绞痛、急性心肌梗死。此外，凡引起冠脉灌注压和心肌耗氧之间比例失调的疾病，如主动脉狭窄、肥厚性心脏病、风湿热引起的冠状动脉炎、梅毒引起的冠状动脉口狭窄、心肌炎、心包炎等都会引起心脏痛。

心绞痛常在体力活动、情绪激动、饱餐后以及寒冷刺激下发生。部分患者疼痛可于睡眠时发作，起床活动后反好转，这可能由于睡眠时迷走神经兴奋性增高引起冠状动脉收缩，以及睡眠时静脉回流较多，使心脏负担加重所致。疼痛部位以胸骨后最常见（占50%~75%），也可见于心前区，少数在剑突下。疼痛常放射左肩和左臂内侧，也可放射至胸背部、颈、咽部、下颌部、舌头、鼻、耳垂、乳突等部位。患者通常描述胸痛为压迫、压榨、紧缩和窒息感，而非刀割样尖锐痛、针刺痛或触电样疼痛。多数患者疼痛约持续1~5分钟，经休息、除去诱因或舌下含硝酸甘油片后迅速缓解。发作期心电图检查可有S-T段压低和T波改变，缓解期运动实验阳性可协助诊断。大多数稳定性心绞痛患者至少有一支冠状动脉的主支管腔狭窄达横切面的75%以上。

急性心肌梗死疼痛性质、部位与心绞痛相似，但更剧烈，疼痛的持续时间更长，多为1~10小时，也可持续数天，疼痛的发作多无明显诱因，含用硝酸甘油无效，休息和冠状动脉扩张药不能迅速缓解疼痛，往往需麻醉药。心肌梗死的胸痛伴有大汗、恶心、呕吐、心律失常，严重者可出现休克、心力衰竭。此种疼痛若位于上腹部，可被误诊为上腹部疾病。心电图检查可呈现典型心肌梗死图像即病理性Q波及S-T段弓背向上抬高，T波倒置，心肌酶升高。心肌梗死后一个月，未坏死的心肌处于严重缺血状态，又可发生心绞痛，称梗死后心绞痛。

心肌梗死后综合征：梗死后坏死的心肌组织降解为抗原，刺激机体产生自身抗体，引起免疫反应。患者可有发热、胸痛、咳嗽、呼吸困难等胸膜炎、心包炎的症状和体征，多发生在心梗2~10周。X线检查、心电图、酶及胸腔积液细菌学检查，可除外新的心肌梗死、肺梗死和心力衰竭后胸腔积液感染，即可诊断。

前胸壁综合征：心肌梗死4~6周可出现与心肌梗死疼痛性质不同的胸骨后、心脏部位持续性剧痛，不向颈、肩和上肢放射，口含硝酸甘油无效，数小时后可自行缓解，如此反复发生，在疼痛明显处胸壁有压痛。心电图除原来的心肌梗死改变外，无特殊发现，心肌酶无变化，糖皮质激素有效。

（2）急性心包炎：尤其是急性非特异性心包炎，往往有剧烈的胸痛，但少数只觉紧压感或闷痛。心包脏层和大部分壁层对疼痛不敏感，因仅有第5、6肋间水平以下小部分壁层外表面有少量膈神经痛觉纤维支配，因此只有当病变蔓延到这部分心包或附近的胸膜、纵隔或横膈时，才出现疼痛。这就解释了非感染性心包炎如尿毒症、心肌梗死所致的心包炎，和有轻度炎症的心脏压塞通常无痛或仅伴有轻度疼痛，而感染性心包炎，几乎播散到邻近的胸膜，因而通常都伴有疼痛。心包炎所致疼痛可呈持续性或间歇性发作，常于深呼吸、咳嗽、吞咽、卧位尤其当抬腿或左侧卧位时加重，坐位、前倾位或右侧卧位减轻，疼痛局限在胸骨下或心前区，并可放射至左肩、背部、颈部，偶向下颌部、左前臂和手放射，斜方肌上嵴疼痛是心包炎的特有表现，但不常见。急性心包炎除有心前区剧痛外，还常伴有发热、白细胞增多、血沉加快等，应与急性心肌梗死鉴别。

（3）瓣膜病

①二尖瓣狭窄和（或）关闭不全：均可引起胸痛，可能因右心室壁张力增高耗氧增加，同时心排出量降低导致右心室缺血引起。

②二尖瓣脱垂综合征：胸痛是常见的症状，常为锐痛、刀割样或钝痛，多位于心前区，与劳累和情绪无恒定关系，可片刻消失或持续数小时，含服硝酸甘油不缓解。常见于绝经期前妇女，伴有心悸、呼吸困难、疲乏、焦虑。查体心脏有拍击性收缩喀喇音。

③主动脉瓣膜病：主动脉瓣狭窄或关闭不全均可引起心绞痛，但是主动脉瓣狭窄更易引起心绞痛。可能因为左心室肥厚失代偿使收缩期末室壁张力增加，射血时间延长，心肌耗氧增加，舒张期末压力增高增加冠脉灌注阻力，以及瓣口狭窄造成心排出量减少使冠脉血流量减少，上述可造成心肌缺血，其疼痛一般与典型的心绞痛相似，但其特点是较轻度体力活动更易诱发。主动脉瓣关闭不全的心绞痛不常见，可能是左室射血时引起升主动脉过分牵张或心脏明显增大所致，亦有心肌缺血的因素，常于睡眠中发作，可持续数十分钟至1小时，硝酸甘油常无效或只能起短暂的缓解作用，数分钟后多有重复发作。

（4）主动脉夹层分离：疼痛通常突然起病，剧烈难忍，一开始即达高峰，呈刀割或撕裂样，迅速放射到胸前、背部，随夹层波及范围而扩展到腹部、下肢、臂和颈部。如引起无名动脉或左锁骨下动脉闭锁，可使该侧上肢血压较低、脉搏较弱。患者一般有高血压或动脉粥样硬化病史。

（5）心脏神经症：患者多为青年及中年人，女性较多见。本病的临床意义不仅在于较常见，且易与真正的心绞痛混浊。其胸痛主要为短暂的（几秒钟）刺痛或较久的（几小时）隐痛。患者有时觉气闷或呼吸不畅，喜欢不时地深吸一大口气或作叹息性呼吸，但无闷痛或较明显的压迫感。胸痛多在乳房下或常有变动。症状多出现于疲劳过后，而不在劳动或兴奋的当时，作轻度体力活动反感舒适，有时可耐受较重的劳动而不发生胸痛或胸闷。含服硝酸甘油无疗效，或在10分钟后才“见效”，常伴有心悸、疲劳及其他神经衰弱的症状。

（6）关于冠脉造影正常的胸痛问题：文献报告，因主诉胸痛而行冠状动脉造影的患者中，有10%～30%的造影结果正常。该类患者临床主要表现为：运动或休息均有反复发作的胸痛或胸部不适，可向它处放射，每次发作持续时间长，药物治疗效果欠佳，少数有心电图ST段改变。临床上称之为："冠脉微循环障碍”“X综合征”“微血管性心绞痛”等。对于这类患者胸痛的病因，目前仍未取得一致意见，可能与心肌缺血、食管疾病及精神异常有关。

2. 呼吸系统疾病　胸痛常因咳嗽或深呼吸而加重，多伴有咳嗽，胸壁局部无压痛；胸部体格检查与X线检查常可发现病变。

（1）胸膜性胸痛：常常由炎症、肿瘤和气胸、肺栓塞引起。壁层胸膜有痛觉感受器，由躯体感觉纤维传导。肋胸膜、隔胸膜的周边部由肋间神经支配，疼痛通常局限在受病变刺激的相应肋间神经支配的部位，尤其膈胸膜周边部感觉中枢位于7～12胸椎，可放射到上腹部、腰部，易误诊为腹部疾病。膈胸膜的中央部由膈神经支配，感觉中枢位于3、4颈椎，可引起下胸疼痛，常向同侧的颈部、肩部放射。肋间神经、膈神经对炎症和牵拉敏感，并不是脏层和壁层胸膜摩擦所致。胸膜性胸痛的显著特征是疼痛与呼吸运动密切相关，无论疼痛性质为尖锐痛、钝痛或烧灼样痛等，深呼吸、咳嗽、打喷嚏、弯腰、蹲坐、甚至床上的翻身都可加剧胸痛。胸膜性胸痛发生的速度和伴发症状可为诊断提供线索。骤然以一侧剧烈胸痛起病，并伴有呼吸困难及气胸或胸腔积液体征要考虑自发性气胸、血胸、血气胸，此外还要警惕肺栓塞，肺栓塞引起的胸痛除了主要与胸膜受累有关外，还与肺动脉高压、肺动脉扩张刺激机械感受器有关，它容易漏诊。较快以几小时出现的伴有发热、寒战、咳嗽的提示细菌性肺炎、脓胸，慢性出现伴有低热、乏力、消瘦等症状的可考虑结核性胸膜炎、肿瘤。疼痛性质也可为诊断提供线索，如干性（纤维素性）胸膜炎胸痛呈刺痛或撕裂痛，多位于胸廓下部腋前线与腋中线附近，并在该处可出现胸膜摩擦音，有时触诊可发现胸膜摩擦感。渗出性胸膜炎的胸痛不如干性胸膜炎的剧烈，且随渗出液的增加而渐减轻。胸膜肿瘤所引起的胸痛是持续的钝痛，沉闷而难受。

（2）气管与支气管疾病引起的胸痛：常常由气管、支气管炎引起。气管、支气管的痛觉主要由迷走神经传导，气管、支气管快速适应的易激惹感受器及缓慢适应的张力感受器由有髓轴突传导，对化学物质敏感的支气管C纤维（J受体）由无髓轴突传导。此类疼痛通常表现为刺痛、烧灼样痛，深吸气可加重。气管性痛通常位于前正中线，从喉到软骨的剑突。主支气管疼痛通常位于靠近胸骨前胸壁或接近前正中线的颈部。急性支气管炎时因咳嗽刺激易激惹感受器常引起胸痛后隐痛或紧迫感。慢性支气管炎引起胸痛者少见。支气管癌若侵犯胸膜或肩部，则呈尖锐刺痛，疼痛范围广泛，常提示癌已有转移。凡中年以上患者患原因未明的胸痛，伴有刺激性咳嗽或血痰，应注意本病的可能性。健康人在严重的空气污染环境里作运动会有这种疼痛，可能通过支气管C纤维刺激引起，研究指出迷走神经的药物性阻断或切除术可缓解疼痛。

（3）肺部疾病肺实质和表面的脏层胸膜缺乏痛觉感受器，对疼痛刺激通常不敏感，因此肺实质即使有严重的疾病也可以没有胸痛发生，但肺周边组织的炎症若累及壁层胸膜或胸壁时，均可引起胸痛，如肺炎、肺结核、肺栓塞、肺癌等。

（4）肺动脉疾病

1）肺栓塞与肺梗死：肺栓塞与肺梗死时，可突然发生呼吸困难、发绀、休克以及胸骨疼痛等症状，如累及胸膜，胸痛常于吸气时加剧；如累及膈肌，疼痛可放射到肩部。

2）肺动脉高压症：胸骨后可有压榨样或紧缩样感，可放射到颈、上肢。发病机制不清，急性发生多由于大的肺栓塞，疼痛机制同肺栓塞。慢性可能由于冠脉血流不能满足右心室耗氧需求导致心肌缺血引起。

（5）纵隔疾患

1）食管疾病引起胸痛也很常见：胃食管反流疾病是最常见的原因，其次为食管动力性疾病，如弥漫性食管痉挛、食管－贲门失弛缓症，食管括约肌过度激活等。食管的平滑肌有机械感受器、黏膜有化学感受器和温度感受器。反流酸刺激食管化学感受器，痉挛刺激机械性感受器，热的液体刺激温度感受器均可能产生疼痛，传入神经纤维通过迷走神经和胸 3～12 的交感神经来传导。食管产生的疼痛持续 1 个小时或更长，性质为烧灼感，但也可能有压榨样、针刺样，往往伴有吞咽困难、吞咽疼痛，疼痛通常位于胸骨后，可向喉、上腹、颈、胸背部、甚至上肢放射，食管远端的刺激类似心绞痛，硝酸甘油可缓解。进一步的研究发现反流酸或痉挛刺激下只在一部分痛阈减低的患者中引起胸痛，但是机制还不清楚。

2）纵隔炎：外伤、开放性骨折、气管或食管穿破、邻近器官的感染和败血症均可波及纵隔而引起急性纵隔炎。患者有恶寒、高热、胸骨下持续痛，向背部放射，吞咽时疼痛加重。查体发现胸骨上切迹肿胀与压痛，胸骨亦有压痛。结核、煤气中毒、真菌感染可引起慢性纵隔炎，纵隔内广泛粘连，压迫上腔静脉，引起上腔静脉综合征。

3）纵隔肿瘤：良性或恶性肿瘤均可因膨胀性生长而引起胸骨后疼痛，伴有紧缩或压迫感，若压迫胸椎、肋骨则引起持续性椎痛。此外，可伴有咳嗽、声嘶、咽下困难、头面水肿等上腔静脉压迫征。影像学检查对诊断有很大的帮助。

4）纵隔气肿：常见原因为肺大疱破裂、气管、食管穿孔、颈部开放性创伤等。严重时可引起胸骨下疼痛，放射到颈、肩、背及前臂，伴有呼吸困难，心动过速及窒息感，吞咽使疼痛加剧。查体有皮下气肿和捻发音，心浊音区消失。X 线检查可见颈部、上纵隔、心脏及主动脉周围有条状透亮带，侧位见胸骨和心脏之间有多数透亮带。

（二）胸壁疾病引起的胸痛

构成胸腔的骨、软骨、肌肉、关节的病变都可引起胸痛。胸壁疾病所致的胸痛常固定于病变所在的部位，有明显的压痛；深呼吸对胸壁疼痛影响较小，但咳嗽、举臂等躯体运动可刺激病变的部位而使胸痛加剧，疼痛在两次咳嗽间期也持续存在。

1. 皮肤及皮下组织病变　急性皮炎、皮下蜂窝织炎局部有红、肿、热、痛及压痛。肋间带状疱疹在疱疹出现前不易明确诊断，疼痛性质为烧灼样，常常单侧发病，多数患者感觉疼痛沿发生疱疹的肋间神经走行分布。

2. 神经系统病变　如下所述。

（1）肋间神经炎：病毒感染、毒素、机械损伤等原因都可引起肋间神经炎而导致胸痛，为表浅的刀割样痛或烧灼痛，沿肋间神经分布，局部有压痛，多为持续性而非发作性，脊椎旁、腋中线及胸骨旁较显著。

（2）肋间神经肿瘤：良性或恶性肋间神经肿瘤均可引起肋间神经痛，常较剧烈，且呈持续性，局部检查可发现肿瘤存在。

（3）神经根痛：由于胸椎或胸段脊髓本身的炎症、肿瘤、外伤或先天性异常（如脊髓血管畸形）、赘生骨（如类风湿性脊椎炎）的压迫等原因压迫胸段脊髓及神经根，均可引起胸部肋间神经根痛。常见的疾病有椎间盘突出、强直性脊椎炎、脊椎结核、脊髓硬膜外脓肿、脊髓和椎管内肿瘤等。性质为剧痛或钝痛，打喷嚏和咳嗽可加重，按压相应的锥体可使疼痛减轻。

3. 肌肉病变　胸部肌肉损伤、炎症可引起疼痛，程度由轻微的隐痛至剧痛不等。

4. 骨骼及关节病变　外伤如累及骨膜，可引起局部疼痛，若发生骨折，则在胸骨运动时，由于骨折两端互相摩擦，可使疼痛加剧。根据受伤历史、体检及 X 线检查，一般即可诊断。常见的肋软骨炎，好发与第 2、3、4 肋软骨，局部可出现肿胀或包块，有压痛。其他破坏胸骨、肋骨与脊椎骨的疾病均可由于骨膜反应而局部有明显疼痛与压痛，如结核性胸椎炎、化脓性骨髓炎、非化脓性肋软骨炎、原发性及继发性骨肿瘤、多发性骨髓瘤。急性白血病由于病理性白细胞浸润胸骨使胸骨有压痛。

（三）腹腔脏器疾病引起的胸痛

类似某些肺疾病，尤其是细菌性肺炎可表现为上腹部疼痛，腹部脏器疾病也可能表现为下胸部疼痛，最常见的疾病是消化性溃疡、胆囊炎、急性胰腺炎、肠动力疾病，应注意鉴别。

（四）不明原因的胸痛

许多胸痛患者经过仔细的检查没有发现器质性疾病，这些不明原因胸痛者生物学预后较好，长期随访显示这一群体死亡率和冠心病患病率与年龄、性别相匹配的一般人群无异。但社会心理康复和生活质量角度考虑却呈慢性疼痛，许多与精神性因素有关，如惊恐、焦虑、抑郁等。机制仍不清楚，有研究证实，长期心理应激、焦虑、抑郁可以降低痛阈，出现慢性胸痛。要确定精神障碍在胸痛中病因地位仍然很困难，但是这组患者心理治疗和特殊的药物可缓解胸痛。

三、诊断

胸痛的原因很多，其严重程度和其原因的重要性之间没有必然的联系，所以对胸痛患者首先要将不严重的疾病和严重的致命疾病如心肌梗死、主动脉夹层和肺动脉栓塞区别开来。要对胸痛的特征进行综合评价，从而决定患者的进一步检查和治疗，不能单纯依赖某一特征。首先要详细询问病史，这对诊断至关重要。如胸痛部位、性质、放射情况、持续时间和加重、缓解因素。其次体格检查也能为病因诊断提供重要线索，如怀疑主动脉夹层应量双臂血压，触诊可除外肋软骨炎或肌肉骨骼疾病，听诊对心脏病尤其是瓣膜病有重要的意义，心包摩擦音、胸膜摩擦音分别提示心包炎、胸膜炎。上腹部检查可除外腹部疾病导致的疼痛。频繁的叹气和大口呼吸提示精神性疾病。为了除外急性心肌梗死最适用的是检查是 12 导联心电图，怀疑是呼吸系统起源的胸痛应进行影像学检查，还有许多有创性和无创性检查帮助诊断，具体的方法见各个疾病有关章节。

（王中超）

第六章

感染性疾病

第一节　普通感冒

普通感冒（common cold）是最常见的上呼吸道病毒感染，主要病原体是病毒，临床表现为急性鼻炎和上呼吸道卡他。

一、病因

根据抗原分型感冒病毒有上百种，主要病原体为鼻病毒，其他为流感病毒、副流感病毒（1，3型）、呼吸道合胞病毒、腺病毒、冠状病毒和肠道病毒中的柯萨奇病毒 A_7 和 A_{21} 型、埃可病毒（Ⅴ型），此外，尚有 5～10 种是由肺炎霉浆菌引起。

二、流行病学

主要是通过飞沫传播，也可由手接触病毒而传染。1/3 的鼻病毒和 2/3 的冠状病毒的感染者无临床症状。鼻病毒感染后病毒复制 48 小时达到高峰浓度，传播期则持续 3 周。个体易感性与营养健康状况和上呼吸道异常（如扁桃体肿大）及吸烟等因素有关，发病以冬季多见，与气候变化、空气湿度和污染及年龄、环境有关。但寒冷本身并不会引起感冒，而寒冷季节多见的部分原因与病毒类型有关，也可能因寒冷导致室内家庭成员或人群聚集增加及拥挤有关。感染症状受宿主生理状况影响，过劳、抑郁、鼻咽过敏性疾病、月经期等均可加重症状。

三、发病机制

（一）基本发病机制

普通感冒的病原体主要是鼻病毒，以鼻病毒为例，鼻腔或眼部是其进入机体的门户，鼻咽部是最先感染的部位。腺体淋巴上皮区域的 M 细胞含有鼻病毒细胞间黏附分子－1（ICAM－1）受体，病毒首先在此黏附，并借鼻腔的黏液纤毛活动到达后鼻咽部。此时病毒迅速复制，并向前扩散到鼻道。鼻腔上皮细胞活检及鼻腔分泌物的研究表明炎症介质（缓激肽、前列腺素）、白介素－1 和白介素－8 等分泌增加，可能与感冒的部分临床症状有关。组胺的作用尚不清楚，尽管组胺鼻内滴入可引起感冒症状，但抗组胺药治疗感冒的效果并不肯定。副交感神经阻滞药对解除感冒症状有效，表明神经反射机制在感冒发病机制中可能也存在着一定的作用。免疫反应（IgA、干扰素产生）通常是短暂的，加上病毒抗原的多样性及漂移，所以一生中可反复多次感冒。

（二）非典型发病机制

感冒病毒侵入鼻旁窦、中耳、支气管、消化道可引起相应部位的炎症反应，而出现非典型的感冒症状。

四、病理和病理生理

细胞的病理变化与病毒的毒力与鼻腔的感染范围有关。呼吸道黏膜水肿、充血，出现大量的漏出液和渗出液，但细胞群并未发生任何重要变化，修复较为迅速，并不造成组织损伤。不同病毒可引起不同程度的细胞增殖及变性，鼻病毒及肠道病毒较黏液性病毒更为严重。当感染严重时，连接呼吸道的鼻旁窦、中耳管道可能被阻塞，发生继发感染。

机体的抵抗力，生理状态如疲乏，全身状况，血管舒张神经的反应性，有否鼻炎等都影响机体的免疫力。鼻分泌液是第一道保护屏障，黏液的流动对呼吸道上皮有一定的保护作用，同时鼻分泌液含有IgG、IgA，IgA是主要的局部免疫球蛋白。受呼吸道病毒感染后，细胞能产生干扰素，从而抑制病毒的繁殖。

五、临床表现

（一）症状

1. 常见症状　起病急骤，潜伏期短，临床表现个体差异很大。早期有咽部干燥、喷嚏，继以畏寒、流涕、鼻塞、低热等症状。咳嗽、鼻分泌是普通感冒的一特征性症状，开始为清水样，以后变厚，呈黄脓样，变得黏稠。鼻塞约4～5天。如病变向下发展，侵入喉部、气管、支气管，则可出现声音嘶哑，咳嗽加剧或有小量黏液痰，1～2周消失。全身症状短暂，可出现全身酸痛、头痛、乏力、胃纳差、腹胀、便秘或腹泻等，部分患者可伴发单纯性疱疹。

2. 非典型症状　从病原分型发现感冒病毒有上百种，不同病毒感染，必然引起不同的临床表现，包括病程长短及程度轻重，但从临床上很难区分，加之个体的易感性不同，使得这些不同的微生物不可能引起固有的或特异的临床表现。因此在诊断方面应对非典型的临床表现加以重视，以防漏诊或误诊。以下列举几种类型的不典型表现。

（1）流行性胸痛：潜伏期为2～5天，主要表现为发热和阵发性胸痛，本病有自限性。

（2）急性阻塞性喉－气管－支气管炎（哮吼）：儿童多见，可出现痉挛性咳嗽，有大量分泌物，以致造成不同程度的呼吸道阻塞、哮喘和呼吸困难。呼吸道合胞病毒感染在幼儿中常表现为发热、咳嗽、气促、发绀和呼吸困难，需及时进行抢救，病死率为1%～5%。

（二）常见体征

体检鼻和咽部的黏膜充血水肿。

（三）并发症

1. 鼻窦炎及中耳炎　在鼻旁窦及中耳液中可发现鼻病毒。但在治疗中应注意并发细菌感染所起的作用。

2. 急性心肌炎　流感病毒、柯萨奇病毒和埃可病毒的感染可损伤心肌，或进入人体繁殖而间接作用于心肌，引起心肌局限性或弥漫性炎症。一般在感冒1～4周内出现心悸、气急、呼吸困难、心前区闷痛、心律失常，于活动时加剧。

六、实验室检查

白细胞计数正常或稍增，淋巴细胞稍升高。必要时进行病毒分离。

七、器械检查

鼻旁窦及中耳、胸部X线摄片可协助诊断。心电图检查可出现心动过速、期前收缩、房室传导阻滞等。

八、诊断

根据病史及临床症状，并排除其他疾病如过敏性鼻炎、癌性感染、急性传染病前驱期的上呼吸道炎症症状，如脑炎、流行性脑膜炎、伤寒、斑疹伤寒等，进行密切观察辅以必要的化验，诊断并不困难。病原的确定需进行病毒分离，由于病毒培养和免疫血清学诊断需要一定的设备，费时耗材，因此在临床工作当中，分离出特异性病毒并不实际，只有在确定流行病因和鉴别继发性细菌感染和真菌感染，才做病毒分离。

九、鉴别诊断

（一）典型表现的鉴别诊断

1. 流行性感冒　见本章相关章节。

2. 鼻炎　内容如下所述。

（1）过敏性鼻炎：临床上很像伤风，所不同的是起病急骤，持续时间短，常突然痊愈。主要表现为喷嚏频作，鼻涕多，呈清水样；鼻腔水肿，苍白，分泌物中有较多嗜酸粒细胞，经常发作，常伴有其他过敏性疾病如荨麻疹等。

（2）血管舒缩性鼻炎：无过敏史，以鼻黏膜间歇性血管充盈、打喷嚏和流清涕为特点，干燥空气能使症状加重。根据病史以及无脓涕和痂皮等可与病毒性或细菌性相鉴别。

（3）萎缩性鼻炎：鼻腔异常通畅，黏膜固有层变薄且血管减少，嗅觉减退并有痂皮形成及臭味，容易鉴别。

（4）鼻中隔偏曲、鼻息肉：鼻镜检查可明确诊断。

3. 急性传染病前驱期　麻疹、脊髓灰质炎、流行性脑膜炎、伤寒、斑疹伤寒、人类免疫缺陷病毒（HIV）等在患病初期常有上呼吸道炎症症状。在这些病的流行区及流行季节应密切观察，并进行必要的化验检查以资鉴别。

（二）非典型表现的鉴别诊断

1. 白喉　起病较缓，咽部有灰白色伪膜，不易拭去，剥离后易出血，但局部疼痛不剧烈。咽拭纸培养与锡克试验、亚碲酸钾快速诊断结合流行季节病学资料等可协助诊断。

2. 樊尚咽峡炎（奋森咽峡炎）　咽部有污灰色坏死组织形成的假膜，剥离后可见出血和溃疡。全身症状一般不重，可有中度发热，但局部疼痛较重。伪膜涂片检查可见梭形杆菌与樊尚螺旋体。

3. 支气管哮喘　急性喉－气管－支气管炎主要表现为吸气性呼吸困难和特征性哮吼声。而支气管哮喘患儿可有家族过敏史，主要表现为发作性呼气性呼吸困难，典型体征为呼气哮鸣音，与呼吸困难同时出现与消失。β_2－受体激动药和氨茶碱治疗后可迅速缓解，借此得以鉴别。

4. 其他　在感冒期间出现急性心肌炎并发症时，应除外甲状腺功能亢进症、二尖瓣脱垂综合征及影响心肌的其他疾病如风湿性心肌炎、中毒性心肌炎、冠心病、结缔组织病、代谢性疾病以及克山病（克山病地区）等。如有条件必须进行上述任何一项病原学检查。

十、治疗

（一）常用对症治疗药物

1. 抗感冒药　各种抗感冒药大多含有下述几种成分，但不同品种所含成分或剂量有差别，应根据临床症状特点选用相应品种。

（1）伪麻黄碱：作用于呼吸道黏膜α－肾上腺素能受体，缓解鼻黏膜充血，对心脏和其他外周血管α－受体作用甚微。可减轻鼻塞，改善睡眠。

（2）抗组胺药：第一代抗组胺药物如马来酸氯苯那敏（扑尔敏）对减少打喷嚏和鼻溢有效，非镇静作用的抗组胺药缺少抗胆碱能作用，效果不肯定。

（3）解热镇痛药：在发热和肌肉酸痛、头痛患者可选用。阿司匹林反复运用增加病毒排出量，而改善症状轻微，不予推荐。

（4）镇咳药：为保护咳嗽反射一般不主张应用，但剧咳影响休息时可酌情应用，以右美沙芬应用较多。

2. 治疗矛盾　运用感冒药对症治疗旨在控制症状，防止疾病进一步地发展。但抗感冒药中所含成分的不良反应对各种不同人群有着不同的影响，如伪麻黄碱在收缩鼻黏膜血管、减轻鼻塞的同时有可能出现较轻的兴奋、失眠、头痛。抗组胺药如氯苯那敏在减轻打喷嚏及鼻溢的同时有引起嗜睡的作用，最近研究还发现有影响血液系统的改变如血小板减少性紫癜等。解热镇痛药如对乙酰氨基酚（扑热息痛），长期使用或超量使用存在肾功能损害及慢性肾衰竭的风险。镇咳药如美沙芬在止咳的同时也使痰不易咳出。有吸烟、支气管哮喘、慢性阻塞性肺疾病等基础疾病者往往痰多黏稠，使用含有美沙芬成分的感冒药，有可能引起痰液阻塞。

3. 对策　选用感冒药应因人因症而异，即根据感冒的症状、抗感冒药的组成、感冒患者的年龄、生理特征、职业、并发症、基础病、伴随用药等多方面因素综合考虑。凡驾驶机动车船或其他机械操作、高空作业者在工作期间均应禁用含氯苯那敏的抗感冒药。以免引起嗜睡、头昏而肇事。小儿、老年人、有出血疾病的人，应慎用感冒通。高血压、心脏病、甲状腺功能亢进、青光眼、糖尿病、前列腺肥大患者，慎用含有伪麻黄碱成分的酚麻美敏（泰诺）、白加黑等感冒药。哺乳期妇女慎用速效伤风胶囊，以免引起闭乳，孕期头 3 个月禁用抗感冒药，全程避免使用速效伤风胶囊。有溃疡病的患者不宜选用含有阿司匹林、双氯芬酸等成分的药物，以免引起或加重溃疡出血。痰多不易咳出者可采取多饮水，使呼吸道炎性分泌物黏稠度降低，易于痰液的咳出，并注意室内温度和湿度；也可蒸汽吸入或超声雾化吸入，湿化痰液，有利于排痰；使用祛痰药，如氨溴索（沐舒坦）等稀释痰液。

（二）抗病毒药物的治疗

1. 利巴韦林（病毒唑）　其对流感和副流感病毒、呼吸道合胞病毒有一定的抑制作用，临床应用仅限于儿童下呼吸道感染呼吸道合胞病毒时。对鼻病毒和其他呼吸道病毒目前尚无有效的抗病毒药物。

2. 治疗矛盾　利巴韦林最主要的毒性是溶血性贫血，在口服治疗后最初 1 ~ 2 周内出现血红蛋白下降，其中约 10% 的患者可能伴随心肺方面不良反应。已经有报道伴随有贫血的患者服用利巴韦林可引起致命或非致命的心肌损害，并对肝、肾功能有影响，对胎儿有致畸作用。药物少量经乳汁排泄，对婴儿有潜在的危险。

3. 对策　定期进行血常规（血红蛋白水平、白细胞计数、血小板计数）、血液生化（肝功能、甲状腺雌激素）检查，尤其血红蛋白检查（包括在开始前、治疗第 2 周、第 4 周）。对可能怀孕的妇女每月进行怀孕测试。不推荐哺乳期妇女服用利巴韦林。

严重贫血患者慎用，有珠蛋白生成障碍性贫血（地中海贫血）、镰刀细胞性贫血患者不推荐使用利巴韦林。有胰腺炎症状或明确有胰腺炎患者不可使用利巴韦林。具有心脏病史或明显心脏病症状患者不可使用利巴韦林。如使用利巴韦林出现任何心脏病恶化症状，应立即停药给予相应治疗。

肝肾功能异常者慎用。肌酐清除率 < 50ml/min 的患者，不推荐使用利巴韦林。老年人肾功能多有下降，容易导致蓄积，应慎用。

利巴韦林对诊断有一定干扰，可引起血胆红素增高（可高达 25%），大剂量可引起血红蛋白降低。

（三）抗细菌治疗

1. 抗生素的应用　一般不应该用、也不需要用抗生素，但婴幼儿患者、年老伴有慢性疾病患者或有继发细菌感染时，则可考虑选用适当的抗菌药物治疗。一项安慰剂对照的研究表明鼻喉冲洗物培养有肺炎链球菌、流感嗜血杆菌或卡他莫拉菌生长。因此在有细菌定植、呼吸道分泌物中粒细胞增加、出现鼻窦炎、中耳炎等并发症，慢性阻塞性肺病（COPD）基础疾病和病程超 1 周者可适当选用针对肺炎链球菌、流感嗜血杆菌、卡他莫拉菌的药物治疗。

2. 治疗矛盾　强调积极用药的必要性的同时带来不少不良用药甚至抗生素滥用之间的矛盾。造成抗生素滥用的原因在于对病原学的研究不够重视，盲目的经验性用药或对抗生素的应用缺乏必要的知识和训练。呼吸道吸入抗生素治疗虽可提高局部药物浓度，克服血液支气管肺屏障造成的呼吸道药物浓度不足，但局部应用易诱导耐药。

3. 对策　使用抗生素应参考流行病学和临床资料，推测可能的病原体，有针对地选择抗生素，不主张不加区别地普遍采取联合用药和无选择地应用“高级别”的抗生素。联合用药旨在通过药物的协同或相加作用，增强抗菌能力。根据药代学及药动学（PK/PD）的原理制订治疗方案。不推荐呼吸道局部吸入抗生素。

（蒋　飞）

第二节　流行性感冒

一、定义及概况

流行性感冒（influenza，简称流感）是由流感病毒引起的急性呼吸道传染病，病原体为甲、乙、丙三型流行性感冒病毒，通过飞沫传播，临床上有急起高热，乏力、全身肌肉酸痛和轻度呼吸道症状，病程短，有自限性，老年人和伴有慢性呼吸道疾病或心脏病患者易并发肺炎。流感病毒，尤以甲型极易变异，往往造成暴发、流行或大流行。自20世纪以来已有五次世界性大流行记载，分别发生于1900年、1918年、1957年、1968年和1977年，其中以1918年的一次流行最为严重，死亡人数达2 000万人之多。我国从1953—1976年已有12次中等或中等以上的流行，每次流行均由甲型流感病毒所引起。20世纪80年代以后流感的疫情以散发与小暴发为主，没有明显的大流行发生。

二、病因

流感病毒属正黏病毒科，系RNA病毒，病毒颗粒呈球形或细长形，直径为80～120nm，有一层脂质囊膜，膜上有糖蛋白纤突，是由血凝素（H）、神经氨酸酶（N）所构成，均具有抗原性。血凝素促使病毒吸附到细胞上，故其抗体能中和病毒，免疫学上起主要作用；神经氨酸酶作用点在于细胞释放病毒，故其抗体不能中和病毒，但能限制病毒释放，缩短感染过程。

流感病毒的核酸是8个片段的单股RNA，核蛋白质具有特异性，可用补体结合试验将其区分为甲、乙、丙三型。抗核蛋白质的抗体对病毒感染无保护作用。除核蛋白质外，核心内还有三个多聚酶蛋白（P_1、P_2、P_3），其性质不明。核心外有膜蛋白（M_1、M_2）和脂质囊膜包围。

甲型流感病毒变异是常见的自然现象，主要是血凝素（H）和神经氨酸酶（N）的变异。血凝素有H_1、H_2、H_3，而神经氨酸酶仅有N_1、N_2，有时只有一种抗原发生变异，有时两种抗原同时发生变异，例如1946—1957年甲型流行株为（H_1N_1），1957—1968年的流行株为（H_2N_2）。1968年7月发生的一次流感流行是由甲型（H_3N_2）毒株引起，自1972年以来历次流感流行均由甲型（H_3N_2）所致，与以往的流行株相比，抗原特性仅有细微变化，但均属（H_3N_2）株。自1976年以来旧株（H_1N_1）又起，称为“俄国株”（H_1N_1），在年轻人中（尤其是学生）引起流行。甲型流感病毒的变异，系由于两株不同毒株同时感染单个细胞，造成病毒基因重新组合，使血凝素或/与神经氨酸酶同时发生变化，导致新型的出现，称为抗原性转变（antigenic shift），例如在人群中流行株的血凝素基因与鸟型流感病毒基因重新组合；另一种称为抗原性漂移（antigenic drift），在免疫系统压力下流感病毒通过变异与选择而成的流行株，主要的改变在血凝素上氨基酸的替代，1968年以来的H_3N_2各流行株都是如此。近年来又出现甲型流感病毒H_1N_1株、H_3N_2亚型的O相变异，即病毒株只能在麦丁达比犬肾（MDCK）细胞中复制，而难以在鸡胚中复制。由于MDCK的传代细胞有致癌性，这给疫苗的产生带来了困难。

Webster RG等1993年报道，根据8株甲型流感病毒RNA片段的核苷酸科研序列种系分析，人类宿主的甲型流感病毒来自鸟类流感病毒基因库，有学者对意大利猪群中循环的经典H_1N_1株、鸟型H_1N_1株和人类H_3N_2株进行种系分析发现基因重组是在欧洲猪群中鸟类与人类病毒间进行。这些学者认为欧洲猪群可能作为人类与鸟类宿主的水磨石病毒基因重新组合的混合场所，因此提出下一次世界大流行可能从欧洲开始。

三、发病机制

（一）流行病学

1. 流行特点 发病率高，起病急且迅速蔓延，流行过程短但可反复多次。

2. 流行环节 内容如下所述。

（1）传染源：患者是主要传染源，自潜伏期末即可传染，病初 2～3 天传染性最强，体温正常后很少带毒，排毒时间可至病后 7 天。病毒可存在于患者的鼻涕、口涎及痰液中，并随咳嗽、喷嚏排出体外。由于部分免疫，感染后可不发病，成为隐性感染。带毒时间虽短，但在人群中易引起传播，迄今尚未证实有长期带毒。

（2）传播途径：主要通过空气飞沫传播，病毒存在于患者或隐性感染者的呼吸道分泌物中，通过说话、咳嗽、喷嚏等方式散播至空气中，并可保持 30 分钟，易感者吸入后即能感染。其传播速度取决于人群的密度，通过污染食具或玩具的接触也可引起传播。

（3）易感人群：人群对流感病毒普遍易感，与年龄、性别、职业等均无关。抗体于感染后 1 周出现，2～3 周达高峰，1～2 个月后开始下降，1 年左右降到最低水平，抗体存在于血液和鼻分泌物中，但分泌物中的抗体仅为血液中的 5% 左右。流感病毒三个型别之间无交叉免疫，感染后免疫维持时间不长，据临床观察，感染 5 个月后虽然血中有抗体存在，但仍能再次感染同一病毒。呼吸道所产生的分泌型抗体，能阻止病毒的侵入，但当局部黏膜上皮细胞脱落后，即失去其保护作用，故局部抗体比血液中的抗体更为重要。

（二）基本发病机制

带有流感病毒颗粒的飞沫（直径一般小于 10μm）吸入呼吸道后，病毒的神经氨酸酶破坏神经氨酸，使黏蛋白水解，糖蛋白受体暴露，糖蛋白受体乃与血凝素（含糖蛋白成分）结合，这是一种专一性吸附。具有特异性，它能被血凝素抗体所抑制，在人的呼吸道分泌物中有一种可溶性黏液蛋白，具有流感病毒受体且能与血凝素结合，从而抑制病毒侵入细胞，但只有在流感症状出现后，呼吸道黏液分泌增多时，才有一定的防护作用。病毒穿入细胞时，其包膜丢失在细胞外。在感染早期，流感病毒 RNA 被转运到细胞核内，在病毒转录酶和细胞 RNA 多聚酶Ⅱ的参与下，病毒 RNA 被转录完成后，形成互补 RNA 及病毒 RNA 合成的换板。互补 RNA 迅速与核蛋白体结合，构成信息 RNA，在复制酶的参与下，复制出病毒 RNA，再移行到细胞质中参加装配。核蛋白在细胞壁内合成后，很快转移到细胞核，与病毒 RNA 结合成核衣壳，然后再移行到细胞膜部位进行装配。病毒成熟前，各种病毒成分已结合在细胞表面，最后的装配称为芽生，局部的细胞膜向外隆起，包围住结合在细胞膜上的核衣壳，成为新合成的有感染性的病毒体。此时神经氨酸酶可水解细胞表面的糖蛋白，释放N－乙酰神经氨酸，促使复制病毒由细胞释放出。一个复制过程的周期为 4～6 小时，排出的病毒扩散感染到附近细胞，并使大量呼吸道纤毛上皮细胞受染、变性、坏死和脱落，产生炎症反应。

（三）非典型表现发病机制

流感病毒感染是通过患者污染的呼吸道分泌物传染给易感者而获得。小颗粒气溶胶（直径小于 10μm）在这种人与人传播的过程中十分重要。一旦病毒停留在呼吸道上皮，除非有特异性分泌抗体，非特异性黏液蛋白或黏液纤毛层机械运动保护，否则病毒将黏附其上通过胞饮作用穿透柱状上皮细胞。导致疾病的主要机制是病毒复制引起细胞死亡。病毒感染后血清和气管分泌物中特异性 IgG 和 IgE 上升，并出现气道反应性增高。

四、病理和病理生理

（一）典型表现病理和病理生理

单纯性流感的病理变化主要是流感病毒入侵呼吸道黏膜上皮细胞，在上皮细胞内繁殖，损害柱状上皮细胞、杯状细胞和分泌腺体，纤毛上皮细胞变性、坏死和脱落，黏膜局部充血、水肿和表浅溃疡等卡他性病变。起病4~5天后，基底细胞层开始增生，形成未分化的上皮细胞，2周后纤毛上皮细胞重新出现和修复。

（二）非典型表现病理和病理生理

流感病毒肺炎型则有肺脏充血和水肿，切面呈暗红色，气管和支气管内有血性分泌物，黏膜下层有灶性出血、水肿和细胞浸润，肺泡腔内含有纤维蛋白和渗出液，呈现浆液性出血性支气管肺炎，应用荧光抗体技术可检出流感病毒。若并发金黄色葡萄球菌感染，则肺炎呈片状实变或有脓肿形成，易发生脓胸、气胸。如并发肺炎球菌感染，可呈大叶或小叶实变，继发链球菌、肺炎杆菌感染时，则多表现为间质性肺炎。当并发中毒性休克时，肺部可出现肺水肿、肺不张、微血管阻塞，从而导致肺顺应性下降、生理分流及生理无效腔增加。如并发 Reye 综合征，可出现脑水肿和缺氧性神经细胞退行性变，肝细胞脂肪浸润。严重细菌感染的漫延可引起严重的后遗症如骨髓炎，海绵体血栓性静脉炎，硬脑膜外或硬脑膜下脓肿，脑膜炎或脑脓肿。但这种并发症极其少见。

五、临床表现

（一）症状

1. 常见症状　本病的潜伏期一般为1~3天（数小时至4天），临床上可出现发热、肌肉痛和白细胞减低等全身毒血症样表现但不发生病毒血症。也可有急起高热，全身症状较重而呼吸道症状并不严重，表现为畏寒、发热、头痛、乏力、全身酸痛等，体温可达39~40℃，一般持续2~3天后渐退。全身症状逐渐好转，但鼻塞、流涕、咽痛、干咳等上呼吸道症状较显著，少数患者可有鼻衄、食欲不振、恶心、便秘或腹泻等轻度胃肠道症状。

2. 非典型症状　内容如下所述。

（1）肺部症状：可有以下三种类型。

1）原发性病毒性肺炎：本病较少见，多见于原有心肺疾病患者（特别是风湿性心脏病、二尖瓣狭窄）或孕妇。肺部疾病以浆液性出血性支气管肺炎为主，有红细胞外渗、纤维渗出物和透明膜形成。临床上有高热持续不退、气急、发绀、阵咳、咯血等症状。

2）继发性细菌性肺炎：以单纯型流感起病，2~4天后病情加重，热度增高并有寒战，全身中毒症状明显，咳嗽增剧，咳脓痰，伴有胸痛。

3）病毒与细菌混合性肺炎：流感病毒与细菌性肺炎同时并存，起病急，高热持续不退，病情较重，可呈支气管肺炎或大叶性肺炎，除流感抗体上升外，也可找到病原菌。

（2）肺外症状

1）Reye 综合征：系甲型和乙型流感的肝脏、神经系统并发症，也可见于带状疱疹病毒感染。本病限于2~6岁的儿童，因与流感有关，可呈暴发流行。临床上在急性呼吸道感染热退数日后出现恶心、呕吐，继而嗜睡、昏迷、惊厥等神经系统症状，但脑脊液检查正常。

2）中毒性休克综合征：多在流感后出现，伴有呼吸衰竭。

3）横纹肌溶解（Rhabdomyolysis）：系局部或全身骨骼肌坏死，表现为肌痛和肌弱。

（二）体征

1. 常见体征　体检发热是最常见的体征，患者呈急病容，面颊潮红，眼结膜轻度充血和眼球压痛，咽充血，口腔黏膜可有疱疹，肺部听诊仅有粗糙呼吸，偶闻胸膜摩擦音。症状消失后，仍感软弱无力，精神较差，体力恢复缓慢。

2. 非典型体征　发生病毒性肺炎时，体检双肺呼吸音低，满布哮鸣音，但无实变体征。病程可长达3~4周，患者可因心力衰竭或周围循环衰竭而死亡。抗菌药物治疗无效，病死率较高。继发细菌性肺炎时，体检可见患者呼吸困难、发绀、肺部满布啰音，有实变或局灶性肺炎征。

发生 Reye 综合征时，有肝大，但无黄疸、无脑炎征，病理变化脑部仅有脑水肿和缺氧性神经细胞退行性变，肝细胞有脂肪浸润。病因不明，近年来认为与服用阿司匹林有关。

六、实验室检查

（一）常见表现

1. 血常规 白细胞总数减少，淋巴细胞数相对增加，嗜酸粒细胞消失。并发细菌感染时，白细胞总数和中性粒细胞数增多。

2. 免疫荧光或免疫酶染法检测抗原 取患者鼻洗液中黏膜上皮细胞的涂片标本，用荧光或酶标记的流感病毒免疫血染色检出抗原，出结果快、灵敏度高，有助于早期诊断，如应用单克隆抗体检测抗原则能鉴定甲、乙、丙型流感。

3. 多聚酶链反应（PCR）测定流感病毒 RNA 它可直接从患者分泌物中检测病毒 RNA，是一个快速、直接、敏感的方法。目前改进应用 PCR－细胞免疫（PCR－EIA）直接检测流感病毒 RNA，它比病毒培养敏感得多，且测定快速、直接。

4. 病毒分离 将急性期患者的含漱液接种于鸡胚羊膜囊或尿囊液中，进行病毒分离。

5. 血清学检查 应用血凝抑制试验、补体结合试验等测定急性期和恢复期血清中的抗体，如有 4 倍以上增长，则为阳性。应用中和免疫酶学试验测定中和滴度，可检测中和抗体，这些都有助于回顾性诊断和流行病学调查。

（二）非典型表现

血清肌酸磷酸酶（creatine phosphokinase）升高和电解质紊乱，可有急性肾衰竭，表现为血肌酐、尿素氮升高。血液中可有流感抗体上升，气管分泌物可找到病菌，以金黄色葡萄球菌为多见。中毒性休克综合征患者血气分析可出现 I 型呼吸衰竭。

七、器械检查

（一）常见表现

单纯型流行性感冒胸部摄片无异常发现。

（二）非典型表现

流感肺炎型患者，X 线检查双侧肺部呈散在性絮状阴影。中毒性休克综合征患者胸片可显示急性呼吸窘迫综合征，但肺炎病变不明显。Reye 综合征者，腹部 B 超检查可见肝脏肿大，并有脂肪浸润。

八、诊断

当流感流行时诊断较易，可根据：①接触史和集体发病史；②典型的症状和体征。散发病例则不易诊断，如单位在短期内出现较多的上呼吸道感染患者，则应考虑流感的可能，应做进一步检查，予以确定。

九、鉴别诊断

（一）常见表现鉴别诊断

1. 呼吸道感染 起病较缓慢，症状较轻，无明显中毒症状，因而局部症状较全身症状明显，血清学和免疫荧光学等检查可明确诊断。

2. 流行性脑脊膜炎（流脑） 流脑早期症状往往类似流感，但流感有明确的季节性，儿童多见。早期有剧烈的头痛、脑膜刺激征、瘀点、口唇疱疹等均可与流感相鉴别。脑脊液检查可明确诊断。

（二）非典型表现鉴别诊断

1. 军团菌肺炎 本病多见于夏秋季，临床上表现为重症肺炎，白细胞总数增多，并有肝肾并发症，但轻型病例类似流感。红霉素、利福平等抗生素对本病有效，确诊有助于病原学检查。

2. 支原体肺炎 支原体肺炎与原发性病毒性肺炎的 X 线表现相似，但前者的病情较轻，冷凝集试验和 MG 链球菌凝集试验可呈阳性。

3. 其他　在诊断 Reye 综合征时，必须排除其他原因引起的急性脑病及肝功能不全，如病毒性肝炎、肝性昏迷及其他遗传代谢性疾病如先天性高氨血症等。可根据其显著的肝功能异常，脑脊液无明显变化等，与化脓性、结核性或病毒性脑膜炎、脑炎区别；又根据本病肝功能虽异常但无黄疸，与重症肝炎、肝性脑病鉴别。某些遗传代谢病如尿素循环酶缺陷，有机酸尿症可酷似 Reye 综合征表现，可通过详细病史，针对代谢病的尿液筛查以及遗传学诊断进行鉴别。

十、治疗

（一）基本原则

1. 尽早应用抗流感病毒药物治疗　现有流感药物有两类，即金刚烷胺（Amantadine）及其衍生物金刚乙胺（Rimantadine）和神经氨酸抑制剂类（neuraminidase inhibitors）。前者阻止病毒进入宿主细胞内，后者抑制流感病毒表面的神经氨酸酶，从而防止新的病毒颗粒自感染细胞释放，限制感染扩散。因此抗病毒药物治疗只有早期（起病 1～2 天内）使用，才能取得疗效。

2. 加强支持治疗和预防并发症　休息，多饮水，注意营养，饮食要易于消化，特别在儿童和老年患者应予以充分强调。密切观察和监测并发症，抗生素仅在明确或有充分证据提示继发细菌感染时才有应用指征。

3. 谨慎和合理应用对症治疗药物　早期应用抗流感病毒药物大多能改善症状。必要时联合应用缓解鼻黏膜充血药物（喷雾剂、滴剂或口服剂型，前两者使用不应超过 3 天）、止咳祛痰药物。儿童和少年（<20 岁）忌用阿司匹林药物以及其他水杨酸制剂，因为该类药物与流感的肝脏和神经系统并发症即 Reye 综合征存在相关，偶可致死。

（二）抗流感病毒药物治疗

1. 金刚烷胺和金刚乙胺　内容如下所述：

（1）用药方法：金刚烷胺特异性地抑制甲型流感病毒，阻止病毒进入细胞内，抑制病毒脱壳和释放其核酸，并能改变血凝素构型而抑制病毒装配。盐酸金刚烷胺对于成年人的推荐剂量为 100mg（1 片），每日 2 次。对于严重肝功能不全、肾衰竭（Ccr≤10ml/min）和老年人家庭护理患者，推荐剂量为每日 100mg（1 片）。金刚乙胺的用药剂量与金刚烷胺相同，但其活性比金刚烷胺强 4～10 倍，且毒性低。早期应用此类药物半数以上患者能使症状减轻，症状持续时间缩短 1～2 天，并减少排毒量。在高危患者能否减少流感相关并发症尚无定论。在出现 A 型流行性感冒的症状和体征时，服用本品越早越好，在 48 小时内服用本品治疗效果更好，从症状开始连续治疗约 7 天。

（2）治疗矛盾：在应用金刚烷胺和金刚乙胺治疗的同时可发生不良反应，如，消化系统：腹泻、消化不良等；神经系统：注意力下降、运动失调、嗜睡、急躁不安、抑郁等；有的还会出现如步态反常、精神愉快、运动过度、震颤、幻觉、意识模糊、惊厥等；心血管系统：心悸、高血压、脑血管功能紊乱、心脏衰竭、下肢水肿、心脏神经传导阻滞、心动过速、晕厥等；以及呼吸困难、非产后泌乳、皮疹、耳鸣等。目前还没有多剂量的数据可以证实对于肾或肝损伤的受试者是安全的。因为在多剂量期，金刚乙胺的代谢物有可能会积累。据报道，有癫痫病史的患者服用盐酸金刚烷胺后，癫痫发病率上升。

（3）对策：虽然一般而论金刚烷胺的不良反应为轻度和一过性的，但在应用时必须根据患者年龄、体重、肾功能和基础疾病等情况，慎重用药和密切观察。对任何肾功能不全患者应监视其不良反应，必要时调整剂量。如有脑血管病或病史者、有反复发作的湿疹样皮疹病史、末梢性水肿、充血性心力衰竭、精神病或严重神经官能症、有癫痫病史者可增加发作。尤其对有癫痫发作史的患者，发现癫痫样发作仍有活动以及出现中枢神经系统功能失常应立即停药。由于有轻度嗜睡，故高空作业、驾车、机械操作者工作时不宜使用。

2. 神经氨酸酶抑制药　内容如下所述：

（1）用药方法：神经氨酸酶抑制药目前有两个品种即扎那韦尔和奥司托维尔（商品名为达菲）被批准临床使用，目前在中国仅有奥司托维尔。神经氨酸酶抑制剂仅用于流感病毒，而对宿主、其他病毒和细菌的神经氨酸酶很少或者无作用。口服奥司托维尔100mg，3.7小时后血清峰浓度达250μg/L，12小时后为峰浓度的35%。与金刚烷胺相比，奥司托维尔发生耐药甚少，而且耐药速度产生缓慢，耐药突变株毒力显著降低。推荐剂量和疗程：成人奥司托维尔（胶囊）75mg，2次/天，应用5天，儿童参照表6-1。

表6-1　奥司托维尔用于儿童的推荐剂量

体重/kg	年龄/岁	剂量/mg	体重/kg	年龄/岁	剂量/mg
≤15	1~3	30（混悬剂）	24~40	8~12	60（混悬剂）
16~23	4~7	45（混悬剂）	>40	>13	75（胶囊）

（2）治疗矛盾：奥司托维尔在治疗的同时可出现恶心、呕吐等消化道反应。腹痛、头痛、头晕、失眠、咳嗽、乏力等服药后症状在试验组与安慰剂组的发生率无差异。

（3）对策：对奥司托维尔或药物的任何成分过敏者禁用。对肌酐清除率小于30ml/min的患者建议做剂量调整。目前尚缺乏足够数据评价怀孕妇女服用奥司托维尔后导致胎儿畸形或药物有胎儿毒性的潜在可能性。同时也尚不知奥司托维尔及其代谢产物两者会不会从人乳中排出。因此肾功能不全患者及孕妇、哺乳期妇女用药应慎重。

3. 利巴韦林　利巴韦林在组织培养中显示对甲型、乙型流感病毒有抑制作用，但临床不能肯定其治疗作用。

十一、预防

1. 早期发现和迅速诊断流感　及时报告，隔离和治疗患者，凡遇到以下情况，应疑有本病流行，及时上报疫情：①门诊上呼吸道患者连续3天持续增加，并有直线上升趋势；②连续出现临床典型病例；③有发热感冒患者2例以上的家庭连续增多。遇上述情况，应采取措施，早期就地隔离，采集急性期患者标本进行病毒分离和抗原检测，以早期确诊和早期治疗，减少传播，降低发病率，控制流行期间应减少大型集会和集体活动，接触者应戴口罩。

2. 药物预防　金刚脘胺与金刚乙胺预防甲型流感有一定效果，乙型流感则无效，因此，在流行早期必须及时确定流行株的型别，对无保护的人群和养老院人员进行药物预防。也可试用中草药预防。

3. 疫苗预防　流感疫苗可分为减毒活疫苗和灭活疫苗两种，接种后在血清和分泌物中出现抗血凝素抗体和抗神经氨酸抗体或T细胞毒反应，前两者能阻止病毒入侵，后者可降低疾病的严重度和加速复原。减毒活疫苗经鼻喷入可在局部产生抗体，阻止病毒吸附，接种后半年至1年后可预防同型流感病毒作用，发病率可降低50%~70%。灭活疫苗采用三价疫苗皮下注射法，在中、小流行中对重点人群使用。

由于流感病毒经常变异，疫苗使用中的主要问题是毒种的选择，制造疫苗的毒株力求接近流行株，根据美国CDC实施免疫专家委员会的推荐，三价流感疫苗包括A/德克斯/36/1（H_1N_1）、A/山东/9/93（H_2N_2）和B巴拿马/45/90（乙型）三种毒株为宜。老年人除应用流感疫苗外，还应接种肺炎球菌疫苗，以防止下呼吸道并发症。Mader R等曾报道有3例接种流感疫苗后发生系统性脉管炎，虽属少见，但大范围接种应注意。

（蒋　飞）

第三节　急性气管-支气管炎

急性气管-支气管炎（acute tracheobronchitis）是由生物、物理、化学刺激或过敏等因素引起的气管－支气管黏膜的急性炎症。临床主要症状有咳嗽和咳痰。常见于寒冷季节或气候突变时，也可由急性上呼吸道感染蔓延而来。

一、病因

1. 微生物　可由病毒、细菌感染致病。常见病毒为腺病毒、流感病毒（甲、乙）、冠状病毒、鼻病毒、单纯疱疹病毒、呼吸道合胞病毒和副流感病毒。常见细菌为流感嗜血杆菌、肺炎链球菌、卡他莫拉菌等，衣原体和支原体感染有所增加。也可在病毒感染的基础上继发细菌感染。

2. 物理、化学因素　过冷空气、粉尘、刺激性气体或烟雾（如二氧化硫、二氧化氮、氨气、氯气等）的吸入，对气管－支气管黏膜引起急性刺激和损伤。

3. 过敏反应　常见的吸入致敏原包括花粉、有机粉尘、真菌孢子等；或对细菌蛋白质的过敏，引起气管－支气管炎症反应。

二、发病机制

气管、支气管的黏膜有纤毛并分泌黏液，具有清除异物的功能。气道分泌物中尚有非特异性的酶，如干扰素，能抑制病毒的复制。乳铁蛋白有抑菌作用。气管黏膜的浆细胞和淋巴细胞还能分泌型 IgA，在补体和溶酶体存在下，有灭菌和中和病毒的作用。

当人体遇寒、受凉和过度疲劳时，可削弱呼吸道的生理性防御功能和机体的免疫功能而发病。

近年来有人注意到急性支气管炎与气道高反应性之间的关系。在复发性急性支气管炎的患者其哮喘轻度发作较正常人群为多。反之，急性支气管炎患者既往亦多有支气管哮喘或特异质病史，提示支气管痉挛可能是急性支气管炎患者咳嗽迁延不愈的原因。

三、病理

气管、支气管黏膜发生急性炎症，黏膜充血、水肿、黏液腺体肥大，分泌物增加并有淋巴细胞、中性粒细胞浸润，纤毛上皮细胞损伤、脱落，炎症消退后，气管、支气管黏膜的结构和功能可恢复正常。

四、临床表现

1. 常见表现　起病较急，常先有急性上呼吸道感染症状。

（1）症状：全身症状一般较轻，可有发热，38℃左右，多于 3～5 天降至正常。咳嗽、咳痰，先为干咳或少量黏液性痰，随后可转为黏液脓性或脓性，痰量增多，咳嗽加剧。咳嗽、咳痰可延续 2～3 周才消失，如迁延不愈，可演变成慢性支气管炎。

（2）体征：体征不多，呼吸音常正常，可以在两肺听到散在干、湿性啰音。啰音部位不固定，咳嗽后可减少或消失。

2. 非典型表现　内容如下所述：

（1）咯血：少部分患者可以出现痰中带血。

（2）其他：如支气管发生痉挛，可出现程度不等的气促，伴胸骨后发紧感，肺部可闻及哮鸣音。

五、诊断

（一）实验室检查及器械检查

周围血中白细胞计数和分类多无明显改变。细菌感染较重时，白细胞总数和中性粒细胞增高，痰培养可发现致病菌。X 线胸片检查，大多数表现正常或仅有肺纹理增粗。

（二）诊断与鉴别诊断

根据病史、咳嗽和咳痰等呼吸道症状以及两肺散在干、湿性啰音等体征，结合血常规和 X 线胸片检查，可做出临床诊断，进行病毒和细菌检查，可确定病因诊断。本病需与流行性感冒、其他急性上呼吸道感染、支气管肺炎、肺结核、肺癌、肺脓肿、麻疹、百日咳等多种疾病鉴别。

（1）流行性感冒：起病急，有流行病史，除呼吸道症状外，全身症状如发热、头痛明显，病毒分离和补体结合试验阳性可鉴别。

（2）上呼吸道感染：鼻塞、流涕、咽痛等症状明显，无咳嗽、咳痰，肺部无异常体征。

（3）支气管哮喘：急性支气管炎患者如伴有支气管痉挛时，可出现吼喘，应与支气管哮喘相鉴别，后者有发作性呼吸困难、呼气费力、喘鸣及满肺哮鸣音及端坐呼吸等症状和体征。

六、治疗

1. 一般治疗　休息、保暖、多饮水、补充足够的热量。

（1）注意保证充足的睡眠和适当的休息，发病时应增加日间卧床休息时间，调整好饮食，保证足够的能量摄入。

（2）注意大量的饮水，水是痰液的最好的生理稀释剂，每日最少饮水 2. 0L。如有发热，在此基础上还需增加。

（3）保持居室的温、湿度适宜，空气新鲜，避免呼吸道的理化性刺激（如冷空气、灰尘、刺激性气味等）。

2. 抗菌药物治疗　根据感染的病原体及药物敏感试验选择抗菌药物治疗。一般未能得到病原菌阳性结果前，可选用大环内酯类、青霉素类、头孢菌素类和喹诺酮类等

（蒋　飞）

第四节　病毒性肺炎

一、概述

病毒性肺炎（viral pneumoma，VP）是由多种不同种类的病毒侵犯肺实质而引起的肺部炎症，通常由上呼吸道病毒感染向下蔓延所致，常伴气管 - 支气管炎。临床表现无特异性，主要为发热、头痛、全身酸痛、干咳及肺部浸润等。目前已知能引起呼吸道感染的病毒约有 200 种。自 2002 年 11 月于我国广东省首发而后波及世界许多国家和城市的严重急性呼吸综合征（SARS），系由一种新发现的病毒——SARS 病毒引起的病毒性肺炎。因其具有极强的传染性和较高的病死率而受到高度重视。

二、病因

引起病毒性肺炎的病毒以呼吸道合胞病毒（RSV）、流行性感冒病毒和腺病毒为常见，其他有副流感病毒、巨细胞病毒（CMV）、鼻病毒、冠状病毒、EB 病毒和某些肠道病毒，如柯萨奇病毒、埃可病毒等，以及单纯疱疹病毒（HSV）、水痘病毒、带状疱疹病毒、风疹病毒、麻疹病毒等。新发现的人类免疫缺陷病毒（HIV）、汉塔病毒、尼派病毒、高致病性禽流感病毒以及新冠状病毒（又称 SARS 病毒）也可引起肺炎。本病主要经飞沫和直接接触传播，但器官移植的病例可以通过多次输血，甚至供者的器官途径导致病毒感染。其一年四季均可发生，但多见于冬春季节。可散发流行或暴发流行。VP 的发生除与病毒本身的毒力、感染途径及感染量有关外，宿主的年龄、呼吸道局部及全身的免疫功能状态等也是重要的影响因素。一般儿童发病率高于成人，婴幼儿高于年长儿。据统计，在非细菌性肺炎中，病毒性肺炎约占 25% ~50%。近年来由于免疫抑制药物广泛应用于肿瘤、器官移植以及获得性免疫缺陷综合征（AIDS）的出现及其流行，HSV、水痘 - 带状疱疹病毒（VZV）、CMV 等都可引起严重的 VP。

三、发病机制

（一）基本发病机制

病毒感染主要表现为肺间质病变。最初累及纤毛柱状上皮细胞，然后侵及其他呼吸道细胞，包括肺

泡细胞、黏液腺细胞及巨噬细胞。病毒在细胞内复制，然后释放出感染性病毒感染相邻细胞。被感染的纤毛细胞可出现退行性变包括颗粒变形、空泡形成、细胞肿胀和核固缩，继而坏死和崩解。细胞碎片聚集在气道内和阻塞小气道，并出现呼吸道肿胀。肺泡间隔有明显的炎症反应，伴淋巴细胞、巨噬细胞浸润，偶有浆细胞和中性粒细胞浸润和水肿。肺泡毛细血管内可出现坏死和出血的纤维蛋白血栓，肺泡可见嗜酸性透明膜。重症感染者可出现肺水肿、实变、出血，肺实质坏死，肺不张。

（二）非典型表现发病机制

SARS 病毒通过短距离飞沫、气溶胶或接触污染的物品传播。发病机制未明，推测 SARS 病毒通过其表面蛋白与肺泡上皮等细胞上的相应受体结合，导致肺炎的发生。病理改变主要显示弥漫性肺泡损伤和炎症细胞浸润，早期的特征是肺水肿、纤维素渗出、透明膜形成、脱屑性肺炎及灶性肺出血等病变；机化期可见到肺泡内含细胞性的纤维黏液样渗出物及肺泡间隔的成纤维细胞增生，仅部分病例出现明显的纤维增生，导致肺纤维化甚至硬化。

人感染 H_5N_1 迄今的证据符合禽 - 人传播，可能存在环境 - 人传播，还有少数未得到证据支持的人 - 人传播。虽然人类广泛暴露于感染的家禽的环境中，但 H_5N_1 的发病率相对较低，表明阻碍获得禽流感病毒的物种屏障是牢固的。家族成员聚集发病可能由共同暴露所致。尸检可见高致病性人禽流感病毒肺炎有严重肺损伤伴弥漫性肺泡损害，包括肺泡腔充满纤维蛋白性渗出物和红细胞、透明膜形成、血管充血、肺间质淋巴细胞浸润和反应性成纤维细胞增生。

四、病理

病毒侵入细支气管上皮引起细支气管炎。感染可波及肺间质与肺泡而致肺炎。气道上皮广泛受损，黏膜发生溃疡，其上覆盖纤维蛋白被膜。气道防御功能降低，易招致细菌感染。单纯病毒性肺炎多为间质性肺炎，肺泡间隔有大量单核细胞浸润。肺泡水肿，被覆含蛋白及纤维蛋白的透明膜，使肺泡弥散距离加宽。肺炎多为局灶性或弥漫性，偶呈实变。肺泡细胞及巨噬细胞内可见病毒包涵体。炎性介质释出，直接作用于支气管平滑肌，致使支气管痉挛，临床上表现为支气管反应性增高。病变吸收后可留有肺纤维化。

五、临床表现

（一）症状

1. 常见症状　无特异性症状。常有上呼吸道感染的前驱症状如咽干、咽痛，继之喷嚏、鼻塞、流涕、头痛、乏力、发热、食欲减退以及全身酸痛等。病变进一步向下发展累及肺实质发生肺炎，则表现为咳嗽，多呈阵发性干咳、气急、胸痛，持续高热，尚可咳少量白色黏液痰。部分患者可并发细菌性肺炎。

2. 非典型症状　一些病毒性肺炎在临床表现上可以出现不典型改变，如儿童、老年人或免疫损害宿主患者易发生重症病毒性肺炎，出现呼吸困难、心悸、气急、发绀、嗜睡、精神萎靡，甚至出现休克、心力衰竭、急性呼吸窘迫综合征（ARDS）和肾功能衰竭等疾病的表现。成人水痘并发水痘病毒肺炎时，可发生致命性并发症，如肺水肿、休克等。在脏器移植（如肾移植、骨髓移植等）患者，CMV 肺炎可呈现为急剧进展的临床表现过程，在很短时间内（数小时或 1 ~ 2 天）发展为白肺状态，出现呼吸衰竭。SARS 起病急骤，多以发热为首发症状，体温大于 38℃，可有寒战、咳嗽、少痰，偶有血丝痰、心悸、呼吸困难或呼吸窘迫。可伴有肌肉关节酸痛、头痛、乏力和腹泻。禽流感重症患者可出现高热不退，病情发展迅速，几乎所有患者都有临床表现明显的肺炎，常出现急性肺损伤、急性呼吸窘迫综合征（ARDS）、肺出血、胸腔积液、全血细胞减少、多脏器功能衰竭、休克及瑞氏（Reye）综合征等多种并发症。可继发细菌感染，发生败血症。

（二）体征

1. 常见体征　一般病毒性肺炎胸部体征不明显或无阳性体征。其临床症状较重，而肺部体征较少或出现较迟为其特征。常见肺部体征为：轻中度患者病变部位浊音，呼吸音减弱，散在的干湿性啰音。

2. 非典型体征　重症患者体检可见吸气三凹征和鼻翼煽动，呼吸浅速、心动过速、发绀，可出现休克、心力衰竭体征，肺部可闻及较为广泛的干、湿性啰音，病情极危重者可听不到呼吸音及啰音。

六、实验室检查

（一）常见表现

白细胞计数一般正常，亦有稍高或偏低，血沉大多正常。继发细菌感染时白细胞总数和中性粒细胞均增多。痰涂片可见白细胞以单核细胞为主，痰培养常无致病菌生长。但若痰白细胞核内出现包涵体，则提示病毒感染。

血清学检测是目前临床诊断病毒感染的重要方法，双份血清病毒抗体滴度 4 倍以上升高有诊断意义。

病原学检查：病毒分离培养和鉴定是确诊病毒性肺炎的最可靠方法，可采集咽喉和鼻拭子、咽喉漱液、痰液、经纤支镜获取的下呼吸道分泌物、支气管肺泡灌洗液或血液标本，接种于鸡胚或组织细胞进行病毒培养，或采用动物接种法进行病毒分离，然后进行病毒鉴定。但病毒的分离培养一般实验室不能常规进行，阳性率也不高。特异性诊断技术如免疫荧光法、免疫酶法、同位素免疫标记法等检测病毒抗原、聚合酶链反应（PCR）检测病毒 DNA 等都有助于病原学诊断。

（二）非典型表现

外周血白细胞计数一般不升高，或降低，常有淋巴细胞减少，可有血小板降低。部分患者有血清转氨酶、乳酸脱氢酶升高等多系统损害的实验室检查结果。

七、器械检查

（一）常见表现

胸部 X 线检查可见肺纹理增多，小片状浸润或广泛浸润，病情严重者显示双肺弥漫性结节性浸润，但大叶实变及胸腔积液者均不多见。病毒性肺炎的致病原不同，其 X 线征象亦有不同的特征。

（二）非典型表现

病毒性肺炎在胸部影像学上常出现：①肺体征不明显时，即可出现 X 线改变；②大小不等的片状阴影或融合成大病灶，可形成肺气肿；③部分病灶吸收缓慢，需数周或更长等非典型特征。

八、诊断

在病毒感染的流行季节，根据患者有关病毒感染的基本特征，肺炎的症状和体征，以及胸片有絮状阴影或间质性肺炎改变，血常规不高者并排除其他病原体引起的肺炎，应考虑病毒性肺炎的可能。确诊有赖于病原学检查，包括病毒分离、血清学检查以及分子病毒学检查等。呼吸道分泌物中细胞核内的包涵体可提示病毒感染。

九、鉴别诊断

（一）常见表现鉴别诊断

主要应与细菌性肺炎、支原体性肺炎、支气管哮喘、肺结核、卡氏肺孢子虫肺炎、衣原体肺炎、真菌性肺炎等相鉴别。一般根据发病季节、流行史及临床表现等方面，结合实验室检查和 X 线胸片所见，有助于病毒性肺炎的诊断，并可与其他呼吸道疾病相鉴别。值得注意的是，在呼吸道病毒感染的基础上，呼吸道自身防御能力及全身抵抗力均有不同程度的削弱，故易继发肺部的细菌感染。继发细菌感染多出现在后期，病情重，病死率高。临床上难以判断，归纳以下几点可作参考：①体温降至正常后再度发热，咳嗽加重，痰白色转黄色，全身中毒症状严重。②肺部体征增多，呼吸困难加重，发绀明显。

③白细胞总数及中性粒细胞百分数由少到多。④白细胞碱性磷酸酶（AKP）积分 >200 或四唑氮蓝（NBT）还原试验 >15%。⑤血清 C－反应蛋白（CRP）浓度升高。⑥胸部 X 线示肺部出现新阴影。⑦痰液连续 2 次分离到相同致病菌，或其他方法证实的致病菌。

（二）非典型表现鉴别诊断

非典型表现应与军团菌肺炎、重症肺炎、肺水肿、支原体肺炎等相鉴别。

十、治疗

病毒性肺炎治疗除首先积极抗病毒治疗外，还应采取综合治疗措施，包括一般对症处理和支持疗法等。重点应预防继发细菌感染和并发症的发生。

1. 一般治疗　加强护理，注意休息，保持室内空气流通、新鲜，环境安静整洁。

2. 保持呼吸道通畅　对有呼吸困难和发绀的患者需保持呼吸道通畅，可给予雾化或湿化气道，给予祛痰药物，并行体位引流，清除呼吸道痰液。对有喘息症状者适当给予支气管扩张剂治疗，并早期进行持续氧疗（血气分析动脉氧分压 <60mmHg 或 SpO_2 <90% 者），如出现严重低氧血症，应行面罩或气管插管、气管切开机械通气。

3. 对症治疗　内容如下所述：

（1）退热与镇静：对于发热、烦躁不安或发生惊厥者，应及时给予降温及镇静治疗。烦躁不安或缺氧严重，有明显憋喘者可适当给予镇静剂如 10% 水合氯醛口服或灌肠（有心力衰竭时禁用），有呼吸衰竭者慎用镇静剂，痰黏稠者不用异丙嗪。

（2）止咳平喘：对咳嗽有痰者，一般祛痰药可以达到减少咳嗽的作用，不用镇咳药。干咳，特别是因咳嗽引起呕吐及影响睡眠者可服用美沙芬。对咳嗽明显者可雾化吸入糖皮质激素治疗。对有憋喘者酌情应用氨茶碱、沙丁胺醇、溴化异丙托品等。对有呼吸道梗阻、憋喘严重、中毒症状严重者，可应用短暂糖皮质激素治疗。

（3）物理疗法：对肺部啰音经久不消的患者，可用光疗、电疗、超短波等以减轻肺部淤血，促进肺部渗出物的吸收。

4. 抗病毒治疗　目前对于病毒性肺炎尚缺乏理想的特异性治疗。常用于临床的抗病毒药物有以下几种。

（1）利巴韦林（Ribavirin，RBV）：又称三氮唑核苷、病毒唑，是一种鸟苷类似物，通过干扰鸟苷酸合成而发挥抗病毒作用，为广谱抗病毒药物。临床主要可用于 RSV、腺病毒、流感病毒、副流感病毒、疱疹病毒、水痘病毒、麻疹病毒肺炎治疗。也可用于汉塔病毒感染的治疗。

（2）阿昔洛韦（Acyclovir，ACV）：又称无环鸟苷，对病毒 DNA 多聚酶呈强大抑制作用，阻止病毒 DNA 的合成，具有广谱、强效和起效快的特点，为疱疹病毒感染的首选治疗药物。临床主要用于疱疹病毒、水痘病毒性肺炎的治疗。尤其对免疫缺陷或应用免疫抑制药物者并发 VP 应尽早应用。

（3）阿糖腺苷：又称阿糖腺嘌呤，为嘌呤核苷类化合物，能抑制病毒 DNA 的合成，具有广泛抗病毒作用。临床主要用于疱疹病毒、水痘病毒及巨细胞病毒肺炎，尤其适用于免疫抑制患者并发 VP 的治疗。

（4）金刚烷胺和金刚乙胺：为人工合成的胺类抗病毒类药物，能阻止某些病毒进入人体细胞内，并有退热作用。临床上主要用于流感 A 型病毒肺炎的治疗，且在发病 24～48h 内应用效果最佳，可减轻发热和全身症状，减少病毒排出，防止流感病毒的扩散。

（5）更昔洛韦（Gancilovir）：又名丙氧鸟苷，属无环鸟苷的衍生物，但比阿昔洛韦有更强更广谱的抗病毒作用。尤其对人巨细胞病毒（HCMV）有高度选择性抑制作用。主要用于治疗肾移植、骨髓移植等脏器移植患者和 AIDS 患者的巨细胞病毒性肺炎。

（6）膦甲酸钠（Foscarnet Sodium）：静滴治疗巨细胞病毒肺炎，并可作为免疫缺陷患者疱疹病毒耐药株 VP 的首选药物。静滴剂量每次 9mg/kg，2 次/天，滴速为 0.078mg/（kg · min）或连续静滴每日 20mg/kg，稀释浓度低于 12mg/ml，疗程 2～3 周。

5. 中医中药　双黄连粉针剂及口服液，以及金银花、贯众、板蓝根、大青叶和具有抗病毒作用的中药方剂等对病毒感染有一定疗效。

6. 免疫治疗　内容如下所述：

（1）干扰素（Interferon，IFN）：干扰素具有广谱抗病毒作用，可用于防治流感病毒、腺病毒、RSV 等引起的 VP。干扰素与阿昔洛韦或阿糖腺苷合用治疗骨髓移植后的巨细胞病毒性肺炎可取得较好的疗效。

（2）聚肌胞（Poly I：C）：是一种高效的干扰素诱导剂。主要用于预防和治疗婴幼儿病毒性肺炎。用法：2 岁以下儿童 1mg/次，2 岁以上儿童 2mg/次，每日或隔日肌注一次，共2～4 周。

（3）其他：如白细胞介素－2（IL－2）、特异性抗病毒免疫核糖核酸（iRNA）、左旋咪唑、转移因子和胸腺肽也有一定的抗病毒作用。

（4）被动免疫治疗：包括输血和新鲜血浆、高效价特异性免疫球蛋白和抗体以及恢复期血清等也被用于治疗病毒性肺炎。

7. 抗生素的应用　无细菌感染证据的患者，无需抗菌药物治疗。一旦并发细菌感染或不能除外细菌感染者，应选用敏感的抗生素治疗。

8. 少见症状的治疗　内容如下所述：

（1）糖皮质激素的应用：应采取谨慎态度，严格掌握使用指征，必要时短程应用，并同时应用有效抗病毒药物，以防止病毒扩散，加重病情。

（2）ARDS 的治疗：对于病毒性肺炎患者发展为急性呼吸窘迫综合征（ARDS）时应将患者收入重症监护病房（ICU）进行救治，主要治疗措施包括：①氧疗，应高浓度吸氧；②机械通气，明确诊断后宜尽早机械通气，PEEP 从低水平开始，5～15cmH_2O；③合适的血容量；④维持适当的液体平衡，轻度负平衡（－500ml/天），早期一般不宜补胶体，如有明显低蛋白血症，可考虑给予白蛋白；⑤其他如抗炎治疗，生命支持，保护器官功能，防治并发症等。

十一、预后

预后与年龄、机体免疫功能状态有密切关系。正常人获得性感染有自限性，肺内病灶可自行吸收，年龄越小、免疫力低下特别是器官移植术后、AIDS 患者以及并发其他病原体感染时预后差。

（蒋　飞）

第五节　支原体肺炎

一、概述

支原体肺炎（mycoplasmal pneumonia）是由肺炎支原体引起的呼吸道和肺部的急性炎症。常同时有咽炎、支气管炎和肺炎。秋冬季节发病较多，但季节性差异并不显著。临床主要表现为发热、咽痛、咳嗽及肺部浸润，肺部 X 线征象可较明显，体征相对较少。

本病约占非细菌性肺炎的 1/3 以上，或各种原因引起的肺炎的 10%，常于秋季发病。患者中儿童和青年人居多，婴儿有间质性肺炎时应考虑支原体肺炎的可能性。

本病潜伏期和呼吸道带菌时间长，但病死率较低，约为 1.4%。

肺炎支原体过去称“非典型肺炎”，该名称首次应用于 1938 年，描述一种常见的气管－支气管炎及症状。病原体于 1944 年由 Eaton 等首先自非典型肺炎患者的痰中分离，但直到 1961 年才被 Chanock 鉴定为肺炎支原体。

二、病理生理

支原体是一组原核细胞型微生物，介于细菌和病毒之间，是能在无细胞培养基上生长的最小微生物之一；无细胞壁，仅有三层结构的细胞膜，基本形态为杆状，长 1～2μm、宽 0.1～0.2μm，能在含有血清蛋白和甾醇的琼脂培养基上生长，2～3 周后菌落呈煎蛋状，中间较厚，周围低平。

首次感染肺炎支原体后，病原体可在呼吸道黏膜内常驻，时间可长达数月（在免疫低下患者中甚至可达数年），成为正常携带者，另外肺炎支原体可进入黏膜下和血流，并播散至其他器官。

肺炎支原体吸入呼吸道后，在支气管周围可有淋巴细胞和浆细胞浸润及中性粒细胞和巨噬细胞聚集，向支气管和肺蔓延，呈间质性肺炎或斑片融合性支气管肺炎。而且支原体通常存在于纤毛上皮之间，不侵入肺实质，通过细胞膜上神经氨酸受体位点，吸附于宿主呼吸道上皮细胞表面，抑制纤毛活动与破坏上皮细胞。

肺炎支原体致病性还可能与患者对病原体或其代谢产物的过敏反应有关。肺外器官病变的发生，可能与感染后引起免疫反应、产生免疫复合物和自身抗体有关。

肺炎支原体可附着并破坏呼吸道黏膜纤毛上皮细胞。在显微镜下，可见间质性肺炎、支气管炎和细支气管炎。支气管周围有浆细胞和小淋巴细胞浸润。支气管腔内有多形核白细胞、巨噬细胞、纤维蛋白束和上皮细胞碎片。

三、流行病学

血清流行病学显示全球范围的肺炎支原体感染率较高。支原体肺炎以儿童及青年人居多，主要通过呼吸道飞沫传播。支原体肺炎冬季高发，症状持续 1～3 周。

在普通人群中，肺炎支原体感染常呈家庭内传播。在大中小学校和集体单位可引起小范围的暴发和流行。儿童支原体肺炎有一定的流行规律，一般每 3～4 年流行一次。支原体肺炎占小儿肺炎的 15%～20%，占成人肺炎的比例可高达 15%～50%。40 岁以下的人群是支原体肺炎高发人群。

支原体肺炎的传染源是支原体肺炎患者和支原体携带者，主要通过口、鼻的分泌物在空气中传播，引起散发的呼吸道感染或者小流行。

四、临床表现

1. 症状　大多数感染者仅累及上呼吸道。潜伏期约 2～3 周，起病缓慢。潜伏期过后，表现为畏寒、发热，体温多在 38～39℃，伴有乏力、咽痛、头痛、咳嗽、食欲缺乏、腹泻、肌肉酸痛、全身不适、耳痛等症状。发热可持续 2～3 周，体温恢复正常后可能仍有咳嗽。偶伴有胸骨后疼痛。少数患者有关节痛和关节炎症状。

咳嗽是肺炎支原体感染的特点，咳嗽初期为干咳，后转为顽固性剧烈咳嗽，无痰或伴有少量黏痰，特别是夜间咳嗽较为明显，偶可有痰中带血。由于持续咳嗽，患者可因肌张力增加而发生胸骨旁胸腔疼痛，但真正的胸膜疼痛较少见。

病情一般较轻，有时可重，但很少死亡。发热 3 天至 2 周，咳嗽可延长至 6 周左右。可有血管内溶血，溶血往往见于退热时，或发生于受凉时。

2. 体征　体检示轻度鼻塞、流涕，咽中度充血、水肿。耳鼓膜常有充血、水肿，约 15% 有鼓膜炎。颈淋巴结可肿大。少数病例有斑丘疹、红斑或唇疱疹。胸部一般无明显异常体征，约半数可闻干性或湿性啰音，约 10%～15% 的病例发生少量胸腔积液。

3. 并发症　可并发皮炎、鼓膜炎或中耳炎、关节炎等；中枢神经受累者，可见脑膜炎、脑炎及脊髓炎病变；可伴有血液（急性溶血、血小板减少性紫癜）或雷诺现象（受冷时四肢间歇苍白或发绀并感疼痛），此时病程延长。心包炎、心肌炎、肝炎也有发现。

五、实验室检查

1. X 线胸片　显示双肺纹理增多，肺实质可有多形态的浸润形，以下叶多见，也可呈斑点状，斑片状或均匀模糊阴影。约 1/5 有少量胸腔积液。肺部病变表现多样化，早期间质性肺炎，肺部显示纹理增加及网织状阴影，后发展为斑点片状或均匀的模糊阴影，近肺门较深，下叶较多。约半数为单叶或单肺段分布，有时浸润广泛、有实变。儿童可见肺门淋巴结肿大。少数病例有少量胸腔积液。肺炎常在 2 ~ 3 周内消散，偶有延长至 4 ~ 6 周者。

2. 血常规　血白细胞总数正常或略增高，以中性粒细胞为主。

3. 尿液分析　可有微量蛋白，肝功能检查可有转氨酶升高。

4. 病原学检查　可采集患者咽部分泌物、痰、支气管肺泡灌洗液等进行培养和分离支原体。

肺炎支原体的分离，难以广泛应用，无助于早期诊断。痰、鼻和咽拭子培养可获肺炎支原体，但需时约 3 周，同时可用抗血清抑制其生长，也可借红细胞的溶血来证实阴性培养。此项检查诊断可靠，但培养技术难度大，烦琐费时，无助于本病的早期诊断。

5. 血清学检查　血清学检查是确诊肺炎支原体感染最常用的检测手段，如补体结合试验、间接荧光抗体测定、间接血凝试验、酶联免疫吸附试验（ELISA）及生长抑制试验等。酶联免疫吸附试验最敏感，免疫荧光法特异性强。血清学方法可直接检测标本中肺炎支原体抗原，用于临床早期快速诊断。肺炎支原体 IgM 抗体阳性可作为急性感染的指标，尤其是在儿科患者。在成人，IgM 抗体阳性是急性感染的指标，但阴性时不能排除肺炎支原体感染，因为再次感染时 IgM 抗体可能缺如。

6. 冷凝集试验　是临床上沿用多年的一种非特异性血清学诊断方法，由于冷凝集抗体出现较早，阳性率较高，下降也快，故在目前仍不失为一项简便、快速、实用和较早期的诊断方法，但其他微生物也可诱导产生冷凝素，故该试验不推荐用于肺炎支原体感染的诊断，必须结合临床及其他血清学检测进行判断。

如果血清病原抗体效价 >1 ∶ 32；链球菌 MG 凝集试验，效价≥1 ∶ 40 为阳性，连续两次 4 倍以上增高有诊断价值。

7. 单克隆抗体免疫印迹法、多克隆抗体间接免疫荧光测定、固相酶免疫技术 ELISA 法等　可直接从患者鼻咽分泌物或痰标本中检测支原体抗原而确立诊断。此法快速、简便，但敏感性、特异性和稳定性尚待进一步提高。

8. 核酸杂交技术及 PCR 技术等　具有高效、特异而敏感等优点，易于推广，对早期诊断肺炎支原体感染有重要价值。

六、诊断

（1）好发于儿童及青少年，常有家庭、学校或军营的小流行发生，有本病接触史者有助于诊断。

（2）发病缓慢，早期有乏力、头痛、咽痛等症状。多为中等度发热，突出症状为阵发性刺激性咳嗽，可有少量黏痰或脓性痰，也可有血痰，部分患者无明显症状。

（3）肺部检查多数无阳性体征，部分患者可有干、湿啰音。

（4）周围血白细胞总数正常或稍增多，以中性粒细胞为主。

（5）血清免疫学检查：①红细胞冷凝集试验阳性（滴定效价 1 ∶ 32 以上）持续升高者诊断意义更大。一般起病后 2 周，约 2/3 的患者冷凝集试验阳性，滴定效价大于 1 ∶ 32，特别是当滴度逐步升高时，有诊断价值。②链球菌 MG 凝集试验阳性（滴定效价 1 ∶ 40 或以上），后一次标本滴度较前次增高达 4 倍或以上诊断意义更大；约半数患者对链球菌 MG 凝集试验阳性。③血清特异性补体结合试验阳性［滴定效价（1 ∶ 40）～（1 ∶ 80）］，2 周后滴度增高 4 倍，有重要诊断价值。

（6）痰液尤其是支气管吸出分泌物培养分离出肺炎支原体可确诊。

（7）X 线检查：肺部有形态多样化的浸润阴影，以肺下野斑片状淡薄阴影多见，肺门处密度较深。部分呈叶段性分布。

七、鉴别诊断

1. 气管－支气管炎　大多数感染肺炎支原体的患者症状很轻，起始时主要表现为上呼吸道症状，肺部也没有体征，白细胞通常是正常的，此种情况下容易误诊为急性气管和支气管炎，但通过胸部影像学的检查一般不难鉴别。对于不易诊断的可做胸部 CT 确诊。

2. 传染性非典型肺炎（SARS） 本病主要表现为发热等病毒感染的非特异性症状，实验室检查白细胞不升高或降低，特别表现为淋巴细胞数量的下降。由于 SARS 是新出现的一个疾病，易与支原体肺炎混淆。但 SARS 有很强的传染性，重症发生率高，对抗生素治疗无效，病情进展快。对于鉴别有困难的，可通过实验室检查进行鉴别。

3. 肺嗜酸粒细胞浸润症 多数支原体肺炎感染特征不是很明显，影像学特征又不具特异性，很容易与肺嗜酸粒细胞浸润症、过敏性肺炎等混淆，但非感染性肺疾病一般在病理学上有其相应特征，及时进行检查有助于鉴别。

4. 细菌性肺炎 临床表现较肺炎支原体肺炎重，X 线的肺部浸润阴影也更明显，且白细胞计数明显高于参考值上限。

5. 流感病毒性肺炎或流感后并发细菌性肺炎 发生于流行季节，起病较急，肌肉酸痛明显，可能伴胃肠道症状。

6. 腺病毒肺炎 尤其多见于军营，常伴腹泻。

7. 军团菌肺炎和衣原体肺炎 临床不易鉴别，明确诊断必须借助于病原的分离鉴定培养和血清学检查。

八、治疗

1. 早期使用适当抗生素 可减轻症状，缩短病程至 7 ~ 10 天。大环内酯类抗生素是肺炎支原体感染的首选药物，红霉素、克拉霉素、多西环素治疗有效，可缩短病程。喹诺酮类（如左氧氟沙星、莫昔沙星等）、四环素类也用于肺炎支原体肺炎的治疗。疗程一般 2 ~ 3 周。因肺炎支原体无细胞壁，青霉素或头孢菌素类等抗生素无效。若继发细菌感染，可根据痰病原学检查结果，选用针对性的抗生素治疗。

推荐剂量：红霉素 0.5g/次，每 6h 1 次；克拉霉素的胃肠道反应轻，其他不良反应少，效果与红霉素相仿，用量 0.5g/天，口服；四环素 0.25g，每 6h 1 次；多西环素 0.1g/天，口服。治疗须继续 2 ~ 3 周，以免复发。罗红霉素、阿奇霉素的效果亦佳，且不良反应少。如果不能排除军团菌肺炎，应选用红霉素。如果不能排除衣原体肺炎，推荐四环素和多西环素。

对于耐药的肺炎支原体，可选用他利霉素和利福霉素。他利霉素属于酮内酯类，是新一代大环内酯类抗生素，该类抗生素由 14 元环大环内酯衍生而成，因在菌体内有更广泛的结合位点，具有更强的抗菌活性。

利福霉素具有抗菌谱广、作用强、吸收快、局部浓度高、不良反应小、耐药率较低等优点，对于耐阿奇霉素肺炎支原体引起的下呼吸道感染选用联合利福霉素治疗，有明显的疗效。

支原体耐药与抗生素的使用密切相关，在临床治疗支原体感染时，应结合药敏试验足量使用敏感药物，并使疗程尽可能短，避免低浓度药物与支原体长期接触，人为造成“抗生素压力”，使原来占优势的敏感株被抑制或杀灭，诱导或选择出耐药菌株并使之繁衍成抗菌药物主要作用对象，造成治疗失败。

2. 对剧烈呛咳者 应适当给予镇咳药。

九、预后

本病预后良好。但在老年患者和已有慢性病，如 COPD 的患者，或继发其他细菌性肺炎患者，预后较差。

本病有自限性，部分病例不经治疗可自愈。注意事项：家庭中发病应注意隔离，避免密切接触。抗生素预防无效。支原体肺炎疫苗的预防效果尚无定论。鼻内接种减毒活疫苗的预防尚在研究中。

十、预防

预防支原体肺炎，一定要多到户外活动，以增强体质；外出回来及用餐前一定要用洗手液或肥皂洗手；咳嗽或打喷嚏时用手绢或纸掩住口鼻，尽量减少飞沫向周围喷射，以免传染他人。

（蒋 飞）

第六节 衣原体肺炎

一、概述

衣原体肺炎（chlamydia pneumonia）是由衣原体感染引起的肺部炎症，衣原体有沙眼衣原体（CT）、肺炎衣原体（CP）、鹦鹉热衣原体和家畜衣原体。与人类关系密切的为CT和CP，偶见鹦鹉热衣原体肺炎。

二、流行病学

血清流行病学显示人类的衣原体感染是世界普遍性的，但具体的流行病学资料尚缺乏。

三、临床表现

轻症可无明显症状。青少年常有声音嘶哑、干咳，有时发热，咽痛等咽炎、喉炎、鼻窦炎、中耳炎和支气管炎等症状，且可持续数周之久，发生肺炎通常为轻型，与肺炎支原体感染的临床表现极为相似，并可能伴随肺外表现如红斑结节、甲状腺炎、脑炎和吉兰－巴雷综合征。成年人肺炎多较严重，特别是老年人往往必须住院和呼吸支持治疗。

四、实验室检查

1. 肺部X线　显示肺亚段少量片状浸润灶，广泛实变仅见于病情严重者。X线也可显示双侧间质性或小片状浸润，双肺过度充气，CT肺炎也可急性发病，迅速加重，造成死亡。

2. 血常规检查　示大部分患者血白细胞在正常范围。

五、诊断及鉴别诊断

1. 沙眼衣原体肺炎　1975年开始有人报告新生儿衣原体肺炎，继发于包涵体脓性卡他之后。本病多由受感染的母亲传染，可眼部感染经鼻泪管传入呼吸道。症状多在出生后2～12周出现，起病缓慢，可先有上呼吸道感染表现，多不发热或偶有低热，然后出现咳嗽和气促，吸气时常有细湿啰音或捻发音，少有呼气性喘鸣。胸片显示双侧广泛间质和肺泡浸润，过度充气征比较常见，偶见大叶实变。周围血白细胞计数一般正常，嗜酸粒细胞增多。鼻咽拭子一定要刮取到上皮细胞。也可用直接荧光抗体试验（DFA）、酶免疫试验（EIA）检测鼻咽标本沙眼衣原体抗原。血清学检查特异性抗体诊断标准为双份血清抗体滴度4倍以上升高，或IgM＞1∶32，IgG＞1∶512。也可应用PCR技术直接检测衣原体DNA。

2. 鹦鹉热衣原体肺炎　来源于家禽接触或受染于鸟粪，是禽类饲养、贩卖和屠宰者的职业病。人与人之间的感染少见。病原体自分泌物及排泄物排出，可带菌很久。鹦鹉热衣原体通过呼吸道进入人体，在单核细胞内繁殖并释放毒素，经血流播散至肺及全身组织，引起肺实质及血管周围细胞浸润，肺门淋巴结肿大。潜伏期6～14天，发病呈感冒样症状，常有38～40.5℃的发热，咳嗽初期为干咳，以后有痰，呼吸困难或轻或重。有相对缓脉、肌痛、胸痛、食欲不振，偶有恶心、呕吐。如为全身感染，可有中枢神经系统感染症状或心肌炎表现，偶见黄疸。多有肝、脾肿大，须与伤寒、败血症鉴别。胸部X线检查，从肺门向周边，特别在下肺野可见毛玻璃样阴影中间有点状影。周围血白细胞数正常，血沉在患病早期稍增快。肺泡渗出液的吞噬细胞内可查见衣原体包涵体。轻症患儿3～7天发热渐退，中症8～14天，重症20～25天退热。病后免疫力减弱，可复发，有报道复发率达21%，再感染率10%左右。

3. 肺炎衣原体肺炎　本症临床表现无特异性，与支原体肺炎相似。起病缓，病程长，一般症状轻，常伴咽、喉炎及鼻窦炎为其特点。上呼吸道感染症状消退后，出现干湿啰音等支气管炎、肺炎表现。咳嗽症状可持续3周以上。白细胞计数正常，胸片无特异性，多为单侧下叶浸润，表现为节段性肺炎，严重者呈广泛双侧肺炎。病原学检查与沙眼衣原体肺炎一样，以气管或鼻咽吸取物做细胞培养，肺炎衣原体阳性。或用荧光结合的肺炎衣原体特异性单克隆抗体来鉴定细胞培养中的肺炎衣原体。PCR 检测肺炎衣原体 DNA 较培养更敏感，但用咽拭子标本检测似不够理想，不如血清学检测肺炎衣原体特异性抗体。微量免疫荧光（MIF）试验检测肺炎衣原体仍最敏感。特异性 IgM 抗体≥1 ∶ 16 或 IgM 抗体≥1 ∶ 512或抗体滴度4倍以上增高，有诊断价值。

六、治疗

衣原体肺炎的治疗原则与一般肺炎的治疗原则大致相同。

1. 一般治疗　注意加强护理和休息，保持室内空气新鲜，并保持适当室温及湿度。保持呼吸道通畅，经常翻身更换体位。烦躁不安可加重缺氧，故可给适量的镇静药物。供给热量丰富并含有丰富维生素、易于消化吸收的食物及充足水分。

2. 抗生素治疗　内容如下所述：

（1）大环内酯类抗生素

1）红霉素：衣原体肺炎的抗生素应首选红霉素，用量为50mg/（kg·天），分3～4次口服连用2周。重症或不能口服者，可静脉给药。眼泪中红霉素可达有效浓度，还可清除鼻咽部沙眼衣原体，可预防沙眼衣原体肺炎的发生。

2）罗红霉素：用量为5～8mg/（kg·天），分2次于早晚餐前服用，连用2周。如在第1疗程后仍有咳嗽和疲乏，可用第2疗程。

3）阿奇霉素：口服吸收很好，最高血清浓度为0.4mg/L，能迅速分布于各组织和器官。对衣原体作用强。治疗结束后，药物可维持在治疗水平5～7天。$T_{1/2}$为12～14h，每日口服1次，疗程短。以药物原型经胆汁排泄。与抗酸药物的给药时间至少间隔2h。尚未发现与茶碱类、口服抗凝血药、卡马西平、苯妥英钠、地高辛等有相互作用。儿童（体重10kg以上）第一天每次10mg/kg，以后4天每天每次5mg/kg，1次顿服，其抗菌作用至少维持10天。

（2）磺胺异噁唑：用量为50～70mg/（kg·天），分2～4次口服，可用于治疗沙眼衣原体肺炎。

（3）支持治疗：对病情较重、病程较长、体弱或营养不良者应输鲜血或血浆，或应用丙种球蛋白治疗，以提高机体抵抗力。

七、预后

衣原体肺炎治疗反应比支原体肺炎慢，如治疗过早停止，症状有复发趋势。年轻人一般治疗效果好，老年人病死率为5%～10%。

八、预防

隔离，避免与病原体接触，锻炼身体。

（丁　锋）

第七节　肺炎链球菌肺炎

一、概述

肺炎链球菌肺炎（pneumococcal pneumonia）是肺炎链球菌感染引起的急性肺组织炎症，为社区获得性细菌性肺炎中最常见的一种。约占社区获得性细菌性肺炎的半数，医院内肺炎中仅占3%～10%。肺炎链球菌肺炎通常以上呼吸道急性感染起病，临床表现为高热、畏寒、咳嗽、血痰及胸痛，并有肺实变体征等。自从抗菌药物广泛应用，临床表现趋于不典型。国内肺炎链球菌肺炎缺乏确切的发病率，在美国其每年发病患者数约为50万。近来虽然在诊断、治疗和预防等方面有了很大进步，但此病在全世界仍有较高的发病率和病死率。

二、病因

肺炎链球菌为革兰阳性双球菌，有荚膜，属链球菌科的链球菌属。肺炎链球菌在人体内能形成荚膜，系多糖多聚体，可保护细菌免受吞噬细胞吞噬。在普通染色标本中，菌体外围的荚膜区呈不着色的半透明环。根据荚膜多糖抗原特性，肺炎链球菌可分近90个血清型，大多数菌株不致病或致病力很弱，仅部分菌株有致病力，荚膜多糖抗原与肺炎球菌的致病力有密切关系。成人致病菌多为1～9型，以第3型毒力最强，常致严重肺炎。

三、发病机制

1. 基本发病机制　肺炎链球菌为口咽部定植菌，主要靠荚膜对组织的侵袭作用引起组织的炎性反应，通常在机体免疫功能低下时致病。在全身及呼吸道防御功能受损时，如上呼吸道病毒感染、受凉、淋雨、劳累、糖尿病、醉酒或全身麻醉均可使机体对肺炎链球菌易感。肺炎链球菌经上呼吸道吸入肺泡并在局部繁殖。细菌不产生毒素，不引起原发性组织坏死或形成空洞，其致病力是由于含有高分子多糖体的荚膜对组织的侵袭作用。细菌能躲避机体吞噬细胞的吞噬过程，并主要在肺泡内的富含蛋白质的渗液中繁殖。首先引起肺泡壁水肿，然后迅速出现白细胞和红细胞渗出，含菌的渗出液经Cohn孔向邻近肺泡扩散，甚至蔓及几个肺段或整个肺叶，典型的结果是导致大叶性肺炎。

2. 非典型表现发病机制　患有黏液、纤毛运动障碍的患者如慢性阻塞性肺病（COPD），或肺水肿及心力衰竭，特别容易感染本菌，老年及婴幼儿感染可沿支气管分布即支气管肺炎。

四、病理

病理改变有充血水肿期、红色肝变期、灰色肝变期和消散期。整个过程包括肺组织充血水肿，肺泡内浆液性渗出和红、白细胞浸润，吞噬细菌，继而纤维蛋白渗出物溶解、吸收，肺泡重新充气。初阶段是充血，特点是大量浆液性渗出物，血管扩张及细菌迅速增殖，持续1～2天；下一阶段叫做“红色肝样变”，即实变的肺脏呈肝样外观，一般从第3d开始，肺泡腔内充满多形核细胞，血管充血及红细胞外渗，因此肉眼检查呈淡红色。接着是“灰色肝样变”期，第4～6天达到高峰，该期的纤维蛋白集聚与处于不同阶段的白细胞和红细胞有关，肺泡腔充满炎症渗出物。最后阶段是以渗出物吸收为特征的消散期，常在病程第7～10天出现。实际上四个病理阶段很难绝对分开，往往相互重叠，而且在使用抗生素的情况下，这种典型的病理分期已很少见。病变消散后肺组织结构多无损坏，不留纤维瘢痕。

极个别患者由于机体反应性差，肺泡内白细胞不多，白细胞溶解酶少，纤维蛋白吸收不完全，甚至有成纤维细胞形成，发生机化性肺炎。如细菌毒力强且未及时使用有效抗生素，15%～20%细菌经胸淋巴导管进入血循环，形成肺外感染包括胸膜炎、关节炎、心包炎、心内膜炎、腹膜炎、中耳炎，5%～10%可并发脓胸，少数可发生败血症或感染性休克，侵犯脑膜可引起化脓性脑膜炎。

五、临床表现

（一）症状

1. 常见症状　本病以冬季和初春为多发季节，这与呼吸道病毒感染流行有一定关系。青壮年男性或老幼多见。本病发病随年龄增大，发病率不断增高，春、冬季节空气中因带菌率较高为本病多发季节。

（1）诱因：常有受凉、淋雨、疲劳、醉酒、精神刺激、上呼吸道病毒感染史，半数左右的病例有上呼吸道感染的先驱症状。

（2）全身感染中毒症状：起病多急骤，有高热，体温在数小时内可升到39～40℃，高峰在下午或傍晚，亦可呈稽留热型，与脉率相平行。常伴有畏寒，半数有寒战。可有全身肌肉酸痛，口角或鼻周出现单纯疱疹。

（3）呼吸系统症状：咳嗽，初起无痰或痰量不多，后逐渐变成带脓性、血丝或“铁锈”痰液。

2. 非典型症状　仅表现为高热性胸痛，而呼吸道症状不明显，可有食欲锐减、恶心、呕吐、腹痛、腹泻；患侧胸痛，可放射至肩部、腹部，咳嗽或深呼吸时加重，有时被误诊为急腹症、心绞痛或心肌梗死。累及脑膜时可表现意识模糊、烦躁不安、嗜睡、谵妄等。但在很多情况下，特别是婴幼儿和老年患者，本病较为隐袭，症状可不典型。少数年老体弱者起病后不久便表现为休克。

（二）体征

1. 常见体征　内容如下所述：

（1）急性热病容：面颊绯红、鼻翼煽动、皮肤灼热、干燥、口角及鼻周有疱疹；病变广泛、低氧血症时，可出现气急、发绀。

（2）肺部体征：典型的肺部实变体征受累侧胸部呼吸运动减弱，呼吸音减低，可闻及少许湿性啰音。大片肺叶实变时才有典型的实变体征如叩诊呈浊音，语颤增强，管状呼吸音和湿性啰音。病变累及胸膜时可引起局部胸壁压痛，听诊有胸膜摩擦音；并发大量胸腔积液时，气管可偏移，叩诊实音，呼吸音减低或消失。

2. 非典型体征　内容如下所述：

（1）在年幼、体弱和老年人以及感染早期，临床表现可不明显，仅表现出疲乏、精神恍惚或体温升高。

（2）由于早期诊断及治疗，近年来一般肺炎链球菌肺炎可能在未完全实变时已开始消散，部分可不出现明显的异常体征，仅有高热，无干、湿性啰音。

（3）少数有脓毒血症者，可出现皮肤、黏膜出血点，巩膜轻度黄染。发现头痛特别是颈部疼痛或有僵硬感，颈有阻力提示可能累及脑膜。心率增快、心界的扩大，提示心力衰竭。炎症延及膈胸膜外围可引起上腹部压痛，炎症严重者可引起腹部胀气及肠梗阻。严重感染可并发休克，血压下降或测不出。

六、实验室检查

（一）常见表现

1. 血常规检查　血白细胞计数多数在（$10\times10^9\sim30\times10^9$）/L，中性粒细胞常超过 80%，并有核左移或见胞质内毒性颗粒。

2. 病原学检查　合格痰标本涂片检查有大量中性粒细胞和革兰阳性成对或短链状球菌，尤其在细胞内者，具有诊断参考意义。痰培养分离出肺炎链球菌是诊断本病的主要依据，可利用型特异抗血清确定出分离菌株的型别，但国内临床细菌室没有常规做菌型测试。为减少污染，应在漱口后采集深咳痰液，微生物标本必须在抗菌药物使用前留取，否则明显影响培养阳性率。

3. 血气分析　可出现动脉血氧分压（PaO_2）降低、二氧化碳分压（PaO_2）正常或降低，因原有基础病不同可有代谢性酸中毒改变。

（二）非典型表现

年老体弱、酗酒、免疫力低下者的白细胞计数常不增高，但中性粒细胞百分比仍升高。约 10% ~ 20% 并发菌血症，重症感染不应忽视血培养的临床意义。也可经支气管镜防污染毛刷或支气管肺泡灌洗采样，因系侵袭性检查，仅限于少数重症感染。如并发胸腔积液，应积极抽胸液进行细菌培养。血培养阳性率不高，只有在病程早期的短暂菌血症期或并发脓毒血症时血培养才会出现阳性。

七、器械检查

1. 常见表现　病变早期肺部仅见纹理增多，或局限于肺段的淡薄、均匀阴影；随着病情进展，典型表现为肺叶或肺段分布的大片呈均匀致密阴影，在实变阴影中可见支气管充气征。也可表现为一个肺段中单一区域或几个区域的浸润影。在有效抗生素治疗数日后开始消散，一般 3 周后完全消散。

2. 不典型表现 由于抗生素的应用，典型的大叶实变已少见。肋膈角可有少量胸腔积液征。在肺炎消散期，X 线显示炎性浸润逐渐吸收，部分区域吸收较早，可呈现“假空洞”征。老年人病灶消散较慢，容易出现吸收不完全而发展为机化性肺炎。少数患者可伴有胸膜增厚，并发胸膜或心包积液时可出现相应改变。

八、诊断

凡急性发热伴咳嗽、胸痛和呼吸困难都应怀疑为肺炎链球菌肺炎。根据病史、体征、胸部 X 线改变，痰涂片、痰培养或血培养，涂片革兰染色可见成对或短链状排列的阳性球菌、荚膜肿胀反应而缺乏其他优势菌群，并有大量的中性粒细胞，可做出初步诊断。痰培养分离出肺炎链球菌是诊断本病的主要依据，但如能在胸液、血液、肺组织或经气管吸出物中检出肺炎链球菌，则具有确诊价值。严重的患者病情变化急骤，开始表现轻微，但在数小时内发生唇绀、呼吸急促、鼻翼扇动和末梢循环衰竭引起休克等。无发热，特别是低体温往往与病情恶化相关。

九、鉴别诊断

（一）常见表现鉴别诊断

1. 干酪性肺炎 急性结核性肺炎临床表现与肺炎链球菌肺炎相似，X 线亦有肺实变，但结核病常有低热乏力，痰中容易找到结核菌。X 线显示病变多在肺尖或锁骨上、下，密度不均，久不消散，且可形成空洞和肺内播散。典型肺炎多发生于中下叶，阴影密度均匀。而肺炎链球菌肺炎经青霉素等治疗 3～5天，体温多能恢复正常，肺内炎症也较快吸收。

2. 肺癌 少数周围型肺癌 X 线影像颇似肺部炎症。但一般不发热或仅有低热，周围血白细胞计数不高，痰中找到癌细胞可以确诊。中央型肺癌可伴阻塞性肺炎，经抗生素治疗后炎症消退，肿瘤阴影渐趋明显；或者伴发肺门淋巴结肿大、肺不张。对于有效抗生素治疗下炎症久不消散或者消散后又复出现者，尤其在年龄较大者，要注意分析，必要时做 CT、痰脱落细胞和纤支镜检查等，以确定诊断。

3. 急性肺脓肿 早期临床表现与肺炎链球菌肺炎相似。但随着病程的发展，出现大量特征性的脓臭痰。致病菌有金黄色葡萄球菌、克雷伯杆菌及其他革兰阴性杆菌和厌氧菌等。葡萄球菌肺炎病情往往较重，咳脓痰。X 线胸片表现为大片炎症，伴空洞及液平。克雷伯杆菌肺炎常引起坏死性肺叶炎症，累及上叶多见，痰呈红棕色胶冻样。肺脓肿 X 线显示脓腔和液平，较易鉴别。但须警惕肺脓肿与肺结核可同时存在。

4. 其他病菌引起的肺炎 葡萄球菌肺炎和革兰阴性杆菌肺炎，临床表现较严重。克雷伯杆菌肺炎等常见于体弱、心肺慢性疾病或免疫受损患者，多为院内继发感染；痰液、血或胸液细菌阳性培养是诊断不可缺少的依据。病毒和支原体肺炎一般病情较轻，支原体肺炎和衣原体肺炎较少引起整个肺叶实变，可常年发作无明显季节特征；白细胞常无明显增加，临床过程、痰液病原体分离和血液免疫学试验对诊断有重要意义。

（二）非典型表现鉴别诊断

1. 渗出性胸膜炎 可与下叶肺炎相混淆，有类似肺炎的表现，如胸痛、发热、气急等症，但咳嗽较轻，一般无血痰，胸液量多时可用 X 线检查、B 超定位进行胸腔穿刺抽液，以明确诊断，须注意肺炎旁积液的发生。

2. 肺栓塞 常发生于手术、长期卧床或下肢血栓性静脉炎患者，表现为突然气急、咳嗽、咯血、胸痛甚至昏迷，一般无寒战和高热，白细胞中等度增加，咯血较多见，很少出现口角疱疹。肺动脉增强螺旋 CT 或肺血管造影可以明确诊断；但须警惕肺炎与肺栓塞可同时存在。

3. 腹部疾病 肺炎的脓毒血症可发生腹部症状，病变位于下叶者可累及膈胸膜，出现上腹痛，应注意与膈下脓肿、胆囊炎、胰腺炎、胃肠炎等进行鉴别。

十、治疗

（一）药物治疗

一经疑似诊断应立即开始抗生素治疗，不必等待细菌培养结果。青霉素可作为肺炎链球菌肺炎的首选药物，对无并发症的肺炎链球菌肺炎经验性治疗推荐青霉素，给青霉素 G 80 万 ~240 万单位静脉注射，1 次/4 ~6h。青霉素自问世以来一直被认为是治疗肺炎链球菌感染的常规敏感药物。但自从 20 世纪 60—70 年代在澳大利亚和南非首次报道发现耐青霉素肺炎链球菌（PRSP）以来，PRSP 流行呈上升趋势；对 PRSP 引起的各种感染均应选择青霉素以外的抗生素治疗，但对低度耐药株可用大剂量的青霉素 G，使血药浓度远高于 MIC 以取得较好的抗菌效果。对于严重肺炎链球菌感染伴发原发疾病患者，也可选用青霉素 G，须在治疗过程中注意观察疗效，并根据药敏结果及时调整给药方案。医源性感染患者对青霉素低度耐药者可选用大剂量青霉素 G 治疗，β－内酰胺类抗生素中以阿莫西林为最有效的药物，其他有效药物包括青霉素类如氨苄西林、阿莫西林，头孢菌素中的头孢唑啉、头孢丙烯、头孢克洛、头孢噻肟、头孢曲松也有效。万古霉素对 PRSP 感染有极强的抗菌活性，替考拉宁作用与万古霉素相似，不良反应减轻，半衰期延长。对青霉素过敏者，可静脉滴注红霉素，或口服克拉霉素或阿奇霉素。大环内酯类抗生素的抗菌活性，以红霉素最强，但国内耐红霉素肺炎链球菌的比例高达 50%。阿奇霉素与红霉素等沿用品种相比，其对流感嗜血杆菌和非典型病原的抗微生物活性明显增强；与头孢呋辛等 β－内酰胺类抗生素相比，对呼吸道非典型病原有良好活性。由于阿奇霉素血浓度较低，国内外不推荐用于治疗伴有菌血症的肺炎链球菌肺炎。大环内酯类新品种，如罗红霉素、阿奇霉素、克拉霉素抗菌谱没有明显扩大，常用于社区获得性感染，不宜作为重症感染的主要药物，除非有病原体检查结果支持或临床高度疑似为军团菌感染。在体外和动物实验中，许多药物的联合用药表现出了很大的抗菌活性，如头孢曲松与万古霉素，氨苄西林与利福平，阿莫西林与头孢噻肟，氯苯吩嗪与头孢噻肟，对 PRSP 表现出协同作用，可能在将来针对 PRSP 感染的治疗中是一种较好的方案。PRSP 感染危及患者的生命，病死率高，更为严重的是 PRSP 菌株在患者之间的传播，控制感染方案失败，抗生素使用不合理，均可引起医院感染，因此对 PRSP 进行预防控制是很有必要的。新一代氟喹诺酮类组织渗透性好，痰液中药物浓度多达血药浓度的 50% 以上，肺组织浓度可达血浓度的 3 ~4 倍。如左氧氟沙星、莫西沙星、加替沙星对大多数中度耐药菌株有效。在第三代头孢菌素耐药比较高的某些地区，尽管经验性选用万古霉素治疗的方案有争议，但临床医生根据经验将氟喹诺酮或万古霉素作为首选。如对青霉素高度耐药，可用第三代头孢菌素，如头孢曲松或头孢噻肟，或伊米配能等。抗菌药物疗程一般为 5 ~7 天，或在退热后 3 天停药。对衰弱患者疗程应适当延长。除抗生素治疗外，还应予以适当的对症治疗和支持治疗，包括卧床休息、补充液体及针对胸膜疼痛使用止痛药。

（二）治疗矛盾及对策

近 20 ~30 年来，肺炎链球菌对抗生素的耐药性日益流行，给临床治疗带来困难。国外已有 20% ~40% 的肺炎链球菌对青霉素中度耐药或高度耐药（PRSP），我国肺炎链球菌的耐药率尚低，中度耐药可采取加大青霉素剂量而获得有效治疗的方法，青霉素高度耐药菌株在我国甚少约为 0% ~5%，但有逐年上升的趋势。国内已有资料显示肺炎链球菌对大环内酯类、磺胺类等抗生素耐药率很高，疑诊或明确为该菌感染时不宜选用。而肺炎链球菌多重耐药株（MDRP）也逐渐增多，引起医院内暴发流行。北京地区多重耐药肺炎链球菌上升到 2001—2002 年的 6.9%。上海地区部分医院研究发现肺炎链球菌对除万古霉素以外抗菌药有不同程度的耐药性，同时存在交叉耐药现象。在某些地区肺炎链球菌对青霉素、头孢克洛、头孢呋辛等不敏感率也较高，应根据当地实际情况决定是否选用。肺炎链球菌对新型氟喹诺酮类敏感，但近来报告出现的耐药菌株已引起了人们的高度重视。万古霉素对所有肺炎链球菌均有抗菌活性，可作为伴有青霉素高耐药菌株易感因素的重症患者的首选药物。

（三）并发症的处理

1. 肺外感染　经适当抗生素治疗以后，高热一般在 24h 内消退，或在数天内呈分离性下降，如体温再升或3天后仍不退者，应考虑肺炎链球菌的肺外感染，如脓胸、心包炎或关节炎等。持续发热的其他原因还有混杂细菌感染，药物热或存在其他并存的疾患。肺炎治疗不当，可有5%并发脓胸，对于脓胸患者应予置管引流冲洗，慢性包裹性脓胸应考虑外科肋间切开引流。

2. 脑膜炎　如疑有脑膜炎时，给予头孢噻肟29静脉注射，1次/4～6h或头孢曲松1～29静脉注射，1次/12h，同时给予万古霉素1g静脉注射，1次/12h，可加用利福平600mg/天口服，直至取得药敏结果。除静脉滴注有效抗生素外，应行腰穿明确诊断，并积极脱水，吸氧并给予脑保护。

3. 感染性休克　强有效的控制感染是关键，有并发症如脓胸而需要引流或有转移感染灶如脑膜炎、心内膜炎、脓毒性关节炎需加大青霉素剂量。补充血容量，对老年发热患者慎用解热镇痛药，特别并发低血压者注意防止虚脱，补足液体量。可加用血管活性药物以维持休克患者的血压，保证重要脏器的血液灌流，并维持血压不低于100/60mmHg，现临床上常用以下方法。

（1）多巴胺以微量泵入，严重时加阿拉明静脉滴注。

（2）输氧：一般鼻导管给氧，呼吸衰竭可考虑气管插管、气管切开和呼吸机辅助通气。

（3）纠正水、电解质和酸碱失衡：监护期间要密切随访血电解质、动脉血气，尤其是对COPD患者。

4. 其他　临床表现腹痛又并发高热患者，排除外科急腹症可应用解热镇痛药；因基础病不同酌情予以解痉止痛药。如果临床症状逐步改善，而且病因明确，不应改变治疗方案。当患者仍无好转时，需考虑以下因素：病因诊断错误，药物选用不当，疾病已属晚期或重复感染，并发症使患者抵抗力低下，用药方法错误，肺炎链球菌属耐药菌株。青霉素的发现使肺炎链球菌性肺炎的病死率大大降低，本病总病死率为10%，但在已知病原菌的社区获得性肺炎死亡病例中，肺炎链球菌肺炎仍占较大比例。一般主张对35岁以上的患者要随访X线检查。胸部X线检查可能要在几周之后才能看到浸润消散，病情严重及有菌血症或原先已有慢性肺病的患者尤其如此。有肿瘤或异物阻塞支气管时，肺炎虽在治疗后消散，但阻塞因素未除，仍可再度出现肺炎。治疗开始6周或6周以上仍然有浸润，应怀疑其他疾病如原发性支气管癌或结核的可能。

十一、预后

本病自然病程1～2周。发病第5～10天时，发热可以自行骤降或逐渐减退。使用有效的抗菌药物可使体温在2～3天内恢复正常，患者顿觉症状消失，逐渐恢复健康。接受治疗较早的轻型患者，一般在24～48h内体温下降，但病情严重的患者，特别是具有预后不良因素的患者，往往需4天或4天以上才能退热。预后不佳的因素为：幼儿或老年，特别是1岁以下及60岁以上，血培养阳性，病变广泛、多叶受累者，周围血白细胞计数 $<4\,000/mm^3$，并发其他疾病如肝硬化、心力衰竭、免疫抑制、血液丙种球蛋白缺乏、脾切除或脾功能丧失、尿毒症等，某些血清型尤其是第3和第8型的病原体，发生肺外并发症如脑膜炎或心内膜炎。在已知病原菌的社区获得性肺炎死亡病例中，肺炎链球菌肺炎仍占较大比例。

十二、预防

避免淋雨受寒、疲劳、醉酒等诱发因素。对于易感人群可注射肺炎链球菌多糖疫苗。20世纪20年代曾用过肺炎链球菌疫苗，由于抗生素的兴起而被摒弃，随着耐药菌的增加，近十余年来，疫苗接种又重新受到重视。目前多采用多型组合的纯化荚膜抗原疫苗，有商品供应的疫苗含肺炎链球菌型特异多糖抗原中的23种抗原，覆盖85%～90%引起感染的肺炎链球菌菌型。有研究表明，哮喘人群中侵袭性肺炎球菌病的发生率增加；接种肺炎链球菌多价荚膜多糖疫苗可减少其感染和携带率。虽然对精确的保护水平尚不甚了解，因为通常不能作抗体效价测定，一般认为健康人注射肺炎链球菌疫苗后2～3周，血清内出现抗体，4～8周抗体效价持续增高，可降低肺炎链球菌肺炎的发病率，有效率超过50%，保护的期限至少1年以上。对于高危人群，5～10年后需重复接种。

（丁　锋）

第八节　葡萄球菌肺炎

一、概述

葡萄球菌肺炎（staphylococcal pneumonia）是由葡萄球菌引起的急性化脓性炎症，近年来有增多的趋势。金黄色葡萄球菌占社区获得性肺炎的比例为0%～5%，重症肺炎中最高报道为11.1%。也是医院获得性肺炎的主要病原菌之一，许多研究估计占所有医院获得性肺炎的15%～35%。与甲氧西林敏感的金黄色葡萄球菌（MSSA）相比，耐甲氧西林的金黄色葡萄球菌（MRSA）所致的社区和医院获得性感染的病死率明显增高，故更加引起了医学界的广泛关注。

二、病因和发病机制

葡萄球菌属含32种细菌，仅有一些对人体致病，为革兰阳性球菌，可分为凝固酶阳性的葡萄球菌（主要为金黄色葡萄球菌）及凝固酶阴性的葡萄球菌（如表皮葡萄球菌和腐生葡萄球菌）。葡萄球菌的致病物质主要是毒素与酶，如溶血毒素、杀白细胞素、肠毒素等，具有溶血、坏死、杀白细胞及血管痉挛等作用。凝固酶阳性的葡萄球菌致病力较强，随着医院感染的增多，由凝固酶阴性葡萄球菌引起的肺炎也不断增多。

金黄色葡萄球菌是毒力最强的葡萄球菌，广泛存在于自然界及人体，对外界有较强的适应能力，干燥环境下可存活几个月，常定植在健康人鼻前庭，带菌可达15%～50%，细菌胞壁上的部分胞壁酸有助于细菌在鼻前庭的细胞附着。除气管切开或烧伤患者外，虽然人群间的传播是否是通过直接接触和空气传播尚不清楚，但金黄色葡萄球菌很容易通过直接接触和空气产生播散。动物可以通过直接接触、环境污染或食物的作用，在人类MRSA感染中起到重要作用。

三、病理和生理

经呼吸道吸入途径所致肺炎呈大叶性或呈广泛的、融合性的支气管肺炎。支气管及肺泡破溃可使气体进入肺间质，并与支气管相通。当坏死组织或脓液阻塞细支气管，形成单向活瓣作用，产生张力性肺气囊肿。浅表的肺气囊若张力过高，可破溃形成气胸或脓气胸，并可形成支气管胸膜瘘。血源性金黄色葡萄球菌肺炎多发生于葡萄球菌菌血症患者。细菌栓子引起肺部多发的化脓性炎症病灶，进而发展成多发性肺脓肿，可侵及胸腔、心包，也可伴其他葡萄球菌引起的炎症，如脑膜炎、关节炎等。

四、临床表现、实验室检查及器械检查

金黄色葡萄球菌的临床表现随患者感染途径而异，经呼吸道吸入感染者较少见，大多发生于流感后。血源性途径感染者常以原发病灶表现和毒血症状为主。院内获得性肺炎多发于体质严重虚弱、气管切开、气管插管、使用免疫抑制药或近期做过手术的患者。

（一）典型表现

（1）急骤发病：全身中毒症状严重，寒战、高热、咳嗽、脓痰、脓血痰、呼吸困难、发绀等。

（2）病情发展迅速：神志改变、谵妄、昏迷甚至休克，多见于由肺外感染至血行播散者。

（3）院内感染：出现在手术后监护病房及长期住院者，起病隐匿。呼吸道症状较轻、低热、咳嗽少量脓痰。病情变化快。

（4）血源性葡萄球菌肺炎：继发于肺外感染的血行播散，全身中毒症状重，可找到原发病灶和其他部位感染的症状和体征。累及胸膜则发生脓胸。

（5）体征：早期局部呼吸音减低，可闻及干湿性啰音。并发脓胸则有叩诊浊音，呼吸音减弱或消失。有气胸则叩诊鼓音，呼吸音减弱或消失。

（6）实验室检查：外周血白细胞在 $20 \times 10^9/L$ 左右，有些病例可高达 $50 \times 10^9/L$，中性粒细胞明显升高，有中毒颗粒、核左移现象。重症病例由于细菌分泌杀白细胞数导致白细胞计数减少。痰涂片革兰染色可见大量成堆葡萄球菌与脓细胞、白细胞发现球菌有诊断价值。痰、血及胸液培养葡萄球菌生长。血清胞壁酸抗体测定对早期诊断有帮助，血清抗体≥1 ∶ 4 为阳性，特异性较高。

（7）X 线表现：肺浸润、肺脓肿、肺气囊肿和脓胸、脓气胸为金黄色葡萄球菌肺炎的四大 X 线征象，在不同类型和不同病期以不同的组合表现。多发性小脓肿、肺气囊肿和脓胸、脓气胸为婴幼儿金黄色葡萄球菌肺炎的特征，且早期临床表现常与胸部 X 线表现不一致，即临床症状很重，而胸片表现不明显。但病变发展快，可于数小时发展成为多发性肺脓肿、肺气囊肿、脓胸，并可产生张力性气胸、纵隔气肿。

原发性感染者早期胸部 X 线表现为大片絮状、密度不均的阴影。可成节段或大叶分布，亦有成小叶样浸润，病变短期内变化大，可出现空洞或蜂窝状透亮区，或在阴影周围出现大小不等的气肿性大泡。栓塞性葡萄球菌肺炎的特征是在不相邻的部位有多发性浸润，浸润易形成空洞，这些现象表示感染源来源于血管内（如右侧心内膜炎或脓毒性血栓性静脉炎）。通常，血源性感染者胸部 X 线表现呈两肺多发斑片状或团块状阴影或多发性小液平空洞。血源性葡萄球菌肺炎早期在两肺的周边部出现大小不等的斑片状或团块状阴影，边缘清楚，有时类似转移癌，但随病情发展，病灶周边出现肺气囊肿，并迅速发展成肺脓肿。

（二）非典型表现

（1）一些经血行感染者找不到原发病灶。

（2）部分患者亚急性起病，肺炎症状不典型。

（3）老年患者及有慢性基础疾病患者及某些不典型病例，呈亚急性经过，起病较缓慢，症状较轻，低热，咳少量脓性痰，有时甚至无临床症状，仅在摄胸片时发现肺部点状或边缘模糊的片状阴影。有时虽无呼吸系统症状及高热，而患者已发生中毒性休克，出现少尿、血压下降。

（4）有些金黄色葡萄球菌肺炎还可出现类似吉兰－巴雷综合征和多发性肌炎的肺外并发症表现。少数病例因出现腹痛被误诊为阑尾炎。

（5）影像学上有些肺上叶的病变易误诊为结核。

五、诊断和鉴别诊断

根据典型临床表现、X 线征象、呼吸道分泌物涂片及培养，加上患者有金黄色葡萄球菌肺炎的易感因素，可做出诊断。但本病早期临床表现与 X 线改变不符合，病原学检查虽是确诊的依据，但需要一定的时间，也存在着敏感性和特异性的问题，早期诊断常有困难。X 线检查随访追踪肺部病变动态变化对诊断有帮助。临床上应与其他疾病相鉴别。

1. 其他细菌性肺炎　如流感杆菌、肺炎克雷伯菌、肺炎链球菌引起的肺炎。根据病史、症状、体征、胸部 X 线等检查可做出初步判断，但最终鉴别需病原学检查。

2. 肺结核　上叶金黄色葡萄球菌易与肺结核混淆，尤其是干酪性肺炎，二者无论是症状体征及影像学检查均相似。此外，发生于下叶的不典型肺结核也易误诊为金黄色葡萄球菌肺炎。应通过仔细询问病史、相关实验室检查以及对治疗的反应进行鉴别。

3. 真菌性肺炎　医院内获得性真菌性肺炎与金黄色葡萄球菌肺炎患者有相似的易感因素，症状体征及影像学改变区别不大，临床上判别有困难。确诊依赖于病原学诊断。

4. 其他非感染性疾病　发生于肺的其他非感染性疾病如肺肿瘤、肺栓塞、肺血管炎等疾病也可出现发热、外周血白细胞升高、胸部 X 线见肺浸润影，需通过病史及相关辅助检查进行鉴别。

六、治疗

（一）抗菌药物治疗

应根据痰培养及药物敏感试验结果选用抗生素。用药方法如下。

（1）甲氧西林敏感的金黄色葡萄球菌（MSSA）治疗：可选用耐青霉素酶的半合成青霉素或头孢菌

素，如苯唑西林、氯唑西林、头孢唑啉、头孢呋辛，也可选用克林霉素、复方磺胺甲噁唑（SMZco），联合使用阿米卡星、磷霉素、夫西地酸钠、利福平、氟喹诺酮类等药物。由于医院获得性感染多为耐多药菌株，治疗时不宜选用β-内酰胺类、林可霉素类、氟喹诺酮类及SMZco。

（2）MRSA的治疗

1）糖肽类药物：可选用万古霉素，成人剂量为1.0g/次，每12h 1次缓慢静脉滴注。也可选去甲万古霉素，成人0.8~1.6g/天，分2~3次缓慢静脉滴注。或替考拉宁0.4g/次，首3次剂量每12h静脉给药1次，以后则0.4g/天。两种药物的作用机制相似，在体外替考拉宁较万古霉素容易产生诱导耐药。常用剂量下替考拉宁的肾毒性低于万古霉素，其半衰期为40~70h，每天一次给药方案为门诊治疗提供了方便。

2）噁唑烷酮类：利奈唑胺，成人0.6g/次，每12h 1次，静脉或口服。最常见的不良反应为腹泻、头痛、恶心。

3）甘氨酰四环素类：替加环素，起始剂量为0.1g，以后50mg，每12h 1次。

（二）体位引流

脓气胸应尽早胸腔置管引流。肺脓肿应嘱患者按病变部位和全身情况做适当体位引流。

（三）其他

营养支持等均十分重要。伴随葡萄球菌心内膜炎患者在抗菌治疗症状改善后应尽早进行心脏赘生物的手术治疗。

1. 治疗矛盾

（1）临床上有50%以上的肺炎患者找不到病原体，许多葡萄球菌肺炎患者早期临床表现并无特异性，因此在病原学诊断前或药敏结果未获得前决定是否要选用针对葡萄球菌的经验性抗菌治疗有一定困难，尤其是否选用针对MRSA的治疗药物更难下决心。不选怕耽误治疗，影响疾病预后；轻易用药又造成抗生素滥用，且增加了医疗费用。

（2）对于MRSA肺炎尤其是伴有心内膜炎的重症患者，宜选用杀菌剂如万古霉素治疗。但如这些患者同时伴有肾功能不全时，则使用这种药物有风险。

（3）h-VISA与万古霉素耐药菌的出现，会导致万古霉素治疗失败。但临床常规病原学检测很少进行h-VISA及MBC的测定。

2. 对策

（1）MRSA不是社区获得性肺炎（CAP）的常见病原体，对CAP的患者应采用常规的方案进行治疗。只有对于那些有葡萄球菌感染的高危因素、治疗反应差或从血液、痰或胸腔积液中培养出MRSA的患者才改用万古霉素进行治疗。同时应该记住，痰培养出的MRSA，可能是定植菌而非致病菌。

（2）对于肾功能不全的患者，使用万古霉素、替考拉宁均需调整剂量，或改用其他对肾损害小的药物如利奈唑胺等。

（3）万古霉素MIC在敏感范围上界（1~2μg/ml），如果仍选用万古霉素，可考虑联合应用利福平、夫西地酸或磷霉素等，也可改用其他种类的药物。还应掌握万古霉素应用的指征，积极预防耐药性的产生。美国疾病预防控制中心建议万古霉素应用的指征如下。

a. 耐β-内酰胺类革兰阳性菌引起的严重感染。

b. 革兰阳性菌感染，但对β-内酰胺类抗生素严重过敏者。

c. 甲硝唑治疗失败或严重的抗生素相关性结肠炎。

d. 美国心脏协会推荐在某些特定的阶段，用于心脏病的预防。

e. 假体材料或装置的植入手术中，MRSA或MRSE（耐甲氧西林表皮葡萄球菌）感染的发生率较高，在操作过程中的预防用药。

七、预后

葡萄球菌肺炎的预后通常与感染菌株的致病力、患者的基础状态、肺部病变范围、诊断和治疗是否及时和正确，以及有无并发症如菌血症、心内膜炎、脑膜炎等均有密切关系。其病死率为 10% ~30%，年龄大于 70 岁的患者病死率为 75%。痊愈患者中少数可遗留支气管扩张等。

（丁 锋）

第九节 肺脓肿

肺脓肿（lung abscess）是表现为肺实质破坏的化脓性感染，产生一个或多个大的空腔，可形成液气平面。有学者把类似表现的多发的直径小于 2cm 的小脓腔的肺部感染定义为坏死性肺炎。肺脓肿和坏死性肺炎是同一病理过程的不同表现。其早期表现与普通肺炎相类似，没有产生空腔或脓肿，但由于得不到有效治疗，疾病进展为肺脓肿或坏死性肺炎。

一、病因及发病机制

肺脓肿最重要的背景因素是吸入，通常与意识改变相关，常见的包括酗酒、脑血管意外、全身麻醉、药物过量或吸毒、癫痫发作、糖尿病昏迷等。其他容易引起吸入的因素还包括因食管疾病或神经系统疾病引起的吞咽困难、肠梗阻、扁桃体切除术、拔牙，以及一些影响贲门括约肌功能的情况，如鼻饲管、气管插管等。有研究用放射性示踪技术发现，70% 深昏迷的患者和 45% 处于深睡眠状态的健康人存在吸入。而吸入在深昏迷的患者更频繁、更广泛。正常的清除机制受损或大量吸入，超过机体清除能力导致肺部感染。酗酒和住院或护理院的患者，通常口咽部有革兰阴性杆菌定植，特别是气管插管和服用 H_2 受体阻滞剂或制酸剂的患者。导致肺脓肿或坏死性肺炎的第二类常见因素是牙周病或牙龈炎。没有牙齿的人很少发生肺脓肿。如果这类患者患有肺脓肿，需警惕支气管肺癌的可能。其他的一些易患因素包括支气管扩张，肺栓塞继发感染、脓栓栓塞、吸入细菌气溶胶、腹腔感染蔓延等。支气管阻塞继发化脓性感染是另一个重要机制。其他一些因素还包括糖尿病昏迷、恶性肿瘤、获得性免疫缺陷性疾病以及其他一些免疫妥协的情况。接受免疫抑制剂治疗的患者可因奴卡菌或其他细菌感染出现多发性肺脓肿。

病原体常为上呼吸道、口腔的定植菌，包括需氧、厌氧、兼性厌氧菌。90% 的患者并发有厌氧菌感染，通常是混合感染，毒力较强的厌氧菌在部分患者可单独治病。常见的其他病原体包括金黄色葡萄球菌、化脓性链球菌、肺炎克雷伯杆菌和铜绿假单胞菌。大肠埃希菌和流感嗜血杆菌也可引起坏死性肺炎。根据感染途径，肺脓肿可分为吸入性肺脓肿、继发性肺脓肿、血源性肺脓肿。

一项对于 26 例肺脓肿的前瞻性研究发现：26 例经气管吸引的标本中 24 例培养出厌氧菌，其中 16 例只检出厌氧菌，包含 4 例为单一厌氧菌菌株，其余 8 例同时培养出需氧菌及兼性需氧菌；平均每个患者分离出 3.1 株细菌（厌氧菌 2.6 株）。分离出的厌氧菌以革兰阴性杆菌和革兰阳性球菌多见。

另一研究显示，28 例厌氧性坏死性肺炎中，20 例只检出厌氧菌，所有患者中平均每例含 2.3 株厌氧菌和 0.4 株需氧菌。分离出的厌氧菌主要包括坏死梭杆菌、其他一些类杆菌属、厌氧或微厌氧的链球菌、球菌等。放线菌可直接引起坏死性肺炎。

对厌氧性或混合厌氧性脓胸的回顾性研究表明，平均每个标本含 3.5 株厌氧菌和 1.1 株需氧菌或兼性厌氧菌。另一 46 例肺脓肿的研究表明，只分离出厌氧菌的仅 19 例，主要的非厌氧菌是溶血性链球菌，主要的厌氧菌主要为有色或无色的普氏菌属、类杆菌属（包括脆弱杆菌属、核粒梭杆菌、消化链球菌）等。尽管梭状菌属，包括梭状芽孢杆菌，可引起坏死性肺炎、脓胸和其他一些厌氧菌肺部感染，但相关的临床研究却不多。

来源于社区或者住院患者吸入的病原有很大差别。社区获得性吸入性肺炎主要是厌氧菌感染，有研究表明 38 例患者中 35 例分离到厌氧菌，其中 25 例为单一菌株。而院内获得性吸入性肺炎的病原体与其他院内感染的病原体相类似，主要包括葡萄球菌、各种需氧或兼性需氧的革兰阴性杆菌，如肺炎克雷伯杆菌、绿脓杆菌、变形杆菌等。最近，社区获得性肺脓肿细菌谱出现一个重要改变，21% 肺脓肿由肺炎克雷伯杆菌感染所致，另外，青霉素及克林霉素耐药的厌氧菌及米勒链球菌感染比例亦较以往明显增加。Nichols 和 smith 的研究表明，与正常人相比，十二指肠溃疡出血或梗阻、胃溃疡、恶性肿瘤等患者的胃中含更复杂的菌群，包括口咽部的各种细菌如链球菌、各种厌氧菌以及大肠杆菌，甚至脆弱杆菌。这部分患者吸入胃内容物更容易引起肺部感染，且引起感染的细菌与常规的又有所差别。长期服用 H_2 受体拮抗剂和制酸剂的患者，胃液 pH 改变，胃及口咽常出现革兰阴性杆菌逆行性定植。

引起坏死性肺炎常见的其他几个细菌包括金黄色葡萄球菌、化脓性链球菌、肺炎克雷伯杆菌、铜绿假单胞菌等。肺炎链球菌偶然也可导致肺脓肿的发生。另外，一些革兰阴性杆菌，如大肠杆菌、军团菌甚至变形杆菌等可导致肺坏死。其他一些不常见的但值得注意的细菌还包括奴卡（放线）菌属、红球菌属、沙门菌、分枝杆菌等。一些非细菌性病原体亦可致肺脓肿，包括寄生虫（如并殖吸虫属、阿米巴属等）、真菌（如曲霉、隐球菌、组织胞质菌、芽生菌属、球孢子菌属等）。

血源性肺脓肿主要由三类细菌血行弥散到肺引起，包括革兰阳性球菌，尤其是葡萄球菌、革兰阴性肠杆菌以及厌氧菌。多发的肺脓肿很可能是血源性的，常因为菌血症或脓栓栓塞引起。最常见的引起血源性肺脓肿的是葡萄球菌菌血症。革兰阴性肠杆菌感染导致的血源性肺脓肿常与尿路感染、诊疗性操作、肠道手术、人工流产术后以及一些院内感染等相关。厌氧性或微厌氧性链球菌和革兰阴性厌氧杆菌感染性肺脓肿常继发于腹部或盆腔感染。其他一些导致血源性肺脓肿的罕见病原包括炭疽、鼠疫、霍乱弧菌等。

二、病理

感染物阻塞细支气管，小血管炎性栓塞，致病菌繁殖引起肺组织化脓性炎症、坏死，形成肺脓肿，继而坏死组织液化破溃并经支气管部分排出，形成有气液平的脓腔，空洞壁表面常见残留坏死组织。病变有向周围扩展的倾向，甚至超越叶间裂波及邻接的肺段。若脓肿靠近胸膜，可发生局限性纤维蛋白性胸膜炎，发生胸膜粘连；如为张力性脓肿，破溃到胸膜腔，则可形成脓胸、脓气胸或支气管胸膜瘘。如在早期抗生素干预了此自然过程，病变可完全吸收或仅剩少量纤维瘢痕。

如急性肺脓肿治疗不彻底，或支气管引流不畅，导致大量坏死组织残留脓腔，炎症迁延 3 个月以上称慢性肺脓肿。脓腔壁成纤维细胞增生，肉芽组织形成，使脓腔壁增厚，并可累及周围细支气管，至其变形或扩张。

三、临床表现

（一）症状

1. 常见症状　取决于肺脓肿的致病菌，是厌氧菌还是非厌氧菌。单纯厌氧菌性肺脓肿患者多有吸入史，患者多有齿、口、咽喉的感染灶，或手术、醉酒、劳累、受凉和脑血管意外等病史。在就诊前就可存在数周至数月的症状，表现为不适、乏力、低热、盗汗、食欲缺乏、咳嗽等，后咳嗽等症状逐渐加重，痰量增加，大量脓臭痰以及消瘦、贫血等，可有咯血或胸膜炎表现。

非厌氧菌感染引起的肺脓肿起病与普通肺炎相似。急性起病，畏寒、高热，体温达 39～40℃，伴有咳嗽、咳黏液痰或黏液脓性痰。炎症累及壁层胸膜可引起胸痛，且与呼吸有关。病变范围大时可出现气促。此外还有精神不振、全身乏力、食欲减退等全身中毒症状。如感染不能及时控制，可于发病后 10～14天，突然咳出大量脓臭痰及坏死组织，每日可达 300～500ml。痰带臭味多提示并发厌氧菌感染。一般在咳出大量脓痰后，体温明显下降，全身毒性症状随之减轻，数周内一般情况逐渐恢复正常。约有 1/3 的患者有不同程度的咯血，偶有中、大量咯血而突然窒息致死。肺脓肿破溃到胸膜腔，可出现突发性胸痛、气急，出现脓气胸。

真菌、奴卡菌属和分枝杆菌引起的肺脓肿起病较缓慢，可仅有一般的呼吸道感染症状，多无胸痛。继发性肺脓肿发病前多伴原发病的临床表现，多起病缓慢，较少咳脓臭痰及咯血。血源性肺脓肿多先有原发灶（肺外感染）引起的畏寒、高热等感染中毒症的表现。经数日或数周后才出现咳嗽、咳痰，痰量不多，极少咯血。

慢性肺脓肿患者常有咳嗽、咳脓痰、反复不规则发热和咯血，持续数周到数月。以及贫血、消瘦等慢性中毒症状重。

阿米巴肺脓肿通常在肺部症状前就有肝脓肿的症状，因肝脓肿向上蔓延，穿透膈肌侵犯肺脏引起，表现为逐渐加重的咳嗽，咳巧克力或果酱样痰，无明显臭味。阿米巴肺脓肿起病隐匿，突然出现剧烈咳嗽伴大量红褐色痰。可追问到腹泻和旅行的病史。

2. 非典型表现　随着抗生素的不规范使用或原有慢性基础疾病、免疫功能受抑制，如糖尿病、恶性肿瘤、化疗等肺脓肿患者可缺乏上述典型表现，称为不典型肺脓肿。临床上可无高热、大量脓臭痰，仅表现为低热、反复痰中带血。

（二）体征

1. 常见体征　肺部体征与肺脓肿的大小、部位、病情严重程度、有无并发症等有关。早期肺部可无阳性体征，或患侧可闻及湿啰音；病变继续发展，出现肺实变体征，可闻及支气管呼吸音；肺脓腔增大时，可出现空翁音；但现今因抗生素的早期使用，很少能听到空翁音或空洞性呼吸音的。病变累及胸膜可闻及胸膜摩擦音后呈现胸腔积液体征，包括叩诊浊音、纵隔向对侧移位、患侧呼吸音减弱或消失等。慢性肺脓肿常有杵状指（趾）。血源性肺脓肿肺部多无阳性体征。

2. 典型体征　可无典型的实变体征。

四、诊断

（一）实验室检查

1. 常见表现　内容如下所述：

（1）血常规：急性肺脓肿血白细胞总数明显升高，可达（$20\times10^9\sim30\times10^9$）/L，中性粒细胞占90%以上，核明显左移，常有中毒颗粒。慢性患者的血白细胞可稍升高或正常，可有贫血表现，红细胞和血红蛋白减少。

（2）病原学诊断：肺脓肿的病原学诊断有赖于微生物学检查，包括痰涂片革兰染色，痰、胸腔积液和血培养（包括需氧培养和厌氧培养），以及抗菌药物敏感试验，如怀疑结核可行痰涂片找抗酸杆菌，如怀疑阿米巴肺脓肿可痰找虫卵、寄生虫等。详细的微生物学检查有助于确定病原体和选择有效的抗菌药物。但经口咳出的痰液培养并不能很好地明确诊断，因为患者口腔有很多定植菌，致使痰培养的结果不可靠，但对分枝杆菌、真菌、寄生虫或细胞学检查是必需的。结合胸腔积液和血培养阳性时更有意义。必要时经气管穿刺、经支气管镜保护性毛刷、经肺泡灌洗等有创的方法取得的标本，对病原学诊断更有价值。

（3）影像学检查

1）X线检查：早期炎症表现为大片浓密模糊浸润阴影，边缘不清，或为团片状浓密阴影，分布在一个或数个肺段。在肺组织坏死、肺脓肿形成后，脓液经支气管排出，脓腔出现圆形透亮区及液气平面，其四周被浓密炎症浸润所围绕。脓腔内壁光整或略有不规则。经脓液引流和抗生素使用后，肺脓肿周围炎症先吸收，逐渐缩小至脓腔消失，最后仅残留纤维条索阴影。慢性肺脓肿脓腔壁增厚，内壁不规则，有时呈多房性，周围有纤维组织增生及邻近胸膜增厚，肺叶收缩，纵隔可向患侧移位。并发脓胸时，患侧胸部呈大片浓密阴影。若伴发气胸可见气液平面。结合侧位X线检查可明确脓肿的部位及范围大小。血源性肺脓肿，病灶分布在一侧或两侧，呈散在局限性炎症，或边缘整齐的球形病灶，中央有小脓腔和气液平。炎症吸收厚，亦可能遗留有局灶性纤维化或小气囊阴影。

2）胸部CT检查：CT能更准确定位及鉴别肺脓肿和有气液平的局限性脓胸、发现体积较小的脓肿和葡萄球菌肺炎引起的肺气囊腔，并有助于做体位引流和外科手术治疗。

（4）纤维支气管镜检查：有助于明确病因和病原学诊断，并可用于治疗。如气道内有异物，可取出异物时气道引流通畅。如疑为肿瘤阻塞，则可取病理标本。还可取痰液标本行需氧和厌氧培养。可经纤维支气管镜插入导管，尽量接近或进入脓腔，吸引脓液、冲洗支气管及注入抗生素，以提高疗效与缩短病程。

2. 非典型表现 内容如下所述：

（1）血常规：可以正常甚至降低。

（2）影像学检查

1）胸部X线平片：胸部X片见孤立的边缘光滑含液平的空洞，病灶可出现在左肺。

2）胸部CT：不典型肺脓肿的CT征象按影像形态可分为孤立的团块状型或不规则浸润型。常表现为下列几种影像改变：①偏心或中心性局限性融解或小空洞。②局部充血征。③病灶边缘粗长条索影。④邻近胸膜增厚粘连。⑤病灶边缘局限浸润片状阴影。⑥部分病例可见纵隔淋巴结肿大。孤立团块型还可见边缘细毛刺、棘突征或纵隔淋巴结钙化征象。常需与周围型肺癌或肺结核鉴别。

（二）诊断与鉴别诊断

对有口腔手术、昏迷呕吐或异物吸入史，突发畏寒、高热、咳嗽和咳大量脓臭痰的患者，结合影像学表现，可做出急性肺脓肿的诊断。有皮肤创伤感染、疖、痈等化脓性病灶，或静脉吸毒者患心内膜炎，出现高热不退、咳嗽、咳痰等症状，X线胸片显示两肺多发性肺脓肿者，可诊断血源性肺脓肿。痰、血培养，包括厌氧菌培养以及抗菌药物敏感试验，对确定病因诊断、抗菌药物的选用有重要价值。

肺脓肿应与下列疾病相鉴别。

1. 细菌性肺炎 早期肺脓肿或坏死性肺炎与普通细菌性肺炎在症状和X线表现上很相似，但常见的肺炎链球菌肺炎多伴有口周疱疹、铁锈色痰而无大量脓臭痰，X线胸片显示肺叶或段性实变，边缘模糊不清，没有空洞形成。当用抗生素治疗后高热不退，咳嗽、咳痰加剧并咳出大量脓痰时应考虑为肺脓肿。

2. 空洞性肺结核继发感染 空洞性肺结核是一种慢性病，起病缓慢，病程长，可有长期咳嗽、午后低热、乏力、盗汗、食欲减退或有反复咯血。X线胸片显示空洞壁较厚，一般无气液平面，空洞周围炎性病变较少，常伴有条索、斑点及结节状病灶，或肺内其他部位的结核播散灶，痰中找到结核杆菌。当并发肺炎时，可出现急性感染症状和咳大量脓臭痰，且由于化脓性细菌的大量繁殖，痰中难以找到结核分枝杆菌，此时要详细询问病史。如一时不能鉴别，可按急性肺脓肿治疗，控制急性感染后，X线胸片可显示纤维空洞及周围多形性的结核病变。痰结核杆菌可阳转。

3. 支气管肺癌 支气管肺癌阻塞支气管常引起远端肺化脓性感染，但形成肺脓肿的病程相对较长，因有一个逐渐阻塞的过程，毒性症状多不明显，脓痰量亦较少。阻塞性感染由于支气管引流不畅，抗生素效果不佳。因此对40岁以上出现肺局部反复感染且抗生素疗效差的患者，要考虑有支气管肺癌所至阻塞性肺炎的可能，可行痰找癌细胞和纤维支气管镜检查，以明确诊断。肺鳞癌也可发生坏死液化，形成空洞，但一般无毒性或急性感染症状，X线胸片显示空洞壁较厚，多呈偏心空洞，残留的肿瘤组织使内壁凹凸不平，空洞周围亦少炎症浸润，肺门淋巴结可有肿大，故不难与肺脓肿区别。

4. 肺囊肿继发感染 肺囊肿继发感染时，囊肿内可见液气平面，周围炎症反应较轻，无明显中毒症状和脓痰。如有以往X线胸片做对照，更容易鉴别。

五、治疗

（一）抗生素治疗

肺脓肿的首要治疗是抗生素治疗。为了避免复发，疗程可能需要2～4个月。监测的指标包括体温、痰量及影像学改变等。

1. 抗生素的使用 对细菌性肺脓肿而言，经验性抗生素治疗应覆盖临床怀疑的所有可能的病原体。明确社区获得性肺炎病史或住院时肺脓肿形成病史对抗生素的选择非常重要。对于继发于院内感染的肺脓肿患者，抗生素的选择应覆盖克雷伯菌属、肠杆菌属和假单胞菌属。

肺脓肿或坏死性肺炎大多继发于吸入，其主要病原菌是厌氧菌。早期的一线治疗首选青霉素G（240万～1 000万单位/d），但随着细菌耐药的出现，尤其是产生β－内酰胺酶的革兰阴性厌氧杆菌的增多，青霉素G的治疗效果欠佳，甚至治疗失败。甲硝唑和克林霉素，辅以青霉素G，对严重的厌氧菌肺炎是一种有效的选择（克林霉素 600mg 静脉滴注 q8h）。青霉素 G 对某些厌氧球菌的抑菌浓度需达 8μg/ml，故所需治疗量非常大（成人需 1 000 万 ~2 000 万单位/d）。因此目前青霉素 G、氨苄西林、阿莫西林不再推荐单独用于中重度厌氧性肺脓肿或坏死性肺炎的治疗。而对于轻症患者，静脉青霉素，甚至口服青霉素或头孢菌素也能取得令人满意的效果。

大多数厌氧菌对四环素耐药，因此不推荐用作治疗厌氧菌感染。除某些消化性链球菌、变形梭杆菌、产气荚膜杆菌等菌株，克林霉素对大多数厌氧菌有效。但亦有一些数据显示，超过 20% 的脆弱杆菌出现对克林霉素耐药。因此，克林霉素与青霉素 G 合用，虽可扩大抗菌谱，但可能仍不能覆盖脆弱杆菌。甲硝唑对所有革兰阴性厌氧菌有很好的抗菌效果，包括脆弱杆菌和一些产 β－内酰胺酶的细菌。某些厌氧球菌、多数微需氧链球菌、放线菌等对甲硝唑耐药，因此，甲硝唑在治疗厌氧性肺脓肿或坏死性肺炎时，也常需与青霉素 G（或红霉素）联用。头孢西丁、羧基青霉素（羧苄西林和替卡西林）和哌拉西林对脆弱杆菌属、一些产 β－内酰胺酶的拟杆菌、大多数的厌氧菌以及肠杆菌科细菌有效。头孢西丁对金葡菌有效，而哌拉西林对铜绿假单胞菌有很好的抗菌活性。三代头孢菌素对厌氧菌的效果，尤其是对脆弱杆菌的效果不如头孢西丁和半合成青霉素。亚胺培南和美洛培南对所有厌氧菌都有很好的抗菌活性。β－内酰胺/β－内酰胺酶抑制剂，如替卡西林/克拉维酸、氨苄西林/舒巴坦对厌氧菌、金葡菌和很多革兰阴性杆菌有效。氯霉素对大多数厌氧菌，包括产 β－内酰胺酶厌氧菌有效。新一代喹诺酮类抗生素对厌氧菌和其他一些病原菌也有较好的效果。

血源性肺脓肿常为葡萄球菌感染，可选用耐青霉素酶的青霉素。当青霉素过敏时，可选择静脉用头孢菌素及万古霉素。万古霉素用于耐甲氧西林金葡菌感染，而青霉素 G 用于 A 组葡萄球菌感染。对于肺炎克雷伯杆菌或其他一些兼性或需氧革兰阴性杆菌，氨基糖苷类抗生素是个不错的选择。因庆大霉素的耐药率升高，所以更推荐选用阿米卡星。半合成青霉素、某些新一代头孢菌素、氨曲南以及 β－内酰胺/β－内酰胺酶抑制剂也有很好的效果。复方磺胺甲噁唑和新一代喹诺酮对很多非厌氧的革兰阴性杆菌有效，常用于联合治疗。在重症患者，特别是免疫抑制的患者，β－内酰胺类抗生素与氨基糖苷类的组合是个很好的选择。亚胺培南和美洛培南基本能够覆盖除耐甲氧西林金葡菌以外的大部分细菌。

其他的抗生素，如红霉素或利福平用于军团菌感染，磺胺类抗生素用于奴卡菌感染。结核杆菌感染应行正规的抗结核治疗。

最近，有研究发现肺炎克雷伯杆菌成为社区获得性肺脓肿的一个重要致病菌（21%），对青霉素及克林霉素耐药的厌氧菌及米勒链球菌感染比例亦明显增加。鉴此，有学者推荐β－内酰胺/β－内酰胺酶抑制药，或二代、三代头孢菌素联合克林霉素或甲硝唑作为社区获得性肺脓肿的经验性治疗方案。

2. 治疗反应　肺脓肿大多对抗生素治疗敏感，临床改善可表现为抗生素治疗 3 ~4 天后体温下降，7 ~10 天体温恢复正常。恶臭痰可在 3 ~10 天消失。影像学改变通常较缓慢，往往在第 1 周浸润阴影有扩大，甚至有新的空洞出现，2 ~3 周浸润病灶边缘清楚，以后可转变为薄壁空洞或残存条索状影。如治疗超过 2 周后仍存在发热提示治疗失败，应进一步检查以明确治疗失败的原因。

抗生素疗效差的原因包括异物或新生物阻塞支气管；所选抗生素未能覆盖到病原体（如分枝杆菌、真菌），或耐药；空洞范围大（直径超过 6cm），出现脓胸、支气管胸膜瘘等并发症，常需要延长疗程或外科介入处理；以往存在的囊肿、肺大疱等的感染可能是抗生素治疗效果欠佳的原因。另外还需考虑是否存在无菌性肺空洞、肺癌、肺栓塞或韦格纳（wegener）肉芽肿的可能。

（二）脓液引流

肺脓肿患者应行体位引流以促进痰液排出，从而减轻症状，改善气体交换。引流的体位应使脓肿处于最高位，每日 2 ~3 次，每次 10 ~15 分钟。经纤支镜冲洗及吸引也是引流的有效方法。经皮肺穿刺引流，主要适用于肺脓肿药物治疗失败，患者本身条件不能耐受外科手术，肺脓肿直径 >4cm，患者不能咳嗽或咳嗽障碍不能充分的自我引流；均质的没有液气平面的肺脓肿。CT 引导下的经皮肺穿刺可增加成功率，减少其不良反应。

（三）外科治疗

多房的、厚壁、诊断不清的肺脓肿需外科手术治疗。另外，存在恶性肿瘤、出血、脓胸和大块坏死组织的肺脓肿也要求外科手术治疗。

六、预后

在抗生素出现以前，1/3 的肺脓肿患者死亡，1/3 自然痊愈，1/3 发展为慢性疾病进入反复复发的肺脓肿、慢性脓胸、支气管扩张或其他慢性化脓性病变。目前抗生素治疗后肺脓肿的预后常较好。超过 90% 的肺脓肿在单独内科治疗后可痊愈，除非是癌继发的支气管阻塞引起的肺脓肿。但免疫功能低下或支气管阻塞引起的肺脓肿，病死率仍高达 70%。

七、预防

预防吸入对减少肺脓肿的发生最为重要。对无咽反射的患者应早期插管和保护呼吸道。仰卧患者倾斜 30 度可减少吸入的风险。呕吐患者应侧卧。老年衰弱患者应注意口腔卫生和牙齿护理，可减少吸入性肺脓肿的发生。

（丁　锋）

第十节　肺结核

一、定义及概况

结核病是由结核分枝杆菌引起的严重危害人民身体健康的慢性传染病。在结核病中尤以肺结核（pulmonary tuberculosis）最为常见。排菌的肺结核患者作为传染源具有重要的流行病学意义。目前全球约三分之一人口（17 亿人）感染结核菌，现患结核病人数为 2 000 万人。每年新发现病例 800 万，1/2 为传染源。每年死于结核病的人数为 280 万人，占各种原因死亡数的 7%，为传染病单病种死亡最高者。新发现病例的 95%、死亡病例的 99% 集中在发展中国家。估计今后 10 年每年约有 900 万新发病例。我国流行病学调查表明：我国肺结核患病率 523/10 万（593 万），痰涂片结核菌阳性的肺结核患者 134/10 万（151 万）。全国三分之一的人口已感染了结核菌，受感染人数超过 4 亿。世界卫生组织于 1993 年发布“全球结核病紧急状态宣言”，之后又于 1998 年提出“遏止结核病行动刻不容缓”的警告。由此可见，肺结核病情之严重、防治工作之艰难、全球对本病之重视。

根据我国制定的新结核病分类法，我国现将结核病分为五类。①原发型肺结核：为原发结核感染所致的临床病症，包括原发复合征及胸内淋巴结结核。②血行弥散型肺结核：包括急性血行弥散型肺结核（急性粟粒型肺结核）及亚急性、慢性血行弥散型肺结核。③继发型肺结核：是肺结核中的一个主要类型，包括浸润性、纤维空洞及干酪性肺炎等。④结核性胸膜炎：临床上已排除其他原因引起的胸膜炎。包括结核性干性胸膜炎、结核性渗出性胸膜炎、结核性脓胸。⑤其他肺外结核：按部位及脏器命名，如骨关节结核、结核性脑膜炎、肾结核、肠结核等。在诊断肺结核时，可按上述分类名称书写诊断，并应注明范围（左、右侧，双侧）、痰菌和初、复治情况。

二、病因

肺结核由结核菌引起。结核菌属分枝杆菌，品红染色后不被酸性酒精脱色，故临床又称为抗酸杆菌，但抗酸杆菌不仅限于结核菌，还有非结核性杆菌。由于后者在我国少见，故临床上习惯将抗酸杆菌作为结核菌对待。

三、发病机制

机体接触结核菌后，依细菌和宿主彼此力量强弱的不同，可出现不同的结果：无感染、感染但不发病、感染随即发病（原发性结核病）、感染当时不发病潜伏下来日后发病（继发性结核病）。关于继发性结核病的发病，目前认为以内源为主，外源（再感染）为辅。首次感染结核菌后，由于机体对其无免疫力，一段时间内结核菌得以繁殖、播散，但随着机体很快产生的免疫力的出现，大部分感染者的病灶可自愈，即原发结核具有很强的自愈倾向。大部分结核菌潜伏下来，成为日后发病的原因。

四、病理

结核病的主要病变性质为：渗出、增生、干酪（空洞）等。渗出系由结核菌的毒力、数量和机体免疫及超敏反应状态两方面因素决定。增殖反应中的类上皮细胞结节是结核性炎症的特征性改变。干酪样坏死是结核病质性改变的主要特征。

五、临床表现

（一）典型临床表现

有下列表现应考虑肺结核的可能，应进一步做痰和胸部 X 线检查。①咳嗽、咳痰 3 周或以上，可伴有咯血、胸痛、呼吸困难等症状。②发热（常午后低热），可伴盗汗、乏力、食欲降低、体重减轻、月经失调。③结核变态反应引起的过敏表现：结节性红斑和泡性结膜炎等。④结核菌素（PPD 5TU）皮肤试验：我国是结核病高流行国家，儿童普种卡介苗，阳性对诊断结核病意义不大，但对未种卡介苗儿童则提示已受结核分枝杆菌（简称结核菌）感染或体内有活动性结核病。当呈现强阳性时表示机体处于超过敏状态，发病概率高，可作为临床诊断结核病的参考指征。⑤患肺结核时，肺部体征常不明显。肺部病变较广泛时可有相应体征，有明显空洞或并发支气管扩张时可闻及中小水泡音。康尼峡缩小提示肺尖有病变。

（二）非典型临床表现

1. 肺结核的特殊临床表现　目前有关肺结核的常见临床表现如咳嗽、低热、盗汗、食欲缺乏、乏力等已为人们所了解，但有些少见的特殊表现却值得深入了解，以减少临床误诊或漏诊。

（1）肺门及纵隔压迫症：肺门及纵隔淋巴结结核引起淋巴结高度肿胀可压迫周围组织及器官，从而出现相应的压迫症状。例如压迫支气管或病变波及支气管时，可使支气管受压而出现喘鸣；若波及支气管腔造成阻塞，可引起局限性喘鸣、肺不张或局限性肺气肿；压迫喉返神经出现声带麻痹、声音嘶哑；压迫食管引起吞咽困难；压迫上腔静脉则呈现头颈部及上胸部水肿和静脉怒张等。其中以支气管受压最为多见。

（2）急性呼吸窘迫综合征：极少数患者可由于大量结核杆菌进入肺循环引起肺毛细血管内皮细胞损伤和细胞过敏反应，致使毛细血管通透性增加，液体从肺毛细血管渗出，发生肺间质、肺泡水肿及透明膜形成，从而使肺气体弥散障碍。患者除肺结核本身表现外，同时可伴有呼吸困难、呼吸增快、发绀、血氧分压下降，X 线显示双肺透光度显著降低，在短期内阴影迅速扩大“融合”为斑片状，需紧急处理。

（3）亚急性肺源性心脏病：肺结核长期不愈造成肺组织广泛破坏，纤维增生，肺气肿，肺动脉高压，最终可导致慢性肺心病，这是常见的。而亚急性肺心病较少见，主要由于血行播散型肺结核时大量结核菌进入血循环引起肺毛细血管床栓塞、弥漫性肺间质变及结节形成，压迫或闭塞肺泡毛细血管及广泛破坏肺组织，形成肺气肿、低氧血症，从而造成肺动脉高压而使右心负荷加重，右心室较短时间内扩大以至出现右心衰。这种肺心病除显示双肺粟粒样改变和右室扩大外，尚有电轴右偏、低电压趋向。

（4）伤寒样表现：亦为急性粟粒型肺结核的一种特殊表现。临床表现为稽留热、昏睡、厌食、腹胀、肝脾肿大、白细胞减少等症状，类似伤寒。但肥达反应阴性，而痰结核菌可呈阳性。X 线见粟粒样改变有助于诊断。此常致误诊。

临床上关于伤寒另一个更为复杂的问题是若两者并存则漏诊更易。国内一组报告肺结核并发伤寒 19 例患者，19 例均发生伤寒漏诊。漏诊时间：1 ~ 2 周 10 例，3 ~ 4 周 8 例，4 周以上 1 例。诊断单纯肺结核 7 例，肺结核伴肺部感染 12 例。肺结核与伤寒均系传染病，其均有发热及血常规不升高等相似特点，两者需进行鉴别诊断。肺结核发热一般属低热，体温在 38℃ 左右，以午后潮热为主，常伴有干咳、胸闷等。但急性粟粒型肺结核或干酪样肺炎，以及肺结核并发呼吸道其他细菌感染时可出现持续高热。典型伤寒的发热则随病程情况不同而异，病程第1周呈阶梯状上升，第2~3周呈稽留热，体温在39℃以上，第4周逐渐减退。在肺结核基础上发生伤寒感染，伤寒往往表现不典型，故易造成伤寒漏诊。

肺结核并发伤寒发生漏诊的原因主要有：①满足于单一诊断，由于肺结核病情掩盖，未做进一步病情分析及鉴别诊断。②未做细菌培养，对于不典型伤寒，尤其伤寒凝集反应始终阴性者，伤寒杆菌培养阳性是唯一确诊手段，应反复多次培养，尤其在抗生素使用之前做细菌培养。③抗生素使用不规范，认为单纯肺结核而使用抗结核药及抗生素，或病原菌未查明前使用广谱抗生素往往是造成漏诊的主要原因。常常临床使用了伤寒敏感抗生素后症状消失而使伤寒漏诊，待血培养阳性报告后才知并发伤寒。

有下列情况应考虑有伤寒并发感染：①一般肺结核经正规抗结核治疗1周后发热不退者，并有以上表现者。②单纯肺结核（干酪型肺炎及粟粒型结核除外）出现稽留热者。③在规则抗结核过程中重新出现高热，除外急性呼吸道感染者。④并发有慢性阻塞性肺疾病（COPD）的肺结核患者，如发现高热应常规排除伤寒。

（5）结核性血液病：当大量结核菌随血流播散至脾引起脾结核时，常伴脾功能亢进、白细胞减少征象；如果进而弥散到骨髓，还可引起一系列血液学异常变化，出现类白血病反应、全血细胞减少、血小板减少性紫癜等现象，对此应提高警惕，加强防治。

（6）结核性贫血：一般为轻、中度贫血，多属小细胞低色素及正色素性贫血。与长期活动性肺结核引起感染、缺铁、反复咯血而致失血等有密切关系。其贫血与结核病呈不良循环状态，必须注意及时纠正。

（7）结核性变态反应：结核性变应性关节炎并不少见。结核性风湿病所致关节炎反应部位主要在关节滑膜和皮肤，可表现为低热、多发性四肢大关节疼痛、炎症、红肿，关节腔穿刺可抽出淡黄色渗出液。但细菌培养阴性，骨质无破坏，心脏损害少。另结合结核菌素试验和痰菌检查，可协助诊断。此外，肺结核的特殊表现还有肾上腺皮质功能减退症、贝赫切特（白塞）综合征、抗利尿激素分泌异常综合征等少见病症，需要有所认识，加以分析，帮助诊断，以减少误诊或漏诊。

（8）病程发展有其特殊性：某些患者其病程表现与常见者不同，常常因病情发展较快而作为不支持结核的证据。有学者报道一例患者，为青年男性，起病急，以高热2天入院，体温达40℃。胸片显示左肺中野斑片状阴影，痰抗酸染色阴性，诊断为肺炎，予以抗感染治疗，热不退。1周后胸片复查，右肺中叶出现大片实变阴影。由于仅1周时间出现中叶实变，病变发展快，分析病情时除外结核。经20天抗感染治疗病情无好转。遂行经皮肺活检，确诊为结核，以干酪性病变为主。此例在开始和诊治过程中并非未考虑到肺结核，但皆因病情发展与传统结核病病程描述差别太大而除外。最终由于按原来思路治疗无效才又重提已经除外了的诊断。临床上这种现象常常是导致诊断延误的重要原因之一。

（9）纵隔结核类似淋巴瘤：当肺门或纵隔淋巴结核病变较大时，易误诊为纵隔淋巴瘤。尤其当肿块融合，形成巨大肿块时，若加强胸部CT扫描呈环行增强、中间密度变化不大时，更易诊断淋巴瘤。有一例病例：一个患者，以高热、左肺门上纵隔旁阴影，疑及纵隔淋巴瘤，但B超引导穿刺抽吸出脓液查及结核杆菌而确诊为纵隔旁结核脓肿。实际上，纵隔结核若部位不在典型的肺门部位，则需要鉴别的不仅是淋巴瘤，另如肺癌、结节病也在其中。

（10）肺下叶结核类似肺炎：结核好发于肺上叶尖后段。但是临床上肺结核亦可发生于下肺叶的非结核好发部位，文献统计发生于肺下野的结核多为2%~3%，亦有报告在12%左右。肺下野结核因其发病部位不典型，是最常见的肺结核的不典型表现之一。肺下野结核最易误诊为肺炎。肺下野结核的症状与发生于肺上叶者类似，所谓不典型而易导致误诊的原因主要是病灶的部位。既往报道肺下叶结核以青年人多见，但近年来老年比例增高。符合近年来老年结核上升的趋势。

国内一组130例肺下野结核报告：发生于下叶背段者65.4%，后基底段者20.7%，外基底段者8.5%，内基底段者5.4%。以下叶背段为最多见。本组130例空洞者37例，占28.5%，下叶背段即占33例，占空洞的89.2%。由于吸入性肺脓肿也多发生于下叶背段，故此处的空洞性肺结核常常误诊为肺脓肿。X线主要影像表现为：①下肺叶纹理异常或在增生、紊乱的肺纹理中夹杂多数大小不等、形态不一、密度不均的小片状或斑片状渗出影，酷似支气管感染，多见于青年。②蜂窝状纹理中夹杂不规则斑片状渗出影，酷似支扩继发感染。③一侧或双侧肺下叶呈多发或段性不规则斑片状、片状渗出影，酷似肺炎。④下叶孤立性球形灶，似肺鳞癌。⑤大片状阴影中间有透亮区，酷似肺脓肿。

实际上，导致肺下野结核易误诊的最主要原因为不典型的发病部位与不典型的X线表现。

除肺下叶结核外，另一种不典型表现的肺结核为大叶性浸润性肺结核。此类型病变以渗出为主，病灶周围炎症明显，当肺内多个干酪坏死灶发生病灶周围炎且相互融合占据整个肺野时，即形成本病。临床表现的高热、咳嗽、咳痰，相应病变部位可闻及小水泡音或细湿啰音等酷似大叶性肺炎，极易造成误诊误治。大叶性浸润型肺结核有以下特点可用与肺炎区别：①虽有高热，但白细胞计数正常或轻微增高。②此类患者经普通抗感染治疗后体温虽有下降，但很难降至正常，常残留低热。③抗感染治疗后症状虽有好转，但X线胸片病灶无改变甚或进展。④胸片表现为浓密阴影，但病变区内密度并不均匀，而且病变多在结核病的好发部位。⑤结核抗体检测阳性率较高。⑥PPD试验强阳性。

（11）肺结核类似弥散性肺疾病和肺泡细胞癌：两肺多发性散在病灶的肺结核患者常易误诊为其他原因的弥散性肺疾病。有一病例，肺部弥散性阴影，入院后未经解热药物治疗，体温降至正常达两周。除外感染性质，拟诊为肺泡细胞癌。经纤维支气管镜肺活检，病理发现炎性细胞浸润及少许肉芽及纤维组织。经结核病专科病理片会诊，除外结核，诊断慢性炎症。予以抗感染治疗（未用激素），病程中又持续发热，体温38～39.5℃，痰抗酸染色查及抗酸杆菌，诊断为肺结核。肺泡细胞癌多表现为咳大量稀薄水样痰，而粟粒性肺结核则无此表现。有时仅凭这一点即可鉴别。

（12）以哮喘为表现的肺结核：以哮喘为肺结核主要表现者较少见。日本学者森田佑二曾报告16例支气管结核以哮喘为主要表现而误诊。

除以上所谓非典型表现常导致诊断困难外，更为困难的是许多肺结核患者并无明显症状。文献表明约20%的肺结核患者无临床表现或症状轻微。显然，这部分患者的诊断相对更为困难。

2. 胸片正常肺结核　虽患肺结核但胸片正常的原因主要为：①病变在发展中，尚未发展成普通X线可见阴影。②支气管内膜结核，不显影。③病灶密度淡，普通胸片难以发现。④病灶发生在隐蔽部位，如心缘后、锁骨下，普通胸片难以显示。

单纯性支气管结核是指X线胸片上无结核病变或仅有少数稳定病灶，因结核菌直接感染支气管黏膜而引起。因早期缺乏典型的临床X线特征表现而极易漏诊，常误诊为一般的支气管炎。随病情的进展，因支气管阻塞症状易误诊为支气管肺癌、支气管哮喘。而肺结核如临床上缺乏典型的X线表现，未做进一步检查，亦常被忽略。近年这类病例报道逐渐增多，痰培养阳性而X线胸片正常的肺结核及支气管结核并不少见。

另外一种情况是，患者虽患肺结核，但因浸润病灶较早，阴影较淡，致使常规胸部X线平片显影不明显或因普通胸片各组织阴影重叠而使病灶被掩盖。此时若能行胸部CT检查有望能够发现病灶。故对慢性咳嗽>1个月，发热>1周，经抗感染治疗无效或与结核感染者接触后PPD试验阳性者，即使全胸片无明显结核灶存在，亦应高度怀疑是肺或支气管结核。胸片正常的肺结核患者常误诊为支气管炎、咳嗽变异型哮喘，而以抗生素、茶碱类及β_2受体激动剂等药物治疗。故所有疑及肺及单纯支气管结核患者应做痰结核菌培养，及早做纤支镜检查。经纤支镜抽吸、刷检及灌洗，阳性率可提高。在X线上支气管内膜结核无特征性改变，且支气管内膜结核痰菌阳性率的高低又可能与病变程度有关。在病变早期的病灶以浸润为主时支气管未出现狭窄或堵塞，痰菌可以阳性，但X线却无异常；当病变发展到支气管出现狭窄或阻塞时，X线上表现为肺不张或阻塞性肺炎，而此时痰又不易咯出，痰菌阳性率就较低。

3. 无反应性结核病　有部分结核菌感染者，对结核菌表现为无反应性（anergy），即感染后发病且病情极为严重，但表明感染标志的结核菌素试验却呈阴性。这种情况常发生于机体同时具有免疫功能低下状态时，是细胞免疫低下状态下一种严重的结核病，称为无反应性结核病。无反应性结核属于结核病的一种特殊类型。结核病的无反应性不仅在结核病免疫学上有特殊性，而且在临床上因其表现不典型而受到关注。本病的发生需要两个条件：一是全身免疫抵抗力极度低下；二是要有大量的结核杆菌侵入血液。其症状不典型，无特征性表现，主要为全身的中毒症状及相关脏器的损害。临床特点：①多器官损害的症状。②肺部症状及体征不明显或出现较晚。③常以肺外症状、体征为首发，肝脾淋巴结多肿大。④病情凶险、进展快、全身中毒症状明显。⑤X线检查表现与普通成人型结核不同，缺乏疏密、浓淡不均的特点，常为密度均匀一致的片絮状阴影。⑥一般实验室检查无特异性，最终诊断根据抗酸杆菌及病理检查，其病理特点为镜下无结核结节形成而几乎全为干酪样坏死，但抗酸染色可见大量的抗酸杆菌。

4. 结核并发艾滋病的临床表现　艾滋病并发肺结核患者，其临床表现较之单纯肺结核不同，除有肺结核本身症状和体征外，还有腹泻、全身淋巴结肿大和皮肤损害等很少见于肺结核的临床表现。有观察发现，腹泻占33.3%。后期还可有心悸、呼吸困难等症状。全身淋巴结肿大、局部或全身皮疹、口腔黏膜斑和消瘦等亦较常见。有报告AIDS并发肺结核患者中有全身淋巴结肿大者约占57.1%，故全身淋巴结肿大者应考虑做HIV检测。

AIDS并发肺结核患者的X线不同于单纯肺结核患者。HIV/TB双重感染者其发生结核的概率为HIV（-）/PPD（+）者的30倍，而且并发结核病时临床症状复杂多样，其胸部X线表现多不典型，常常给诊断带来困难。1995年，Daley首次提出HIV感染者结核病的"特征性非典型"（typically atypical）放射学表现，即这些患者有同原发性结核相一致的"非典型"X线表现：以中下野浸润、胸腔淋巴结肿大和病灶缺乏空洞为特征。此外，播散型肺结核多见，且其血行播散肺结核的病灶与单纯血行播散不同，常呈疏密不一的小结节状阴影，直径多在3～5mm，不同于常见的粟粒状阴影。浸润型肺结核多数呈现均匀一致的片絮状阴影，极似急性细菌性肺炎。缺少一般肺结核渗出、增生、钙化灶混同存在的"多形态"特征性表现。在中下肺及上叶前段等非好发部位亦常见。肺叶、肺段分布差异不显著。因此对X线表现不典型，病变播散快，抗结核治疗差的肺结核患者，应警惕其并发AIDS的可能性大。国内一组168例AIDS并发肺结核分析表明，胸部X线阴影病变形态多种多样，可表现为片状、结节状、索条状阴影的增殖病灶，甚至两肺广泛受累。常有肺门及纵隔淋巴结肿大和胸腔积液，常涉及多肺叶，肺内播散常见。

与普通肺结核患者不同，PPD试验阴性与弱阳性者占多数。PPD试验阴性率81.0%，由于HIV感染导致免疫抑制可使已感染结核分枝杆菌者表现为结核菌素皮试阴性。AIDS患者的PPD试验阴性已不具有排除感染结核菌可能的价值。因此对判断有AIDS并发肺结核双重感染可能的患者，PPD试验阴性不能作为排除活动性肺结核的一个依据，反之对有明显活动性病变的肺结核患者PPD试验阴性却可作为提示有并发HIV感染可能的参考条件。

5. 结核风湿症　结核风湿症又称Poncet病，或结核变态反应性关节炎，本病最早由法国外科医生Poncet描述，其特点是只引起关节的滑膜炎症，不波及干骺端骨骺部分，认为与机体对结核杆菌毒素的过敏状态有关。而后，世界各地相继报告，是一组缺乏典型结核中毒症状而以游走性或慢性多发性关节疼痛为突出临床表现的综合征。因其许多临床表现与风湿病相似，极易误诊为风湿性或类风湿性关节炎。本病好发于青壮年，女性多于男性，具有慢性反复发作倾向，病程长短不一，数月至20年不等。其主要症状多有不同程度的发热，热型为弛张热或不规则热；关节症状特点为多发性、游走性关节疼痛，急性期可伴红肿、关节腔可有积液，与天气变化有一定关系；皮肤可有结节红斑或皮下结节，易误诊为风湿病；体内结核病灶的相应症状；无心脏受累症状。血常规大多正常，血沉增快，ASO多正常，少数自身抗体，如ANA可阳性。结核菌素试验80%以上阳性，结核抗体亦多阳性。X胸片可发现结核病变，关节片无骨质破坏，仅见关节周围软组织肿胀。抗风湿药物治疗无效，抗结核治疗有效。结核病灶活动与否同关节症状不吻合。结核病易被忽视，导致误诊误治。故在有关节痛症状的疾病鉴别诊断中不可忽视结核风湿症的存在。凡是关节痛疑有结核病灶，结核菌素试验阳性，抗结核治疗效果好而抗风湿治疗效果欠佳者，均要考虑结核风湿症的可能。

由于曾在少数Poncet病患者关节滑膜中检出结核杆菌，亦有报告该病继发于肘关节结核感染，而且本病均经抗结核化疗治愈，故认为其发病与结核杆菌直接相关。但多数文献报告，Poncet病关节无骨质破坏、骨质疏松或增生改变，亦无关节强直变形，认为该病的发病机理为Ⅲ型变态反应起主导作用的结核变应性疾病，即结核杆菌抗原与抗体结合形成免疫复合物（IC），随血循环沉积于关节处，IC激活补体，使其释放炎性介质，造成局部组织炎性损伤。

结核风湿症的诊断　由于该病是结核病的一个特殊类型，不是一个独立疾病，资料未见相关诊断标准。国内彭维等提出的诊断标准易于掌握，可作为参考。即凡游走性或慢性多发性关节痛，具有下列情形之一者即可确诊：①结核病灶确定，抗结核治疗有效。②结核病灶可疑，结核菌素试验阳性或强阳性。③结核病灶未发现，结核菌素试验强阳性，抗结核治疗效果明显。应特别注意肺外结核，因肺外结核较难确诊，发现有可疑肺外结核灶，伴有关节痛者，应尽快查结核菌素试验。

6. 肺结核－嗜酸粒细胞增多综合征（PTES）　肺结核－嗜酸粒细胞增多综合征（pulmonary tuberculosis－eosinophilia syndrome，PTES），于1936年由Leitner首先报道，因而又称Leitner综合征。主要表现为肺结核、外周血嗜酸粒细胞增多和肺部一过性炎症阴影。国内也已有本病报告。本病嗜酸粒细胞一般不超过0.2。

7. 结核的类赫氏综合征　结核病化疗中病情暂时性恶化的现象称为类赫氏反应，又称之为“暂时性恶化”、“肺部X线表现恶化”、“矛盾反应”、“赫氏反应”，是肺结核化疗初期所发生的与预期结果相悖的现象，这种现象的发生机制与驱梅治疗中出现的治疗后梅毒症状加剧反应（Herxheimer）相似，所以人们称其为类赫氏反应。

类赫氏反应的临床特点如下。①病灶恶化与临床表现相矛盾，常病灶恶化而症状轻微或无症状，痰菌阴转。②对激素治疗敏感，常常予以激素治疗，病变很快缩小。③赫氏反应常在化疗开始的3个月内发生。国内一组19例报告，均发生在化疗的3个月内。④其病灶表现为：a. 一般表现为原病灶扩大；b. 或新出现病灶；c. 浆膜腔积液，以胸腔积液最常见，也可为腹腔积液、心包积液或蛛网膜下隙积液；d. 淋巴结肿大，单发或多发，胸内或胸外均可见。

鉴于类赫氏反应尚无可操作的临床诊断标准及病理诊断手段，为避免诊断的扩大和便于掌握，赫氏反应应限于肺内，化疗早期新发现的肺外结核应视为并发症。诊断依据为：①只限于发生在化疗初期3个月以内者不限初治与痰菌结果。②化疗方案中多含有异烟肼和利福平者，但也可能发生在其他抗结核药物治疗的患者。化疗方案含异烟肼和利福平者占95%左右。③化疗后症状改善，痰菌转阴或减少，但又出现病灶周围炎、肺门淋巴结周围炎、胸膜炎或心包炎者，但渗出液或淋巴液抽吸物结核菌阴性。④原发热经化疗热退，以后又无其他原因复升者。⑤继续原方案化疗1～2个月症状及矛盾现象消失（本组3个月以后消失的仅为4%）。

矛盾反应与结核真性恶化须结合临床、X线及痰菌综合分析加以鉴别。由于前者只是一种病理转换过程，三项表现不呈平行，不必更改化疗方案；而结核真性恶化三项表现比较一致，如表现为临床表现加重、X线征象恶化、痰菌复阳，应予特别注意，根据药敏试验结果及时调整化疗方案。

8. 老年肺结核的不典型问题

（1）我国现有60岁以上老年人已超过1亿。按目前结核流行趋势，各年龄组结核病的年病死率、发病率及感染率仍将同步下降，但降低速度有所不同，老年组下降最慢，故反而逐渐呈现老年结核病疫情相对高峰现象。

（2）免疫功能下降：老年肺结核主要是内源性的，老年初治患者的初次感染大多数早在幼年或青少年时期即已发生，当时未曾明显发病。进入老年期后，由于免疫功能降低（特别是细胞免疫功能降低）及患其他肺部疾病（如肺炎）或全身性疾病（如糖尿病、肝炎）而促使隐匿的或陈旧的病灶复燃。

（3）其他：如经济来源、家庭条件、周围环境、医疗设施和服务不完善、诊疗不及时等，都可能是老年人肺结核疫情下降缓慢的重要因素。

（4）临床表现及有关实验室检查的不断完善，使其更易诊断。

（5）老年性肺结核有其明显的特殊性，与年轻患者比较临床表现不典型。①老年肺结核发热可能不明显，中度以上发热者不及1/4。②咯血者少，仅约1/6的患者曾经咯血（只及青年肺结核咯血的半数），而咳嗽、咳痰、心悸、胸闷、气短、厌食、瘦弱、水肿相对较多。③有的患者无自觉症状或症状模糊。④不少被其他并发症的症状所掩盖，由于老年人本身多同时有数种疾病存在，故常将新发生的肺结核的症状认为是其他疾病之表现，如慢性阻塞性肺病、支气管扩张症、细菌性肺炎、胸内恶性肿瘤等疾病的症状而误诊，以至确诊肺结核时已拖延数月，病情已很严重。⑤有的结核性胸膜腔积液呈血性渗出液，常被一度误诊为“恶性胸腔积液”。⑥老年肺结核排菌者较多，故痰菌涂片阳性率较高。⑦由于老年人细胞免疫功能偏低，结核菌素皮试可能较弱，甚至阴性。Kosela 曾给 2 组结核患者 218 例做结核菌素皮试，结果老年阳性率为 67.6%，显著低于一般成人组的 86.2%。对 121 例老年肺结核结核菌素皮试结果，老年组结核菌素皮试反应的平均直径（6.94 ± 5.86）mm 也显著小于老年前期组（9.38 ± 6.11）mm。所以对老年人高度怀疑其结核病时，即使结核菌素试验阴性，也不能轻易排除，但若出现中度阳性的结核菌素反应仍不失其辅助诊断价值。抗结核抗体测定在老年活动性结核常呈较高的阳性滴定度，对诊断有一定的参考意义，但特异性不够强，部分陈旧性肺结核和健康人也可为阳性。⑧老年肺结核的 X 线表现可能不典型，主要表现为：a. 肺门淋巴结结核和血行播散型结核较前多见。20 世纪 50 年代初，老年人的肺门、纵隔、淋巴结结核和血行播散型肺结核罕见。而近 20 年来，这两种类型在老年肺结核所占比例相对有所增加。前者需进一步与肺癌淋巴结转移、淋巴瘤及其他纵隔肿瘤相鉴别。而后者的胸片弥漫性粟粒样结节影也未必像年轻患者那样大小、分布、密度均匀，易与细支气管一肺泡细胞癌或血源转移性肺癌相混淆。b. 多数老年肺结核仍属浸润病灶，亦多见于在上肺，但位于中、下肺野的也不少。

老年肺结核主要误诊原因如下。

（1）并发症掩饰症状：多并发其他疾病而易忽略肺结核本身表现。有报告有并发症者占 74.2%。所以老年肺结核患者的诊断尤其应全面考虑，不可片面。

（2）病灶部位及 X 线表现不典型：特别是当病变位于非好发部位或分布不典型而又缺乏特征性形态时，定性诊断十分困难。

（3）老年肺结核的发病与青年患者不同，其隐袭而缓慢，且病程较长，极易给临床医生造成错觉。许多情况开始并非没考虑到结核诊断，而是由于症状不典型而除外的。

临床上老年肺结核的误诊率高，文献报告在 6.7% ~70% 之间。其误诊原因大致归纳为以下几个方面。①对症状的偏见。肺结核本无特异性症状，又可与其他肺部疾病并存，加之老年对疾病和反应较弱，常导致症状不典型。即便有值得疑及结核病的症状，也可能被医生和（或）患者先入为主地认为是原有肺部疾病的复发、加重、急性发作，而忽略做有关结核病的进一步检查。②X 线检查与临床结合不紧密。胸部 X 线检查虽是寻找肺部病灶的最简单手段，但它并不具有绝对的诊断价值，特别是老年肺结核未必呈现常见于成人的继发性肺结核典型影像。若不结合临床，仔细推敲做进一步检查，便可能将纵隔、肺门淋巴结核认定为恶性肿瘤的淋巴结转移；将急性粟粒性结核误诊为间质性纤维化、癌的淋巴 - 血行播散或细支气管 - 肺泡细胞癌；将位于下肺野的结核浸润病灶或结核瘤误诊为肺部感染或原发性肺癌等。③老年人免疫功能减退，病变修复缓慢，抗结核治疗的效果常不如青年肺结核那样明显，在病变不确定而予以抗结核试验治疗时可因起效慢而否定结核，中途停药。还有一种情况是过去有结核病史或陈旧性肺结核者，由于其他疾病（如哮喘、类风湿关节炎、间质性肺炎或恶性肿瘤）而应用糖皮质激素或抗肿瘤药物，致使免疫功能更为减弱，使肺结核复燃甚至蔓延扩展，而临床疏于观察。④临床表现不典型。老年性肺结核病时，伴发病或继发感染掩盖了肺结核病的临床表现，常误诊为慢性支气管炎、肺气肿、肺脓肿等疾病，也因特殊临床表现如肝、脾、淋巴结肿大，关节疼痛，而被误诊为结缔组织病。以及不恰当应用抗结核药物，如链霉素、丁胺卡那及喹诺酮类药物以及肾上腺皮质激素等使临床表现不典型而未引起足够重视。⑤X 线表现不典型。老年肺结核病常累及肺下叶，比例高于中青年患者。以渗出为主，病变易误诊为肺炎，老年人多考虑为阻塞性肺炎，对团块状阴影特别是偏心边缘不整的偏心空洞者更容易误诊为肺癌。老年性肺结核多肺段阴影明显多见。⑥重视痰结核菌培养的检查不够。痰结核菌培养是病原学诊断的“金标准”，亦可提高结核病的确诊率，所以痰结核菌培养是结核病患者必查项目之一。⑦PPD 阴性比例大。PPD 作为结核病的辅助诊断方法具有一定意义。当强阳性时对结核诊断具有积极意义。但是老年人细胞免疫功能低下，使本应阳性或强阳性的 PPD 试验结果呈阴性或一般阳性。对诊断产生误导。

9. 肺结核与肺癌并存问题　肺结核与肺癌在临床上主要有两个问题使其表现不典型而容易给诊断

造成困难：一是彼此临床表现类似；二是两者并存的问题。在影像学上主要存在以下容易混淆的不典型情况：①结核空洞类似癌性空洞。②结核球类似肺癌和其他肿瘤。③粟粒性肺结核类似肺泡细胞癌。

（1）彼此临床表现类似呈不典型表现：国内一组酷似肺癌的85例肺结核临床分析发现，85例中，男61例，女24例。年龄12～75岁，平均40.9岁。发热者仅29例（35%），盗汗15例（18%）。伴杵状指5例（35%），声嘶2例（2%），颈及锁骨上淋巴结肿大11例（13%），男子乳房增大1例（1%）。胸部X线表现：①部位，发生于结核非好发部位共28例（33%），其中前段6例、舌叶5例、中叶7例、下叶基底段10例。②形态，块影及球形阴影共30例（35%），多发球形或结节状阴影3例。其中病灶边缘不清12例，有叶10例，毛刺7例，分叶加毛刺5例，胸膜凹陷7例，偏心空洞7例。肺不张28例。粟粒状阴影3例，为非均匀分布，以中下肺野及肺门为多且密度较高。胸腔积液17例，其中血性胸腔积液10例。肺门及纵隔淋巴结肿大各5例。体层摄影显示气管、支气管狭窄、截段、管壁不规则7例，4例做碘造影，其中2例完全阻塞，1例呈线性狭窄。并发肋骨及椎体破坏各1例。行纤支镜检查35例。其中呈乳头状或菜花状8例。痰癌细胞“阳性”2例，胸腔积液找到“癌细胞”5例。

对于一些较大的或多发性球形病灶，或具有某些癌性特征，经抗结核治疗不仅未缩小反而增大者，须仔细寻找卫星病灶。若有小钙化影或卫星灶对诊断有一定帮助。结核患者的如为单侧或以一叶为主的粟粒阴影几乎均被误诊，但由于局部粟粒状阴影多因淋巴结结核破溃沿支气管播散所至，故若此时查痰菌则阳性率很高，对诊断十分有利。有些支气管结核患者纤支镜下所见甚至与肺癌形态极为相似，但活检或刷检结核菌阳性率为100%。对于一些位于特殊部位的包裹性积液，有时酷似肺或胸膜肿瘤，采取透视下变动体位、胸部CT或动态观察等方法，可资鉴别。部分结核患者可以出现声嘶、杵状指、男子乳房发育、锁骨上淋巴结肿大等肺癌常见的一些临床表现，应注意。抗结核治疗中若出现矛盾现象更会使诊断复杂化。

（2）两者并存使诊断不典型：老年肺结核另一特征是常同时共存许多肺部病变，肺癌是其中主要者。病程特点往往是肺结核病在先，特别是痰抗酸杆菌阳性患者，往往忽略肺癌的同时存在，造成很多患者肺癌的延诊或漏诊，确诊时多为晚期，失去了手术时机。一组临床分析表明，肺结核并发肺癌124例患者，占同期11 800例肺结核的1.05%。男性94例，占75.8%；女性30例，占24.2%。年龄27～81岁，平均60.8岁。男性病例吸烟者占84.9%，女性吸烟者占12.7%。咳嗽106例，其中阵发性刺激性干咳或呛咳30例，抗炎和止咳治疗效果欠佳。咯血38例，其中咯血丝痰或血染痰33例，抗炎或抗结核治疗无效。胸闷气短44例，其中进行性加重的胸闷气短31例。胸痛35例，其中持续性固定剧烈的胸痛28例，一般的解热镇痛药或弱阿片类镇痛药不能缓解症状。发热33例，其中6例抗炎或抗结核治疗无效或一度缓解。可有声音嘶哑、头痛、骨痛和上腔静脉压迫综合征等表现。皮下结节及颈部淋巴结肿大以及进行性消瘦明显较之单纯肺结核患者为多。

影像学特点表现为在肺结核的影像学特点，如斑片、钙化、硬结、纤维索条影、结核性空洞、结核瘤和纵隔淋巴结钙化等表现的基础上具有以下特点：①如在原发结核病灶的基础上出现团块或结节状阴影，且癌灶中可有纤维化或钙化表现。②若呈孤立团块或结节影，病灶内可见溶解或偏心空洞、分叶或切迹，边缘有短小毛刺等所谓恶性征表现。③短期迅速出现的肺叶不张或一侧肺不张。④片絮状阴影多位于一个肺叶，密度浅淡且均匀一致。⑤胸腔积液者较多，肺内不一定有原发灶，胸腔积液可短期迅速、大量出现。另外结核病变极易向纤维化、瘢痕化转化。而肺结核病变的瘢痕灶、钙化灶、空洞等病变易成为癌变先驱，即所谓在原结核病变基础上形成“骄林溃疡”，亦属肺结核的特殊表现。

（3）肺结核并发肺癌的诊断问题：对于肺结核患者，遇有下列情况时，应警惕是否并发肺癌。①对于老年男性肺结核有长期吸烟史者，应警惕肺癌的存在。②肺结核与肺癌均可有如咳嗽、咳痰、咯血、食欲减退、低热、消瘦等症状。但肺癌有其特征性症状：如刺激性干咳或呛咳、持续固定性尖锐胸痛、进行性胸闷气短、反复咯血，抗炎或抗结核治疗难以纠正的发热以及声音嘶哑、上腔静脉压迫综合征、皮下或浅表淋巴结肿大、进行性消瘦等症状。如果既往曾患有肺结核或现患有活动性肺结核抗结核治疗症状一度好转后进一步加重，出现上述症状应高度警惕并发肺癌。③原发结核病灶基础上出现的肿块，其影像学与单纯肺癌的表现不尽相同，为纤维钙化病灶基础上局部膨胀性生长为结节或团块。肺结核并发以孤立肿块形式存在的肺癌，其肿块的影像学表现与单纯的肺癌基本相同。亦可以片絮状阴影和肺不张为其表现，如抗感染治疗病变无吸收，应考虑肺炎型肺癌或肿物阻塞气管引起的阻塞性肺不张。以胸腔积液为主要表现的病例，有剧烈胸痛和进行性胸闷气短等症状，胸部CT显示胸膜上可有不规则增厚、结节及大量胸腔积液，结合血性胸腔积液、胸膜活检、胸腔积液癌细胞等多方面检查以协助确诊。同时对比既往和目前的胸片，了解病变的动态变化，将为诊断提供极有价值的线索可助于尽早诊断。既往患有肺结核，经规律抗结核治疗，症状缓解病变吸收良好且足疗程已停药者，新近胸片出现异常阴影而无结核中毒症状，或在活动性肺结核规律治疗的过程中，胸片显示病灶逐渐增大，或出现新阴影，或部分病灶吸收而其他部位阴影无变化或逐渐变大，应考虑肺癌与结核并存。

10. 肺结核并发真菌感染　肺部真菌感染多为院内感染的表现，其发生率为0～5%；结核病院内感染的临床资料较少，据国内某院统计，肺结核并发院内感染居第3位，为7.25%，而其肺部感染则占2/3。

肺结核并发真菌感染时因症状重叠使症状变得不典型，易彼此掩盖病情。肺结核并发真菌感染对临床最大的影响是常因仅考虑结核而忽略肺部真菌感染。肺结核继发真菌感染的特点有：①肺结核并发真菌感染多见于重症、有空洞肺结核患者，文献报告约一半患者有空洞病变。②老年肺结核患者，占60%左右。③肺结核病灶广泛，肺组织损害较重，大多数有并发症。④肺部症状常被原发病症状所掩盖。⑤肺部X线征象多无特征性改变。⑥白细胞总数及中性轻度增高或正常。⑦真菌感染后多数痰结核菌阴性。一组84例病例分析，真菌感染前痰结核菌阳性77例，真菌感染后痰结核菌阴性61例，这一现象是一个令人感兴趣且迷惑的问题。因此，当肺结核并发真菌感染时可使医生对本来已做出的诊断产生怀疑。此时应想到并发感染的可能。肺结核患者凡在治疗过程中，反复咯血、发热经抗结核、抗炎联合治疗1周以上无明显好转者应首先考虑到继发真菌感染。需进行痰、血、尿真菌培养，有条件者可做免疫血清学检查，及时明确诊断给予治疗。

有以下一种表现者应疑有肺结核并发肺部真菌感染：①肺结核在治疗过程中，如出现呼吸道症状和体征加重，用原发病不能解释者。②在应用抗生素治疗过程中病情恶化，特别是长期用抗结核药及抗生素者。③住院时间长而肺结核病变严重者。④痰结核菌阳性阴转，但症状不减轻者。⑤反复咯血或口腔及痰中带有甜酒样气味者。基础病变危重，抵抗力低下是重症肺结核继发真菌感染发病的决定因素，也是影响预后主要不利因素。因而及早发现，有效治疗，控制并发症至关重要。

六、实验室检查

（一）肺结核的病原学诊断

1. 标本采集和结核菌的检测　标本来源：痰液、超声雾化导痰、下呼吸道采样、支气管冲洗液、支气管肺泡灌洗液（BALF）、肺及支气管活检标本。痰标本质量好坏，是否停抗结核药直接影响结核菌检出阳性结果的概率和培养分离率。晨痰涂片阳性率比较高，当患者痰少时，可采用高渗盐水超声雾化导痰。涂片检查采用萋尼抗酸染色和荧光染色法。集菌法阳性率高于直接涂片法。涂片染色阳性只能说明抗酸杆菌存在，不能区分是结核菌还是非结核分枝杆菌。由于我国非结核分枝杆菌病发病较少，检出抗酸杆菌对诊断结核病有极重要的意义。直接涂片方法简单、快速，但敏感性不高，应作为常规检查方法。涂片阴性不能排除肺结核，连续检查≥3次，可提高其检出率。分离培养法灵敏度高于涂片镜检法，可直接获得菌落，便于与非结核分枝杆菌鉴别，是结核病诊断的金标准。未进行抗结核治疗或停药48～72小时的肺结核患者可获得比较高的分离率。分离培养法采用改良罗氏和BACTEC法，BACTEC法较常规改良罗氏培养法提高初代分离率10%左右，又可鉴别非结核分枝杆菌，检测时间也明显缩短。

2. 结核菌药物敏感性检测　对肺结核痰菌阴转后复阳、化学治疗3～6个月痰菌仍持续阳性、经治疗痰菌减少后又持续增加及复治患者应进行药物敏感性检测。原发耐药率较高地区，有条件时初治肺结核也可行药物敏感性检测。

应用BACTEC法进行结核菌药物敏感试验，由于采用液体培养基、^{14}C同位素测定结核菌代谢产物判断生长情况，明显缩短了检测时间，其结果与常规的改良罗氏培养基的结果有明显的一致性，在国内也常被应用。近来为克服放射污染采用了荧光和比色等技术，同样收到了良好效果。

3. 痰、BALF、胸液结核菌聚合酶链反应（PCR）＋探针检查　结核菌生长缓慢，分离培养阳性率不高，因此需要快速、灵敏和特异的病原学检查和鉴定技术。核酸探针和PCR为结核病细菌学基因诊断提供了可能。

PCR是选用一对特定的寡核苷酸引物介导的结核菌某特定核酸序列的DNA体外扩增技术。它可以在短时间使特定的核酸序列拷贝数增加数百万倍，在此基础上进行探针杂交，提高了检出的灵敏度和特异性。研究结果显示痰液PCR＋探针检测可获得比涂片镜检明显高的阳性率和略高于培养的阳性率，且省时快速，成为结核病病原学诊断的重要参考，但是尚有一些技术问题需进一步解决。

4. 血清抗结核抗体检查　血清学诊断可成为结核病的快速辅助诊断手段，但由于特异性欠强，敏感性较低，尚需进一步研究。

（二）结核菌素试验（OT）的诊断价值

1. OT试验阴性的临床意义　OT试验阴性除提示机体没有结核菌感染外，还见于：①结核菌感染时间短（<4周），处于变态反应前期。②应用糖皮质激素等免疫抑制药。③营养不良及麻疹、百日咳等患者。④严重肺结核的各种危重患者。⑤免疫缺陷患者和老年患者。

2. OT试验阳性的临床意义　OT试验阳性反应仅表示机体结核菌感染，但并不一定患病。我国城市居民的结核菌感染率在70%以上，故用5IU结素进行检查，其一般阳性结果意义不大。但如用高稀释浓度（1IU即1∶10 000OT）做皮试呈强阳性者，常提示体内有活动性结核灶。OT试验对婴幼儿的诊断价值比成年人大，因为年龄越小，自然感染率越低，3岁以下强阳性反应者，应视为有新近感染的活动性结核病，须给予治疗。

七、器械检查

（一）胸部X检查

肺结核胸部X线表现（图6－1、图6－2、图6－3）可有如下特点。

（1）多发生在肺上叶尖后段、肺下叶背段、后基底段。

（2）病变可局限也可多肺段侵犯。

（3）X线影像可呈多形态表现（同时呈现渗出、增生、纤维和干酪性病变），也可伴有钙化。

（4）易并发空洞。

（5）可伴有支气管播散灶。

（6）可伴胸腔积液、胸膜增厚与粘连。

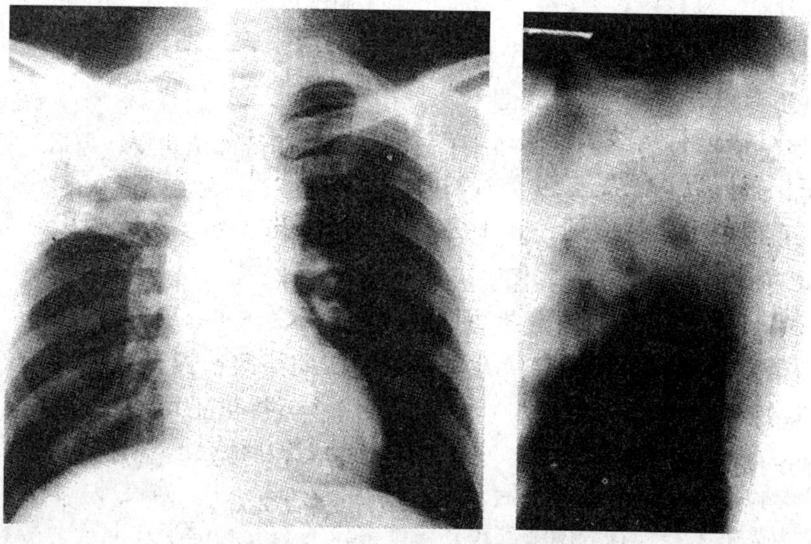

图6－1　肺结核干酪性肺炎

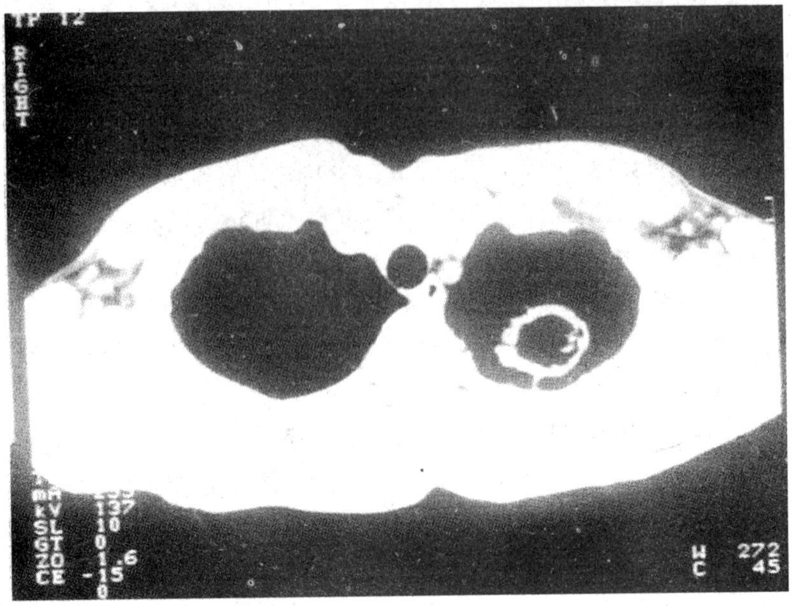

图 6－2　左肺肺结核空洞

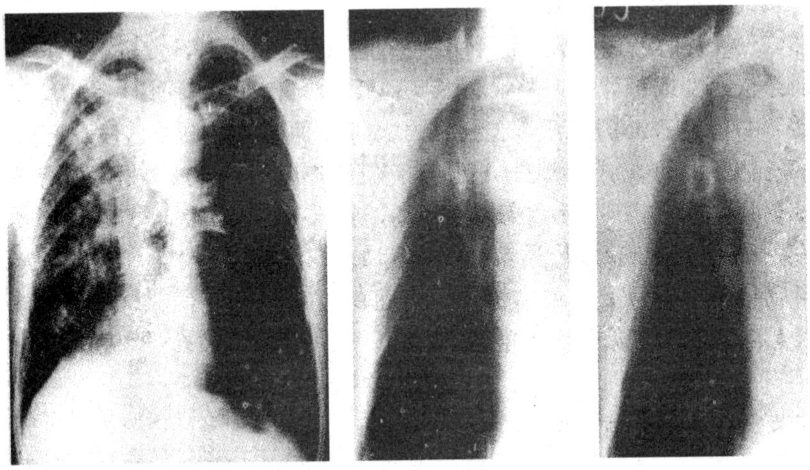

图 6－3　慢性纤维空洞型肺结核

（7）呈球形病灶时（结核球）直径多在 3cm 以内，周围可有卫星病灶，内侧端可有引流支气管征。

（8）病变吸收慢（一个月以内变化较小）。

（二）胸部 CT 对肺结核的诊断价值

胸部 CT 扫描对如下情况有补充性诊断价值：①发现胸内隐匿部位病变，包括气管、支气管内的病变。②早期发现肺内粟粒阴影。③诊断有困难的肿块阴影、空洞、孤立结节和浸 润阴影的鉴别诊断。④了解肺门、纵隔淋巴结肿大情况，鉴别纵隔淋巴结结核与肿瘤。⑤少量胸腔积液、包裹性积液、叶间积液和其他胸膜病变的检出。⑥囊肿与实体肿块的鉴别。

1. 发现病灶阳性率高　国内一组对比报告发现，结核病变在各肺段内的分布平片及断层发现 248 个病变，胸部 CT 发现 324 个病变。

2. 发现胸片难以发现的病灶

1）发现肺内隐蔽部位病变：由于胸壁、胸腔各脏器在前后或后前位投影的过多重叠，人们通常认为气管内、肺门旁、肺尖区、胸腔积液隐盖部位、肋膈角内、膈面上、奇静脉、食管窝、脊柱旁、心影后、胸膜缘等部位为普通 X 线检查的隐蔽部位，这些部位的病变胸部平片上常不易发现。平片及断层对这些部位的病变显示率极低，有统计仅占 3%（1/32）。而 CT 能很好地显示这些部位的病变，表现出明显优越性。

2）易于微量积液的发现，减少漏诊，CT 在侧卧位时可检出 15～20cm 少量胸腔积液，而在平片上至少 250cm 以上方能检出。

3）了解肺门、纵隔淋巴结肿大情况，鉴别纵隔淋巴结结核与肿瘤。

（3）对病灶性质分析较准确

1）评价结核病变的性质：肺结核特点之一是肺内多种性质的病变同时并存。CT 密度分辨力高能够正确评价病变性质。CT 对结核病变内钙化、纵隔内淋巴结肿大、纵隔内淋巴结钙化及结核并发肺气肿、肺大疱、气胸的显示明显优于普通 X 线检查。

2）肺结核的诊断主要依据临床资料、胸部 X 线检查及细菌学鉴定，其中细菌学鉴定有确诊意义，但我国的 3 次结核病流行病调查结果显示，活动性肺结核患者中痰菌阳性率均低于 30%，因此影像学检查仍被认为是肺结核病诊断中重要的检查手段。CT 具有更高的分辨率和横切面图像，可发现胸片不能显示的微小结核病变、估计病变范围和性质，还有助于并发症的发现、疗效观察及鉴别诊断等。

3）确定肺内病变部位和分布：CT 无重叠影响的特性可以对肺内病变准确定位。

4）更准确识别支气管播散灶：肺内播散病变基本是以终末细支气管为中心的周围肺泡病变，分布与细支气管走行一致，病灶大小相当于腺泡或小叶。胸部 CT 表现小叶中心性阴影、分支线影征、树发春芽征（tree in bud）等提示早期的支气管播散病灶。小叶性阴影是支气管播散的典型表现，边缘模糊，直径 0.5～2.0cm，密度较高。这些影像特点是普通 X 线检查无法比拟的。

鉴于胸部 CT 检查的上述优势，以下几种情况肺结核患者有必要进行 CT 检查：①临床怀疑有潜在的结核病变或平片发现异常阴影但难以确诊者。②进一步明确病变性质、范围及可能的并发症。③鉴别诊断的需要，包括结节和肿块的鉴别诊断、肺段肺叶实变的鉴别诊断、纵隔内淋巴结肿大的鉴别诊断等。④胸膜广泛增厚时，检查胸膜增厚的程度、范围、有无钙化及胸膜下肺内病变、了解有无残余积液。⑤当临床遇到难以取得积液样本的少量胸腔积液时，可根据 CT 值判断积液性质，乳糜液为 10Hu、脓胸为 30Hu、血液为 60～80Hu。⑥发现胸内淋巴结核、肋骨或脊椎结核和包裹性积液等，有助于胸腔积液或肺内病灶的定性。⑦肺门及纵隔多组淋巴结肿大不能除外肿瘤。⑧观察抗结核治疗疗效，为调整用药提供依据。

（三）纤维支气管镜的诊断价值

对于支气管内膜结核纤维支气管镜具有重要价值。纤支镜下在病灶部位或其邻近处做支气管刷检涂片、活检或培养具有较高的阳性率。因此纤支镜检查对不典型肺结核病的诊断及鉴别诊断是一种很有价值的方法。对高度怀疑肺结核的患者应及早做纤支镜检查，有利于及时发现患者。对于那些无明显结核中毒症状，但有咳嗽、痰中带血、胸闷气短等症状超过 2 周，经抗感染治疗无效，痰菌阴性，无论有无胸片异常都应进行纤支镜检查，对有阻塞性肺炎表现者尽早行纤支镜检查更为必要。对有上述症状而一次纤维支气管镜检查未查到抗酸杆菌者，如镜下疑似本病应在 2 周后再次检查，以免肺结核患者漏诊。

纤支镜对下叶结核的诊断价值：肺结核大多可根据临床表现、X 线影像及痰菌检查而确诊。纤支镜通常并不作为常规检查，但对于痰菌多次阴性或无痰，且 X 线表现不典型的可疑活动性结核，纤支镜检查十分必要，往往有助于明确诊断。国内一组长期涂阴结核 19 例，经纤支镜检查均得以确诊。具有并存疾病的成人肺下叶结核，由于临床表现、X 线影像均不典型，极易与肺部感染性疾病相混淆，常致误诊，故建议对下列情况应高度警惕，并坚持常规痰检，必要时做纤支镜检：①下肺出现不规则斑片状渗出影，经积极抗炎 2 周，病灶仍无明显吸收者。②持续不愈的咳嗽或咳嗽逐渐加重而不能以普通感染解释者。③原因不明的反复发热，并伴有不典型结核中毒症状的老年患者。④糖尿病、中风瘫痪长期卧床、肿瘤、哮喘及长期使用免疫抑制剂出现肺下叶片状渗出影者。⑤下肺纹理明显异常并伴有结核中毒症状的青年患者。⑥在 COPD 基础上下叶出现多数斑片状渗出影的中老年患者。

八、诊断

1. 临床症状　全身症状主要有发热、盗汗和消瘦等；呼吸系统症状主要有咳嗽、咯血、胸痛和呼吸困难等。

2. 体征　若病变较轻常无症状。渗出明显或有空洞可闻及中小水泡音。空洞靠近胸壁或病变范围大可闻及病理性管状呼吸音。慢性纤维空洞性肺结核可有相应体征。

3. 肺结核的胸部 X 线表现　参见相关内容。

4. 肺结核的病原学诊断　参见相关内容。

九、鉴别诊断

（一）肺炎

肺炎与肺结核之间从症状、体征到胸部 X 线表现都有共同之处，是临床上经常遇到的问题。若排菌的肺结核患者，只要能考虑到结核之可能，行痰涂片抗酸染色检查，通常可及时做出鉴别。如果结核病变不典型极似肺炎或为菌阴肺结核时则鉴别相对困难，此时结核菌素试验价值较大，若无因宿主原因导致结素阴性的因素存在，结素阴性之于排除结核或结素强阳性之于诊断结核的意义极大。在表现为片状浸润阴影很难立即对两者进行鉴别时，临床上通常的做法是在尽快完善必要检查的同时进行抗感染治疗，动态观察疗效。如在短时间内病变吸收或消失，则肺炎诊断成立；如无效、加重或等待的辅助检查结果支持肺结核诊断，则可进行抗结核治疗。至于两者间临床表现与 X 线的不同，已如前述，此不赘言。

（二）肺癌

肺结核并发肺癌之特点和异同，可见前述。此处要强调的是肺癌与结核之鉴别应依赖于病理学依据。临床上两者之鉴别需经纤支镜或经皮活检，故有条件者尽快行活检，避免将胸部 X 片子辗转多家医院反复会诊，以免延误诊断。

（三）肺脓肿

肺脓肿多有高热、起病急和大量脓性痰临床表现，且痰多有臭味。胸部 X 线示脓肿壁厚且其外缘与肺组织边界不清。而结核常缓慢起病、低热盗汗，除非并发感染否则少有大量脓性痰。其 X 线表现之空洞壁相对较薄，空洞内外缘均清晰。

（四）支气管扩张

典型的支气管扩张为反复发生咳嗽、咳痰或咯血。病史可追溯至数年或更长。病变以下肺尤以左下肺多见。除非病情较重，普通胸部 X 线检查常无明显实质性阴影。胸部高分辨 CT（HRCT）对支气管扩张的诊断具有极为重要价值，现认为可代替支气管造影。

（五）其他发热性疾病

临床许多疑难性原因不明发热疾病，如伤寒、败血症、亚急性细菌性心内膜炎、淋巴瘤、血管炎等都涉及与结核病的鉴别诊断。问题难在结核病并非罕见疾病，当它以一种不典型表现面目出现时，虽然医生在例行鉴别诊断分析时会想到本病，往往因其支持点不多在考虑到它之后又将其排除，去寻找其他病因。这种努力必定落空，但这弯路又似乎常常在诊断过程中重复，文献里和临床上不乏这样的教训可鉴。所以以不典型表现出现的常见病作为疑难病例要较少见病作为疑难病的诊断更为困难和普遍。

十、治疗

（一）肺结核的治疗原则

为早期、规律、全程、适量、联合五项原则。整个化疗方案分为强化和巩固两个阶段。多数肺结核患者可采用不住院治疗。为保证不住院条件下取得化学疗法的成功，应推行在医务人员直接面视下督导化疗（directly observed treatment short course，DOTs），确保肺结核患者在全疗程中规律、联合、足量和不间断地实施规范化疗。目前结核化疗采取以标准化治疗为主、个体化治疗为辅的治疗策略。

（二）初治肺结核的治疗

1. 初治肺结核的定义　有下列情况之一者即为初治：①尚未开始抗结核治疗的患者。②正进行标准化疗方案用药而未满疗程的患者。③不规则化疗未满1个月的患者。

2. 初治方案　强化期2个月/巩固期4个月。常用方案：2S（E）HRZ/4HR；2S（E）HRZ/$4H_3R_3$；$2S_3$（E_3）$H_3R_3Z_3/4H_3R_3$；2S（E）HRZ/4HRE；2RIFATER/4RIFINAH（RIFATER：卫非特，RIFINAH：卫非宁）。药名前数字表示用药月数，药名右下方数字表示每周用药次数。初治强化期第2个月末痰涂片仍阳性，强化方案可延长1个月，总疗程6个月不变（巩固期缩短1个月）。若第5个月痰涂片仍阳性，第6个月阴性，巩固期延长2个月，总疗程为8个月。对粟粒型肺结核（无结核性脑膜炎者）上述方案疗程可适当延长，不采用间歇治疗方案，强化期为3个月，巩固期为HR方案6~9个月，总疗程为9~12个月。菌阴肺结核患者可在上述方案的强化期中删除链霉素或乙胺丁醇。

3. 对治疗肺结核标准化方案中某些问题的共识

（1）强化治疗期应用3种药还是4种药：在原发耐药很低的地区，强化期3种药即可收到良好效果。但在原发耐药性较高的地区或人群，强化期需加第4种药以降低耐药性和治疗失败的危险性。目前WHO也推荐强化期应用4种药物。

（2）采用每日疗法还是间歇疗法：大量研究表明，间歇疗法与每日疗法的疗效类似，而间歇疗法更方便患者、更经济、更利于督导服药。但间歇疗法如漏服药物时导致的后果较之每日疗法更为严重。因此，间歇疗法的条件是必须督导用药（DOTs管理），并以每周3次用药的间歇方案为宜。

（3）第4种药是链霉素还是乙胺丁醇：研究表明强化期用乙胺丁醇代替链霉素效果相似。由于链霉素耳肾毒性和注射不方便，目前多选择乙胺丁醇作为第4种药。

（三）复治肺结核的治疗

1. 复治定义　有下列情况之一者为复治：①初治失败的患者。②规则用药满疗程后痰菌又复阳的患者。③不规律化疗超过1个月的患者。④慢性排菌患者。

2. 复治方案　强化期3个月/巩固期5个月。常用方案：2SHRZE/1HRZE/5HRE；2SHRZE/IHRZE/$5H_3R_3E_3$；$2S_3H_3R_3Z_3E_3/1H_3R_3Z_3E_3/5H_3R_3E_3$。复治患者应做药敏试验，对于上述方案化疗无效的复治排菌病例可参考耐多药肺结核化疗方案并根据药敏试验加以调整。近年来认为对复治肺结核患者均采用一个统一的标准复治方案并不适宜，应采取以下分类指导原则：①经正规治疗治愈后复发病例，耐药率并不高，继续应用初治方案或WHO或我国推荐的标准复治方案均可取得良好效果。②不规律治疗超过1个月的非慢性传染源病例采用以上推荐的复治方案也可取得较好疗效。③初治失败的复治病例常因耐多药所致，推荐的标准复治方案效果差，故不宜再采用。应在药敏试验的基础上，选择包含3种以上可能无耐药性的药物的个体化方案。④慢性传染源病例绝大多数为耐多药病例，对推荐的标准复治方案效果很差，应逐个分析病史或结合药敏确定个体化方案。

对于某些结核病患者尤其是复治性肺结核患者，若在原初治方案基础上延长2个月加一新药的规范化治疗并不能取得理想疗效，应尽早进入个体化治疗。个体化治疗最好有药敏试验作为依据。如无条件做药敏试验，应在确定原治疗无效的前提下立即进入个体化的3种以上未用过的敏感药物治疗。个体化治疗应注意以下几点：①严格掌握对象，不能随意扩大范围。②采用联合用药，化疗方案应包括3种以上抗结核药物。③初治患者不应使用二线药物，不宜随意使用个体化方案。④不应随意或频繁更换化疗方案及药物。⑤对于未做药敏试验的复治患者，在所用方案应用3个月后无效，是开始个体化治疗的较合理时机。⑥不宜单独应用中成药或免疫治疗，而不同时进行抗结核治疗。

3. 耐多药肺结核（MDR-TB）的治疗　对至少包括INH和RFP两种或两种以上药物产生耐药的结核病为MDR-TB，所以耐多药肺结核必须要有痰结核菌药敏试验结果才能确诊。耐多药肺结核化疗方案：主张采用每日用药，疗程要延长至21个月为宜，WHO推荐一线和二线抗结核药物可以混合用于治疗MDR-TB。一线药物中除INH和RFP已耐药外，仍可根据药敏情况选用链霉素、吡嗪酰胺和乙胺丁醇。二线药物是耐多药肺结核治疗的主药。包括：①氨基糖苷类，阿米卡星（AMK）和多肽类卷曲霉素等。②硫胺类，乙硫异烟胺（1314TH）、丙硫异烟胺。③氟喹诺酮类，氧氟沙星（OFLX）和左氟沙星（LVFX）。④环丝氨酸，对神经系统毒性大，应用范围受到限制。⑤对氨基水杨酸钠。⑥利福布汀（RBT），耐 RFP 菌株中部分对它仍敏感。⑦异烟肼对氨基水杨酸盐（帕星肼，PSNZ），是老药，但耐 INH 菌株中部分对它仍敏感，国内常用于治疗 MDR－TB。

（四）肺结核特殊情况的处理

1. 肺结核并发肝损害的治疗　肝脏是药物浓集、转化和代谢的主要场所，药物代谢受肝脏健康状态的限制，药物及其代谢产物也在影响着肝脏，在国家基本药物文本规定的 10 种抗结核药物中经常引起肝损害的药物大约占 7 种。因此在结核病治疗中肝损害经常发生，而且特别容易发生在肝脏基础较差的各型病毒性肝炎、酒精中毒性肝炎、营养不良和老年患者。在因急性肝炎住院的患者中药物性肝病占 10%，在因黄疸住院的患者中药物性肝病占 2%～5%，其中 10% 是由抗结核药物所致。抗结核治疗的主要药物异烟肼、利福平和吡嗪酰胺等是导致抗结核治疗肝损害的主要药物。

肝脏是人体新陈代谢和解毒的重要器官，其解毒功能主要依靠肝细胞的各种合成酶和解毒酶完成。脂溶性较强的药物由于与肝细胞的亲和力大，更易造成肝损害。肝脏中参与反应的酶主要是细胞色素 P_{450}、葡萄糖醛酸转移酶、多种还原酶等。经生物转化产生活性较低的水溶性产物而排出体外或转化为有毒物质而损害肝脏。

药物性肝损害的方式：药物在肝脏代谢的过程中，可因药物过敏或药物中毒而发生肝损害。药物代谢所产生的代谢产物可直接或间接损害肝脏组织结构和肝脏功能，而药物所致的变态反应是造成肝损害的另一方面原因。

药物经细胞色素 P_{450} 氧化还原而产生氧自由基或亲电子基，氧自由基通过脂质过氧化造成肝细胞膜的破坏，释放溶酶体酶最后溶酶体膜通透性增加甚至崩溃，水解酶大量外逸导致肝细胞坏死，异烟肼、利福平和吡嗪酰胺均可引起脂质过氧化，特别在三种药物联合应用时由于肝脏代谢负担加重，肝脏的上述反应比单药应用更加明显。异烟肼和吡嗪酰胺最易引起肝损害，并随剂量的增加而加重。异烟肼在肝脏经细胞色素 P_{450} 作用，代谢转化为活性毒性代谢产物乙酰肼，在转化为乙酰肼的过程中，消耗大量谷胱甘肽使机体抗氧化能力减低而加重肝损害。利福平是肝微粒体酶的诱导剂，当与异烟肼联合应用时，即可刺激微粒体酶加速乙酰肼合成，因此肝损害加重。

药物干扰肝细胞正常代谢的某个环节造成肝细胞的脂肪变性和肝细胞坏死或胆汁淤积。如当药物影响蛋白质合成时，即可导致肝细胞脂肪变性和肝细胞坏死。药物通过对肝细胞膜运载胆盐受体的干扰，对细胞膜的流动性、ATP 酶的活性、细胞骨架及细胞脂质膜的完整性的干扰而影响胆汁分泌，造成胆汁的淤积，引起黄疸。

并发肝功能障碍的肺结核患者，其肝功能障碍不同程度上限制了抗结核药物的应用，患者常不得已而间断、中止抗结核治疗，因此难以保证抗结核治疗效果。由于被迫中断治疗，很容易产生对抗结核药物的耐药性。

药物性肝损害的确定，国际药源性肝病协调会议将药物引起的肝损害分为急性肝细胞损害型和慢性肝细胞损害型。依照转氨酶、碱性磷酸酶及两者的比值将急性肝细胞损害型分为急性肝炎、肝内胆汁淤积型和混合型，ALT > 正常上限 2 倍，且 ALT/ALP ≥ 5 时为急性肝炎；ALP > 正常上限 2 倍，且 ALT/ALP ≤ 2 时为肝内胆汁淤积型；ALT、ALP 均高于正常上限 2 倍，且 ALT/ALP > 2 而 < 5 时为混合型。轻者仅发生点状及灶性坏死或急性弥漫性肝炎，表现为一过性转氨酶增高，重者可出现肝带状、块状坏死，表现脂肪、蛋白代谢障碍，亦可有黄疸和急性肝功能衰竭表现，病情凶险，病死率高。肝炎型 ALT 增高多在停药后恢复，少数出现门脉纤维化、坏死后肝硬化或急性肝萎缩。胆内淤滞型毛细胆管扩张，肝细胞内有胆汁沉着，胆红素增高、胆固醇增高、ALT 增高。

对有肝功能障碍肺结核患者的治疗原则如下。

（1）病因治疗：去除引起肝损害的病因，停止一切可导致肝损害的药物。

（2）抗结核药物选择：单项 HbsAg 阳性患者肝穿刺活检显示，肝内均有不同程度的损害，此类患者需根据具体情况，在保肝治疗的同时，一般可接受正规抗结核治疗或选择较少影响肝功能的药物。但

HBV-DNA（+）时肝功受损可达95%，因此，抗结核化疗尽量选用对肝无影响或影响小的药物，并加强肝功能的监测。

在肝功能各项正常时，可接受正规抗结核治疗，但需加强保肝治疗，并进行肝功能监测。一般2周检查1次，肝功能异常时及时进行药物调整，避免造成肝细胞坏死，必须应用利福平时，可以利福喷汀替代。在结核病治疗中出现无症状的单项转氨酶升高，在保肝治疗的同时，可依情况继续予以化疗。

治疗方案：根据肝功状态和病情轻重，避免应用损肝药物，尽量以利福喷汀（L）替代利福平（R）。利福喷汀疗效与利福平相当，但其肝脏不良反应小，故适用于有肝损害的结核病患者的治疗。可作为HBVM阳性患者的首选药物。可选择乙胺丁醇、氧氟沙星或左氧氟沙星（LEO）等方案。肝功能持续升高时必须停药观察。治疗中出现多项肝功能指标异常，特别在谷草转氨酶（AST，ALT）>正常上限2倍、碱性磷酸酶（ALP）>正常上限1.5倍、胆红素增高，或出现蛋白代谢障碍时需立即停药保肝治疗。

应判断两病之中孰轻孰重。如果结核病比较轻，又没有传染性，相对而言肝炎病情较重或情况比较紧急，就应先进行肝炎治疗。对结核病可定期观察，待肝炎急性期过后或病情稳定后再考虑治疗结核病。如果肝炎与结核病都处于活动状态，而转氨酶在250U/L以下时，可两病同时治疗。但使用抗结核药物必须谨慎小心，尽量不用对肝脏损害较大的药物，如利福平、对氨基水杨酸钠等，也尽量不用药物配伍后增加毒性的方案，如利福平与异烟肼合用可增加对肝脏的毒性。在这种情况下，可选用链霉素、卡那霉素、乙胺丁醇和卷曲霉素等。ALT>200U/L时应避免利福平或异烟肼与吡嗪酰胺合用。在治疗开始的几个月内，最好每隔1~2周检查一次肝功能，以后每月检查一次，以监测药物对肝脏的影响。同时尽量减少损肝因素。最常见的损肝因素是饮酒。酒精对肝脏危害很大，可引起酒精性肝病。所以，不只肝病患者，接受治疗的结核患者，也不宜饮酒。

（3）加速肝细胞的解毒，促进肝细胞恢复和再生。

1）解毒：①应用还原型谷胱甘肽，目的是补充因药物毒性作用所致的肝内谷胱甘肽缺乏，保护肝细胞，利于药物生物转化。还原型谷胱甘肽是一种Ⅱ相酶，与药物代谢产物结合起到解毒作用。②葡醛内酯（肝太乐），在肝内能与一些毒物结合起解毒作用。③采用强力宁，80~160mg加入葡萄糖中静脉滴注，每日1次。强力宁能抑制氧自由基和过氧化脂质形成，阻止肝细胞损伤，减少过敏介质形成，促进胆红素代谢和利于肝细胞的解毒。需注意肝功能正常后，每周定量递减，避免反跳。④硫普罗宁（凯西莱），增强肝脏解毒功能。稳定肝细胞膜和线粒体膜，另外还具有促进肝细胞再生作用。

2）促进肝细胞恢复和再生：①可采用促肝细胞生长肽80~120mg加入葡萄糖中静脉滴注，每日1次。②胰高血糖素-胰岛素治疗，有防止肝细胞坏死、促进肝细胞再生和调整氨基酸代谢作用。胰高血糖素0.2~0.8mg、胰岛素2~8U（比例1：10）加入10%葡萄糖200ml中静滴，每日1~2次，连续10~14天。③交替静脉滴注血浆白蛋白和血浆，肝衰竭时白蛋白合成障碍，输入白蛋白有助于肝细胞再生，减轻高胆红素血症。输入血浆提高胶体渗透压减少渗液，增加补体，增加抵抗力。

3）促进黄疸消退：早期短程应用激素有助于黄疸消退。由于肝细胞受损，胆红素难以与肝细胞载体蛋白结合，使之不能或减少转化成结合胆红素，造成未结合胆红素在血中浓度增高而导致黄疸。激素有阻断抗原抗体复合物形成、抑制肥大细胞释放组胺、降低细胞膜通透性、减少过敏介质形成的作用，还可使肿胀胆管炎症消退，利于胆管排泄，防止因胆汁淤积造成肝细胞缺氧性坏死。但看法不一。

2. 肺结核并发糖尿病的治疗　我国现有糖尿病患者4 000余万人，并且还在以每年0.1%以上的增幅递增。糖尿病患者易发生结核菌感染，是结核病的高发人群，并发肺结核的机会较正常人高4~8倍。其合并发病率也呈逐年上升之势，尤其在农村，糖尿病患病率的增长速度也在加快。有资料表明，我国糖尿病并发肺结核率为19.3%~24.1%，一旦合并发病，其病程缠绵，治疗棘手。肺结核并发糖尿病时，结核进展快，病情重，传染性强，预后较差，病死率高。其抗结核化疗在很大程度上取决于血糖控制情况，若血糖控制好，病灶吸收、空洞闭合、痰菌阴转与单纯肺结核治疗效果无差异，因此有效地控制血糖是肺结核并发糖尿病预后的关键，故在治疗中应高度重视降糖治疗。

（1）糖尿病和肺结核病要同时治疗：糖尿病和肺结核并发时互相影响，因此必须两病同时治疗。

由于糖尿病对肺结核的不良影响要大于肺结核病对糖尿病的影响，所以要首先控制好糖尿病，肺结核病的疗效和预后在很大程度上取决于糖尿病控制的程度。医患双方应密切配合，根据糖尿病类型和病情，采用饮食疗法、中药、口服降糖药物或应用胰岛素治疗。一般而言，轻型或2型糖尿病可以选择口服降糖药物。口服降血糖药物有磺脲类、双胍类及α-糖苷酶抑制剂三类，主要用于两病均轻者，或单纯饮食疗法无效者，或停用胰岛素后的巩固治疗。在结核处于恶化进展期，血糖高且不稳定，口服降糖药的应用受到暂时限制。

凡是症状明显、重型、儿童型、有并发症的糖尿病患者一般主张先用胰岛素，力争短期内尽快控制糖尿病，在血糖平稳和结核病病情好转时，减少胰岛素用量或改用口服降糖药。胰岛素应用：两病并发时应放宽胰岛素的应用，甚至作为首选。只要并发中度以上的肺结核，或轻度肺结核并发肺外结核，或是血行弥散型肺结核者都应首选胰岛素治疗，争取在短期内尽快控制糖尿病，以促进结核病好转。胰岛素用量必须个别化，具体用量的计算方法与单纯糖尿病相同。

（2）糖尿病并发肺结核病的治疗要点：糖尿病结核的抗结核药物治疗尤其应该遵循“早期、联用、规律、适量、全程”的用药原则。要采用利福平、异烟肼、吡嗪酰胺为主的药物组成化疗方案治疗，疗程要适当延长至12个月。两病并发时肺结核化疗的效果在很大程度上取决于糖尿病控制的情况。有报道，空腹血糖控制在8.3mmol/L以下，餐后血糖控制在11.1mmol/L以下者，其结核病疗效与单纯肺结核的化疗效果相似。抗结核治疗方案抗结核治疗强调规范、足疗程治疗。因糖尿病并发肺结核病变多严重，并且进展快，故应及时采用以杀菌和抑菌药组成的化疗方案，并延长疗程。以异烟肼（INH）、利福平（RFP）、乙胺丁醇（MEB）、吡嗪酰胺（VZA）构成短程化疗方案，其疗程应延长至1年，长效化疗方案应为1.5～2年，复治者应为2年。治疗中应注意的问题：①避免中途停药及过早停药。②重视监督服药。③严格按千克体重计算给药量。④注意保肝。⑤定期复查肝、肾功能。

糖尿病需要终身治疗，结核病也需要长期随访，不稳定或未完全控制的糖尿病，肺结核更需要定期复查。要注意治疗糖尿病和抗结核药物之间的影响：异烟肼可干扰正常碳水化合物代谢，使血糖波动，可以加重糖尿病患者的末梢神经炎；利福平是一种酶诱导剂，可以促进肝脏对降糖药物甲糖宁的代谢灭活，因此利福平与甲糖宁同时应用时应适当加大后者的用量或改用其他降糖药物。抗结核药物乙硫异烟胺有降糖的作用，但与降糖药物合用时，有可能发生低血糖。乙胺丁醇可以与血中钙离子结合，使血钙浓度降低。对氨基水杨酸钠会造成尿糖假阳性，在估价糖尿病病情时应加以注意。有糖尿病并发症的患者使用抗结核药物时应注意以下几个方面：①糖尿病患者肾功能受损时，必须谨慎使用链霉素、卡那霉素等药物，以免造成肾功能的进一步损害。②异烟肼、吡嗪酰胺和乙胺丁醇主要经肾脏排泄，本身无肾毒性，但在肾功能不全时易引起蓄积中毒，应减量使用。③糖尿病并发肺结核时，如果肺结核符合手术治疗指征，在有效控制糖尿病和患者胜任手术的情况下，手术治疗似乎应采取更积极的态度，对化疗不能满意控制的病变，手术切除更为适宜，因为在糖尿病终身存在的情况下，肺结核病灶重新活动的机会相当多。

糖皮质激素可使血糖上升及波动，当需要用糖皮质激素辅助治疗结核病时，注意调整胰岛素剂量，并缩短糖皮质激素疗程。

（3）治疗中存在的问题：糖尿病一旦并发肺结核，应及早使用胰岛素控制血糖，不必拘泥于陈规。原因：①口服降糖药本身难免有伤肝、肾之弊，以及胃肠道不良反应，加之抗结核药物中的利福平也有一定的肝损害，选择口服降糖药不利于对肝、肾功能的保护。②糖尿病并发肺结核患者往往因慢性消耗而消瘦，既不利于选择双胍类药物治疗，也因抗结核治疗药利福平可增加磺脲类药物代谢，从而降低其降糖作用。③在糖尿病并发肺结核者中，以中老年居多，而老年2型糖尿病患者采用磺脲类药物降糖较容易发生严重低血糖而致心、脑损害，甚至死亡；空腹血糖应控制在6.17～8.13mmol/L，要防止低血糖发生。④α-葡萄糖苷酶抑制剂对控制餐后血糖有良好的疗效，但因其有明显的腹胀等不适反应，与抗结核治疗中不可避免的食欲下降等胃肠道症状累加，不利于患者的长期治疗。基于以上情况，我们认为及早胰岛素治疗是最佳选择。优点：①能有效迅速控制血糖。②无肝、肾毒性作用。③有利于胰岛B细胞休息，延缓胰岛功能衰竭。④有利于抗结核药物的药效充分发挥。糖尿病患者的胰岛素治疗高度个体化，在临床治疗上主要选择基因重组人胰岛素。根据患者具体情况，灵活选用短效剂、预混剂或中效剂。治疗中密切监测血糖，灵活调整用药剂量，防止发生低血糖。

3. 肺结核患者应用激素治疗问题　结核病治疗中与糖皮质激素有关的情况主要涉及两种：一种是需要加用激素治疗的特殊情况；另一种是结核患者并发有需要应用激素治疗的疾病。下面分而述之。

（1）在以下结核病有以下情况时应考虑给予激素治疗

1）粟粒型结核、干酪型肺炎、重症肺结核。

2）结核性浆膜炎。

3）结核性脑膜炎。

4）抗结核药物引起严重过敏反应时。

5）结核病变态反应表现（综合征）等。

其目的是通过激素的抗炎作用，减少对组织的损伤。上述问题因常见于结核病专著中，故此不详述。

（2）对于肺结核患者并发需用激素治疗的疾病的问题，因在临床上屡有所见，应给予关注。临床最常见的是哮喘并发肺结核患者的治疗。

近年来，肺结核并发哮喘的患者不断增多，治疗哮喘最有效的药物为糖皮质激素。然而，吸入性糖皮质激素的说明书禁忌证一项中，均注明了活动性和静止期肺结核患者慎用，这给临床医师经常遇到的活动性和静止期肺结核并发哮喘患者应用吸入性糖皮质激素治疗增加了顾虑。那么，肺结核（治愈）并发哮喘吸入糖皮质激素是否会增加肺结核复发的危险呢？有些医师和患者担心使用糖皮质激素后，易使机体免疫功能下降，而导致肺结核病的复发，甚至结核病的弥散、恶化。

在抗结核药物足量覆盖的前提下，对于某些肺结核患者糖皮质激素虽有诸多优点，但不良反应也不少，除了激素禁忌证所涉及的情况，还应注意激素停用综合征、症状反跳等。故临床应用激素时应注意下列事项：明确用药指征，必须在有效的抗结核药物治疗下配合使用激素；谨慎确定用量和疗程。大剂量激素使用超过 1 周以上不可骤然停药，严格遵循逐渐停药原则，否则将引起病情或中毒症状反跳。此外，要注意防止细菌感染或霉菌感染的发生，对已发生感染的患者，要使用抗生素或抗霉菌治疗。糖皮质激素对治疗结核病的有利一面主要是利用其非特异性抗炎和抗毒作用，然而，皮质激素治疗结核病亦存在不利的一面，如可抑制吞噬细胞的吞噬功能，使结核菌得以活跃繁殖，病变加重。活动性或重症肺结核患者，可能存在内源性皮质激素分泌不足的现象。糖皮质激素在结核病的应用主要是利用其抗感染、抗毒作用，仅用于结核毒性症状严重者，但必须与有效抗结核药物治疗同时使用。

（丁　锋）

第七章

特发性间质性肺炎

第一节　寻常型间质性肺炎

寻常型间质性肺炎（usual interstitial pneumonia，UIP）病因不明，发病机制不甚明了，其确切发病率尚不清，国外报道约为5/100 000，近年此病发生尚有明显上升的趋势，由于疗效差，其5年生存率低于50%，从而引起人们极大的关注。

一、病因

特发性间质性肺炎（IIP）/特发性肺纤维化（IPF）致病原因、发病过程均未阐明。肺纤维化是肺组织损伤后的修复失调过程。组织损害的宿主反应包括炎症和修复，损伤的类型不同，却都能够唤起宿主的保护性反应，使宿主不受伤害。在正常情况下，炎症和修复严格受时间和环境所控制。而当经典炎症反应停止，代之以持续慢性修复状态时，就导致了肺纤维化的发生，因此，纤维化也被看作是机体对损伤的过度修复。损伤的持续存在或者复发导致化学因子、细胞因子、生长因子等失调、血管再生异常、纤溶系统受损、细胞外基质降解减少和氧化应激增强等，使肺泡微环境发生变化，从而有效地抑制宿主炎症反应。肺泡微环境改变可能导致修复失调和组织重构异常，使肺泡上皮细胞重新上皮化失败、成纤维细胞募集、活化，最终导致进行性纤维化。多种因素产生的肺损害均可导致肺纤维化的发生，这些因素包括有毒物质、自身免疫性疾病、药物、感染和创伤等。这些已知和未知因素所导致的肺组织病理学表现各不相同，但也有共同点，即不同程度的炎症和纤维化。

二、病理表现

在组织学上，UIP的主要病理学特征为出现片状、不均一、分布多变的间质炎症、纤维化和蜂窝肺改变，与正常肺组织呈灶性、交替分布。低倍镜下，可见肺间质炎症，纤维化和蜂窝样改变，这些改变在胸膜下外周肺实质最为严重。间质炎症包括肺泡间隔淋巴细胞，浆细胞和组织细胞浸润，伴Ⅱ型肺泡细胞增生。纤维化区域主要是由致密的非细胞组成的Ⅱ型胶原构成，可见增殖性成纤维母细胞灶（为病变早期活动性病灶部位）。蜂窝样区域是由囊性纤维化的气腔构成，经常内衬细支气管上皮细胞并有黏液充填，黏液中有中性粒细胞积聚。在纤维化和蜂窝样部位常有平滑肌增生。纤维母细胞灶是UIP诊断所必需的条件，它表明纤维化正在进行。

三、临床表现

IPF/UIP的临床表现包括活动后气促，干咳和体检时发现吸气性Velcro捻发音。在疾病晚期，可出现肺心病体征，杵状指和发绀。

四、辅助检查

1. 常规实验室检查　血沉升高。在无结缔组织疾病情况下，也可发现有血中抗核抗体，类风湿因子。乳酸脱氢酶可升高，但无特异性。在无肺动脉高压或并发心脏疾病情况下，ECG 常正常。

2. 影像学表现 HRCT 上的表现双下肺外带以网状影为主，主要由增宽的小叶间隔及小叶内线状影构成，可出现蜂窝样变。牵张性支气管扩张，磨玻璃样阴影，斑片状阴影少见。

3. 肺功能检查 常显示限制性通气功能障碍。最大静态经肺压/总肺容量增加。一氧化碳弥散功能（DLco）降低。

4. 动脉血气 表现低氧血症和低动脉血 CO_2 水平（$PaCO_2$），常因运动而加重或诱发出现。

5. 支气管镜检查 支气管肺泡灌洗液的细胞学分类也有助于区分 UIP 和非特异性间质性肺炎（NSIP）。UIP 以中性粒细胞增多为主，支气管镜肺活检在区分 UIP/IPF 的病理类型方面由于标本太小而难于判断。

6. 开胸肺活检 IPF/UIP 的诊断一般需要开胸或胸腔镜辅助（VATS）进行肺活检，因为由经支气管的肺活检组织标本小，不能反映疾病的全貌。当 HRCT 显示广泛的蜂窝样变时则无需肺活检。对临床诊断不肯定的病例需要手术肺活检以确定病理类型来指导治疗。

五、诊断和鉴别诊断

1. 诊断 目前我们遵循的仍是美国胸科协会/欧洲呼吸病协会（ATS/ERS）推荐的“共识”。ATS/ERS 提出的 IPF/UIP 临床诊断标准包括 4 条主要标准和 4 条次要标准。临床诊断 IPF（UIP）需要满足所有主要标准和 4 个次要标准中至少 3 项（表 7－1）。

表 7－1 IPF/UIP 的诊断标准

主要标准
除外 ILD 的其他原因，如药物、环境因素或结缔组织病等肺功能限制性异常及气体交换障碍（静息或运动的 $AaPO_2$ 增加或 DL_{CO} 下降
HRCT 双肺基底部网状异常，很少有磨玻璃样变
经支气管镜肺活检或肺泡灌洗液检查不支持其他诊断
次要标准
年龄 >50 岁
原因不明缓慢起病的活动后气短呼吸困难
病程 >3 个月
双下肺吸气像爆裂音

2. 鉴别诊断 在结缔组织疾病（如风湿性关节炎、系统性红斑狼疮、进行性系统性硬化症），尘肺（如石棉肺），放射性损伤以及某些药物引起的肺疾病（如呋喃妥因）可出现相同类型的间质炎症和纤维化，在上述情况下，这种病变类型不能称为 UIP。尚需与 UIP 鉴别的情况包括脱屑性间质性肺炎、呼吸性细支气管相关的间质性肺疾病、无法分类或非特异性慢性间质性肺炎、特发性阻塞性细支气管炎伴机化性肺炎、过敏性肺炎和肺嗜酸细胞性肉芽肿。

六、治疗

对 IPF 的治疗已经不推荐应用大剂量皮质激素，有时在病情稳定，病变已经基本不具有可逆成分或存在较为严重的不宜于服用皮质激素的并发症时，则更需考虑服用皮质激素的利弊，而采用其他治疗措施密切观察病情变化。泼尼松初始剂量为每日 0.5mg/kg，连续 4 周；第 5 周开始为每日 0.25mg/kg，连续 8 周；第 13 周减量为每日 0.125mg/kg，并维持治疗。每次减量时，需评估临床，胸部 CT 和生理反应。最常使用的第二线药物为细胞毒药物，尤其是环磷酰胺。如果没有严重并发症或不良反应，联合治疗时间不应短于 6 个月。治疗 6～12 个月后，如果病情改善或稳定，则继续联合治疗；如果病情加重，应该停药或改变治疗方案。治疗满 18 个月后，是否继续治疗需根据临床反应和患者的耐受性而作决定。对治疗的反应差异较大，但疾病早期，在未明显纤维化之前，更多为细胞改变期时，皮质激素或细胞毒药物治疗似乎更能改善病情。支持及姑息性治疗包括高浓度氧疗以缓解低氧血症；发生细菌性感染，给予抗生素。对晚期患者可进行肺移植。

目前，国内已在应用大剂量 N－乙酰半胱氨酸治疗 UIP，应用吡非尼酮（pirfenidone）、某些 ACEI 或他汀类药物以及其他新药在进行临床观察，有的已通过Ⅱ期临床试验，开发抗纤维化的药物也在进一步研究中。另有学者在探索通过基因治疗以期对某些细胞因子干预来阻断或对抗纤维化的进程。希望通过大家的努力能对治疗各种原因引起的肺组织损伤后导致的肺纤维化过程有所突破，从而对此类疾病取得有效的治疗方法，改变 IPF 的预后。

七、预后

IPF 的临床病程呈进行性，诊断后的平均生存期为 4～6 年。

（李　旭）

第二节　非特异性间质性肺炎

一、概述

1994 年 Katzenstein 等首次提出非特异性间质性肺炎（nonspecific interstitial pneumonia，NSIP）的概念，用来指那些病理组织学表现不符合已知的病理类型，如普通型间质性肺炎（UIP）、脱屑性间质性肺炎（DIP）、急性间质性肺炎和机化性肺炎，而临床预后好于 UIP/IPF 的一组间质性肺病。NSIP 与 UIP/IPF 预后有很大的不同，NSIP 的提出和认识具有重要的临床意义：①改变了对 IPF 的理解，对大多数过去报道的 IPF 研究必须按目前掌握的 NSIP 知识予以重新评价；对许多过去被诊断为 IPF 者的组织学类型可能更符合 NSIP 而不是 UIP。这些患者 5 年生存率近 70%，而 IPF 患者的 5 年生存率＜30%。在原先病理诊断为 UIP 型患者的样本中发现 24%～36% 是 NSIP 型。②应重新认识 IPF 患者现行治疗方案的有效率，按当今 IPF 定义，以往许多治疗后病情转为稳定或改善的患者可能患的是 NSIP 型（或其他的损伤型）和非 UIP 型肺损伤，或根据推断是 NSIP 病而不是 IPF。在以往有关 IPF 治疗研究中，报道 10%～30% 的 IPF 患者对现行的治疗方案有效，当从其他病理类型中正确区分出 UIP 型后，最近发表的回顾性观察性研究估计，真正的治疗有效率更低，或许只有 0%～10%。

二、发病机制

NSIP 病例中，39% 存在相关的临床疾病，如部分患者可能伴有抗原吸入、某些潜在的结缔组织疾病、有机粉尘的吸入、急性肺损伤的缓解期、放射性损伤以及某些药物反应等。NSIP 可以是继发于其他疾病，也可以为特发性，无相关病因的病例，则称之为特发性 NSIP。NSIP 的发病机制并不清楚，呼吸道感染性病原体，如病毒中的 EB 病毒、流行性感冒病毒、巨细胞病毒和肝炎 C 病毒等与 IIP 的发病机制有关，但病毒是否能直接或间接诱发 NSIP 尚缺乏直接的证据。在 NSIP、慢性炎症和病毒感染的持续存在以协同方式，通过激活树突细胞，启动了在细胞内对内源性抗原（包括病毒和Ⅱ型肺泡上皮细胞）的处理，此过程损伤Ⅱ型肺泡上皮细胞，引起慢性肺泡炎症过程，最后导致不适当的修复和纤维化。

三、病理表现

NSIP 的主要病理学表现可概括为肺间质不同程度的炎症和纤维化。病理学特征为病变相对一致，纤维化的时相一致，无纤维母细胞灶。根据其间质炎细胞的数量和纤维化的程度，NSIP 病理表现分成 3 型：①富细胞型，主要表现为间质的炎症，很少或几乎无纤维化，肺泡间隔内的慢性炎细胞主要是淋巴细胞和浆细胞浸润，炎性细胞浸润的程度较 UIP 和脱屑性间质性肺炎等其他类型的间质性肺炎更为突出。②混合型，以间质有大量的慢性炎细胞浸润和明显的胶原纤维沉着为特点。③纤维化型，肺间质以致密的胶原纤维沉积为主，伴有轻微的炎症反应或者缺乏炎症反应。此型与 UIP 不易鉴别，区别的要点是：NSIP 的主要表现为致密或疏松间质纤维化，无 UIP 的时相不均，无纤维母细胞灶，如出现也不像 UIP 那样显著，也没有 UIP 典型的胸膜下分布，有局灶的蜂窝肺。

四、临床表现

发病年龄为 46 ~ 73 岁，非吸烟患者占 69%；主要的主诉有干咳，活动后呼吸困难。

五、辅助检查

1. 常规实验室检查　血沉、抗核抗体和类风湿因子可增高，但没有特异性。

2. 胸部 X 线检查　常见征象是两肺弥漫性间质渗出，呈网状或磨玻璃样，也可以是正常胸片。胸部 CT 表现为多样性，磨玻璃样密度影、实变影、网状影、粗线条状影、小叶中央型结节影、牵拉性支气管扩张、蜂窝影。①富细胞型：磨玻璃样影或气腔实变影，相对较少牵引性支气管扩张和细支气管扩张，小叶内网状阴影，无蜂窝肺。②纤维化型：磨玻璃样影伴有相对范围广的牵引性支气管扩张和细支气管扩张，小叶内网状阴影；有蜂窝肺。相对而言，细胞型 NSIP 的 CT 表现较有特征。而纤维化型的 NSIP 与 UIP 的 HRCT 表现有重叠，特别是 HRCT 示胸膜下不规则的线网状阴影，有蜂窝肺和牵引性支气管扩张和细支气管扩张，不易与 UIP 鉴别。

3. 肺功能　主要表现为限制性通气功能障碍，肺弥散功能障碍，及低氧血症。

4. 支气管镜检查　BAL 特点是中性粒细胞、嗜酸粒细胞和淋巴细胞增多，但以淋巴细胞增多明显。TBLB 因为取材太小，很难做出 NSIP 的病理诊断。

5. 外科肺活检　开胸或经胸腔镜肺活检病理检查是 NSIP 的确诊手段。

六、诊断和鉴别诊断

NSIP 的临床 - 放射 - 病理的诊断依据包括：①慢性或亚急性起病，可发生于任何年龄。②主要临床表现为咳嗽和气短，少数患者有发热。③影像学上表现为双侧间质性浸润影，双肺斑片状磨玻璃阴影是本病 HRCT 的特征性所见。④病理改变为肺泡壁明显增厚，含有不同程度的炎症和纤维化，肺泡间隔内由淋巴细胞和浆细胞混合构成的慢性炎症细胞浸润是 NSIP 的病理特点，但缺乏 UIP、DIP 或 AIP 的特异性病理改变。⑤对糖皮质激素反应好，预后良好。

NSIP 的正确诊断不是一个简单的病理诊断或临床诊断，而是一个动态的过程。特别要强调的是当病理学发现为 NSIP 时，对患者进行重新评估尤其重要，因为有可能发现潜在的特异病因。肺活检发现 NSIP 的重要性在于，可以促使临床医生进一步寻找和识别可能伴有某些潜在的疾病。对病因明确者，临床上可诊断为继发性 NSIP；病因暂时不能明确者，可考虑诊断特发性 NSIP。部分病例长期随访才能明确其最终的转归，如部分原诊断为特发性 NSIP 的患者在以后的随访中发现与风湿免疫性疾病相关。

七、治疗

糖皮质激素为 NSIP 的一线治疗药物，单独使用糖皮质激素治疗 NSIP 的剂量和疗程无统一治疗方案。常用口服泼尼松，每日 40 ~ 60mg 或 1mg/kg，根据治疗反应减量，一般 1 ~ 3 个月后减至每日 20 ~ 40mg，4 ~ 6 个月后减至维持量 10mg/d，总疗程 1 年。糖皮质激素和免疫抑制药联合治疗 NSIP 尚没有公认的统一标准方案，其指征也不明确，其中采用糖皮质激素联合硫唑嘌呤或环磷酰胺者为多，有的在开始时就联合使用，或在开始糖皮质激素无效时才加用免疫抑制药。如果没有严重并发症或不良反应，治疗时间不应短于 6 个月。治疗 6 ~ 12 个月后，如果病情改善或稳定，则继续联合治疗；如果病情加重，应该停药或改变治疗方案。

八、预后

NSIP 患者 5 年生存率为 76.2%，明显好于采用类似治疗方案的 UIP/IPF 的 5 年生存率（43.8%）。

NSIP 患者初始肺功能损害的程度与预后，也与对药物治疗的反应有关，当 NSIP 患者 DLco < 35% 预计值和（或）治疗中 DLco 下降 > 15%，其中位生存时间约为 2 年，和 UIP 患者的预后相似。治疗 6 个月后 FVC 改善，开始治疗时 DLco 测定值的高低对患者预后估计具有重要的意义。

（李　旭）

第三节　急性间质性肺炎

急性间质性肺炎（acute interstitial pneumonia，AIP），或 Hamman – Rich 综合征，通常发生于以往身体健康者。男女比例相等，可发生于任何年龄，但多数患者 >40 岁。

一、病理表现

AIP 的病理改变为弥漫性肺泡损害，一种对多种造成肺损伤病因的非特异性反应。主要特点是非特异性及具有特征性的短暂分期，包括急性、机化和恢复等期，每一期有不同的组织学表现。AIP 的病理变化分为急性期（渗出期）和机化期（增殖期）。渗出期有水肿、透明膜形成和间质急性炎症。此外还有肺泡上皮和基底膜损伤，Ⅱ型肺泡上皮增生取代损伤的Ⅰ型肺泡上皮，随着病变的进展这一变化更为突出，呼吸上皮也可表现非典型改变。此期肺泡间隔逐渐出现纤维母细胞，进而导致肺泡腔内纤维化。机化期的特点是肺泡隔和肺泡腔内出现纤维化并有肺泡隔的显著增厚。纤维化病灶主要由增生的纤维母细胞和肌纤维母细胞构成，伴有轻度的胶原沉积，不同区域病变时相一致，这是与其他 ILD 鉴别的关键点。如果患者存活，肺脏可以恢复到正常，也可向终末期蜂窝纤维化发展。

二、临床表现

尽管在临床表现前 7 ~ 14d 常有前驱性病变，本病起病通常急骤，最为常见的症状为发热，咳嗽和呼吸困难。

三、辅助检查

1. 常规实验室检查　无特异性且常无帮助。

2. X 线表现　类似于 ARDS，胸部 X 线可见弥漫性两肺气腔阴影。CT 表现为两肺斑片状对称性分布的磨玻璃样阴影，有时为双侧性气腔实变。分布以胸膜下为主。可见通常影响到 <10% 肺的轻度蜂窝样变。

3. 大多数患者有中度至重度的低氧血症，出现Ⅰ型呼吸衰竭。

四、诊断

当患者有 ARDS 临床综合征表现但仔细检查不能发现致病原因时，必要时开胸或胸腔镜活检，病理上证实有机化性弥漫性肺泡损害时，可诊断 AIP。

五、治疗

1. 糖皮质激素　一般认为 AIP 是一种具有潜在逆转可能的急性肺泡损伤性疾病，在疾病早期及时治疗可能康复而不遗留肺部阴影或仅有少许索条影。一般使用大剂量糖皮质激素，对于病情凶险的患者可以采用冲击治疗，一般采用静脉甲基泼尼松龙治疗，连续 3d；第 4 天开始根据疗效决定皮质激素用量，一般为每日 1mg/kg 泼尼松或等量药物，逐渐减量。疗程须根据患者情况决定。

2. 细胞毒药物　用于病情凶险或疾病在好转后出现反复的患者。环磷酰胺为 0.2g，隔天 1 次静脉点滴。如果病情改善或稳定，则减量并继续联合治疗；如果病情加重，应该停药或改变治疗方案。

六、预后

病死率>60%；大多数患者出现临床表现后6个月内死亡。痊愈患者通常不会复发，肺功能绝大多数或完全恢复。

（李 旭）

第四节 隐源性机化性肺炎

隐源性机化性肺炎（cryptogenic organizing pneumonia，COP）最早在1983年由Davison及同事描述其病理学特征，表现为肺泡腔内肉芽组织增生，并可见纤维母细胞和肌纤维母细胞和松散的结缔组织，细支气管管腔内也可见肉芽组织增生。2002年ATS/ERS共识认为，COP与其他IIP一样，不再是单纯的病理诊断名称，而是结合了临床－影像－病理诊断之后的临床诊断名称。

一、病因及发病机制

COP的病因目前尚不清楚，由于起病时多数患者有类似流感样表现，推测可能与感染有关。Elizabeth等用呼吸道肠病毒复制出BOOP的肺部病理模型，提示呼吸道病毒感染参与BOOP的形成。

二、病理特征

病变呈斑片状分布，在呼吸细支气管、肺泡管和细支气管周围肺泡腔内有由成纤维细胞组成的息肉样组织。病变区附近的肺泡间隔常常增厚，单核细胞浸润，肺泡Ⅱ型细胞增生。

三、临床表现

发病率男女基本相等，年龄在50～60岁之间。亚急性起病，表现为发热、刺激性咳嗽、乏力、食欲缺乏和体重下降，气短的症状较轻。上述临床症状在数周内进展。体检时可发现散在的湿性啰音。

四、辅助检查

1. 常规实验室检查　无特异性。约半数患者有无嗜酸性细胞增高的白细胞增多，开始时血沉常升高。

2. 胸部X线　双侧性弥漫性肺泡性密度增高阴影。阴影呈外周性分布，也可发现类似于被认为是慢性嗜酸性细胞性肺炎的特征性表现。极少见情况下，肺泡性密度增高阴影呈单侧性。反复性游走性肺部阴影常见。表现为线状或结节状间质性阴影少见。HRCT扫描显示斑片状气腔实变，磨玻璃样阴影，小结节阴影以及支气管壁增厚和扩张。斑片状阴影在肺外周更常见，常位于肺底部。CT扫描比胸部X线能显示更广泛的病变。

3. 肺功能检查　肺功能检查常显示为限制性障碍，20%的病中可发现阻塞性通气功能障碍。

4. 血气分析　静息及运动后低氧血症常见。

5. 支气管镜检查　支气管肺泡灌洗液，细胞分类中淋巴细胞和中性粒细胞增高，嗜酸性细胞也可增高。CD4与CD8比值明显降低，TBLB有时可明确诊断。

五、诊断

COP是依据临床－放射－病理进行诊断的。肺活检是确诊的依据。

六、鉴别诊断

灶性机化性肺炎是一种对肺损伤的非特异性反应，亦可继发于其他病理过程，包括隐球菌病、韦格纳肉芽肿、淋巴瘤、过敏性肺炎和嗜酸性细胞性肺炎，若能明确病因，则不作为COP诊断，当有疑问时也可以 COP 样改变表示，提醒临床医师进一步寻找原发病因。由于肺部细菌或病毒感染后，也可以出现炎性肉芽肿性改变，常也被称为“机化性肺炎”，但是需明确此种机化性肺炎与 COP 不同，治疗与预后均有区别。

七、治疗及预后

糖皮质激素起始剂量 0.5～0.75mg/（kg·d），2～4 周后减量。皮质激素减量或停药后可出现复发。复发对总预后影响不大。总疗程应在 6～12 个月，复发患者治疗时间相对长些。对于发病急且出现呼吸衰竭的患者推荐使用静脉甲基泼尼松龙，可以 80～160mg/d，在病情缓解之后改用口服泼尼松会取得较好的疗效。环磷酰胺及硫唑嘌呤的剂型及用法参见 NSIP。

八、预后

一经诊断建议尽早治疗，因部分患者起病急，可以迅速进展为呼吸衰竭，而患者对糖皮质激素反应往往良好且迅速，早期治疗可能避免机械通气。

（王　震）

第五节　淋巴细胞性间质性肺炎

淋巴细胞性间质性肺炎（lymphocytic interstitial pneumonia，LIP）是一个临床病理学术语，目前，LIP 被认为是一种反应性肺淋巴增生，属弥漫性肺实质疾病。美国胸科协会/欧洲呼吸病协会组建的间质性肺病国际分类委员已将 LIP 再次划归为间质性肺炎。

一、病因

LIP 的确切病因目前尚不清楚，很可能是多种因素共同作用的结果。然而有证据提示，病毒感染在某些病例的发病中起一定作用。自身免疫性疾病与 LIP 亦强烈相关，约占 LIP 的 39%，这些自身免疫性疾病包括舍格伦综合征、系统性红斑狼疮、类风湿关节炎、多发性肌炎、自身免疫性甲状腺炎、重症肌无力、溶血性贫血、恶性贫血、自身红细胞致敏综合征、慢性活动性肝炎，其中最多见的是舍格伦综合征。LIP 还与各种免疫缺陷有关，进一步提示淋巴细胞调节紊乱参与 LIP 的发病。LIP 还可以是同种异体骨髓移植的一种晚期并发症，常发生于移植后 200～400d。也有苯妥英钠引起 LIP 以及家族性 LIP 的报道。特发性 LIP 非常罕见，在特发性间质性肺炎（idiopathic interstitial pneumonia，IIP）中 <2%。

二、发病机制

目前，LIP 的发病机制不明，这方面的研究甚少。

三、病理

病理特征为弥漫性肺间质致密淋巴细胞浸润，常可见淋巴滤泡，有时支气管周围亦受累，但通常病变轻微。腺泡内无病变特别严重的区域（如腺泡周围或腺泡中央），偶有非坏死性肉芽肿形成。淋巴细胞呈多克隆性，主要是 T 细胞，内有散在的 E 细胞、浆细胞和组织细胞，同时有Ⅱ型肺泡细胞的增加及肺泡巨噬细胞的轻度增生。其他表现有肺泡腔中蛋白样液体及单核细胞、泡沫巨噬细胞或巨细胞的聚集。细支气管周围淋巴细胞浸润导致气道进行性阻塞和扩张是形成囊性病变的原因。疾病晚期可有间质纤维化和蜂窝肺。

四、临床表现

成人 LIP 患者常为女性，发病时的年龄 40～70 岁，平均为 50 岁左右，起病缓慢，表现为进行性干咳、呼吸困难，可有发热、盗汗、消瘦，偶有咯血、胸痛、关节痛，一些患者无症状。儿童 LIP 患者通常在2～3岁发病，表现为咳嗽、呼吸困难、发热、发育停滞，体检时可在双肺底听到爆裂音。杵状指及外周淋巴结肿大或肝脾大在儿童患者中多见。

五、辅助检查

1. 实验室检查 可有轻度贫血。常有免疫球蛋白产生异常，其中75%以上的患者表现为多克隆高丙种球蛋白血症或IgG、IgM的单克隆增加。另有约10%的患者表现为低丙种球蛋白血症。值得注意的是，若为单克隆丙种球蛋白病或低丙种球蛋白血症，需警惕淋巴增生性恶性肿瘤的可能。此外，与HIV相关的LIP通常发生于CD4细胞数尚在正常范围时，而NSIP通常发生于晚期阶段，患者的CD4细胞数通常在$200 \times 10^6/L$。

2. 影像学 胸部X线片上LIP表现为特征性的以双下肺为主的网状、粗网状结节状或细网状结节状影，还可有粟粒影以及斑片状的浸润影、实变影，病变也可弥漫分布。个别患者胸片无异常发现，需行HRCT检查。HRCT表现为边界不清的小叶中央性结节和胸膜下小结节（1～4mm）、磨玻璃样影、支气管血管束增厚、小叶间隔增厚，以下叶分布多见，此外，68%～82%的患者有薄壁囊状气腔，大小一般在1～30mm，最大者直径可达10cm。纵隔淋巴结肿大多见于儿童患者或舍格伦综合征患者。不常见的表现有：1～2cm的大结节、肺气肿、气腔实变、支气管扩张、胸膜增厚等，胸腔积液罕见。

3. 肺功能 肺功能常表现为限制性通气功能障碍，包括TLC、FVC、FEV_1降低，FEV_1/FVC升高，但也有肺通气功能正常的报道。一氧化碳弥散量降低，弥散系数可以正常。

4. 支气管镜检查 支气管肺泡灌洗对LIP有一定的诊断价值，表现为支气管肺泡灌洗液中白细胞总数增加，淋巴细胞增加，$CD3^+$T细胞、B细胞可以增多或正常，若淋巴细胞、$CD3^+$T细胞、多克隆$CD20^+$B细胞增加则提示LIP。

5. 外科肺活检 是确诊的手段。

六、诊断

LIP的确诊有赖于外科肺活检。

七、鉴别诊断

1. 原发性肺低度恶性淋巴瘤 临床上，LIP主要与原发性肺低度恶性淋巴瘤相鉴别。淋巴瘤的淋巴细胞呈单克隆性，浸润更致密，形态单一，可有肺结构的破坏、Dutcher小体（含有免疫球蛋白的核内包涵体）、胸膜浸润，病变沿淋巴通路分布（支气管血管束、胸膜和小叶间隔），但HE染色常难以区分这两种疾病，因此，需要进行免疫组化染色及分子基因重排检测，如应用PCR技术对免疫球蛋白重链基因的克隆性重排进行检测。

2. 细胞型NSIP 细胞型NSIP以男性略多，HRCT上磨玻璃样影为其显著特征，病理上间质炎性细胞浸润程度轻于LIP，一些肺泡壁可无受累。

3. 外源性过敏性肺泡炎 此病HRCT上亦表现为磨玻璃样影及边界不清的小叶中央性结节，但呼气相可显示气体陷闭引起的斑片状密度减低区，提示存在细支气管的炎症。此外，囊状气腔、小叶间隔增厚、淋巴结增大罕见。外源性过敏性肺泡炎患者常有吸入有机气雾颗粒或低分子化学物质史，症状的出现与从事某些活动存在时间相关性，可呈急性或亚急性发病。病理上病变常为细支气管周围分布，炎性细胞浸润程度轻于LIP，常见肉芽肿、机化性肺炎等较为特征的表现，由此可与LIP鉴别。

此外，LIP尚需与隐源性机化性肺炎、肺孢子菌肺炎、滤泡性细支气管炎、结节性淋巴组织增生等疾病鉴别。

八、治疗和预后

LIP的治疗为糖皮质激素或联合免疫抑制药。LIP的病程个体间差异很大，一些患者治疗反应极好，可完全持续缓解；一些患者在进展为肺纤维化和肺心病以前，病情可相对稳定数月或数年；另一些患者可在数月内死于肺部疾病；另有 LIP 自发缓解的报道。LIP 患者诊断后 5 年内病死率为 33% ~50%，近 5% 的患者发展为低度恶性 B 细胞淋巴瘤。

（王　震）

第六节　呼吸性细支气管炎伴间质性肺病及脱屑性间质性肺炎

呼吸性细支气管炎常发生于吸烟人群，常与间质性肺病相伴行（简称 RB – ILD）。在一小部分吸烟患者中，主要表现为间质病的症状，同时伴有细支气管炎。

一、病因及发病机制

既往有吸烟史或目前依然在吸烟的患者需考虑本病，但有时常与其他的间质性肺病，特别是特发性间质性肺炎相鉴别。发病机制尚不明确。

二、病理特征

RB – ILD 病理表现为含有大量炭末的巨噬细胞，在呼吸性细支气管周围及邻近肺泡的部位轻度的间质炎症，病变呈灶性，以细支气管为中心的分布，支气管周围的非组织肺泡间隔轻度增宽。脱屑性间质性肺炎与 RB – ILD 的区别在于肺泡腔内有较多的巨噬细胞聚集，肺泡间隔增宽，病变分布弥漫。也就是说，呼吸性细支气管炎，RB – ILD，DIP 可能是吸烟引起的肺间质病变的一个连续过程。由于呼吸性细支气管炎及 DIP 样改变在吸烟人群中常被偶然发现，临床与胸部影像学需吻合。病理学表现是吸烟导致上皮细胞损伤后的炎症反应。

三、临床表现

多数 RB – ILD 及 DIP 患者，多在 40 ~50 岁时出现临床症状，比 UIP 患者出现临床症状早，男性多发，吸烟平均在 30 包/年。临床表现为进行性加重的咳嗽及气短，特别是 DIP 患者气短和低氧血症常见。一半患者肺部听诊能发现吸气末爆裂音。50% 的 DIP 患者可见杵状指，RB – ILD 患者少见。RB – ILD 患者肺功能可正常，也可表现混合性通气功能障碍。大多数 DIP 患者肺功能表现为限制性通气功能障碍及弥散功能障碍。RB – ILD 及 DIP 患者胸部影像学表现为细网格影，网格结节影，还可表现为磨玻璃样变，支气管管壁增厚。RB – ILD 肺容量正常，而 DIP 时肺容量缩小，除非并发有肺气肿，肺容量会不变。20% 的 RB – ILD 及 DIP 患者胸部平片正常。HRCT 可见磨玻璃样改变，小叶中心性小结节只在 RB – ILD 患者中可见。小叶中心性小结节与呼吸性细支气管内巨噬细胞聚集慢性炎症有关。磨玻璃样改变与肺泡腔及肺泡导管内巨噬细胞聚集相关。还可见小叶中心性气肿，主要位于上肺。特发性间质性纤维化的表现如胸膜下蜂窝变及牵张性支气管扩张不会出现。小叶间隔增宽及纹理增粗叶不常见。

四、诊断

主要依靠开胸或胸腔镜活检明确。

五、治疗及预后

RB – ILD 及 DIP 的治疗主要是戒烟，但有些患者在积极治疗的情况下肺部病变仍呈进行性加重趋势。目前，尚无 RB – ILD 患者死亡的报道，但已有 DIP 患者死亡的文献。糖皮质激素治疗是有效的。对于戒烟后病情无改善或出现一定程度加重的患者，可以使用糖皮质激素。

（王　震）

第八章

通气调节功能障碍性疾病

第一节　睡眠呼吸暂停低通气综合征总论

睡眠和呼吸是人体重要的生理活动，是人类赖以生存的基础，人的一生约有1/3的时间是在睡眠中度过的，睡眠是恢复体力，维持心理、生理健康必备的条件。睡眠发生严重障碍，就会产生心理、生理功能的紊乱，进而导致一系列的疾病，迄今在美国已注册的睡眠疾病已达84种之多，临床上在睡眠实验室诊断的睡眠疾病中睡眠呼吸障碍性疾患约占睡眠疾病的70%以上，我国目前尚无睡眠疾患专科医院，在一般睡眠呼吸监测实验室，诊断为睡眠呼吸障碍性疾患的比例会更高，尤其是阻塞性睡眠呼吸暂停低通气综合征（OSAHS）。睡眠时呼吸浅慢或暂停，可导致反复发作的低氧、高碳酸血症，不仅睡眠时表现有打鼾、憋气及反复憋醒，还可产生白天困倦、嗜睡、情绪障碍、记忆力下降等症状。随着时间的推进，长期对身体各器官功能的影响还可引起肺动脉高压、肺心病、高血压、心脑血管疾病、心绞痛、心肌梗死、脑梗死、脑卒中、心律失常，严重病例可发生猝死，是构成高血压病、动脉硬化症的高危因素之一。此外，还可引起内分泌功能障碍，生长激素分泌减少，糖、脂肪代谢紊乱，性欲减退，红细胞增多，血液黏稠性增高，夜尿增加或蛋白尿等疾病，不仅可影响每日的生活质量，如长期得不到有效的治疗，还可导致远期预后不良，增高死亡率。适时综合有效的治疗，不仅可显著改善临床症状，而且可大大提高生存率，降低严重患者的死亡率。

睡眠呼吸障碍性疾病不仅临床常见，而且轻重程度的临床表现也有很大区别。为了加深对睡眠呼吸障碍的理解，目前认为，睡眠不是同一现象，而是分为非快速动眼（N－REM）（或称安静睡眠）、快速动眼睡眠（REM）（又称积极睡眠）及微醒觉。正常成人N－REM和REM睡眠呈周期性改变，REM睡眠每次持续10～20分钟，发生在入睡90～120分钟。呼吸暂停或低通气在N－REM浅睡期，脑电图（EEG）可出现微醒觉改变。N－REM和REM睡眠对呼吸产生种种重要的生理影响，特别是影响呼吸驱动的稳定性和通气的机制，见表8－1。

表8－1　睡眠对呼吸的生理影响

特征	N－REM	N－REM	REM
	1～2期	3～4期	
呼吸类型	周期性	稳定	不规则
呼吸暂停	短，中枢性	很少	短，中枢性
$PaCO_2$	改变	增高2～8mmHg觉醒	
肋间肌	活动	活动	活动
膈肌	活动	活动	活动
上气道肌	活动	活动	抑制
化学反应	与觉醒比下降	与1～2期比下降	与3～4期比下降
对呼吸刺激微觉醒能力	低阈	低阈	高阈

睡眠较醒觉时通气量下降1～2L/min；$PaCO_2$增高2～8mmHg；动脉血氧分压（PaO_2）下降5～10mmHg。正常人睡眠时肋间肌活性下降，全身肌张力抑制，膈肌抑制，胸腹肌联合活动降低。因此，可引起通气进一步下降，功能残气可能减少。睡眠较醒觉时上气道阻力增高，REM睡眠时增加更明显，此种情况在正常健康人很少引起不良后果，有呼吸结构和功能紊乱的患者可出现重要的不良影响，有代谢性呼吸缺陷的患者，则可出现重要的临床不良后果。在原发性肺泡低通气患者，醒觉刺激撤除，能引起大量的低通气或呼吸暂停。膈肌乏力或瘫痪，肋间肌和辅助呼吸肌在REM睡眠期被抑制，可引起大量的低通气。在咽腔结构小的患者，REM睡眠期上气道肌活动抑制，则可发生上气道塌陷，发生阻塞性睡眠呼吸暂停。

微醒觉反应是指从睡眠到觉醒或微觉醒是皮质和网状结构对呼吸刺激的反应活动，是有关睡眠呼吸紊乱反应的一个重要组成部分，产生反应的生理影响是复杂的。在呼吸暂停或低通气微觉醒时立即增加呼吸驱动，增加通气，有益于纠正以前有的低通气，使上气道扩张和外展肌活性增加，有益于终止阻塞性睡眠呼吸暂停。引起咳嗽的反射活动有益于保护下气道和肺免于吸入，如在充满烟雾的房间睡眠，烟雾刺激产生醒觉和行为发射后逃出，则能保护生命，对机体是潜在有益的。如在有睡眠呼吸障碍的患者，呼吸暂停和低通气频繁，引起的醒觉和微醒觉较多，则能干扰睡眠结构，使睡眠时间减少，沉睡减少，引起睡眠结构紊乱，导致白昼困倦、嗜睡，长期对睡眠的干扰还可引起更多或更严重的后果。

（一）睡眠呼吸紊乱的不良后果

1. 频繁微觉醒引起睡眠片断和慢波睡眠减少

（1）反复觉醒。

（2）睡眠不宁。

（3）睡醒后无爽快感。

（4）晨起头痛。

（5）白天嗜睡。

（6）个性改变。

2. 反复夜间低氧或窒息

（1）夜间心律失常。

（2）肺动脉高压、肺心病。

（3）慢性呼吸衰竭。

（4）红细胞增多症。

（二）临床常见的睡眠相关的疾患

1. 睡眠引起睡眠呼吸障碍

（1）鼾症。

（2）上气道阻力综合征。

（3）阻塞性睡眠呼吸暂停。

（4）周期性呼吸和中枢性睡眠呼吸暂停。

2. 基础疾病可引起的睡眠呼吸障碍

（1）中枢性肺泡低通气综合征。

（2）呼吸神经肌肉疾患。

（3）胸壁异常。

（4）支气管肺疾病。

上述疾患可独立存在，也可合并存在，如为合并存在，则夜间出现低氧血症更为严重，对机体的危害越大，临床上亦常称为重叠综合征。

除临床表现外，睡眠及睡眠呼吸障碍的诊治需要依赖于实验室检查，见表8－2。美国睡眠研究会对成人睡眠呼吸障碍的定义及测定技术为临床的研究提供了标准，可供应用参考。

表 8-2 睡眠呼吸障碍的实验室研究

试验种类	测定项目	采用技术
初筛	血氧饱和度（SaO_2）	耳、手指测氧计
	二氧化碳分压（PCO_2）	经皮传感或呼出气 PCO_2 仪
	心率、节律	Hottor 监测
标准的多导睡眠图（PSG）	脑电图（EEG）	表面电极
	眼动图（EOG）	表面电极
	颌下肌电图（EMG）	表面电极
	胫前肌电图（EMG）	表面电极
	呼吸模式	表面电极
	SaO_2，PCO_2	耳或手指氧计，皮下传感
	心电图（EKG）	标准电极
特殊测定	膈肌肌电图	食管或表面电极
	食管酸碱度（pH）	食管电极
	动脉血气	动脉导管
	肺动脉压	Swan-Gang 导管
	系统血压	动脉导管或无创监测

表 8-3 睡眠-醒觉状态的行为和脑电图特征

特征	醒觉	N-REM 睡眠	REM 睡眠
眼睑	打开或关闭	关闭	关闭
眼运动	慢或快	慢或不存在	快
对外界刺激反应	简单或复杂	简单	常不存在
脑电图	低电压、高频	高电压、低频	低电压、高频
眼电图	慢或快运动	如有为慢运动	快运动
肌电图	高水平张力活动	低水平张力活动	不存在张力活动

（田　剑）

第二节　鼾症

打鼾是睡眠时最常见的表现，也常是患者求治的主要主诉，正是由于在睡眠时常见，在人们的认识上常存在一些误区，常被人们认为打鼾是“熟”睡，“睡得香”的表现而被忽略，很多打鼾者可无睡眠呼吸暂停，但一些无睡眠呼吸暂停的打鼾者可并发与睡眠呼吸暂停者相同的临床症状，如白天嗜睡、乏力、注意力不集中、头痛、工作能力下降等。可以并发也可以不并发高血压、心脏病、脑血管病及内分泌疾病等。因此，对睡眠打鼾的临床评估有助于临床医师认识及诊治睡眠打鼾者。本章重点叙述不并发睡眠呼吸暂停综合征（SAS）的单纯睡眠打鼾者。

一、流行病学

30 年前睡眠打鼾被单纯认为是一种社会噪音，仅影响他人而对打鼾者无害，20 世纪 70 年代以后，随着对阻塞性睡眠呼吸暂停综合征（OSAS）的认识，打鼾作为 OSAS 最常见的症状引起了重视。流行病学调查表明，打鼾发病率男性 > 女性，各国发病率依调查的方法不同而报告不一。家族发病率尚缺乏研究，有学者随访打鼾者 10 年，发现呼吸暂停低通气指数增加。

二、定义

字典上将打鼾定义为睡眠时呼吸由于软腭颤动产生的粗糙的嗓音，国际睡眠疾患将原发性打鼾定义为“睡眠时无呼吸暂停或低通气呼吸时发出的大的声音”。临床上将打鼾者符合 OSAS 诊断标准者，诊断为 OSAS；不符合 OSAS 诊断标准者，则诊断为单纯鼾症；脑电图（EEG）同时发现反复微觉醒及上气道阻力增加而无呼吸暂停或低通气，并伴临床症状，如白天嗜睡、乏力，睡眠时伴有或不伴有打鼾，但伴有胸内负压增高者，则称为“上气道阻力综合征”（UARS）。

三、生理和病理

打鼾是一种声音，睡眠时由上气道组织振动而产生，用内镜直接检查发现打鼾者在睡眠时，上气道无软骨支撑的软组织均可产生振动，包括软腭、腭垂、咽喉、咽壁及上气道的其他部分，甚至可达声带水平。部位弥漫而不是局限。打鼾是由于上气道松弛、塌陷、舌根后坠，气流通过狭窄的咽部，使咽腔软组织颤动而发出的一种声音，主要受舌、软腭和咽气道的质量和依从性影响。常发生在吸气相，但也可能发生在呼气时。可发生于所有睡眠时期以非快速动眼期（N－REM）2～4 期最常见。

四、鼾症的危险因素

1. 年龄　随着年龄的增加，打鼾有明显增高的趋势，直到 50～60 岁以后逐步下降。其机制可能为随着年龄增加，夜间慢波睡眠减少，可能导致 60 岁以上打鼾减少。

2. 性别　男性高于女性，绝经期后女性增加。

3. 体重　在所有年龄段体重增加均使打鼾危险性增加，肥胖时上气道周围脂肪堆积，使气道狭窄，阻力增加，打鼾加重。

4. 吸烟　Wetter 等发现吸烟与睡眠呼吸紊乱呈量的依赖性。也有研究表明，小于 60 岁，吸烟与打鼾有关，机制不详。

5. 饮酒　加重打鼾，可使非打鼾者成为打鼾者，使有打鼾的睡眠呼吸暂停者睡眠呼吸暂停加重，SaO_2 下降更明显。因饮酒后抑制中枢神经系统，增加上气道阻力，降低上气道肌张力，导致上气道狭窄，吸气做功增加，上气道压不稳定，负压增加。

6. 鼻阻塞　使吸气阻力增加，鼻咽部负压增加，吸气流量受限，上气道软组织颤动明显，加重打鼾。

五、打鼾的临床意义

1. 打鼾作为睡眠呼吸暂停的征兆　多导睡眠图（PSG）监测提示，OSAS 患者常有睡眠打鼾，呼吸暂停同时伴有夜间睡眠低氧，睡眠结构紊乱，微觉醒波增加，睡眠片断增加，可引起一系列的临床症状。单纯打鼾者，当鼾声超过 40～50 分贝（dB）时，脑电即有变化，鼾声达到 70dB 时，微觉醒及觉醒明显增加，鼾声的负面影响不仅对他人而且对本人也是一种干扰。研究证实，打鼾时呼吸肌作功增加，即使无睡眠呼吸暂停，也能引起短暂的微觉醒，导致白天功能障碍，工作能力下降。无肥胖，体重指数（BMI）小于 27，年龄小于 40 岁，打鼾伴有睡眠呼吸暂停的机会至少在 25%，即 4 个打鼾者中即可发现 1 个伴有睡眠呼吸暂停。而肥胖，中年，伴有白天疲乏、困倦的打鼾者中，睡眠呼吸暂停的发生率可高达 65%～95%。单纯打鼾虽不能作为睡眠呼吸暂停的预测指标，但与其他因素，如年龄、性别、体重、日间症状，同房间者对睡眠的观察及咽喉部的检查等一起，将大大提高对 OSAS 的预测。

2. 打鼾和心血管病　研究最多的是打鼾与高血压病的关系，打鼾是高血压发病机制中独立的危险因素，因打鼾常伴有胸内负压增加，并可能伴有轻度减氧饱和、引起微觉醒和觉醒，这些因素可导致交感神经的活性增加，分泌相关的细胞因子，引起血压增高。睡眠时上气道阻力增加，在最大吸气作功增加时可无低氧血症，脑电波显示微醒觉，也可使收缩压、舒张压增高，如发展为 OSAS，则对心、肺、脑血管的损害更明显。多元回归分析已证明 OSAS 是高血压、冠心病、心肌梗死及脑卒中、心力衰竭发病的独立危险因素。

3. 打鼾和白天功能障碍　睡眠片断，深睡眠减少，觉醒和微觉醒增加，使睡眠质量下降，睡眠不解乏，可导致白天困倦、乏力、嗜睡、情绪不稳定、烦躁易怒，注意力、记忆力和思维能力下降，工作效率降低等。

六、诊断

1. 问卷调查　打鼾问卷调查特异性83%，敏感性42%。国外以打鼾6~7次/周或回答总是（always），经常（ver often）作为习惯性打鼾者；以1~5次/周或回答经常（often）作为偶尔打鼾者。单纯询问打鼾证据不可靠。Stoohs等发现83%的青年学生和35%的老年人报告“从无”或“偶尔”打鼾，经客观检查发现年轻人连续打鼾者不比老年人少。问卷并结合其他资料可提高敏感性，如通过对同房间人员的询问帮助发现打鼾的程度、每晚是否打鼾、有无并发呼吸暂停；有无危险因素：肥胖、嗜酒、鼻腔的阻塞、是否使用肌松剂及吸烟等；同时结合白天的功能和生活质量的调查。值得注意的是，鉴别系统性疾病引起的打鼾（并常导致睡眠呼吸暂停），这些疾病也是通过影响上气道解剖及功能而引起鼾症，不能忽视，包括甲状腺功能减退、肢端肥大症等。通过对临床症状、体征、激素水平的生物化学检查可发现。

2. 物理检查　包括BMI、颈围、上气道局部解剖的异常，如鼻息肉，扁桃体及淋巴组织的肥大，咽腔是否狭小，舌体有无肥大，腭垂有无感染、肥大、过长及发音时有无难以离开舌底部。这些发现不能作为治疗的指征，但有助于确定长期打鼾的病史，增加对睡眠呼吸暂停的预测。同时检查血压及心电图等，了解有无心血管系统疾病。

3. 实验室检查　实验室检查通常包括上气道的测量及夜间PSG图的监测，常是建立在问卷调查及物理检查之上。对无症状打鼾者，仅主诉打鼾，而身体健康，无其他与睡眠呼吸暂停有关的疾患，可不必行检查，仅需治疗打鼾。但有明显的鼻、喉解剖异常时，上气道测量是需要的。对于有症状的打鼾者，表现为缺乏有效的睡眠、白天乏力嗜睡、注意力不集中、工作效率低等，以及对无症状打鼾但伴心血管疾患者要考虑到很可能有睡眠呼吸暂停或上气道阻力综合征（UARS），需行PSG监测。

七、治疗

对于鼾症的治疗应尽早。OSAS是进行性发展有潜在性危险的疾病。若不及时治疗，随着病情的发展，睡眠呼吸暂停指数（AHI）将进行性加重，呼吸调节能力降低。无睡眠呼吸暂停打鼾的治疗（图8-1）。

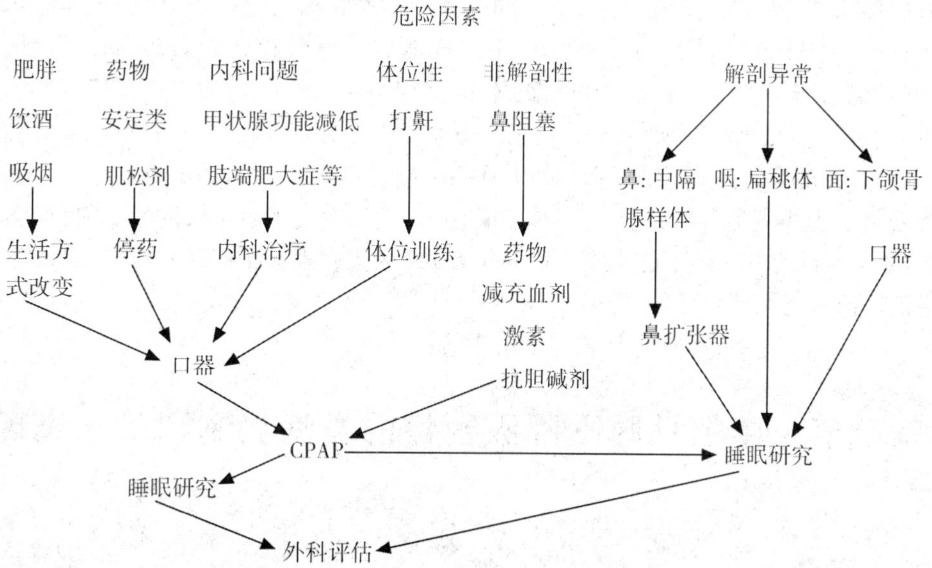

图8-1　无睡眠呼吸暂停打鼾的治疗

（一）非手术治疗

1. 针对危险因素的治疗

（1）减肥：患者体重下降后，可使气道的顺应性减低，增加有效的通气面积，咽喉侧壁脂肪垫的减少可增加咽喉部的几何面积。目前减肥的方法有：①运动减肥，有效的体育锻炼，增加脂肪的消耗；②饮食减肥，减少碳水化合物及脂肪的摄入，保证蛋白质及维生素的摄入；③药物减肥，a. 食欲抑制剂——苯丙胺，安非拉酮，右苯丙胺，苯丁胺，西布曲明；b. 增加能量消耗的药物——麻黄碱，咖啡因，氨茶碱等，低剂量 T_3（60μg/d），AOD9401，激素类胰岛素样生长因子 -1（OGF -1）50～150μg/kg；c. 抑制肠道消化吸收的药物——Orvistat 木质素，纤维素，树脂和藻酸盐等；d. 手术减肥。

（2）戒酒：饮酒加重打鼾及睡眠呼吸暂停。打鼾者应睡前 3～5 小时避免饮酒。

（3）戒烟：吸烟引起咽喉炎症，增加上气道狭窄及塌陷的趋势。

（4）体位：目前得到共识，仰卧位加重打鼾及睡眠呼吸暂停的发生，侧卧位减轻。可使用安眠枕或睡衣后缝制小球的办法，使患者保证头向一侧，保持于侧卧位。

2. 药物　目前无有效的药物治疗或改善打鼾，但避免使用某些药物可改善一些患者的打鼾，如安眠药物及肌松药物。另外，一些药物已试用于临床，普罗替林和氯丙咪嗪可抑制 REM，可减轻 REM 睡眠时出现的睡眠呼吸暂停；鼻塞药及鼻润滑剂，鼻塞药在并发有慢性鼻疾病中是最常用的，可减轻打鼾；鼻润滑剂可减轻气流在上气道形成的涡流，改变压力 - 流量关系，因此也可减轻打鼾。

3. 鼻扩张器　临床常用，同时被流行病学证实，鼻腔阻塞时将加重打鼾。使用鼻扩张器可减轻鼻腔阻塞。

4. 口器　19 世纪后期口器已开始应用，通过使口腔部分关闭，下颌及舌外拉而起治疗作用。在睡眠期间，口器通过阻止舌及软腭向后塌陷而使咽腔扩大。适用于单纯鼾症、轻度 OSAS 患者及中重度 OSAS 患者不愿接受 CPAP 治疗、OSAS 患者经 CPAP 治疗病情减轻后，睡眠时带口器可作为 CPAP 的序贯治疗。

5. 无创机械通气　经鼻 CPAP 目前被广泛应用于 OSAS 的治疗，但无症状打鼾者对其耐受性差。

（二）手术治疗

1. 鼻手术　鼻腔阻塞通过增加胸内负压而加重打鼾。有鼻息肉及明显的鼻中隔偏曲、下鼻甲肥大或其他的解剖结构异常时行鼻腔手术可改善打鼾，同时可使患者更易耐受经鼻 CPAP 的治疗。

2. 咽喉部手术　对腭垂腭咽成形术（UPPP）目前看法不一。术后疗效观察有 1/3 睡眠呼吸暂停患者症状不但无缓解，反而加重。Smith 观察 3 例严重打鼾患者行 UPPP 后发展为进行性加重的白天过度嗜睡。Tytherlei 曲通过问卷调查发现，行 UPPP 的患者中，术后睡眠质量明显提高，但随时间的推移疗效下降。Millman 建议 AHI＜38 次/小时和 MP - H（下颌骨 - 舌骨距离）≤20mm，无颌后缩者，预计 UPPP 术可明显改善症状。UPPP 术亦有明显的不良反应。Grontveal 调查 69 例 UPPP 术后 2 年患者，42% 有明显的不良反应，如咽腔干燥感、异物感、鼻反流、咽分泌物增加、吞咽障碍、语言障碍等。

3. 激光手术　激光辅助腭垂腭咽成形术（LAUP）有创伤小、不良反应少的特点。LAUP 治疗单纯打鼾长期疗效显著，但患者肥胖时易复发。同时 Verse 等建议不用于治疗任何严重的 OSAS 患者。

4. 射频消融术　目前其疗效不能肯定。Fishcher 等认为软腭射频消融术治疗打鼾效果好，对治疗轻度 OSAS 有帮助。但缺乏长期疗效的观察。

（田　剑）

第三节　中枢性睡眠呼吸暂停的发病机制和临床表现

一、定义

中枢性睡眠呼吸暂停（CSA）是指鼻气流及呼吸运动均消失 10 秒以上，如鼻气流及呼吸运动明显减少，则称为中枢性睡眠低通气（CSH），CSA 较阻塞性睡眠呼吸暂停（OSA）少见，在睡眠室检查的人群中 CSA < 10%，在同一个人中经常可以看到 CSA 和 OSA，正常浅睡（N－REM Ⅰ Ⅱ期）和 REM 睡眠期常能见到持续 5～15 秒的 CSA。Casskadon 和 Dement 报告 62 岁以上的老年人有 37.5% 可见到 CSA。OSA 患者在气管切开后可见到由 OSA 转为 CSA，说明在解除上气道解剖狭窄后睡眠呼吸暂停仍存在，提示 CSA 与 OSA 有着共同的发病基础，即呼吸调节功能的不稳定性（图 8－2）。

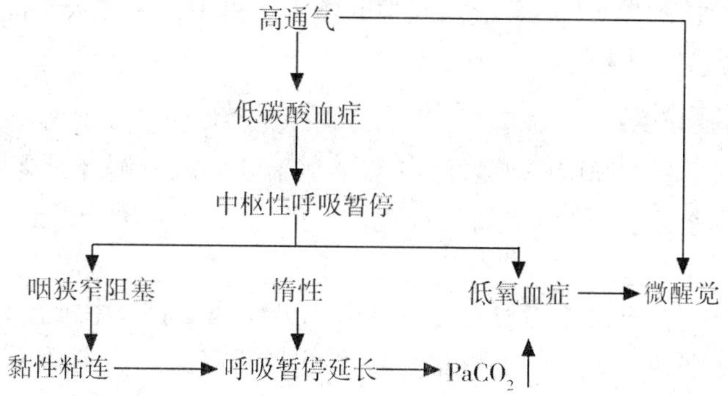

图 8－2　呼吸不稳定性永存的因素

二、中枢性呼吸暂停的后果

中枢性呼吸暂停运动可发生种种后果，并促进呼吸进一步不稳定：①中枢性呼吸暂停直到正常 $PaCO_2$ 增高 4～6mmHg，呼吸调节系统的惰性阻止呼吸暂停后呼吸节律的恢复。②中枢性呼吸暂停伴有咽气道的狭窄或阻塞，因此通气的恢复可以打开狭窄或阻塞的气道，克服黏性力和颅面的引力。③并发的低氧血症、高碳酸血症和微醒觉可引起通气过度，随后发生低碳酸血症和进一步的呼吸暂停和低通气。

与上气道狭窄相似，可解释中枢性和阻塞性呼吸暂停（如混合性呼吸暂停）重叠，因此在一些中枢性呼吸暂停患者中，应用经鼻持续气道正压通气（nCPAP）治疗获得成功。中枢性呼吸暂停分为原发性和继发性，伴有高碳酸血症和不伴有高碳酸血症两种，中枢性呼吸暂停开始的作用有两种。

1. 低碳酸血症　在 N－REM 睡眠期，醒觉驱动的去除到呼吸的恢复，非常重要的是依靠化学刺激特别是 PCO_2 的刺激，如果中枢呼吸暂停引起 $PaCO_2$ 降低到高于呼吸暂停阈值，事实上，在 N－REM 睡眠期，低碳酸血症是大多数非高碳酸血症中枢性呼吸暂停通气运动输出减低的主要原因，低碳酸血症反映高通气，低碳酸血症能由睡眠状态的波动、低氧血症或充血性心力衰竭引起，低碳酸血症也能在实验室由经鼻机械通气引起。

低碳酸血症对通气输出的抑制作用受多种稳定因素调节，在人类睡眠中短暂的高通气很少跟随中枢性呼吸暂停的发生，可能是由于 PCO_2 的减低不足以达到作用于化学受体的水平。低氧血症引起的高通气类似于高通气引起的伴随活动，归因于短期兴奋神经活动的增强。持续的结果逐渐减低了过度呼吸对呼吸停止的刺激。短期呼吸增强引起短暂的低碳酸血症，在保持节律的呼吸方面是非常重要的。中枢性呼吸暂停很少发生在短暂低氧血症终止时，尽管低碳酸血症低于呼吸暂停阈。呼吸短期增强能废除低氧血症的延长。这能解释 20～25 分钟低氧血症后可发展为周期性呼吸，低氧环境暴露的延长可终止中枢性呼吸暂停的发生。

目前仍不明白，高通气－低碳酸血症如何启动呼吸暂停，这可能是睡眠状态的波动或由于继发于睡眠引起的通气－血流不匹配，造成短暂的低氧血症，从而导致呼吸暂停开始，呼吸暂停－高碳酸血症反复发作，导致和维持呼吸的不稳定性。

总之，在稳定的睡眠期间低碳酸血症和短期呼吸增强之间的平衡决定高通气后呼吸暂停的发生，因此，高通气的持续能决定髓性神经 PCO_2 降低是否足以引起中枢性呼吸暂停的发展。

2. 上气道反射　中枢性呼吸暂停发生之前，无高通气，咽刺激和在睡眠的狗负压引起咽畸形，可促发中枢性呼吸暂停，这间接证明负压或上气道畸形在人类中枢性呼吸暂停的发展中起作用。例如，中枢性呼吸暂停常发生在仰卧位，能被 nCPAP 逆转。一些学者推测，理论上上气道阻塞或会厌的脱垂可反射废除中枢神经对通气的输出。此反射的存在与人类中枢性睡眠呼吸暂停的病因相关。

三、发病因素

中枢性呼吸暂停的改变受多种生理学或病理学的作用，对中枢性呼吸暂停的调节，是影响发展为中枢性呼吸暂停和紊乱的易感性因素。

（一）生理学的影响因素

1. 年龄　文献证明，中枢性睡眠呼吸暂停更常发生于老年人，解释是老年入睡眠状态的不稳定性导致呼吸不稳定性，还不清楚这些影响是否为病理性。换句话说，还不知道对于老年人中枢性睡眠呼吸暂停是否能引起不良后果。

2. 性别　男性更多见，在充血性心力衰竭患者中，男性是发展为中枢性睡眠呼吸暂停的危险因素，解释是女性在 N－REM 睡眠期有更低的低碳酸血症和呼吸暂停阈。换句话说，即女性发展为中枢性睡眠呼吸暂停需要高通气和更低的 $PaCO_2$，这可能是由于男性激素的作用，不像是由于安宫黄体酮的作用。

3. 睡眠状态　睡眠开始时特别容易发展为周期性短暂的呼吸不稳定和中枢性呼吸暂停，这是由于睡眠在醒觉和轻睡间摆动，$PaCO_2$ 水平低于维持呼吸节律的需要。睡眠期的低碳酸血症，即呼吸暂停阈值低可引起中枢性呼吸暂停。呼吸暂停从短暂醒觉和高通气到恢复，一旦睡眠恢复，随后低碳酸血症又可引出呼吸暂停。因此睡眠和呼吸继续摆动直到睡眠稳定，建立一个更高 $PaCO_2$ 点和使 $PaCO_2$ 维持在这个水平之上，这是正常现象，应与能引起临床症状的继发性反复睡眠片断的中枢性睡眠呼吸暂停区别。

中枢性睡眠呼吸暂停很少发生在 REM 睡眠，因 REM 睡眠感觉不到低碳酸血症的发生，但在有神经和肌肉疾病的患者，由于 REM 睡眠引起肋间肌和辅助呼吸肌活力的减低，能出现中枢性睡眠呼吸暂停，在有严重膈肌功能不全的患者，能用潮气量明显降低来解释。中枢性睡眠呼吸暂停可能是呼吸活力减低所致，与高碳酸血症相关，而不是高通气后低碳酸血症的中枢性睡眠呼吸暂停。

（二）病理学的影响因素

多种内科情况有加重发展为中枢性睡眠呼吸暂停的倾向，如充血性心力衰竭、脑血管病和一些内分泌疾患，如甲状腺功能减低或肢端肥大症。

1. 脑血管病与年龄　体重指数相匹配的对照研究显示，脑卒中患者睡眠呼吸暂停更常见，70% 的患者呼吸暂停低通气指数大于 10 次/h 睡眠时间，脑卒中后 40% 睡眠呼吸为中枢性，与半球或脑干受累的患者无区别。由于睡眠呼吸暂停对血压及交感神经活性的影响，在脑卒中后期，睡眠呼吸暂停应予治疗。

2. 充血性心力衰竭　50% 代偿期充血性心力衰竭患者临床有明显的中枢性睡眠呼吸暂停，特征是潮气量规则地逐渐增强－逐渐减低的周期性改变，以潮式呼吸最常见，精确的发生机制不完全清楚，充血性心力衰竭患者在白天醒觉时有高通气可能是重要因素，肺水增加和肺顺应性降低也是重要因素，此外，充血性心力衰竭和有中枢性睡眠呼吸暂停的患者在觉醒时对高碳酸血症的化学反应性比无中枢性睡眠呼吸暂停的患者高。

3. 代谢性疾患　有甲状腺功能低减、肾衰竭及肢端肥大症的患者有较高的中枢性和阻塞性睡眠呼吸暂停发生率，这与此类疾病有更高活性化学标记和更高的化学反应有关。

4. 特发性中枢性呼吸暂停　中枢性睡眠呼吸暂停发生在不能确定的基础情况下，这些患者同时存在睡眠的摆动和呼吸不稳定，很多患者最后可能存在中枢性和阻塞性睡眠呼吸暂停，能出现睡眠呼吸暂停低通气综合征的临床表现和不良的健康后果。

四、发病机制和临床表现

中枢性睡眠呼吸暂停与阻塞性睡眠呼吸暂停患者有不同临床表现和发病机制。

（一）睡眠呼吸暂停的临床特点

1. 中枢性

（1）正常体型。

（2）失眠，有嗜睡。

（3）睡眠时有唤醒。

（4）打鼾轻和间歇性。

（5）性功能障碍轻。

（6）抑郁。

2. 阻塞性

（1）通常肥胖。

（2）白天困倦，嗜睡。

（3）很少唤醒。

（4）鼾声大。

（5）性功能障碍。

（6）智力损害。

（7）晨起头痛、夜尿多。

（二）中枢性睡眠呼吸暂停的发病机制

（1）中枢性肺泡低通气综合征（原发、继发）。

（2）呼吸神经肌肉疾病。

（3）呼吸驱动短暂的波动。

（4）睡眠开始时的不稳定性。

（5）继发于高通气引起的低碳酸血症和低氧血症：心肺疾病；心血管疾病；肺充血；中枢神经系统疾患；循环时间延长。

（6）中枢呼吸驱动反射性抑制：食管反流；吸入；上气道塌陷。

因此，认识中枢性睡眠呼吸暂停的发病机制和临床表现，对合理治疗这类患者是非常重要的。

（孙丕玉）

第四节　阻塞性睡眠呼吸暂停低通气综合征的发病机制和临床表现

一、定义

阻塞性睡眠呼吸暂停的严重程度是以睡眠呼吸暂停指数（AHI）来判断的。呼吸暂停，定义为气流停止至少 10s，根据胸腹式呼吸的存在与否可分为阻塞性或中枢性。芝加哥共识会议提出了低通气的定义，包括 3 个特点：①气流明显减少大于 50%。②气流中度减少小于 50% 并伴有氧去饱和度大于 3%。③或气流中度减少小于 50%，伴有脑电图出现微觉醒。传统上，口鼻热敏传感器用以评估气流，但是鼻压力的监测更能检测更小的压力变化。以前，AHI 增加并伴有嗜睡的患者，才被诊断为阻塞性睡眠呼吸暂停综合征。但因为阻塞性睡眠呼吸暂停综合征已经显示为增加心血管疾患的危险因素。许多研究者把无嗜睡但有高 AHI 的患者也归类为这类疾患。因此，关于这类疾病的流行病学情况取决于所使用的定义。

二、发病机制

阻塞性睡眠呼吸暂停的发病机制包括解剖和神经两个因素。即使在清醒时，上气道也可能存在解剖上的狭窄，增大的软组织结构（舌体增大、软腭或侧咽壁的大小）或骨性结构异常（下颌后缩、小下颌）。这样的狭窄在睡眠期间，易于使上气道塌陷。

上气道是一个相当复杂的结构，执行不同的生理功能，包括发音、呼吸和吞咽。但人们并没有很好地了解上气道执行这些功能的各种肌肉（超过 24 个）的生物力学关系。上气道能够被再分成 3 个区域：①鼻咽腔（位于鼻甲和硬腭之间的区域）；②口咽腔，它可以再分成腭后（也称腭咽）和舌后区；③下咽部或喉咽部（从舌根部到喉腔）。

使用 CT 或 MR 技术的影像学研究，人们发现了阻塞性睡眠呼吸暂停的发病机制。一般说来，清醒时，睡眠呼吸暂停患者的上气道口径小于正常人，睡眠呼吸暂停患者上气道的形状不同于正常人。在正常人的气道，主要的轴向是水平向两侧；而在呼吸暂停患者，气道两侧直径相对减少，而前后径相对不变。因此，呼吸暂停患者的气道在轴向上更倾向于前后径。呼吸暂停的气道结构逆向影响上气道肌肉的活动，使得在睡眠期间气道易于闭合。

气道的这种侧向狭窄提示，气道的侧面软组织结构在调节气道口径方面可能非常重要。上气道侧面的两个主要结构是侧咽壁和侧咽壁脂肪垫。肥胖和颈围的增加对睡眠呼吸暂停是一个危险因素。体重减低可能引起上气道变的不易塌陷并且改善病态睡眠呼吸。基于这种原因，假设侧壁的咽部脂肪垫可能通过挤压气道导致气道狭窄。但最近的研究证实，在呼吸暂停患者上气道侧壁的狭窄可通过侧咽壁厚度的增加解释，而不是通过侧咽部脂肪垫的压缩所致。影像学研究提示，呼吸暂停患者在最小气道区（软腭后区域）的轴面影像，其气道的面积和宽度都较正常人小；而且，侧咽壁较厚。呼吸暂停患者侧咽壁增厚的基础不清。其他的影像学研究证实，在呼吸暂停患者包绕上气道总的脂肪体积多于正常人，提示颈部脂肪的堆积在阻塞性睡眠呼吸暂停的发病机制中起作用。但是，肥胖通过挤压侧咽壁气道壁对呼吸暂停的产生并不出现。尽管睡眠呼吸暂停患者侧咽壁较大，几项影像学研究已经显示舌体的大小和软腭的面积及长度在这些患者中也较大。上气道这些软组织结构形态增加的发病机制仍不清楚，但可能的病因机制包括由于睡眠期间上气道产生的较大负压所产生的水肿、肥胖和遗传因素。不仅这些软组织结构的大小重要，而且在阻塞性睡眠呼吸暂停的发病机制中，也应重视舌体、软腭和侧咽壁之间的生物力学内在联系。

大多数哺乳动物有刚性的骨骼支持咽腔，但人类上气道的开放主要是通过肌肉活动和软组织结构来维持。人们认为，人类讲话的进化需要大量喉部的活动，形成了没有刚性支持的舌骨和易受攻击的气道。促使咽腔塌陷的因素包括气道内负压（吸气相）和气道外正压（脂肪堆积、小下颌）。相反，咽腔扩张肌的活动和肺容量的增加保持气道开放。因此，扩张力量和塌陷力量（解剖，气道内负压）有一个复杂的内在关系。

上气道不应只考虑静态结构。上气道的大小在呼吸周期中是不同的。在清醒期，呼吸期间上气道的大小的改变，在四个不同的时期不同。在第 1 阶段，在吸气的初始，上气道的面积增加，反映了在吸气开始时上气道扩张肌的活动。在第 2 阶段，在整个吸气的其他阶段，上气道的面积保持相对恒定。所以，负的腔内压（使气道塌陷的力量）和气道扩张肌（使气道扩张的力量）之间出现平衡。第 3 阶段，呼气开始。此时气道扩张肌活动减少，气道增宽。可能是因为在呼吸开始时，腔内呈正压。第 4 阶段，呼气末气道面积迅速减少。腔内正压（在呼气的开始，或 3 阶段）或气道扩张肌的活动（在吸气期间，或第 1 和 2 阶段）均不能保持气道开放。因此，在呼气末，气道尤其易于塌陷。据报道，睡眠呼吸暂停患者的气道闭合出现在呼气相。

清醒时，气道扩张肌的活动保护气道，防止塌陷。睡眠呼吸暂停患者在清醒期，通过这些肌肉活动增加来补偿气道的解剖缺陷。这种补偿在睡眠期间丧失。在非快眼动睡眠，吸气相气道扩张肌的张力性和周期性活动减少。这种减少很可能仅次于相关运动神经元活动的减少，导致睡眠期间中枢脑干通路的刺激减少。这种刺激的输入是通过来自于脊细胞分泌的 5 - 羟色胺做中介的。睡眠期间，这些细胞分泌减少，它在减少上气道扩张肌活动上是至关重要的。气道解剖缺陷补偿的丧失，周围反射的改变也起了一定的作用。在清醒期间，气道内负压通过反射性机械受体反馈环，激活了上气道扩张肌。在非快眼动睡眠，这个反射显著减少，并且的确丧失，归因于睡眠呼吸暂停患者气道扩张肌活动的减少。在快眼动睡眠，气道扩张肌活动的这些改变甚至更明确，尤其是和周期性快眼动睡眠事件相关的气道扩张肌的活动能够完全被抑制。因此，睡眠呼吸暂停患者，这些问题在快眼动睡眠期更突出。

总之，睡眠期间气道扩张肌活动的减少，导致正常人和睡眠呼吸暂停患者气道减小。气道的减小是由于前后以及侧面面积的减少，后者的减少更大。睡眠和包绕在气道侧壁厚度的增加有关，提示侧咽壁在呼吸暂停期间气道闭合的发生起了一定的作用。睡眠期间，呼吸时气道形状的动力学改变不同于清醒时。尤其是，在吸气相维持气道形状相对不变的神经力学机制可能在睡眠期间丧失，导致呼吸周期的吸气相气道变窄。因此，睡眠期间气道的狭窄可能出现在呼吸周期的吸气相和呼气相的后半部分。

三、流行病学和危险因素

睡眠呼吸暂停是一个相当常见的疾病。这已经在美国、欧洲、和澳大利亚得到证实。最大的、最使人信服的是在威斯康星州进行的威斯康星睡眠序列研究。发现9%的中年男性和4%的中年女性，呼吸紊乱指数（RDI）超过15次/小时。如果夜间和白天症状包括在睡眠呼吸暂停的定义之内，那么，4%的中年男性和2%的中年女性符合睡眠呼吸暂停综合征。因此，阻塞性睡眠呼吸暂停是常见的临床疾病。

流行病学研究显示，男性是女性的2倍。但早期的临床报告提示，男性阻塞性睡眠呼吸暂停的发病率为女性的8~9倍。流行病学研究和临床报告之间显著的性别差异可能是两个因素：①一旦这种疾患被认为男性疾病，医师们可能很少考虑妇女罹患，因此，很少让女性到睡眠疾病中心检查。②男性和女性症状似乎不同，女性可能很少主诉嗜睡，而更多主诉为非特异性疲劳。

阻塞性睡眠呼吸暂停的危险因素：

（1）性别（男女之比为2∶1）。

（2）肥胖（大于120%的理想体重）。

（3）颈部大小（颈围）男性>17英寸（注：1英寸=0.025 4m），女性>15英寸。

（4）扁桃腺肥大。

（5）鼻中隔偏曲。

（6）下颌后缩，小下颌。

（7）特殊遗传疾病（如Treacher Collins综合征、Down综合征、Apert综合征、achondroplasia）。

（8）遗传体质（仍然不能解释）。

（9）内分泌疾病（如甲状腺功能减退、肢端肥大症）。

（10）酒精、镇静剂、催眠剂。

成年人其主要危险因素是肥胖。在威斯康星的序列研究中，睡眠呼吸暂停的流行和体重指数的增加相关，呈3倍增加。颈部的脂肪起了很大的作用。在人群研究中，颈围（collar size）是阻塞性睡眠呼吸暂停存在的最好指标。大约30%的打鼾男性，其颈围大于17英寸，有阻塞性睡眠呼吸暂停。因为颈部的关系，颈围的测量将是物理检查的一部分。妇女的颈围调查的很少。但超过15英寸时，睡眠呼吸暂停的危险性增加。

肥胖并不是阻塞性睡眠呼吸暂停的惟一危险因素，上气道解剖异常也起了作用。包括软组织异常，如扁桃腺和腺样体肥大。在儿童，它是睡眠呼吸暂停的主要危险因素。尽管正式的流行病学研究在这个年龄段没有进行过。鼻部异常，如鼻中隔偏曲，也增加了睡眠呼吸暂停的危险。结构性骨异常，如小下颌、下颌后缩，也是已知的危险因素。遗传因素也包括在阻塞性睡眠呼吸暂停的危险因素中。特殊的遗传疾病也和睡眠呼吸暂停有关系。包括遗传性颌面疾病，如Treacher Collins综合征、Down综合征、Apert综合征、achondroplasia。在这些疾病中，上气道存在解剖异常。在这些疾病中，阻塞性睡眠呼吸暂停综合征是常见的并且非常严重。

即使没有特殊的遗传缺陷，遗传因素也起了重要的作用。例如，睡眠呼吸暂停患者的亲属发生睡眠呼吸暂停的危险大约2倍于正常人。危险性的增加不能简单地用肥胖解释。的确，有睡眠呼吸暂停的非肥胖患者的亲属其危险性也增加。但在这些亲属中，存在潜在的结构差异：亲属往往有长、大的软腭和更后缩的下颌和下颚骨。在其他的疾病中，似乎有很多特异性基因，个体的或结合的，可能增加睡眠呼吸暂停的因素。

内分泌疾病也伴随有睡眠呼吸暂停。甲状腺功能减退中，阻塞性及中枢性睡眠呼吸暂停明显增加。甲状腺功能减退的巨舌使睡眠呼吸暂停的发病率增加。以前进行过甲状腺手术的患者，其睡眠呼吸暂停的发病率增加，假定是因为损害了控制上气道的肌肉器官。在肢端肥大症患者，睡眠呼吸暂停也常见并且很严重，可能是因为巨舌伴随有其他上气道结构的改变。

酒精，减少上气道肌肉张力；镇静剂或催眠药，减少微觉醒机制，均会加重阻塞性睡眠呼吸暂停。

当对阻塞性睡眠呼吸暂停的患者进行检查时，需要考虑每一个危险因素。重要的是要清楚，一个具体的患者为什么产生睡眠呼吸暂停。尽管对每位患者不需要通过纤维镜技术常规检查上气道和用甲状腺功能检查筛查甲状腺功能减退，但物理检查应进行。尤其是当睡眠呼吸暂停的原因不清楚时。

四、临床表现

阻塞性睡眠呼吸暂停的诊断并不困难。症状典型，而且主要的危险因素相对明显。有睡眠呼吸暂停的患者有白天和夜间的症状。

阻塞性睡眠呼吸暂停：

（1）大声、习惯性打鼾。

（2）目击的呼吸暂停。

（3）夜间唤醒。

（4）睡眠期间的窒息发作。

（5）夜尿。

（6）不能恢复精力的睡眠、晨起头痛。

（7）过度白天嗜睡。

（8）交通或与工作相关的事故。

（9）易激惹、记忆力差、性格改变。

（10）性欲减退。

通过仔细的睡眠病史的询问能够搞清楚。通常有睡眠呼吸暂停的患者，报告入睡并无困难，尽管有人主诉有失眠。常常有频繁的夜间唤醒和睡眠片断。偶尔，有醒来喷鼻息或窒息。但更经常的是由于排尿而醒来。夜间多尿，部分是阻塞性睡眠呼吸暂停而引起。夜尿很可能和出现在阻塞性睡眠呼吸暂停事件期间的胸膜腔负压增大有关。这些事件牵拉右心房壁并因此增加心房钠尿肽（又称心钠素）的产生。的确，有睡眠呼吸暂停的患者可能由于夜尿而找泌尿科医师。

配偶可提供更多的关于出现在睡眠期间的事件信息。为评估有睡眠呼吸暂停的所有患者，对配偶询问患者的病史是重要的一个部分。配偶诉患者有打鼾，鼾声常常已经持续很多年。阻塞性睡眠呼吸暂停的鼾声很大（在相邻的房间也能听到），并且是习惯性的（每夜出现）。声音如此之大以致配偶常常去另一房间睡觉。也有目击到的睡眠呼吸暂停和大的喷鼻息或窒息，出现在呼吸暂停的末端。偶尔，在中止呼吸暂停事件的微觉醒期间，配偶可能目击到患者手臂使劲的胡乱挥动，或其他大的运动。

反复出现的呼吸暂停事件，睡眠呼吸暂停患者有严重的睡眠片断，导致慢波睡眠（3期和4期或delta睡眠）和REM睡眠同年龄匹配组相比较很少。因此，有睡眠呼吸暂停的患者在早晨醒来时并不觉得精力恢复。晨起头痛相对不常见。晨起头痛提示有高碳酸血症，并且是肥胖－低通气综合征的一个临床特点。

睡眠呼吸暂停患者常常报告在早晨出发时困难。睡眠呼吸暂停患者有白天嗜睡。轻度睡眠呼吸暂停的患者一般感觉在白天疲倦和昏昏欲睡，白天并不睡觉。但在晚上只要坐下来看报纸或看电视，很快入睡。严重睡眠呼吸暂停的患者，在很多情况下都能不合适宜的很快入睡（如面对面谈话、打电话或吃饭时）。因此，他们的睡眠是不能控制的。有睡眠呼吸暂停的患者驾车尤其是个问题，重要的是仔细询问患者是否在驾车或遇红绿灯时入睡。睡眠呼吸暂停患者经常报告在驾车时感觉昏昏欲睡并且必须靠边小睡一会儿。经常在驾车时入睡并且离开马路或出事故。有睡眠呼吸暂停患者的共同特点是在等红绿灯时入睡。一般说来，这些人的嗜睡和睡眠呼吸暂停的严重程度直接相关。一个标准的评分系统（The epworth sleepiness scale）是临床评价嗜睡自我分级的一项有用工具，见表8－4。

表8－4　ESS评分

选择最适用于每种情况的数字：0＝从不打盹；1＝轻微打盹；2＝中度打盹；3＝高度打盹	
情况	评分
坐着或阅读时	
看电视时	
在一个没有吸引力的公共场合（如戏院或会议）	
在车里作为乘客，1小时没有休息	
在下午躺下休息，当周围情况允许时	
坐着并同某人谈话	
在午饭后安静地坐着，没有喝酒	
在汽车里，若堵车停止几分	

一般认为，如超过10分则为异常。有睡眠呼吸暂停的患者的ESS评分较高，而在治疗后减低。据报道，ESS评分和通过多次小睡潜伏时间试验测量的病理性嗜睡的程度密切相关。睡眠呼吸暂停患者也有其他的损害，在注意力集中、记忆力和其他方面都有问题。这些困难常常妨碍他们执行工作的能力。也有报道，存在社交受限，因为害怕困倦和入睡。睡眠呼吸暂停患者可能易激惹，他们的配偶可能诉患者有性格改变。性功能障碍也常见（例如勃起功能正常，但性欲减少），睡眠呼吸暂停患者也存在夜间心悸或心律失常。阻塞性睡眠呼吸暂停的主要临床特点也反映了其危险因素：肥胖（尤其是上身）、颈围增加（男性＞17英寸，女性＞16英寸，在环甲膜水平）。狭窄的口咽部（扁桃腺增生，软腭、腭垂和舌体肥大，以及侧壁扁桃腺周围狭窄）；下颌后缩；小下颌。在严重病例，可出现高血压、心律失常、肺动脉高压、水肿和红细胞增多。有些严重的睡眠呼吸暂停患者可发展为肺动脉高压和右心衰竭。这些患者大多数有肥胖－低通气综合征。轻度的睡眠呼吸暂停患者不会出现持续的肺动脉高压。

五、诊断

阻塞性睡眠呼吸暂停的诊断需要通过多导睡眠图。当患者在睡眠时，记录各种信号，包括脑电、眼动、肌电、呼吸气流、呼吸努力、动脉氧饱和度、鼾声、心电图、下肢肌电。根据此记录，评测呼吸暂停、低通气和鼾声相关的微觉醒等。呼吸紊乱指数是指每小时呼吸暂停加上低通气的数目。

一个典型的诊断性多导睡眠研究需要整夜的睡眠记录。发现有睡眠呼吸暂停的患者需要第二夜睡眠研究。在第二夜，决定消除睡眠呼吸暂停事件的CPAP的水平。人们已经作出努力，试图把诊断和治疗在一夜完成，即所谓的分夜研究。分夜多导睡眠研究的科学根据，是在一夜的前半部分RDI水平高度提示整夜RDI的水平；除此之外，分夜研究比两夜研究更节省费用。分夜研究在大约78%的患者是有效的。但在某些病例，在选择最佳CPAP压力时有困难，需要另一夜来完成研究。

美国睡眠医学学会对成人阻塞性睡眠呼吸暂停低通气综合征推荐了下列诊断标准。

（一）诊断标准

1. 无其他原因解释的过度嗜睡　具有下面2项或以上，且不能被其他原因解释。

（1）在睡眠中窒息或憋气。

（2）睡眠中反复唤醒。

（3）不能恢复精力的睡眠。

（4）日间疲劳。

（5）注意力受损。

整夜监测证实在睡眠期间每小时有5次或更多的阻塞性呼吸事件。这些事件可能包括阻塞性呼吸暂停、低通气或与呼吸努力相关的微觉醒（respiratory effort related arousals，RERA）。

2. 阻塞性呼吸暂停－低通气事件　阻塞性呼吸暂停低通气事件的特点是呼吸短暂的减少或完全停止。同基线相比，睡眠期间有效测量的呼吸幅度明显减少>50%。或在睡眠期间有效测量的呼吸幅度明显减少不能满足上述标准，但氧减饱和度大于3%或有微觉醒，事件持续10秒或更长。

3. 呼吸努力相关的微觉醒事件　其特点是呼吸努力增加导致睡眠中微觉醒，但不能满足呼吸暂停或低通气事件，定义为呼吸努力相关微觉醒事件。该事件满足以下2个标准：

（1）逐渐变负的食管压形式，被突然的压力改变终止（如1个较小的负压水平和1次觉醒）。

（2）事件持续10秒或更长。

（二）严重程度标准

OSAHS的严重程度包括两个方面，即白天嗜睡的严重程度和夜间监测的严重程度。

1. 嗜睡

（1）轻度：在需要一点注意力的活动中，出现不想要的嗜睡或不自主睡眠事件，如看电视、读书或乘车旅行。症状仅产生轻微的社会或职业功能损害。

（2）中度：在需要一些注意力的活动中，出现不想要的嗜睡或不自主睡眠事件，如音乐会、会议或演出。症状产生中度的社会或职业功能损害。

（3）重度：在需要注意力集中的活动中，出现不想要的嗜睡或不自主睡眠事件，如吃饭、说话、行走或驾车。症状产生显著的社会或职业功能损害。

2. 睡眠相关阻塞性呼吸事件

（1）轻度：5～15次/小时。

（2）中度：15～30次/小时。

（3）重度：>30次/小时。

（三）相关特点

（1）打鼾。

（2）肥胖。

（3）高血压。

（4）肺动脉高压。

（5）睡眠片断。

（6）睡眠相关心律紊乱。

（7）夜间心绞痛。

（8）胃肠反流。

（9）生活质量受损。

（10）失眠。

（四）易患因素

（1）肥胖，尤其上身肥胖。

（2）男性。

（3）颌面部异常，包括颌面发育不全。

（4）咽腔软组织或淋巴组织增加，包括扁桃腺肥大。

（5）鼻阻塞。

（6）内分泌异常，包括甲状腺功能减低、肢端肥大症。

（7）家族史。

（五）相关多导睡眠图特点

典型的呼吸暂停和低通气持续 10～50 秒，但低通气在快速眼动睡眠中可持续几分钟，大多数出现于患者仰卧位时。呼吸暂停和低通气常常导致氧去饱和度（通常在阻塞性呼吸终止的 30 秒内达到最低水平）和睡眠片断（在事件结束的 3 秒内出现脑电图觉醒）。氧饱和度监测通常显示反复的氧减事件和恢复正常呈“锯齿状”。睡眠监测常常证实 I 期睡眠增加，3/4 期睡眠和 REM 睡眠减少，反复出现的觉醒。

（六）鉴别诊断

OSAHS 应同下列疾病鉴别：

（1）单纯鼾症：它几乎没有呼吸气流阻塞发作，没有睡眠破裂或日间功能受损。

（2）慢性低通气综合征：OSAHS 可能在某些患者中存在有清醒时的 $PaCO_2$ 升高，但是有别于慢性低通气综合征，在持续正压通气解除了上气道阻塞后 $PaCO_2$ 可以恢复到正常水平。

（3）中枢性呼吸暂停和潮式呼吸：OSAHS 有持续的呼吸努力存在，而中枢性呼吸暂停和潮式呼吸没有。

如果 OSAHS 患者伴有嗜睡，注意同引起嗜睡的其他疾病，如发作性睡病、不足睡眠、周期性腿动、非呼吸性觉醒紊乱或使用酒精或药物等进行鉴别。

（孙丕玉）

第五节　阻塞性睡眠呼吸暂停综合征并发症

阻塞性睡眠呼吸暂停综合征（obstructive sleep apnea syndrome，OSAS）是以睡眠过程中频繁的呼吸暂停、血氧饱和度下降和睡眠紊乱为特征的临床综合征，对机体的影响复杂而广泛，导致心脑血管、神经精神甚至夜间猝死等一系列并发症。

一、心血管疾病

1. 心律失常　OSAS 患者心律失常多发生在睡眠时。心动过缓和窦性心律不齐最常见。窦性心律的周期性与呼吸事件的周期性发生相伴随。迷走神经张力的增加介导了心动过缓，呼吸暂停结束后出现的心率加快是交感神经张力增加和迷走神经张力降低的综合效应。室性异位搏动发生率为 57%～74%，一度房室传导阻滞（AVB）发生率在 10% 以上。心律失常的发生与夜间睡眠呼吸暂停及低氧呈正相关。SaO_2 <60% 者室性期前收缩发生率是 SaO_2 >90% 者的 3 倍。OSAS 的有效治疗后心律失常明显减少。

多数学者认为，缓慢型心律失常可能与迷走神经张力增加有关。室性异位心律可能与低氧血症有关。副交感神经兴奋为主转为以交感神经兴奋为主的过程，使心肌异位兴奋点的阈值降低，是发生异位心律失常和猝死的主要原因。有报告 OSAS 患者并发二或三度房室传导阻滞，经 nCPAP 治疗后明显好转。而未治疗的病例，虽已安装起搏器，仍可发生心力衰竭等严重并发症，说明针对睡眠呼吸暂停的治疗，对这类心律失常患者同样重要。

2. 高血压　OSAS 患者睡眠时收缩压和舒张压均比清醒时明显增高。其增高幅度与呼吸暂停持续时间及 SaO_2 降低程度相关，最高血压常与最低氧饱和度相吻合。OSAS 患者呼吸暂停开始时动脉血压暂时下降，随后逐渐上升。在呼吸恢复后，血压继续快速升高 10～15 秒，在呼吸暂停终末期，收缩压和舒张压可平均增加 25%。通常在下一个呼吸暂停开始前回到基础水平。肺动脉压力改变亦类似。

虽然睡眠时血压短暂升高，但是长期反复的影响可能引起血管结构改变，导致持续性血压增高。有资料表明，OSAS 患者中高血压的发生率可达 48%～96%，在高血压患者中有 20%～45% 并发 OSAS。Kaplan 从 1986 年起在继发性高血压的杂类病因中增加了 OSAS。有人提出若睡眠期舒张压超过清醒期均值的 0.32 倍，其预测 OSAS 的敏感性为 87%，特异性为 100%。这种特殊类型高血压，夜间睡眠血压曲线呈非匀型。晨间血压比晚上高，单纯药物降压效果不理想，而有效治疗 OSAS 可使血压降至正常。

郭兮恒等研究证明，OSAS 患者睡眠时尿中排泌的去甲肾上腺素增加，丧失儿茶酚胺的昼夜节律变化。Fletcher 等发现，气管切开使有高血压的 OSAS 患者白天肾上腺素水平降低。有报告 Shy – Drager 综合征并发 OSAS 者，在睡眠时血压和心率无明显改变，说明呼吸暂停通过自主神经功能调节对心血管的影响。呼吸暂停过程中的觉醒反应也可以导致急性血压升高，有人认为睡眠结构的破坏刺激血压升高的作用比低氧更重要。此外，OSAS 中肥胖者居多也是高血压发病率高的原因之一。

3. 心力衰竭　一般认为正常人睡眠时的心排出量略低于清醒时。OSAS 患者心力衰竭增多，尤其是与原因不明的左、右心衰竭有关。呼吸暂停对心功能的损害，主要是血流动力学改变和心脏结构异常而引起。当呼吸暂停持续 35 ~40 秒时，心排出量可降低 33%。

阻塞性睡眠呼吸暂停时努力吸气对抗上气道关闭使胸腔内负压增加（有时可达到 –60 ~ –80mmHg），右心房压下降和静脉回流增加，右心舒张末期容量增加，右心前负荷增加，促发右心衰竭。同时室间隔左移，减低了左室顺应性，左室充盈容量下降，心排出量下降。缺氧可导致肺血管收缩，引起肺动脉高压，右心室后负荷增大，加重右心衰竭。体循环压增高，使左后负荷增加，左室肥厚，严重者出现充血性心力衰竭。针对上气道关闭的持续吸气可以引起肺水肿。超声心动图检查已经证明了 OSAS 患者睡眠时右心室和室间隔的变化。

右室肥大的 OSAS 患者常有更高的呼吸暂停指数、更长的呼吸暂停和更低的氧饱和度。肥胖与左室肥大有关，许多 OSAS 患者既有肥胖又有高血压，二者对左心功能都有影响。有报告，当 OSAS 患者在年龄、体重和血压与正常血压对照组匹配时，仍然有左心指数增加，表明左室肥大并非单独由肥胖或高血压引起。尿和血浆儿茶酚胺水平增加提示存在慢性交感神经张力升高。

4. 冠心病　有研究表明，中、老年 OSAS 患者冠心病发生率增多。冠心病患者的呼吸暂停指数较非冠心病者高。夜间心肌缺血事件多发生在最长呼吸暂停和最低氧饱和度时。心肌梗死患者常有更严重的 OSAS。OSAS 同高血压、吸烟、体重指数一样也是心肌梗死的独立危险因素。其机制可能与以下因素有关：①反复缺氧使冠状动脉内皮受损，脂质易于沉积在内膜下，促进冠状动脉粥样硬化。②OSAS 患者红细胞增多，血液黏度增加，血流缓慢，血小板易在受损内膜表面聚集产生血栓而引起冠状动脉狭窄和闭塞。③OSAS 患者多有肥胖，脂质代谢紊乱，血压升高等冠心病易患因素增多。在上述病理基础上易发生夜间心绞痛、心肌梗死、各种心律失常和猝死等。

呼吸暂停引起低氧血症可促使冠心病患者心肌缺血事件的发生，有些 OSAS 患者表现夜间心绞痛发作，冠状动脉造影并未发现冠脉病变，经无创通气治疗后症状完全消失。推测这种心绞痛或心肌缺血可能是睡眠低氧血症引起。Stanford 总结 4 000 例 OSAS，确诊缺血性心脏病者有 34 例（其中 32 例男性）。睡眠时 34 例都有典型的 ST – T 改变，而清醒时只有 3 例有 ST 改变。心绞痛、ST 改变与严重阻塞性呼吸暂停伴 $SaO_2 \leqslant 50\%$ 有关。全部患者都超体重，并且多数人有高血压、糖尿病或慢性阻塞性肺病。

5. 夜间猝死　回顾性研究及流行病学调查表明，心血管病患者在凌晨 1 ~6 点死亡率较高，这段时间 REM 眠明显增多，往往有更长的睡眠呼吸暂停和更重的低氧血症。由于 OSAS 在睡眠时对心血管产生明显影响，OSAS 可能是引起夜间病死率增加的一个重要原因。有研究表明，未治疗的 OSAS 患者 5 年病死率在 11% ~13%。呼吸暂停指数（AI） >20 的 OSAS 患者，其 8 年的病死率为 37%，比 AI <20 的 OSAS 患者 4% 的病死率明显增高；经气管切开造瘘术或 nCPAP 治疗后的 OSAS 患者死亡率则明显降低。一项对 460 例猝死男性尸体解剖发现，严重打鼾患者（潜在的 OSAS 患者）凌晨睡眠中发生猝死（推测在 REM 睡眠时）的危险性增加。OSAS 患者夜间猝死病因有心律失常、心肌梗死、心力衰竭、脑卒中和呼吸衰竭等。

二、呼吸系统疾病

1. 肺心病　临床上将 OSAS 并发 COPD 或其他呼吸疾病称之为“重叠综合征”（overlap syndrome）。此类患者往往有更严重的与睡眠有关的低氧血症、更明显的肺动脉高压，更易发展成慢性肺源性心脏病。有作者对 50 例 OSAS 患者右心导管连续测压证实，12% 出现右心衰竭，白天和睡眠时均有肺动脉压升高，肺功能、肺动脉高压与 PaO_2 和 $PaCO_2$ 显著相关。SaO_2 每降低 1%，肺动脉平均压即升高 1.29mmHg，而且肺动脉压升高先于 $PaCO_2$ 及 pH 的改变。长期反复肺动脉压增高可促进持续肺动脉高压形成，导致右心室肥厚和肺心病。OSAS 伴 Pick－wickian 综合征（慢性肺泡低通气综合征）常有白天低氧血症和高碳酸血症，更易发生肺动脉高压和右心衰竭。

2. 呼吸衰竭　正常人在 REM 睡眠时肺泡通气量较清醒时约下降到 60%。没有慢性肺泡低通气的 OSAS 患者，呼吸暂停时，发生短时间的氧饱和度下降、体循环血压升高和肺动脉压增加。在每次呼吸暂停结束时氧饱和度能够恢复正常。随着呼吸中枢和呼吸肌功能失调的出现和加重，肺换气不足，可出现严重的呼吸困难症状和体征，如发绀、抽搐、哮喘、肺水肿、低氧血症和高碳酸血症，若呼吸暂停时间过长，可出现急性呼吸衰竭。此外，肥胖、仰卧位睡眠使肺容量降低，加重呼吸衰竭。并发紫肿型（blue bloater，BB），COPD 患者睡眠时生理无效腔增加、呼吸浅促，潮气量和肺泡通气量下降更为突出，死亡常发生在夜间。

清醒时，多数 OSAS 患者 P0.1 高于正常人，呼吸中枢对低氧和高 CO_2 刺激的反应性与正常人类似。REM 睡眠时 P0.1 明显下降，呼吸驱动减弱，特别是伴有白天 CO_2 增高者，呼吸中枢对低氧及高 CO_2 刺激的反应性几乎消失。OSAS 呼吸衰竭特点：①呼吸衰竭发生快，意识障碍明显，且常有右心衰表现。②病情重，与伴发的呼吸疾病不匹配。③患者均较肥胖。④针对 OSAS 治疗后，呼吸衰竭恢复快，撤机早。⑤临床稳定后，pH 值趋向正常，但血中 CO_2 水平仍较高。⑥针对 OSAS 治疗可防止呼吸衰竭复发。

3. 夜间哮喘　有报道，OSAS 患者可并发夜间哮喘。哮喘发作之前常有严重打鼾和呼吸暂停。哮喘发作可能是呼吸暂停刺激喉、声门处的神经受体引起反射性支气管收缩，同时因胸腔负压增加，迷走张力升高，导致支气管收缩。低氧血症可加重支气管痉挛。强烈的支气管收缩和高反应性可引起哮喘。CPAP 治疗 OSAS 同时可改善夜间哮喘。呼吸暂停在夜间支气管痉挛的病因学上的作用尚未明了。

三、神经系统疾病

1. 脑血管疾病　多数研究均肯定 OSAS 与脑血管疾病显著相关。通过对 4 000 例男性的流行病学调查发现打鼾者脑卒中或缺血性心脏病的危险性为非打鼾者的 2 倍。

多篇相关综述认为，OSAS 是脑血管疾病的独立危险因素。脑血管病变与血管压力有关。经颅多普勒（TCD）证实 OSAS 时脑血管压力增高，并与 $PaCO_2$ 的升高呈线性关系。脑部 ECT 可见 rCBF 减少，且以 REM 期睡眠最明显。血压升高促进脑动脉硬化，低氧使红细胞增多、血小板聚集性增强、血液黏度增高，加之脑血流缓慢，易发生夜间缺血性脑卒中。OSAS 者肥胖和高血压也增加卒中危险。夜间血压升高，颅压增加易导致出血性卒中。

2. 痴呆症　对 235 例老年 OSAS 患者研究发现，96% 有不同程度的痴呆，认为与呼吸暂停、严重低氧血症导致大脑半球特别是皮层和皮层下功能的损害有关。儿童期发病可因长期睡眠呼吸暂停，导致反应迟钝、记忆力下降及智力发育障碍而出现痴呆症。ReynoldsⅢ发现 OSAS 与 Alzheimer 病的关系：①在女性，OSAS 同 Alzheimer 病关系密切。②随着 RDI 增加，Alzheimer 病/呼吸暂停的比例也增加。③呼吸暂停指数与痴呆的严重程度有明显关系。

3. 精神和行为异常　OSAS 患者发生疑病症、抑郁症和躁狂症增多，表现为语言障碍、口齿不清、行为改变、性格异常，睡眠时惊叫、躁动、腿动综合征等。有的患者对睡眠恐惧，憋醒后有濒死感，但很少有自杀倾向。CPAP 治疗后症状明显减轻。

4. 认知障碍　OSAS 患者认知功能障碍表现在记忆、判断、注意、集中、抽象推理和警觉等方面能力下降。其中以注意、集中、复杂问题解答、视觉空间信息和短期记忆损害最为明显。认知功能损害与 OSAS 严重程度有关。睡眠结构紊乱和低氧血症被认为是导致认知功能障碍的主要原因。正常人睡眠结构紊乱可以引起认知功能下降。而 OSAS 长期夜间觉醒频率增加，Ⅲ～Ⅳ期睡眠和 REM 期睡眠减少。也有研究发现，认知功能损害的程度与夜间的 SaO_2 和白天的氧分压呈明显相关性。夜间缺氧对认知能力的影响比清醒时更明显。OSAS 患者的认知损害超过其他有 EDS 的疾病的患者，表明呼吸障碍和睡眠结构改变都影响认知功能。有研究认为，轻度 OSAS 者，认知障碍与睡眠剥夺有关，而重度 OSAS 者，则主要与低氧血症相关。此外，对疾病的焦虑和抑郁也是造成认知功能下降的原因之一。认知功能的损害是可逆的，随着 OSAS 的好转能够明显改善。

OSAS 导致上述改变的原因有：①睡眠时所有大脑结构的氧耗量和大脑血流量都异常的低，脑干和小脑区域降低的更严重，而脑干听觉中枢、上行激动系统、维持醒觉和控制警觉神经的功能也因之受到损害；②低氧血症多为慢性间歇性改变，但部分患者随着病程的延长，上述异常成为慢性持续性改变；③OSAS 患者对间歇性脑缺氧和高碳酸血症的异常血管反应。

5. 视力障碍　有报告 1 例患者视力进行性下降，视盘水肿和颅压增高，后来检查证实有中度 OSAS 并经气管切开后改善。但是视力没有改善。失明是睡眠时周期性全身缺血引起视网膜缺氧或高血压致视网膜病变引起而不是高颅压本身造成的。另 1 例报告患者进行性视物模糊，双眼底水肿，但颅压正常。经过气管切开治疗 OSAS 后，视盘水肿和视力恢复，认为呼吸暂停时脑血流增加，颅内血管舒张可能使血管通透性变化引起视盘水肿。

6. 癫痫　癫痫的发作频率与睡眠周期有关。NREM 期的Ⅲ ~ Ⅳ期睡眠和 REM 期睡眠减少，频繁觉醒，被认为是引起癫痫发作的原因之一，而不是癫痫造成的结果。Devincky 等报告 7 例癫痫患者同时有 OSAS 存在，并认为可能是痫性放电所致。睡眠呼吸暂停引起低氧血症、脑血流减少、睡眠结构紊乱又诱发和加重癫痫患者的症状，经 CPAP 治疗后，癫痫的发作频率明显减少。

7. 事故　未治疗的 OSAS 患者常因夜间睡眠质量差，出现明显的白天嗜睡（EDS）、集中精力困难、反应迟缓、机动判断能力差、工作能力和效率下降。在美国，车祸是引起死亡和伤害的第三位原因，其中 27% 是驾驶时瞌睡引起。许多研究表明，睡眠呼吸暂停患者易发生车祸。25% 的 OSAS 患者在 1 周内至少有 1 次开车时睡觉的经历。在 5 年时期，约 123 发生过车祸。睡眠呼吸暂停患者车祸发生率是无此症状者的 7 倍。病情越严重（RDI >60），车祸次数越多、危险性越大。发生车祸的主要原因是在驾驶时失去知觉反应。尽管仅有 25% 的车祸与驾车瞌睡有关，但却占所有死亡事故的 83%。因此，驾车瞌睡是引起严重致命事故的主要原因。如能及早诊断司机的睡眠呼吸暂停并得到有效治疗，可显著改善白天嗜睡等状况，避免大多数事故。在美国和加拿大有法律规定：如果医师没有告诫确诊的睡眠呼吸暂停患者开车会有高危险性，也没有将患者情况及时通知驾照管理部门，患者一旦发生车祸，医师要承担一定的法律责任。

四、内分泌和性功能障碍

1. 糖尿病　OSAS 患者糖代谢紊乱、糖耐量降低和非胰岛素依赖型糖尿病的发生率增高，可能与呼吸暂停引起低氧，肝糖原释放增多，糖的有氧代谢减少；胰岛素抵抗增多；儿茶酚胺分泌增加以及肥胖使胰岛素功能相对不足等有关。高胰岛素血症是一种胰岛素抵抗状态。高胰岛素血症常出现在高血压、肥胖的 2 型糖尿病和 OSAS 患者，提示高胰岛素血症可能在 OSAS 发病中有着一定的作用。

2. 肢端肥大症　OSAS 患者舌体肥厚，颈粗，肢端肥大，与 OSAS 患者内分泌功能失调，生长激素释放增多，雄性激素相对增加有关。42.6% 肢端肥大症患者并发有 OSAS。肢端肥大症的死亡原因中，心血管疾病占 57%，呼吸系统疾病占 25%，说明 OSAS 造成患者的缺氧状态对肢端肥大症患者的危害。

3. 性功能障碍　有学者对 70 例已婚的 OSAS 男性（45 ~ 75 岁）患者进行了调查，包括性行为的频度、阴茎勃起持续时间等与年龄相匹配的无 OSAS 健康者对比，差异有显著性，表现为夫妻性生活不和谐，性交次数减少，时间缩短，甚至为此感情不和而离婚。治疗 OSAS 是调整和减轻症状、改善性功能的重要手段。

4. 垂体和甲状腺功能减退　OSAS 患者由于脑组织缺血、缺氧，下丘脑 - 垂体 - 甲状腺轴调节功能紊乱，促甲状腺激素释放减少和甲状腺本身损害而引起功能减退。也有部分患者先有甲状腺功能减退后有 OSAS。甲状腺功能减退引起口、鼻、气管黏膜肿胀和咽肌、舌肌松弛而后坠，使气道受阻，加之呼吸中枢对 CO_2 反应迟钝，可出现混合型呼吸暂停。52% 甲状腺功能减低症并发有 OSAS。服用甲状腺片，呼吸暂停可明显改善。

五、肾脏损害

1. 蛋白尿及肾病综合征 Sklar 等对 9 例健康人，12 例无 OSAS 的肥胖患者和 14 例 OSAS 患者进行了夜间尿蛋白测定。OSAS 患者中 64% 出现蛋白尿，肥胖患者仅有 14%。2 例重度 OSAS 患者伴大量蛋白尿，80% 以上为白蛋白。经气管切开治疗 10 天后，2 例患者 24 小时尿蛋白明显下降。后因造口部位阻塞，睡眠呼吸暂停加重、尿蛋白排泄量再度增加。

研究表明，OSAS 可导致肾小球性蛋白尿、或肾病性蛋白尿及肾病综合征。光镜下肾小球正常或增大，少量局灶性硬化。多数学者认为，蛋白尿的机制是 OSAS 引发反复低氧，高碳酸血症，依次导致肺动脉高压，右心房压力升高，中心静脉压升高，肾静脉压力升高，肾小球毛细血管静水压升高，从而使肾小球基底膜的品格结构发生可逆性改变，蛋白质经基底膜滤过，产生蛋白尿。OSAS 并发蛋白尿多是可逆的功能性蛋白尿，随着睡眠呼吸暂停的好转或纠正，蛋白尿可减少或消失。

2. 肾功能障碍 OSAS 可导致患者夜间肾功能改变，表现为夜尿、尿量、尿钠、氯排泄量显著增高，说明 OSAS 患者夜间睡眠时可发生以近端肾小管为主的，近端、远端肾小管钠重吸收功能和肾小管浓缩功能降低，CPAP 治疗可使其恢复正常。国内外文献均认为，OSAS 患者睡眠时心房钠尿肽（ANP）分泌增加是肾功能改变的主要原因。睡眠呼吸暂停时肺动脉内 ANP 水平显著升高，使近端肾小管钠重吸收率和绝对值、远端肾小管钠重吸收率降低；降低肾皮质－髓质的渗透压梯度，破坏尿液逆流倍增机制。睡眠呼吸暂停时患者胸腔负压明显增高、右心房回心血量增加以及低氧、肺血管收缩、右心室后负荷增加，均导致右心房扩张，刺激 ANP 分泌增多。

六、其他

1. 头痛 早晨头痛是阻塞性的睡眠呼吸暂停常见的主诉，与夜间反复低氧和二氧化碳潴留导致颅压升高和体循环血压升高有关。但其他与睡眠有关的障碍（如发作性睡病、睡眠时周期性腿动）也较常见。

2. 红细胞增多症 夜间反复缺氧使肾促红细胞生成素增多，刺激骨髓造血活跃，导致继发性红细胞增多和血黏滞度增加。加重或促进心功能不全、脑血栓形成和冠心病发作。

3. 胃食管性反流疾病 59%～70% 的 OSAS 患者都有病理性胃食管反流。长期胃食管反流可导致胃食管黏膜糜烂、瘢痕形成、黏膜化生以及吸入性肺炎等。OSAS 引起的胸内负压和食管内负压增加，跨膈压差增大，当超过下食管括约肌的张力时，则可由于“吸吮”作用而使胃内容物进入食管，发生胃食管反流。nCPAP 可使上气道在睡眠中维持一定的正压，保持上气道的通畅，缓解胸内压，提高食管内压，从而对胃内容物形成压力屏障，防止反流的发生。

4. 免疫功能下降 有研究发现，OSAS 患者 $CD8^+$ 较正常人增高，$CD4^+/CD8^+$ 较正常人明显降低，提示免疫功能下降。$CD4^+/CD8^+$ 的降低与 OSAS 的严重程度相关，OSAS 越严重，夜间缺氧越明显，则 $CD4^+/CD8^+$ 下降亦显著。OSAS 导致免疫功能下降的原因是 OSAS 夜间反复呼吸暂停，导致睡眠时机体缺氧。长期缺氧和睡眠质量下降则可造成机体多脏器损害，使免疫功能下降。

总之，睡眠时反复的呼吸暂停引起频繁低氧和二氧化碳潴留，导致神经调节功能失调、内分泌紊乱及血流动力学改变，造成组织器官缺血、缺氧，多系统多器官损害，甚至死于严重并发症。因为机体对这些影响反应的差异性，所以靶器官功能损害的临床表现及严重程度也有很大差异。多数并发症有较大的可逆性，如能及时明确诊断和有效治疗原发病，可以显著改善患者预后。

（孙丕玉）

第六节 睡眠呼吸暂停低通气综合征的治疗

一、阻塞性睡眠呼吸暂停低通气综合征的治疗

阻塞性睡眠呼吸暂停低通气综合征（obstructive sleep apnea－hypopnea syndrome，OSAHS）是一常

见严重危害公众健康的疾患，成人中发病率为2%～4%。临床表现为睡眠时反复上气道部分或完全阻塞，继之反复低氧血症、高碳酸血症和睡眠片断，从而导致白日过度嗜睡、认知障碍、高血压及心脑肺等并发症和某些职业工作的危险性，是多种全身疾患的独立危险因素，严重影响患者的生活质量和寿命，已逐渐受到医学界的认识和重视。OSAHS发病率高、并发症多、对健康危害大，但是可以治疗且疗效肯定。有效的治疗不但可以减轻甚至完全消除鼾声、呼吸暂停/低通气、睡眠时低氧和睡眠结构紊乱，还可以控制或治愈OSAHS引发的多系统并发症，减轻嗜睡，因此对OSAHS进行合理有效治疗非常必要。

自1981年气道正压通气（positive airway pressure，PAP）成功治疗OSAHS以来，目前已成为治疗OSAHS的首选方法。国外医疗服务中心（CMS）支付OSAHS患者PAP治疗费用的指征包括：呼吸暂停低通气指数（apnea hypopnea index，AHI）>15次/小时；AHI>5次/小时，同时并发高血压、脑卒中、白日嗜睡、缺血性心脏疾病或情绪抑郁之一者。口腔矫治器可用于一些轻、中度OSAHS的治疗。而对于一些不能接受或不能耐受PAP或口腔矫治器治疗的患者，可以考虑选择上气道的外科手术治疗。如果患者对以上的治疗方法不能接受或不能耐受，还有一些其他的治疗方法，如药物、减肥（包括行为和手术减肥）、体位治疗等均可以减轻OSA程度。OSAHS患者应被告知所有的治疗方法及其利弊，治疗方案的选择也应遵循规范化和个体化的原则。由于多部位阻塞的高发生率和个体的差异，应强调综合治疗的必要性。评价OSAHS的治疗效果不应单纯根据AHI的降低/消除和睡眠血氧的提高，还应该综合评估患者白日嗜睡程度和心脑血管并发症改善的情况。对患者进行有计划的长期随诊也非常重要，不但可以了解患者的顺应性和治疗效果，还可以评估各种治疗方法治疗OSAHS的远期疗效。在治疗开始后1周、3个月、半年和1年进行随访应成为常规，此间对患者存在的问题应进行解答和解决，包括治疗无效者对其他治疗措施的选择。

（一）阻塞性睡眠呼吸暂停低通气综合征的内科治疗

1. 减肥治疗　肥胖是OSAHS最重要的危险因素之一。因此，不管是联合其他治疗方法还是单独进行减肥和（或）理想体重的维持，均是肥胖OSAHS患者治疗的重要策略。一些研究显示，膳食减肥可以降低肥胖OSAHS患者的AHI，体重反弹后其AHI升高。但是，单独应用膳食减肥法并不能治愈中、重度OSAHS患者，需联合其他有效的方法。文献很少有关于膳食减肥治疗轻度OSAHS的报道。胃内放置可调式球囊以减少进食量对长期控制体重有一定帮助。

2. 药物治疗　①选择性阻断5-羟色胺再摄取的药物（SSRIs），如氟西汀、帕罗西汀等。几个SSRIs治疗OSAHS研究结果不一致，存在争论，而且SSRIs并不能明显改善OSAHS患者的AHI。因此，根据现有研究资料，不推荐SSRIs用于治疗OSAHS。②普罗替林（protriptyline）：可抑制快速眼动睡眠（REM），从而降低AHI，改善低氧。也有研究表明，普罗替林并不能改善AHI和低氧。近年来很少有普罗替林治疗OSAHS的研究报道，由于其不良反应较大，不推荐普罗替林用于治疗OSAHS患者。③甲基黄嘌呤衍生物（氨茶碱和茶碱）：所有研究均提示这类药物治疗OSAHS无效。因此，不建议甲基黄嘌呤衍生物用于治疗OSAHS。④雌激素治疗：由于其矛盾的研究结果和不良反应，不建议雌激素用于治疗OSAHS。⑤莫达菲尼（modafinil）：几个研究均证实莫达菲尼可改善OSAHS在有效治疗后仍残存的嗜睡（排除了其他导致嗜睡的原因）。因此，推荐莫达菲尼用于OSAHS在有效PAP治疗后仍存在嗜睡的治疗。⑥对于甲状腺功能减退和肢端肥大症所引致的OSAHS，治疗这些基础疾病能显著改善AHI。

3. 吸氧治疗　吸氧治疗可以改善OSAHS患者的氧合（特别是并发COPD者），但氧疗对呼吸暂停、低通气和客观嗜睡方面的效应并不明确。增加肺内氧的“贮备”，在呼吸暂停时可以缓解氧减饱和度的严重程度，但是并不能从本质上中止呼吸暂停。实际上，氧疗由于改善了血氧饱和度，使唤醒阈提高，从而延长了呼吸暂停时间，使睡眠片断持续存在，患者在白天仍表现为严重的嗜睡。因此，不推荐吸氧治疗作为OSAHS患者的基本治疗。仅在并发COPD伴发低氧时才可以考虑吸氧治疗。

4. 鼻部扩张剂　①短效鼻黏膜充血消除药：研究发现，羟间唑啉（黏膜血管收缩药）治疗对AHI并没有明显改善。即使应用了鼻黏膜血管收缩药，在睡眠过程中还是会反复发生鼻塞。部分患者长期应用会导致药源性鼻炎。因此，不建议这类药物用于鼻塞OSAHS患者的长期治疗。②鼻局部皮质激素：一随机双盲的研究表明，鼻局部喷用氟替卡松，可将AHI从20次/小时降至12次/小时。鼻局部皮质激素治疗可以改善 OSAHS 患者的 AHI 和同时伴随鼻炎，故被推荐用于 OSAHS 的辅助治疗或基本治疗。

5. 体位治疗　仰卧位睡眠时，由于重力作用舌根后坠，使之较侧卧位更易发生呼吸暂停和低通气。OSAHS 经常在仰卧位时加重，部分患者只在仰卧位时才发生睡眠呼吸暂停，被称为“体位性睡眠呼吸暂停”。对于 PSG 监测显示 OSA/H 仅发生在仰卧位时的 OSAHS 患者，体位治疗是一有效措施。而对于仰卧位时 AHI 明显高于非仰卧位时的 OSAHS 患者，体位治疗可以减轻 OSA 的程度。研究表明，一些特制的防仰卧的床、枕头、睡衣及仰卧位报警器可以明显降低 AHI。

6. 行为治疗　饮酒可使上气道扩张肌群的张力降低并增加打鼾的严重程度和呼吸暂停。镇静药物和催眠药物抑制唤醒机制，因而延长呼吸暂停并加重低氧血症。故 OSAHS 患者应该戒酒，不要应用安眠药及毒麻药。其他的行为治疗措施还包括戒烟、睡前忌饱食等。

（二）气道内正压通气治疗（positive airway pressure，PAP）

1981 年 Sullivan 等首先应用鼻罩持续气道正压通气（continuous positive airway pressure，CPAP）成功地治疗 OSAHS 以来，因 CPAP 具有无创、简便易行、疗效肯定和易被患者所接受等优点，目前已成为治疗 OSAHS 中度和重度患者首选的有效方法。并对某些中枢性睡眠呼吸暂停的患者也有效。在 OSAHS 的治疗中，气道内正压通气治疗已成为一项非创伤、需长期应用的方法。其治疗的原理是在整个呼吸周期过程中，通过鼻罩/口鼻面罩向上气道输送一定的正压，使口咽部达到一定的压力，无论是在吸气状态下或呼气状态下都能保持一定的压力水平，使上呼吸道的压力平衡，不至于发生口咽部气道的关闭，即类似一种“气态支架”效应，通过防止上气道塌陷和阻塞而达到治疗的目的。

PAP 包括持续气道正压通气，双水平气道正压通气（bilevelPAP，BiPAP），自动调定气道正压通气（automatic adjusting PAP，APAP）以及近 5 年来新出品关于 C－flex 的 PAP（flexible positive airway pressure）。PAP 用于临床治疗 OSAHS 已经二十多年，其疗效已在较大规模的临床研究中经过了反复探索和验证。根据现有的文献回顾，下面从 PAP（主要是 CPAP）治疗 OSAHS 的原理、指征、方法、效应、依从性、不良反应等几方面进行概述。

1. PAP 治疗 OSAHS 的原理　临床上 PAP 治疗 OSAHS 的面罩最常用鼻罩。经鼻 PAP 的主要特点是增加口咽部气道的压力、因而能维持咽部气道的跨壁压力梯度（图 8－3），即 PAP 能使口咽部达到一定的压力，无论是在吸气状态下或呼气状态下都能保持一定的压力水平，使上呼吸道的压力平衡，不至于发生口咽部气道的关闭。PAP 除了使上气道被动扩张外，还能增加功能残气量，并通过迷走神经的反馈和肺牵张感受器的调节来增加上气道的张力，主动使上气道扩张。经鼻 PAP 治疗 OSAHS 见图 8－4。

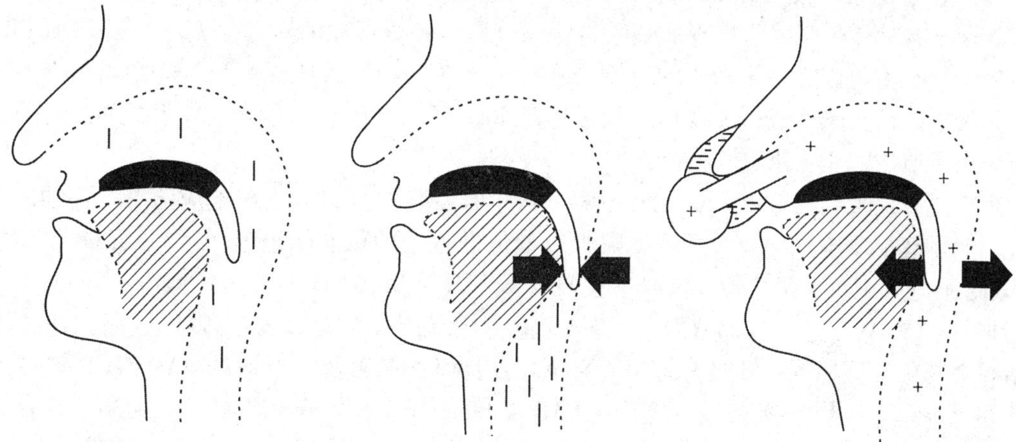

图 8－3　上气道发生阻塞和经鼻 PAP 治疗的模式图

A：清醒状态，吸气时咽部扩张肌的肌张力能防止上气道塌陷；

B：睡眠期间，舌咽水平塌陷，从而发生阻塞性呼吸暂停/低通气；

C：PAP 治疗时，形成一个“气态支架”，使上气道保持开放

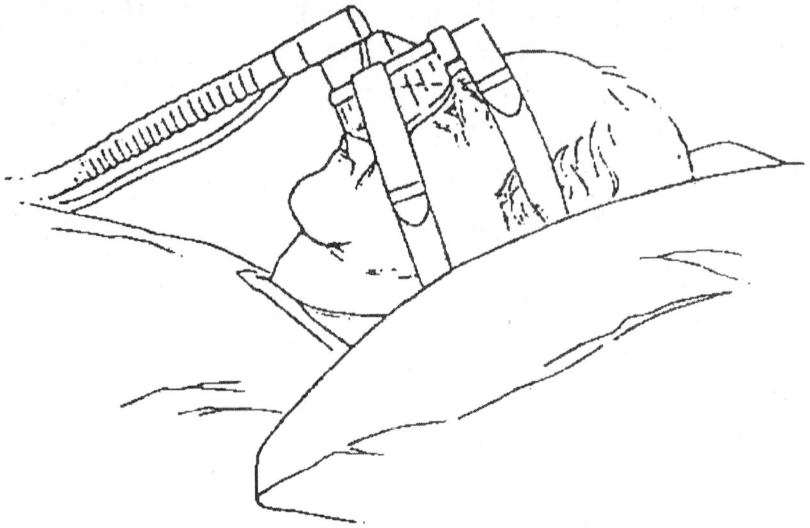

图 8－4　PAP 治疗示意图：鼻罩舒适地安放在患者的鼻背骨与鼻腔下部之间，使患者在接受 CPAP 通气治疗时能讲话

2. PAP 治疗 OSAHS 的适应证　①OSAHS：只要能耐受并能接受 PAP 治疗，无禁忌证，轻、中、重度 OSAHS 均可采用 PAP 治疗，尤其是 AHI≥20 次/小时者。②严重打鼾：单纯鼾症是气道部分塌陷和气流部分阻塞的结果。临床研究表明，鼾症有时可以非常响亮，但氧合作用和睡眠结构可完全正常。单纯鼾症者的气道跨壁临界压力有中度的降低，其降低程度介于正常人与阻塞性低通气和呼吸暂停患者之间。因而 PAP 也可用于单纯鼾症尤其是并发白天疲乏者的治疗，并且也能获得相似的治疗效果。③白天嗜睡而诊断不明者可进行试验性治疗。④OSAHS 并发慢性阻塞性肺疾病（COPD）者（即重叠综合征患者）：少数患者既有 OSAHS 又有慢性气流阻塞性疾病，其低氧程度明显低于单纯 OSAHS 者。这类患者 PAP 治疗时，常需同时通过面罩给氧，才能纠正其低氧状况。这类患者常有失代偿性呼吸衰竭，在睡眠实验室内也较难处理。对于有 CO_2 潴留的“重叠综合征”患者，临床治疗中须严加小心，常常采用 BiPAP 及氧疗可取得明显的治疗效果（见后述）。⑤OSAHS 并发夜间哮喘。

3. PAP 治疗 OSAHS 的方法

（1）PAP 治疗的第一夜（即 CPAP 压力滴定）：合适的 PAP 压力是保证治疗成功的关键，它应能够去除各睡眠期及各种体位睡眠时出现的呼吸暂停及打鼾，并尽可能消除上呼吸道气流受限（flow limitation）。这一最适压力可以在一个较小的范围内变动，并非一绝对数值。仰卧位睡眠、REM 睡眠期、体重增加、大量饮酒后、感冒或鼻炎发作时均需增高 PAP 压力。经过一阶段的治疗，特别是体重明显减轻后，部分患者所需的压力水平降低。

压力滴定过程：①应用鼻罩 PAP 治疗的第一夜，有经验的技术员或护士应向患者仔细解释 PAP 治疗的意义，操作演示及选择合适的面罩，减少患者焦虑和“面罩幽闭恐惧症”，以保证治疗的顺应性。②CPAP 滴定压力从 $4cmH_2O$ 开始，BiPAP 从 IP（吸气压）$8cmH_2O$，EP（呼气压）$4cmH_2O$ 开始，每 5～10 分钟升高 CPAP 压力 1～$2cmH_2O$，逐渐升高直到所有睡眠时期以及各种睡眠体位时的呼吸紊乱事件（包括呼吸暂停、低通气、呼吸努力相关的唤醒及打鼾）被消除，此时的 PAP 值就是患者进行家庭 PAP 治疗的参考值。③一般来说，成人 CPAP≤$20cmH_2O$（如为 BiPAP，IP≤$30cmH_2O$）儿童≤$15cmH_2O$（IP≤$20cmH_2O$），IPAP－EP－AP 的差值最好在 4～$8cmH_2O$，如果 CPAP 滴定时患者明显不适或不能耐受较高压力，或者滴定压力已达 $15cmH_2O$ 仍有阻塞性呼吸事件，可试用 BiPAP 治疗。④最适 PAP 治疗压力应使患者 AHI＜5 次/小时，且最低 SpO_2≥90%，可接受的治疗压力应使患者 AHI≤10 次/小时或者 AHI 下降幅度超过治疗前的 75%，特别是重度 OSAHS 患者。⑤如果没有达到上述滴定目标，或滴定时间不足 3 小时，应考虑重复压力滴定。

通常仰卧位时比侧卧位需要较高的 PAP 压力；在 REM 睡眠期，所需的 PAP 压力应高于非快速眼动期（NREM）睡眠期。此外，PAP 应提供适当的压力能阻断打鼾及呼吸暂停。如果患者在使 PAP 的过程中仍有鼾症，则患者很可能在睡眠的某个时期仍有呼吸暂停，此时所使用的 PAP 压力可能接近于气道开放的压力，还应适当提高 PAP 压力值。通常 PAP 压力越高，患者越难以接受。一般 10 ~ 12cmH_2O 的压力，患者尚可耐受，当压力达到（15 ~ 18cmH_2O）时患者会觉得相当不舒服。

某些正在应用多种或大剂量治疗高血压药物的患者，在接受 CPAP 治疗后，可发生晨起直立性低血压。这与 CPAP 治疗后减轻了睡眠 - 呼吸暂停所致的高血压、体液平衡的改变以及晨起服用抗高血压药物等因素有关。对此，患者应减少抗高血压药物的剂量或暂时停用。

同一个患者在不同情况下需要的压力值也不是一个恒定的数值。仰卧位睡眠时，所需压力要比侧卧位睡眠时高。在 REM 睡眠期，所需的压力要比 NREM 睡眠期为高。劳累、体重增加、大量饮酒后、感冒或鼻炎发作时，对压力值的需求也会提高。患者经一段时间治疗后，需要的压力水平可降低，与患者呼吸控制功能改善及上气道水肿消退有一定关系。设定的 PAP 压力过高，患者不易耐受，容易造成治疗失败；压力值过低，则不能彻底消除睡眠呼吸暂停而达到最佳治疗效果。因为在持续气道正压通气治疗重症睡眠呼吸暂停综合征患者的初期，会出现 REM 睡眠期明显延长，如设定的压力不够，仍会在此睡眠期出现上气道部分甚至全部阻塞，发生严重的低氧血症，所以设定合适的持续气道正压通气压力水平，是保证成功治疗的关键。

上述传统的持续气道正压通气压力滴定方法耗时、繁琐、花费多并需要在实验室进行，目前许多睡眠实验室采用一些新的压力滴定方法来弥补其不足之处。一是分夜诊断治疗（split - night），即在一夜内确定 OSAHS 的诊断并同时设定持续气道正压通气的治疗压力。前半夜行睡眠呼吸监测用来确诊 OSAHS，后半夜用来设定持续气道正压通气的治疗压力，这样可节约患者的开支。一些重症 OSAHS 患者，这种方法可行，但对轻症患者容易误诊和治疗失败。二是在确诊 OSAHS 后，在患者家中滴定 PAP 的压力值。多采用性能可靠的实验室或家用自动调定气道正压通气（APAP），可以在患者睡眠时根据其上气道阻力的不同，自动施加合适的压力，以保持其上气道开放。第二天根据下载的数据即可给患者选择合适的压力值。

对于少数经上述方法滴定失败的患者，则收入病房，在医师及技师的密切监护下使用 PAP，用多导睡眠图监测，及时解决存在的问题。一般经过 3 ~ 4 天的学习、调定，大部分患者能够取得良好治疗效果，1 周后即可出院。

第一夜治疗效果不理想并不意味着治疗失败，由于不少 OSAHS 患者的记忆力、理解力减退，即使医师进行了指导，一般也需经过几个晚上甚至更长时间的试用及摸索才能得到治疗的效果。缩短这一时间的关键在于患者及家属的配合，及时解决使用过程中出现的问题。

（2）PAP 治疗初期睡眠时相的反复：PAP 开始治疗后，一些重症 OSAHS 患者会出现 REM 及 NREM Ⅳ期睡眠异常增多，即“睡眠反跳”，REM 睡眠可不间断地持续 1 ~ 2 小时，远较正常睡眠周期中的 REM 睡眠持续时间为长，就像是为了偿还多年来欠下的“睡债”一样，可持续 1 周左右。“睡眠反跳”具有重要意义，因为在 REM 睡眠期，患者对多种刺激的反应能力下降，很难觉醒，如果 PAP 呼吸机的压力不够，患者还会出现呼吸道的阻塞甚至呼吸暂停，引起程度重、持续时间长的严重缺氧，所以在治疗的初期应进行严密地观察随访，在医师指导下设定足够克服 REM 睡眠期呼吸道阻塞的 PAP 呼吸机压力，对有效治疗 OSAHS 十分重要。这些 OSAHS 患者以往的睡眠往往是支离破碎的，治疗后睡眠可得到恢复；但是这种恢复后的睡眠期相常常很快降低。这与患者所存在的神经生理和神经化学基础改变有关，因而使这种治疗初期恢复后睡眠期相不同于正常的睡眠，也不同于长期 PAP 治疗的 OSAHS 患者。恢复后的睡眠中，REM 期睡眠显著延长（比无干扰的 REM 睡眠长 1 ~ 2 小时），以及高密集型的波形与正常的 REM 睡眠显著不同。甚至在老年患者中，在 NREM 睡眠期也可有明显连续的高幅慢波，老年患者通常很少发现Ⅳ期 NREM 睡眠。多次睡眠潜伏时间试验证实，长期 PAP 的使用可明显预防白天嗜睡。

在 4 ~ 7 个夜间的 PAP 治疗后，睡眠类型趋于正常化，患者恢复较为正常的苏醒水平。患者虽然改善了病理性的睡眠，但是使用 PAP 时大部分患者并无入眠困难。实际上不少患者在使用 PAP 后一段时间，如果不使用 PAP 就无法再睡觉。患者在没有面罩的情况下企图入眠，常常会在几次呼吸暂停之后苏醒。这种情况也成为继续使用PAP治疗的有力佐证。

（3）家庭长期使用PAP治疗：家庭内长期使用PAP目前已成为可能，并且已得到广泛推广，在使用PAP的过程中，临床医师可定期随诊，检查患者、PAP通气机和面罩。患者对PAP治疗的长期顺应性为50%～80%。现在由于鼻面罩质量改善和轻型化，患者的顺应性有所增加。许多患者将持续应用PAP多年，其原因是PAP可以显著地改善患者日常生活和工作能力。PAP治疗一段时间后，暂时不用呼吸机，也会出现呼吸暂停时间缩短，频率下降，缺氧程度减轻，呼吸暂停可为单纯打鼾所取代。在治疗的前3～12个月这种变化最明显，治疗后上气道的水肿减轻、肌肉活动功能增强、呼吸控制功能增强、长期缺氧及睡眠紊乱引起的内分泌代谢紊乱消失均与OSAHS病情的改善有关。但是除少数在PAP治疗的同时减肥成功者外，大多数患者仍需终身进行PAP治疗。如果停止PAP治疗，有些OSAHS患者夜间简直不能入睡。PAP使用中最大的问题是部分患者不能长期坚持使用。机器的性能、患者病情的严重程度、对OSAHS危害性的认识程度都与能否坚持应用有关。普及有关科普知识、经验丰富的技术支持、治疗过程中严密随诊、及时处理各种问题是保证患者长期应用的关键。

长期PAP治疗获得成功的关键在于：①取决最初几周或几个月的经验治疗。②适当的药物治疗。③提供高质量医院外服务。④一支有经验的家庭医疗队伍。

（4）PAP治疗失败的处理：除少数病情较轻者及不能配合者外，绝大多数OSAHS患者能够耐受PAP治疗，在睡眠实验室试机的成功率达90%以上。真正因为患者原因而引起治疗失败的可能性很小，多半是医师未能及时随诊而处理好患者遇到的问题所致。所以在确定一个患者是否能耐受PAP治疗之前，要积极寻找治疗失败的原因：①PAP使用不熟练或错误。②压力设定不当。③诊断是否正确。④机器性能不好，鼻罩的大小或结构不合理。⑤是否并发其他睡眠障碍性疾病。⑥是否饮酒或有未治疗的鼻部疾患。

对真正的治疗失败者考虑采取的措施：①换用更舒适的BiPAP、APAP或CPAPC－Flex呼吸机。②颌骨手术、UPPP手术甚至气管造口术等。③佩戴口腔矫治器。

4. CPAP治疗OSAHS的有效性　根据研究方法必须是随机对照设计（部分研究还是随机对照双盲设计）的前提，纳入了29篇关于CPAP治疗OSAHS疗效的文章。其中45%使用假CPAP（Sham－CPAP）作为对照组，31%使用安慰剂药片作为对照组，还有24%采用保守疗法（如减肥、体位治疗等）作为对照组。主要根据AHI、睡眠结构、白日嗜睡程度、生活质量、神经行为能力、心理效应以及心血管并发症（高血压）来评价CPAP治疗OSAHS的疗效。

（1）AHI：总的来说，CPAP治疗能消除呼吸紊乱从而降低AHI明显优于安慰剂和保守疗法。这种优势在短期（1周）和长期（3个月）随访过程中也十分突出。

（2）睡眠结构：CPAP治疗是否能提高总睡眠时间及减少Ⅰ～Ⅱ期睡眠比例仍存在矛盾的结果；相比于体位治疗，CPAP治疗对于睡眠结构的改善并没有优势；但与安慰剂组相比，部分研究显示CPAP治疗能提高快眼动比例及降低唤醒指数。

（3）白日嗜睡程度：包括主观和客观嗜睡程度的评估。大多数研究采用ESS量表（epworth sleepiness scale）进行白日嗜睡的主观评价。相比于安慰剂对照组，这些研究的绝大多数认为CPAP治疗能减轻主观白日嗜睡。但与采用保守治疗或体位治疗的对照组相比，CPAP治疗对改善主观白日嗜睡没有统计学差异。而CPAP治疗对客观嗜睡程度的影响更具有争议。采用假CPAP作为对照组的3个研究中的2个试验，通过醒觉维持试验（maintenance of wakefulness test，MWT）评估客观嗜睡程度，结果显示，CPAP治疗能明显改善客观白日嗜睡。另一研究采用的是多次小睡潜伏试验（multiple sleep latency test，MSLT）来进行评估，结果为阴性，但该研究纳入了一些治疗前并无嗜睡的患者。如果采用药片安慰剂作为对照组，6个研究中仅2个显示CPAP治疗占优势。另外2个研究则显示，与采用保守治疗的对照组相比，CPAP治疗对改善客观白日嗜睡没有统计学上差异。

（4）神经行为能力和心理效应：包括认知过程，注意力持续时间，反应能力，记忆力和情绪的评估。9个安慰剂对照组的研究中仅2个显示CPAP治疗可改善OSAHS患者的认知过程。与保守治疗或安慰剂组相比，CPAP在注意力持续时间、反应能力、记忆力和情绪方面的效应存在不一致的结论，可能与选用的评估方式不同有关。

（5）生活质量：主要采用SF36（nottingham health profile）和特定疾病测量（functional outcomes of sleep questionnaire）来进行评估。CPAP组和保守治疗或安慰剂组相比，对生活质量的影响也存在不一致的结论。部分研究显示，CPAP治疗可能提高了OSAHS患者的生活质量。

（6）心血管并发症（主要是高血压）：大多数研究显示，CPAP治疗能降低夜间血压，但对动脉平均压没有明显改善。其中2个研究显示CPAP治疗能降低平均舒张压。目前只有1篇文章报道了CPAP治疗对轻度OSAHS血压的影响，结果显示，与安慰剂对照组相比，CPAP治疗对轻度OSAHS血压的影响没有明显差别。因此，CPAP治疗对轻度OSAHS血压的效应并不清楚。

5. 影响PAP治疗顺应性的因素　PAP治疗的关键在于长期坚持佩戴PAP呼吸机，也就是OSAHS患者对PAP治疗的顺应性。PAP治疗的顺应性包括两个方面，即对PAP机治疗的接受性和长期坚持性。也有研究者将顺应性定义为使用PAP机≥70%的晚上，每晚使用≥4小时。实际上，OSAHS主观顺应性明显要高于客观顺应性。影响PAP治疗顺应性的因素包括OSAHS疾病本身的严重程度、面罩类型、湿化、随访以及积极宣教等。

（1）OSAHS的严重程度：大多数的研究认为，OSAHS严重程度或AHI与PAP顺应性明显相关。PAP治疗的长期客观顺应性及PAP每晚使用小时数与治疗前AHI呈正相关。因此，AHI是PAP治疗顺应性的一个独立预测因素。

（2）面罩类型：研究对比了不同类型面罩对PAP顺应性的影响。大多数患者认为鼻罩比口鼻全面罩更为舒适，因而其夜间PAP治疗的顺应性要高于使用口鼻全面罩组。但是，对于腭垂腭咽成形术（UPPP）后或鼻炎反复鼻塞不能耐受鼻罩的患者，可以试用口鼻全面罩进行PAP治疗。2个研究报告了鼻罩和单纯经口面罩的PAP治疗对OSAHS主客观顺应性的影响，结果显示没有统计学上差异。还有一研究对比了鼻枕（nasal pillow）和鼻罩，尽管二者在客观顺应性上没有差别，由于鼻枕不良反应小、漏气少和对睡眠干扰小，患者更倾向于选择鼻枕来进行PAP治疗。

（3）气道湿化：大多数研究认为，PAP治疗时加用湿化器可以减轻PAP治疗时口咽鼻部的干燥不适，从而提高患者对PAP治疗的顺应性。但也有一研究结果发现湿化并不能增加患者的舒适度和顺应性。另外，研究发现加热湿化的PAP治疗可导致OSAHS患者上呼吸道感染的几率增加，尤其是湿化设备未能得到很好清洗时。

（4）教育和随访：对OSAHS患者的教育和密切随访可以提高PAP治疗的顺应性。教育包括宣教、科普讲座及介绍OSAHS知识的宣传小册子。随访包括定期电话随访、家访等。De - Molles DA等建立的电脑化管理的电话随访系统可以对OSAHS患者提供关于PAP的系统教育和管理，与传统的随访方法相比，可以明显提高每晚使用PAP的小时数。

6. PAP治疗的不良反应及处理

（1）鼻罩漏气：鼻罩漏气是使用PAP呼吸机治疗OSAHS时常遇到的问题。患者最直观的感觉是鼻罩与皮肤的接触部位因冷风刺激而不适。漏气还使鼻罩内的压力达不到预定压力而影响治疗效果。当患者自我感觉鼻罩周围的皮肤发凉时，证明有漏气。使用的鼻罩大小不合适、头带的松紧度不合适、上下头带用力不均衡时，都会造成漏气。此外，如鼻罩上的测压孔未封闭，也会产生漏气。防止漏气的关键在于选择大小合适的鼻罩，头带松紧适度。经口漏气者可采用口鼻全面罩治疗。许多患者都错误地认为，头带勒得越紧，越不易发生漏气，其实不然，进口鼻罩的软垫具有较强的弹性，只要松紧适宜，一般不易漏气，如鼻罩的下方漏气，既可能与下方的头带太松有关，也可能与上方的头带太紧有关，有时只需适当放松上方的头带即可解决问题。有些患者的面部形态较为特殊，经过这些处理仍出现漏气，可以在鼻罩及皮肤间垫一些松软的材料。旧的面罩也可引起漏气，鼻罩可因吸收皮肤的油脂或不断清洗、养护不好而发生老化，弹性减退，一个硅胶鼻罩的使用寿命一般为12～18个月，应及时更换。

（2）皮肤过敏及鼻背溃疡：少数OSAHS患者在使用鼻罩时会发生皮肤过敏，表现为鼻罩与皮肤接触为红、肿、痒，甚至出现水泡、皮肤破溃，尤其是鼻背部更易发生，与鼻罩的过紧压迫也有一定关系。除了正确使用鼻罩、头带松紧适度外，可采取的方法：①换用气泡型鼻罩；②额部垫海绵垫；③在皮肤及鼻罩放置软垫；④在每次用鼻罩之前应洗脸，清洗鼻罩；⑤换用鼻枕。如果出现了皮肤皮溃，应请教医师，必要时停用 PAP 呼吸机，尤其鼻背部出现破溃时，不易愈合，应注意预防。在应用 PAP 呼吸机的初期，不少 OSAHS 患者的面部及鼻部会出现局部压痕或皮肤发红，与鼻罩的压迫、鼻罩内呼出气体的刺激有关，如无其他伴随症状，不必担心，起床后数小时可自行消退。几天后，随着技术的熟练及皮肤的适应，会自然好转。

（3）眼部刺激或结膜发红：使用 PAP 呼吸机时，少数患者会出现眼部不适、结膜充血，与鼻罩上方漏气、气体刺激眼有关，严重时可发生结膜炎。需调整鼻罩的位置及头带的松紧度。

（4）口干：OSAHS 患者在治疗前大多存在口干的现象，与长期张口呼吸有关，应用 PAP 呼吸机后，如果使用得当，口干自然消失。但在使用 PAP 呼吸机时，少数患者仍有口干，与经口漏气有关。引起经口漏气的可能性有：①PAP 呼吸机压力不够，不能完全克服上气道的阻塞，因而出现经口呼吸，只需适当提高 CPAP 呼吸机的压力即可；②PAP 压力过高也可使患者感觉不适而张口呼吸，应适当减少压力，有时为了保证治疗效果，可换用 BiPAP 呼吸机；③部分患者习惯于张口呼吸，可加用下颌带。

（5）鼻塞及鼻干：应用 PAP 呼吸机时，15% ~45% 的患者会出现鼻部不适症状，主要是感觉鼻塞、通气不畅，少数的表现为鼻内干燥。原因：①如患者原有鼻息肉、鼻中隔偏曲，会出现鼻部不适，应在手术矫正这些畸形后再应用 PAP 呼吸机，有严重鼻窦炎的患者也应先到五官科进行相应的治疗；②PAP 呼吸机产生的冷空气可以刺激鼻黏膜，引起血管扩张而出现黏膜充血水肿，有些过敏性鼻炎患者会急性发病。首先要加强湿化，甚至使用恒温湿化器，睡眠时经鼻滴入麻黄素等鼻黏膜收缩剂也有作用；③鼻干的症状有时可表现很突出，加强吸入气的湿化及温化效果较好。

（6）恐怖感：即“面罩幽闭恐惧症”。有些患者刚刚带上鼻罩，施加一个很小的 CPAP 呼吸机压力就感到十分害怕，自觉憋气不适。这种现象一般不是压力太高所致，只是一种暂时的不适应现象。患者应该努力调整自己的心态，使心情平静，按自己平常的节律呼吸。应该明白，PAP 呼吸机只是一种呼吸辅助装置，呼吸的节律完全由患者自己控制。有时尽力加深、加快呼吸以期与呼吸机配合，反而会加重不适感觉。此外，加用“压力延时”功能或换用 BiPAP 呼吸机后会减轻这种不适感觉。

（7）夜间自动去掉鼻罩中断治疗：有些患者很难整夜地应用 PAP 呼吸机，在睡梦中不知不觉地将鼻罩扯掉，这种现象多出现在治疗的初期（治疗后 1 周之内），多发生在半夜 2 ~3 点，是暂时性的。多与患者体型肥胖、病情重，需要的 PAP 压力较高有关。

考虑与压力设定有关。一般来讲，应用 CPAP 呼吸机治疗的初期，患者的 REM 睡眠期会出现反跳，明显延长，后半夜正是发生 REM 睡眠的时期，上气道易出现完全或不全梗阻，憋醒后患者会不自觉地扯掉鼻罩而重新入睡，这时需增加 CPAP 呼吸机的压力，必要时换用 BiPAP 呼吸机增加舒适度。也有的患者是由于设定的 CPAP 呼吸机压力太高而不能耐受，应该适当下调 CPAP 呼吸机压力。

（8）噪声的影响：PAP 呼吸机的一定的噪声，特别在夜深人静之时，有时会影响家人及患者自己的睡眠。但与大多数患者的鼾声相比，还是低了许多。减少噪音方法包括：①换用低噪音的 PAP 呼吸机；②有些噪音是由于呼吸气流经出气口排出时产生，可将小孔型的排气阀换成切口形排气孔。如通气管道的内壁不光滑，也可在气流高速通过时产生噪音；③可以将 PAP 呼吸机装入通气很好的隔音玻璃罩内，甚至将其置于壁橱内，但要注意保证有足够的新鲜空气流通；④睡觉时带耳塞。

总体来说，PAP 是一种安全、有效的无创通气治疗。PAP 并发症相当罕见，无绝对禁忌证，相对禁忌证包括肺大疱和反复发作的鼻窦炎或中耳感染。

7. 特殊患者的 PAP 治疗

（1）中枢性睡眠呼吸暂停低通气综合征（CSHS）：CSHS 者 $<10\%$，多与 OSAHS 共存，PAP 治疗也有效。白天 $PaCO_2$ 不高者，适合应用 CPAP；白天有 CO_2 潴留的低通气患者，应用 BiPAP 呼吸机利于减轻呼吸功、消除 CO_2 潴留。

（2）上齿完全脱落者：鼻罩的下部有赖于上齿弓的支持，才能防止漏气。上齿全部脱落者镶牙或戴义齿后才能使用 PAP 呼吸机。

（3）甲状腺功能减退引起的呼吸暂停和低通气：服用甲状腺素是根本的治疗方法，在口服甲状腺激素之前先行 PAP 治疗可减轻缺氧、改善心脏功能，防止激素替代治疗致机体耗氧量增加时，呼吸暂停引起的低氧血症加重器官损害。甲状腺激素达到正常水平后，再次行睡眠呼吸监测，如呼吸暂停消失，可停用 PAP 治疗，如仍频发，则需长期应用 PAP 治疗。

（4）COPD 并发 OSAHS：即重叠综合征，可在 PAP 治疗的同时予持续吸氧。COPD 急性发作期，如 CO_2 明显升高，应选用 BiPAP 呼吸机，防止加重 CO_2 潴留。另外，此类患者对 PAP 呼吸机的耐受性常较差，对咳嗽较剧烈者，应适当镇咳治疗。

（5）OSAHS 患者围手术期的治疗：研究表明，OSAHS 患者术前麻醉及术后恢复过程中窒息的风险增加，均需要进行适当的监护及上气道保护，特别是行上气道及其周围手术者更应注意。对行择期手术的重度 OSAHS 患者，可在术前进行 1～2 周的 PAP 治疗，以纠正患者的低氧及睡眠紊乱，改善并发的高血压等并发症。全身麻醉拔管后，可及时进行序贯 PAP 治疗。

（6）危重患者的治疗：少数 OSAHS 患者可能因病情突然加重或出现严重并发症，如急性呼吸衰竭、心脑血管疾病而入院，如果患者有 CO_2 潴留、心力衰竭或极严重的夜间低氧血症（$SaO_2 \leqslant 50\%$）、缺血性心脏病，则应住院 3～5 天，以使 PAP 治疗取得成功。此类患者在治疗初几天，常常觉醒，去除面罩，故护士或技术人员应密切监护多数情况下无创通气。特别是 BiPAP 呼吸机治疗可以取得一定效果，对少数不能配合、呕吐、咳嗽剧烈或血压不稳定者，可能需要气管插管甚至气管切开，待病情稳定后转换为 CPAP 或 BiPAP。特别注意的是对病情危重者，应先积极治疗，而并非首先予睡眠呼吸监测。

（7）在 PAP 治疗过程中仍嗜睡者：此类患者可分为 2 大类：一是在 PAP 治疗初期嗜睡改善明显，但治疗一阶段后嗜睡再现；二是 PAP 治疗过程中嗜睡一直未改善。对此类患者首先应该对其 PAP 顺应性进行客观评价，其次应了解是否并发其他睡眠疾患，如发作性睡病、周期性腿动综合征。对少数排除了以上原因但仍有主观或客观嗜睡的患者，可同时服用能够改善嗜睡症状的药物，如莫达芬尼（modafinil），其应用早已得到美国 FDA 的批准。

（8）睡眠呼吸暂停并发哮喘：有人已把重度鼾症或呼吸暂停并伴有夜间哮喘，称为一种新的综合征。应用 PAP 治疗鼾症和呼吸暂停，可以大大改善夜间哮喘的症状。在这些并发哮喘的 OSAHS 患者中，打鼾和呼吸暂停为哮喘的强有力的激发因素。其原因是打鼾使上气道受到刺激，随后诱发夜间哮喘的发作。

8. 双水平气道正压通气（bilevel PAP，BiPAP） BiPAP 也是一种无创气道内正压通气模式，在吸呼气相提供不同的压力支持，即需同时设定气道内吸气正压水平（IPAP）和气道内呼气正压水平（EPAP）。与常规通气机比较，IPAP 等于 PSV，而 EPAP 则等于 PEEP。这一模式本质上等于 PSV，差别在于 BiPAP 为一种流量触发的系统，应用时需通过鼻面罩来进行，因此不需建立人工气道（如气管切开或插管）。潮气量、流速率和吸气时间均随患者的呼吸力量、所设置的压力和肺顺应性及气道阻力而改变。BiPAP 通气机具有两种可调节的气道压力水平，吸气时可使用较高的压力。对需要较高 CPAP 水平的 OSAHS 患者可降低呼气期的压力，减少呼吸功，提高舒适性，从而改善患者对 PAP 治疗的顺应性。另外，BiPAP 还常用于 COPD、肥胖低通气综合征和限制性肺疾患患者的无创治疗。

（1）BiPAP 治疗有效性的评估：大多数研究显示，BiPAP 治疗能有效降低 OSAHS 的 AHI 指数并改善白日嗜睡。但与 CPAP 相比，BiPAP 在改善 AHI 指数，白日嗜睡和睡眠质量方面并没有统计学差异。

（2）BiPAP 治疗顺应性、舒适性的评估：研究显示，对于单纯 OSAHS 患者，选用 BiPAP 和选用 CPAP 长期治疗每晚应用的小时数并没有统计学差异。但对于并发严重肥胖、有高碳酸血症、清醒时就存在低氧的 OSAHS 患者，更愿意选择 BiPAP 治疗。对于 CPAP 治疗压力不高且没有其他并发症的 OSAHS 患者，不推荐应用 BiPAP 治疗。

（3）CPAP781PAP 治疗 OSAHS 实践指南 2006：Kushida CA 等在以往实践参数上反复修订，于 2006 年出版了 CPAP781PAP 治疗 OSAHS 的实践指南。主要内容包括：①OSAHS 的诊断必须通过已被肯定且已建立好的诊断方法来进行。②研究已证实 CPAP 治疗 OSAHS 有效。③在技术人员及睡眠多导图监测下整晚的实验室压力滴定是理想的压力滴定方法。但是分夜诊断及压力滴定（split－night titration）的方法目前已被证实是可靠可行的。④CPAP 使用应该有客观的监控以确保其得到有效使用。⑤推荐初期 CPAP 随访在 CPAP 治疗后最初几周内，以便尽早建立患者的治疗档案及治疗出现问题时的补救措施。⑥推荐长期 CPAP 随访应每年进行或根据需要定期咨询面罩，机器及使用过程中的问题。⑦推荐加用加热湿化器及对患者进行定期系统性的培训宣教。⑧PAP 治疗可改善 OSAHS 患者的主观嗜睡。⑨CPAP 和 BiPAP 的使用是安全的；其不良反应和不良事件非常轻微且是可逆的。⑩BiPAP 可用于治疗一些限制性肺疾患或伴有高碳酸血症的低通气综合征患者。

9. 自动调定气道正压通气（automatic adjusting PAP，APAP） APAP，亦称 auto－CPAP，其治疗 OSAHS 的原理与 CPAP 的类似。也就是在治疗期间，通过鼻面罩，持续向上气道输送一个有效的正压（Peff），防止气道塌陷，从而消除呼吸暂停、低通气以及打鼾。不同的是，APAP 可感知因呼吸暂停、低通气和打鼾所引起的气流振动以及上气道阻力和气体流量的改变，从而自动调整并输送出患者实际需要的治疗压力，降低了治疗的有效平均压力。

（1）APAP 治疗顺应性、舒适性的评估：在患者醒觉情况下，如果没有发生呼吸紊乱，机器则自动调定压力到所设置的最低压力水平，降低了与压力相关的不良反应，从而提高了患者对 PAP 治疗的耐受性，尤其适用于轻型或对 CPAP 治疗耐受较差者。Nolan GM 等发现 APAP 对轻中度 OSAHS 的治疗与 CPAP 一样有效，治疗压≥8cmH$_2$O 者倾向于选择 APAP，而≤8cmH$_2$O 者更愿意选择 CPAP 治疗。近期 Parish JM 等研究结果显示，25 名不能耐受 CPAP 治疗的 OSAHS 患者，有 11 名接受了 APAP 治疗，随访 1 个月，均坚持使用 APAP 机≥70% 的晚上，每晚使用≥3 小时。因此认为，APAP 可提高 OSAHS 患者对 PAP 治疗的接受率和顺应性。

（2）APAP 治疗的缺点：①大多数 APAP 通过感知因呼吸暂停、低通气和打鼾所引起的气流振动/上气道阻力/气体流量的改变来调整其输出的压力值。因此对于不打鼾或经腭垂咽软腭成形术（uvulo-palatopharyngoplasty，UPPP）后的 OSAHS 患者，还有中枢性睡眠呼吸暂停低通气综合征（CSAHS），均不建议 APAP 治疗。②少数 APAP 所监测参数的代表性不够，有时不能反映患者实际的呼吸紊乱情况，从而导致一些中、重度患者治疗失败。③由于 APAP 压力的自动调定，仍可能会提高微觉醒，从而影响睡眠有效性。

（3）APAP 设备诊断和治疗 OSAHS 实践指南 2007：受美国睡眠医学会之托，MorgenthalerTI 等在 2002 年 APAP 实践指南上进行修订，于 2007 年底出台了 APAP 设备诊断和治疗 OSAHS 的新实践指南。主要内容包括：①不推荐 APAP 设备用于 OSA 的诊断。②不推荐 APAP 对下列疾病进行压力滴定和治疗，a. 充血性心力衰竭；b. 明显肺疾患，如慢性阻塞性肺疾病（COPD）等；c. 不完全由 OSA 所致的严重夜间氧减，如肥胖低通气综合征；d. 无明显打鼾者，包括 UPPP 术后者；e. 中枢性睡眠呼吸暂停低通气综合征（CSAHS）。③目前不推荐 APAP 设备用于分夜诊断及压力滴定（split－night titration）。④APAP设备可用于中重度 OSAHS 在多导睡眠图监测下的压力滴定，从而确定其长期 CPAP 治疗的有效压力值。⑤APAP 设备可用于单纯中重度 OSAHS（无充血性心力衰竭、COPD、中枢性睡眠呼吸暂停综合征或低通气综合征等并发症）的长期治疗。⑥APAP 设备可用于单纯中重度 OSAHS（无充血性心力衰竭、COPD、中枢性睡眠呼吸暂停综合征或低通气综合征等并发症）在无技术人员及睡眠多导图监测下的压力滴定。⑦采用 APAP 滴定的压力进行固定 CPAP 治疗或采用 APAP 治疗的患者必须密切随访其治疗的有效性和安全性。⑧如果采用 APAP 滴定的压力治疗或 APAP 治疗无效或症状无改善，需重新进行标准 CPAP 压力滴定。

10. C－flex PAP Flexible positive airway pressure（C－Flex PAP），是在 CPAP 基础上，在呼气期根据患者的呼气流率产生一个较低水平的正压，从而提高 OSAHS 患者对 CPAP 治疗的依从性，且价格较 BiPAP 便宜。关于 C－Flex 治疗 OSAHS 的研究目前报道不足 10 篇，主要是以 CPAP 治疗组作为对照来评估 C－Flex 治疗的有效性和顺应性。和 CPAP 相比，C－Flex 治疗 OSAHS 患者同样有效，唤醒指数大致相等，短期治疗口干的不良反应降低。但治疗 7 周后，两组口干差别消失。OSAHS 患者认为C－Flex 更舒适而更愿意选择 C－Flex 治疗，但两组的长期顺应性没有统计学差别。另外，近期还有 1 篇报道研究了伟康公司一款集 APAP 和 C－Flex 功能一体的 RSA C－Flex 治疗 OSAHS 的有效性和依从性。结果显示，其治疗效果等同于 CPAP，患者主观更愿意选择 RSA C - Flex 治疗。

综上所述，单纯 OSAHS 患者选择哪种 PAP 治疗，需结合患者 OSA 的严重程度、身体状况、经济条件、自身主观意愿来综合考虑。CPAP 是首选，如果治疗压力较高且不能耐受者，可以试用 C - Flex、APAP 或 BiPAP 治疗来提高耐受性和顺应性。另外，选择合适而又舒适的面罩对提高耐受性和舒适性也非常重要。

（三）外科手术治疗

外科手术用于治疗 OSAHS 已近 30 年，涉及的手术方式较多。术前不仅需完成睡眠多导图（PSG）监测评价其严重程度，还应全面体格检查以判断上气道的阻塞部位。对于有确切阻塞部位的轻症患者或患者不能接受 PAP 或口腔矫治器治疗者，可考虑外科手术治疗。分阶段多部位手术的治疗效果要好于以前的手术方式，治疗前仍需严格掌握适应证，一般适用于单纯鼾症、轻度和部分中度患者。当 OSAHS 患者有明显解剖异常，如腺样体肥大、鼻中隔偏曲、鼻腔畸形和扁桃体肥大等情况时常需要手术治疗。手术方式包括气管切开造口术，腭垂腭咽成形术（uvulopalatopharyngoplasty，UPPP），激光辅助腭垂腭咽成形术（laser - assisted uvulopalatopharyngoplasty，LAUP），鼻中隔成形术（septoplasty），舌外科手术，颌面外科手术，射频减容术及外科减肥手术等。但是关于外科手术治疗 OSAHS 长期疗效评估的研究相对较少。不管进行何种外科手术，术后均应定期随访，重复 PSG 监测以客观评价治疗效果。下面简要介绍几种临床上常用的治疗 OSAHS 的手术方式。

1. 腭垂腭咽成形术（uvulopalatopharyngoplasty，UPPP）　1981 年 Fuijita 等提出用 UPPP 治疗 OSAHS。UPPP 是经口摘除扁桃体，切除部分扁桃体的前后弓、部分软腭后缘，包括腭垂，增大口咽和鼻咽入口直径、减少腭咽括约肌的容积，以防止睡眠时的上气道阻塞。最适合 UPPP 的患者是无肥胖无呼吸暂停的单纯鼾症。Sher AE 分析了 37 篇文章，汇总了 500 多名接受 UPPP 手术的 OSAHS 患者资料，发现术后 AHI 平均降低 38%，呼吸暂停指数（AI）降低 55%，但是 AHI 下降 1/3 并没有达到理想的治疗效果，尤其对中重度 OSAHS 患者。一些文献里将术后 AHI 较术前减低至少达到 50% 以上定为 UPPP 治疗成功有效的标准，与 PAP 治疗有效性的标准相差甚远，特别不利于 BMI 大于 30 或最低氧饱和度低于 88% 者，该标准存在一定问题，应在临床上进一步探讨验证。另外，对 UPPP 术后的随诊发现，初期治疗有反应者随时间推移约有一半会复发，通常与体重增加有关。UPPP 的并发症包括腭咽功能不全 2%，术后出血约 1%，鼻咽部狭窄 1%，声音改变 1%，围手术期上气道阻塞 0.3% 和死亡 0.2%。

2. 激光辅助腭垂腭咽成形术（laser - assisted uvulopalatopharyngoplasty，LAUP）　LAUP 是用激光部分切除腭垂和软腭组织。从 1990 年 Kamami 报道后开始流行。激光手术过程简单，可在门诊进行，无需全身麻醉。主要并发症是疼痛，可能会持续几周，其他与 UPPP 类似。根据定义治疗成功的标准不同，LAUP 治疗 OSAHS 的成功率在 0 ~48% 之间。美国睡眠医学会和大多数外科医师推荐单纯打鼾者采用这种手术方法。

3. 颌面外科手术　主要术式包括下颌前移术和上下颌前移术（MMA）。主要用于小颌发育畸形，下颌后缩的 OSAHS 患者，选择好适应证，有较好的疗效。对单纯肥胖者效果较差。手术过程创伤较大，术前需向患者交待相关手术风险。其对 OSAHS 的长期疗效还需进一步验证。正颌外科手术适应证：①存在下颌后缩，小颌畸形等严重骨骼畸形的 OSAHS 患者。②经证实阻塞部位位于舌根或软腭水平。③保守治疗无效或者患者不能坚持保守治疗，以及同时存在功能障碍（张口受限）等问题，非手术无法治疗的患者。主要通过各种截骨手术，使颌骨整体或部分的连同相应地软组织前移。通过颏舌肌、颌颏舌骨肌等肌肉的作用，牵引舌根前移，扩大上气道。正颌外科手术能够有效扩大舌根水平的气道大小，解除上气道下咽部的狭窄。只要适应证选择合适，治疗效果令人满意。治愈率为 60%，缓解率为 80%，主观症状缓解接近 100%。但是正颌外科手术操作复杂，需要患者住院治疗，有时患者不易接受。

4. 射频消融术（radiofrequency volumetric tissue reduction，RFVTR）　近年来被用于 OS - AHS 患者软腭、舌基底及鼻中隔的减容治疗。与 LAUP 相比，更为安全且术中术后疼痛较轻。但 RFVTR 对 OSAHS 的疗效有限，且有较高的复发率，目前仅推荐用于单纯鼾症的治疗。

5. 联合外科术式治疗　可分阶段，联合多种外科术式治疗。根据患者实际情况，进行包括 MMA、颏舌前移术（GA）、舌骨悬吊术（HS）、UPPP 和 RFVTR 等不同组合的手术治疗。有报道，采用 riley - powell - stanford protocol 分期手术，Ⅰ期有效率约为61%，Ⅱ期有效率可达95%以上。Richard W 等研究了22例 OSAHS 患者同时进行 UPPP、RFVTR、HS、GA 治疗，结果显示其有效率为45%。但目前关于联合外科术式治疗的报道病例数较少，其有效率的标准不统一，临床上还需进一步验证。

6. 气管造口术　对严重 OSAHS 患者伴严重的低氧血症，导致昏迷、肺心病心力衰竭或心律紊乱者，实行气管造口术，是防止上气道阻塞、解除致命性窒息最有效的紧急性措施；也可用于拟行 UPPP 的严重 OSAHS 者的术前准备；严重肥胖患者未达到减肥效果前也可先行气管造口术抢救生命，待其他治疗方法证明有效后再拔除气管导管。早期可减少83%的睡眠呼吸暂停，82%患者白日嗜睡改善，40%的高血压恢复正常。气管造口术对 OSAHS 的长期疗效也非常肯定。其主要缺点是长期保留导管会影响患者的生活质量，容易造成气管切口周围及下呼吸道的感染。

7. 外科减肥手术　大约70%的 OSAHS 患者并发肥胖。对于 OSAHS 并发肥胖的患者，减肥治疗非常必要。严重肥胖者还可选择外科手术减肥。近年来国外外科减肥术式主要包括腹腔镜可调节捆扎带胃减容术（laparoscopic adjustable gastric banding，LAGB）、腹腔镜胃绕道手术（laparoscopic roux - en - y gastric bypass，LRYGB）。采用腹腔镜手术其创伤及并发症均较开腹手术减少。多个研究已证实 LAGB 和 LRYGB 可以获得明显体重减轻和长时间的减重维持，明显降低 AHI，改善白日嗜睡。术后1个月后就起效，长期随访（5年）疗效仍明显，大多数患者已无需 CPAP 治疗。LRYGB 较 LAGB 减肥效果更为明显肯定，但手术时间长，手术并发症更为严重。LRYGB 的手术并发症发生率约为10%，死亡率 < 1%。主要并发症包括切口疝、伤口感染和维生素吸收不良性缺乏。

8. 鼻部手术　鼻通气对 OSAHS 的发生和严重程度影响相对较小。一般来说，鼻部手术不会减轻 AHI，有效性不超过10%。但鼻部手术可以提高有鼻部疾患的 OSAHS 患者对 PAP 治疗的接受性和长期治疗的顺应性。文献报道，鼻部手术前后 CPAP 压力滴定值降低了 $2cmH_2O$，长期 PAP 治疗时间提高了平均2小时/夜。

（四）口腔矫治器治疗

尽管 PAP 是目前治疗 OSAHS 最有效、首选的无创手段，仍有一部分 OSAHS 患者尤其是轻症、年纪较轻者不能接受或耐受 PAP 治疗。除了 PAP，短期内迅速起效治疗 OSAHS 的无创方法还有口腔矫治器。尽管其疗效不如 PAP，但其体积小，携带方便，副反应轻微，无创伤性和可逆性，仍是一种有效的治疗 OSAHS 的方法，但是对牙齿、口腔卫生的要求较高，约有34%的 OSAHS 患者不适用于口腔矫治器治疗。目前口腔矫治器主要用于不能耐受 PAP 治疗的轻中度 OSAHS 和鼾症患者。下面主要介绍口腔矫治器治疗 OSAHS 的有效性，与其他治疗方法的比较，不良反应和长期顺应性。

口腔矫治器的类型：主要分为：①软腭抬高器（soft palate lifters，SPL）；②舌保持器（tongue retaining devices，TRD）；③下颌前移器（mandibular advancement appliances，MAA）。目前第一种临床上不再使用，第二种应用也较少。而现在常用的口腔矫治器是第三种（MAA）。主要是将下颌拉向前，下颌骨向前，使颏舌肌亦拉向前，从而使下咽腔开放。此外，由于舌的位置也向前，使舌对着咽壁的软腭分开，减轻了鼻咽阻塞，从而达到预防或降低睡眠时上气道塌陷的目的。其装置可分为固定式和可调式。能产生最大有效性而不良反应最小的下颌前伸距离为最佳距离。因此，OSAHS 患者配置口腔矫治器需要口腔科医师反复测定头颈部、上气道参数和调试该距离，必要时可在 PSG 监测下进行调试。配好后还需行口腔矫治器 + PSG 监测以评估其疗效。

口腔矫治器治疗 OSAHS 有效性的评估：①对 AHI 的影响：定义口腔矫治器治疗成功率为：治疗后 AHI 小于5次/小时或 AHI 小于10次/小时人数占总人数百分比；有效率：治疗后 AHI 较治疗前下降50%以上（尽管 AHI 仍大于10次/小时）的人数占总人数百分比。根据 Hoffstein V 总结的结果：大多数入选的 OSAHS 是轻中度患者，因此口腔矫治器治疗 OSAHS 的成功率和有效率分别为54%和21%；而仅根据随机安慰剂对照的研究结果，则成功率和有效率为50%和14%；②对单纯鼾症的效应：无论是主观的问卷调查还是客观的鼾声分贝测定，结果均显示口腔矫治器治疗能明显降低但并不能消除单纯鼾症者的鼾声。约70%的鼾症和同室者报告使用口腔矫治器后鼾声明显降低；③对 OSAHS 白日嗜睡和精神行为的效应：使用口腔矫治器后，ESS 评分从治疗前 11.2 降至 7.8。部分研究还显示，口腔矫治器治疗对 OSAHS 白日嗜睡和精神行为（包括 MWT、SF－36 问卷、HADS 焦虑和抑郁积分、认知功能等）的改善，与 PAP 治疗相比没有明显统计学差异；④对心血管的效应：口腔矫治器对心血管的效应还不是很清楚，部分研究显示，长期佩戴口腔矫治器可能对 OSAHS 的血压有降低效应。

与其他治疗方法的比较：研究显示，口腔矫治器能降低 AHI 约42%，而 CPAP 为75%，UPPP 则为30%。CPAP 最为有效，但绝大多数患者更愿意选用口腔矫治器治疗。

口腔矫治器的不良反应：短期的主要不良反应是口水过多，口腔、颞颌关节和牙齿的不适感。但较轻微，不影响患者继续使用口腔矫治器。部分患者停戴口腔矫治器主要是认为其没有治疗效果。长期不良反应主要是对牙齿发育的影响（尤其是儿童患者），可致牙齿咬合不良。长期顺应性：评估顺应性相对困难，因为口腔矫治器治疗的是轻症或单纯鼾症患者，大多无并发症和白日症状，治疗表面上是同室者受益最大，从而对患者打鼾的抱怨减少，患者也因此可能停止佩戴口腔矫治器。所以顺应性研究结果不一，1 年后口腔矫治器的顺应性为4%到76%不等。

二、中枢性睡眠呼吸暂停低通气综合征的治疗

1. 原发病的治疗　积极治疗原发病，如神经系统疾病、充血性心力衰竭的治疗等。因为尚无对心力衰竭患者的中枢性睡眠呼吸暂停低通气综合征（central sleep apnea－hypopcnea syndrome，CSAHS）治疗进行随机对照试验，所以 CSAHS 是否应该治疗及最佳治疗方式无统一意见。然而有效控制心力衰竭能明显减少 CSA 和潮式呼吸。血管紧张素转化酶抑制剂能降低 AHI 并减少轻中度心力衰竭患者夜间血氧减程度。β 肾上腺能受体阻断剂能降低交感神经兴奋，调节心力衰竭患者通气反应，也能降低并发 CSAHS 心力衰竭患者的 AHI。加强心力衰竭的治疗仍持续存在 CSAHS，则应考虑采用其他干预措施。

2. 氧疗　夜间吸氧短期内能消除呼吸暂停相关的缺氧，能减轻 CSA，降低夜间去甲肾上腺素水平，并增加分级运动试验中最大氧摄取量。然而 >1 个月后吸氧对心功能或生活质量则没有多大影响。但氧疗对神经系统疾病则有可能加重其 CO_2 潴留，应密切监护。

3. 膈肌起搏　体外膈肌起搏可用于因膈肌瘫痪或疲劳而引起呼吸暂停的患者。膈肌起搏是用电刺激膈神经，使膈肌周期性收缩。可用于中枢神经病变引起的呼吸功能紊乱。

4. 药物治疗　主要应用呼吸兴奋剂，如咖啡因、尼可刹米、山梗菜碱、安宫黄体酮、乙酰唑胺、茶碱等，对脑干损害引起的 CSA 可能有效。乙酰唑胺（acetaylamine）对潮式呼吸（CSR）和（或）CSA 有一定的治疗效果，剂量为 125～250mg，2～4 次/d，1～2 周；安宫黄体酮剂量为 20mg，1～3 次/日，可兴奋呼吸中枢，对于 CSA 和肥胖低通气可能有一些疗效；茶碱可改善特别是充血性心力衰竭所导致的 CSR 和（或）CSA；抗抑郁药普罗替林（protriptyline），可抑制快速眼动睡眠，从而改善低氧。短时间应用茶碱的研究能降低 CSA 的严重程度，而对心脏射血功能、生活质量或临床症状没有影响，但其增强心脏收缩力、致心律失常的不良反应限制了其在进展性心力衰竭患者中的长期使用。睡前服用乙酰唑胺能缓解 CSA，并减轻相关的白天嗜睡症状，但目前尚无证据支持长期使用乙酰唑胺可控制 CSA。

5. 无创气道正压通气治疗　经鼻或口鼻面罩持续正压通气治疗对部分中枢性睡眠呼吸暂停有效，尤其是充血性心力衰竭所导致的 CSR 和（或）CSA。无创正压通气装置包括 CPAP、BiPAP 和匹配伺服通气设备（adaptive servo－ventilation，ASV），都能减轻 CSA。匹配伺服通气设备能监测患者每次呼吸气流的大小，从而成比例提供相应同步压力辅助呼吸，尤其适用于有 CSR 的患者。BiPAP 及 ASV 可能是替代 CPAP 治疗 CSA－CSR 的更好选择方案，特别是 ASV 较吸氧、BiPAP 及 CPAP 更能提高睡眠状态下的基础 $PaCO_2$ 水平。目前 ASV 治疗 CSAHS 尤其是慢性充血性心力衰竭所致的 CSR，较 BiPAP、CPAP 有更好的治疗前景。CSAHS 患者短期使用 CPAP 能减少室性心律失常发生的频率。夜间运用 CPAP 持续 3 个月能增加左室射血分数，减少二尖瓣反流，夜尿次数和白天血浆去甲肾上腺素水平，改善生活质量。同样，应用 CPAP 能降低 5 年内病死率及心脏移植概率。1 年之内每晚使用 CPAP 3.6 小时则能使

AHI 下降 50%。更好、更有效的治疗 CSAHS 可以改善存活率，建议 PAP 被常规纳入 CSAHS 心力衰竭患者的标准治疗。

三、肥胖低通气综合征的治疗

肥胖低通气综合征（obesity hypoventilation syndrome，OHS）是一种以肥胖和高碳酸血症为特征的综合征，亦称匹克威克综合征（pickwickian syndrome）。其发病机制可能与呼吸系统负荷过重、呼吸中枢调节异常、睡眠呼吸疾病、神经激素等有关。临床主要表现为病态肥胖，静息状态下的低氧血症、高碳酸血症，高度嗜睡，肺动脉高压和慢性右心室衰竭，通常与 OSAHS 合并存在。OHS 患者有特征性的持续夜间低氧血症，这一点与 OSAHS 不同。OSAHS 患者的夜间低氧血症只是频繁的、间歇性的并与 AHI 相关。OHS 在普通人群中的准确发病率不清楚，有报道，在 OSAHS 中发病率为 10% ~20%，而在 BMI > $35kg/m^2$ 的住院人群中发病率为 31%。OHS 定义为肥胖（BMI）≥$30kg/m^2$ 和清醒时的二氧化碳潴留（$PaCO_2$≥45mmHg），同时存在睡眠呼吸疾患，如果患者的夜间动脉血 $PaCO_2$ 较白日升高 >10mmHg，则更有意义。同时需要排除其他疾病的引起高碳酸血症，如严重的阻塞性气道疾病、严重的间质性肺疾病、严重的胸壁疾病、严重的甲状腺功能减低、神经肌肉疾病和先天性中枢性肺泡低通气综合征。在 OHS 中，大约 90% 的患者同时存在阻塞性睡眠呼吸暂停综合征（AHI≥5，有或没有睡眠低通气综合征）；而 10% 的患者则伴有睡眠低通气综合征（AHI <5），睡眠低通气综合征患者的特点为睡眠时的 $PaCO_2$ 较清醒时的增加 10mmHg，而同时存在的氧饱和度持续减低不能用阻塞性呼吸暂停（apnea）和低通气事件（hypopnea）解释。值得注意的是，hypopnea 不同于 hypoventilation，hypopnea 是指 OSAHS 患者在多导睡眠图上所出现的阻塞性呼吸事件，表现为气流幅度的降低。

临床上，OHS 患者有 OSAHS 的典型表现，如乏力、嗜睡、打鼾、夜间窒息和晨起头痛。也有 OSAHS 所没有的呼吸困难、下肢水肿和清醒时的低氧血症。肥胖可引起限制性通气功能障碍；OHS 会产生肺动脉高压、肺心病。同单纯的 OSAHS 相比，OHS 有较低的生活质量、较高的医疗费用和较大的肺动脉高压的危险。有报道，严重的 OHS 住院患者中其病死率高达 50%，包括突然的未预料的死亡。同没有低通气综合征的同样肥胖的患者相比较，OHS 患者入住 ICU 率增加（6% ~40%），对无创通气的需要增加（0 ~6%），其病死率增加（9% ~23%）。正压通气治疗可减少 OHS 患者的医疗费用和入院率，重要的是要及时治疗，避免产生急性呼吸衰竭需要插管上机治疗。

OHS 的治疗包括：①减肥，必要时外科手术辅助减肥。体重减低将会有效的逆转 OHS，会改善睡眠呼吸疾病、减轻清醒时的呼吸衰竭并且改善肺功能。②气道内正压通气，无创或有创通气可用以呼吸支持并逆转低通气。对由于急 - 慢性呼吸衰竭而住院的 OHS 患者，及时而正确的正压通气治疗是重要的。稳定的 OHS 患者首先应该使用 nCPAP，CPAP 压力增加至所有的呼吸暂停、低通气（hypopneas）、气流受限被消除；如果气道阻塞解除仍存在持续的中度低氧，应该考虑使用 BiPAP。增加 IPAP 压力至氧饱和度维持在 90% 以上。如果 IPAP 和 EPAP 之差为 8 ~ $10cmH_2O$，氧饱和度仍然持续低于 90%，考虑给氧。为了长期改善白天的低氧和高碳酸血症，大多数 OHS 患者需要 IPAP 在 16 ~ $20cmH_2O$，EPAP 需要在 6 ~ $10cmH_2O$；二者之间的差为 8 ~ $10cmH_2O$。没有 OSA 的 OHS 患者，EPAP 压力可置于 $5cmH_2O$，而增加 IPAP 压力用以改善通气。OHS 患者使用正压通气治疗可改善血气、晨起头痛、白天嗜睡、呼吸困难、肺动脉高压、下肢水肿和继发性红细胞增多症。③气管切开术，上气道阻塞在 OHS 中的发病是重要的因素，并且有证据表明气管切开术能有效解决上气道阻塞。④药物，药物治疗可用来刺激呼吸中枢，但目前治疗上进展不大。⑤氧疗，有一半以上的 OHS 患者在正压通气治疗的同时需要夜间吸氧治疗，夜间或白天吸氧可显著减少患者对正压通气治疗的依赖。但仅给予氧疗而没有正压通气治疗是不够的，不能改善低通气。

OHS 的发病率会随着全球肥胖的流行而增加，需要我们提高对该疾病的认识并采取适当的治疗。OHS 不同于 OSAHS，但同时并发不同类型的睡眠呼吸疾病，其诊断更多的是通过临床诊断，需要血气的监测，而不仅仅是通过多导睡眠监测来诊断。另外，我们需要更多的流行病学资料以明确 BMI 在亚洲人或中国人诊断 OHS 所需的标准（BMI≥$30kg/m^2$）。对 OHS 的最佳治疗不确定，但家庭无创通气治

疗是许多医院的主要治疗方法，进一步的研究时应注意 OHS 长期无创通气治疗的结果，需要大规模随机对照研究。同时应鼓励推广无创正压通气治疗防止未治疗的 OHS 患者产生并发症。

四、慢性阻塞性肺疾病并发阻塞性睡眠呼吸暂停低通气综合征的治疗

OSAHS 在成人中的发病率为2% ~4%，而慢性阻塞性肺疾病（chronic obstructive pulmonar disease，COPD）也为常见病，OSAHS 与 COPD 同时存在则称为“重叠综合征”（overlap syndrome）。研究表明，OSAHS 患者中，有10%以上的患者伴有 COPD，反之，COPD 患者也有发生 OSAHS 的可能，在西方国家可高达22% ~29%。很明显，“重叠综合征”患者在夜间 REM 睡眠时可产生更为严重的低氧血症。在相同的 FEV_1% 和 FEV_1/VC% 的情况下，重叠综合征患者与单纯的 COPD 患者相比，其 PaO_2 更低，而 $PaCO_2$ 则更高，且更易产生肺动脉高压、右心功能衰竭和高碳酸血症。这两种疾病同时存在时，对气体交换产生协同影响有关，COPD 使通气与血流失调导致低氧血症，OSAHS 又使肺泡通气不良加重。COPD 患者如有显著的肥胖，又有 COPD 紫肿（blue bloated，BB）型的临床表现，需高度考虑存在重叠综合征的可能性。对重叠综合征的患者进行夜间单纯氧疗时，需警惕有加重和延长呼吸暂停的可能性，进而使 $PaCO_2$ 上升到一个危险的程度。与此相反，单纯的 COPD 患者如有低氧血症，夜间 REM 睡眠时，用鼻导管低流量（1 ~3L/min）给氧，则发生睡眠中 CO_2 潴留的危险性非常小。

1. COPD 患者睡眠研究的价值　COPD 患者睡眠期间氧减饱和度大多数出现在 REM 睡眠时期。有资料表明，睡眠期间平均氧饱和度和最低氧饱和度与生存显著相关。对 COPD 患者进行睡眠研究，有助于发现 COPD 患者并发 OSAHS 的病例，尤其是临床上不易诊断的 OSAHS，检查 COPD 患者并发夜间低氧血症的严重程度，并指导夜间氧疗和通气治疗。

2. “重叠综合征”的临床表现和诊断　COPD 患者并发睡眠呼吸障碍时，通常不能仰卧位睡眠，而大多采取半卧位睡眠。患者常有入睡困难，且常常频繁觉醒，觉醒时伴有焦虑和紧张。晨起感到头痛，白天嗜睡。在 REM 睡眠期有明显的动脉血氧饱和度降低，在 BB 型 COPD 患者中尤为明显。REM 期的低氧血症可持续1 ~2 分钟，甚至1 小时以上。由于睡眠期间的低氧血症，患者可并发心血管系统、神经系统和血液系统的症状，如右心衰竭、高碳酸血症、心律失常、肺动脉压力升高和红细胞增多症等，甚至夜间突然死亡。

COPD 患者的睡眠障碍虽多见，但目前对这类疾患尚无统一的诊断标准。首先要确立 COPD 的诊断，一般来说，对单纯的 COPD 患者，只需在睡眠中进行血氧饱和度的监测即可。但是如怀疑 COPD 患者并发有 OSAHS 时，即有“重叠综合征”时，必须进行多导睡眠图检查。临床上应尽早发现和诊断“重叠综合征”的病例，以指导这类患者的氧疗和夜间通气治疗。

3. “重叠综合征”的治疗　COPD 患者夜间无创伤机械通气可以使呼吸肌群得到休息，改善通气，纠正夜间低氧血症，并且降低睡眠时的 $PaCO_2$。同时可改善睡眠质量，而且使白天的 PaO_2 和 $PaCO_2$ 也得到明显改善。使用无创伤机械通气治疗急性加重的 COPD 患者，可避免插管，患者易于接受。如氧饱和度仍然持续低于90%，考虑无创通气同时给予氧疗。有资料表明，具有严重夜间低氧血症的 COPD 患者能够从夜间无创伤机械通气受益，尤其是并发 OSAHS 的重叠综合征患者。临床上病情稳定，并发高碳酸血症的 COPD 患者受益较小。目前常用的无创伤机械通气治疗方法有：

（1）经鼻罩持续气道正压：COPD 患者在睡眠中上气道阻力可有显著的增加。CPAP 通过对上气道的作用，使上气道的阻力降低，并降低睡眠时吸气肌群的作用。CPAP 可使用较低的压力，5 ~8cmH$_2$O。研究证明，经鼻 CPAP 应用7 ~20 天后，COPD 患者的最大吸气压力可得到显著改善。夜间 CPAP 治疗，也能减少内源性 PEEP（PEEPi），尤其在 REM 时期，CPAP 可有效对抗 PEEPi。经鼻罩正压通气治疗 COPD 所致的慢性呼吸衰竭，并缓解呼吸肌疲劳，可通过改善肺部顺应性来消除微小肺不张，增加呼吸中枢对 CO_2 反应的敏感性，最终纠正夜间低氧血症。因而可应用于 COPD 所致的夜间严重的气体交换异常。对于重叠综合征的患者，夜间经鼻罩正压通气尤为适用。

（2）双水平气道正压通气：BiPAP 应用时，同时设定气道内吸气正压水平（IPAP）和气道内呼气正压水平（EPAP）。IPAP 通常为5 ~20cmH$_2$O，而 EPAP 尽可能保持较低水平。IPAP 的设定数值增加，

可改善肺泡通气，增加每分钟通气量，以纠正低通气，使 $PaCO_2$ 下降。而 EPAP 数值的增加，可使上气道维持开放状态，以克服阻塞性通气障碍。BiPAP 可用于 COPD 患者的夜间通气治疗，也适用于“重叠综合征”患者作通气支持。BiPAP 与经鼻 CPAP 相比，BiPAP 能提供吸气辅助，把患者的潮气量“放大”，因而可对微弱的呼吸肌群提供辅助。而 CPAP 不能提供吸气辅助。此外，CPAP 由于有时不能有效地改善通气，因而可在睡眠时导致 CO_2 潴留；但 BiPAP 能改善通气而避免 CO_2 潴留。

综上所述，COPD 患者在睡眠期间可能有低氧血症，尤其是在 REM 睡眠期。COPD 并发 OSAHS 时，症状更为突出。病情加重时可发生严重的室性心律失常、肺动脉高压、右心衰竭、高碳酸血症以及睡眠期间忽然死亡。夜间无创伤机械通气治疗能改善患者睡眠期间的睡眠结构，使睡眠效率增加，睡眠潜伏期缩短，延长睡眠各期并纠正夜间低氧血症；预防和治疗各种严重的并发症。

（孔祥敏）

第七节　高通气综合征

1871 年 DaCosta 医师首次报道了一组综合征，取名为“Irritable Heart”。该综合征当时在作战的士兵中流行，表现为呼吸困难、心悸、胸痛、精神紧张、疲劳、头晕、叹气、头痛、恐惧、害怕死亡、发抖、出汗、晕倒等。由于上述症状没有明确的器质性病因，同时伴有突出的神经精神症状，历史上曾用过许多术语对这类患者进行诊断归类，如 DaCosta 综合征、高通气综合征、神经症、焦虑障碍等。医学上习惯将器官上具有病理改变的疾病称之为“器质性疾病”，而将查不出器质性病因又伴随突出神经功能紊乱的病症称为“神经性疾病”，这种分类并不科学。这种患者并不少见，欧洲不同国家的统计数据表明，这种患者占门诊就诊人数的 4% ~11%，在我国约占门诊患者的 10%。尽管患者有诸多症状，各种相关的检查结果正常，生物医学模式无法将这类患者归类于任何疾病的范畴，长期以来被认为是“思想问题”或“没病”。由于得不到正确诊断，又缺乏特异有效的治疗，患者承受很大的精神压力，查遍各大医院，甚至奔走几个大城市求医，由此支付的医疗费用惊人，这类疾病给患者带来的痛苦不比一些器质性疾病小。随着医学各学科分科的进一步细致，各学科之间缺少必要的互相渗透，使这类涉及多学科的疾病长期以来没有受到应有的重视。

20 世纪 80 年代，对该综合征的病理生理有了新的认识，过度通气在发病机制中的作用引起了学者们的重视。1984 年，在英格兰召开的第四届国际呼吸心理生理专题讨论会上，与会者对高通气综合征作出了定义，以解决临床诊断中的困难，高通气综合征（hyperventilation syndrome）是通气过度超过生理代谢所需而引起的一组综合征，过度通气激发试验可引起同样临床症状”，相应的诊断和治疗措施有了长足的进步。

一、定义

高通气综合征是通气过度超过生理代谢所需而引起的一组综合征，其特征是临床症状可以由过度通气激发试验诱发出来。传统的观念认为，焦虑和应激反应等因素诱发了超生理代谢需要的过度通气，而临床症状都可以用过度通气和呼吸性碱中毒来解释。高通气综合征的临床症状累及多器官系统（呼吸、心血管、神经和精神方面），表现为呼吸困难、气促、憋气、胸部不适或胸痛、呼吸深或快、心悸、头晕、视物模糊、手指针刺麻木感、手指上肢强直、口唇周围麻木发紧、晕倒、精神紧张、焦虑、恐惧、害怕死亡等。这些所谓的心身症状不伴有相应的器质性病因，症状的发生与呼吸控制系统异常（很可能是脑干以上的高位神经调节异常）、自主呼吸调节丧失稳定性有关。当患者的呼吸受到刺激时，呼吸调节功能发生一过性紊乱，出现过度通气，症状的出现可以用过度通气和接踵而来的呼吸性碱中毒来解释。正是由于症状与过度通气之间的这种联系，过度通气激发试验广泛用于临床诊断。临床上，可以根据症状学特征和过度通气激发试验阳性做出高通气综合征的诊断。

高通气综合征的概念包含 3 个含意：①有很多躯体和神经精神症状；②有可以导致过度通气的呼吸调节异常；③症状与呼吸调节异常之间存在因果联系，也就是说，症状是由呼吸调节异常引起的。过度通气状态（hyperventilation）即血气 $PaCO_2$ 的降低与高通气综合征不同义。很多器质性疾病，如低氧血症、肺炎、肺间质纤维化、肺栓塞、充血性心力衰竭、代谢性酸中毒、发热等，都可伴随过度通气状态，血气 $PaCO_2$ 的降低，不属于高通气综合征的范畴。通过治疗原发疾病，过度通气状态可以随之而缓解。将器质性疾病伴随的过度通气状态也归类于高通气综合征，无论从病因学、发病机制，还是从临床诊断和治疗的角度考虑，都不够确切。因此，在高通气综合征的诊断过程中，应特别注意与上述器质性疾病引起的过度通气状态加以鉴别。

二、发病机制

近年来对高通气综合征发病机制的研究有很大进展，呼吸中枢调节异常在高通气综合征发病机制中的作用越来越受到重视。

呼吸的主要功能之一是维持血浆二氧化碳分压（$PaCO_2$）在一狭窄而稳定的生理范围内。这一功能是通过以下几个过程进行的：肺泡内气体的节律性更新，通过肺泡膜与血液的气体交换，气体在血液中的运输，与组织的气体交换。呼吸受控于中枢的调节，包括代谢的负反馈调节和高级中枢神经系统的前反馈调节，后者在呼吸调节中的作用是近年来才逐渐被认识的。传统的代谢性负反馈调节主要是在 NREM 睡眠期和麻醉状态下发挥优势调节作用，PCO_2、PO_2 和 pH 的异常通过外周和中枢的化学感受器作用于脑干呼吸中枢，使通气发生相应变化。代谢调节的特点是：负反馈调节，代谢的变化（特别是 PCO_2、PO_2 和 pH 的异常）在先，而通气的改变在后。呼吸调节有别于其他脏器调节的一个显著特点是高级精神活动的直接参与，在醒觉状态下，高级中枢神经系统（大脑皮质、大脑边缘系统、下丘脑）发挥优势调节作用。高级中枢神经系统的调节作用使机体能适应内外环境的变化，在讲话、唱歌、饮食、思维、运动等活动中，避免了通气过度或通气不足。高级中枢神经系统调节的特点是：前反馈调节，通气的变化先于代谢的变化。先天性中枢性低通气综合征（congenital central hypoventilation syndrome，CCHS）是高级中枢神经系统在醒觉状态下优势调节的典型病例。CCHS 患者临床上表现为 NREM 睡眠期的严重低通气，以至需要机械通气的支持，但在醒觉状态下，多数患者可以维持基本的通气需要。研究发现，CCHS 患者具有正常的呼吸器官，由于外周和中枢的化学感受器异常，患者对 PCO_2 的升高或（和）PO_2 的减低、对运动造成的代谢性酸血症没有相应的通气变化，代谢的负反馈调节作用消失。但在醒觉状态下，由于高级中枢神经系统的调节作用，可以维持基本的通气。

患有高通气综合征的患者，呼吸调节功能发生了紊乱，例如，过度通气使 $PaCO_2$ 降低，降低的 $PaCO_2$ 导致进一步过度通气和进一步 $PaCO_2$ 降低。因此，高通气综合征急性发作过程中大家熟悉用面罩（或袋囊）重呼吸疗法，通过增加呼吸无效腔，使 $PaCO_2$ 增加，通气减低，症状迅速得到缓解。当患者戴上鼻夹通过吹口平静呼吸时，潮气末 CO_2 分压（$PETCO_2$，可以准确反应血浆 CO_2）进行性下降，诱发出过度通气。过度通气激发试验后，患者的通气和 $PaCO_2$ 恢复明显延迟。在正常人中，主动过度通气后 $PaCO_2$ 降低，可见到呼吸暂停现象。这种呼吸暂停现象在患者中消失。

过度通气呼出大量的 CO_2，$PaCO_2$ 迅速降低，血浆碳酸氢盐相对减少，机体通过两种途径来代偿，以维持 pH 的恒定，即细胞外液的缓冲系统（碳酸氢盐、血红蛋白和血浆蛋白）和肾代偿。细胞外液的缓冲调节很有限，而肾代偿需要数日时间，因此，低碳酸血症和呼吸性碱中毒几乎是立即发生的。低碳酸血症最直接、最严重的危害是收缩脑血管，导致脑血流下降、脑缺氧。碱血症使血红蛋白氧解离曲线左移，血红蛋白氧的亲和力大大增加，氧合血红蛋白在组织中难于解离释放而造成组织缺氧。脑缺氧出现神经系统症状，如头晕、视物模糊、黑矇、眼前发黑，甚至晕倒。碱血症继发血清游离钙降低，可出现手足和上下肢的麻木、强直、痉挛和抽搐。严重的碱血症可引起心肌缺氧、心电图 ST－T 改变和心律失常。

三、临床表现

高通气综合征的症状累及多器官系统，轻重不一，缺乏诊断的特异性，给临床诊断带来困难。起病前，患者多有精神创伤史或过度劳累、精神紧张、或心理压力过大（stress）等心理性诱因，临床多为慢性过程，伴急性发作。急性发作时间多为10～30分钟，严重时可长达1个多小时，多能自然缓解，症状时轻时重，可以表现为短期内频繁的症状发作，而在另一时期又有较长的相对缓解期，迁延为慢性。严重发作时患者甚至有濒临死亡感，尽管临床症状很重，尚未见到由于高通气综合征而死亡的报道，患者的生活质量明显降低，经过正确的诊断和处理，预后常常较好。常见的表现有：

1. 呼吸系统　呼吸困难或憋气是常见症状，典型患者表现为Ⅲ级以上的呼吸困难，没有相应的呼吸、心血管和其他引起呼吸困难的器质性病因，呼吸困难呈发作性，呼吸困难的严重程度与体力活动无明显关系，伴随症状有头晕、肢体麻木等，发作时濒死感。体检可见患者呈现出异常的呼吸形式：呼吸频率忽快忽慢、节律不均匀，频繁的叹息样呼吸。患者习惯于胸式呼吸，胸部上1/3和颈部辅助呼吸肌参加呼吸运动，腹式呼吸基本消失。由于肋间肌负荷过重，收缩过度或疲劳，可出现胸部不适、甚至胸痛，性质为钝痛，呈持续性，藉此可与冠心病心绞痛鉴别。

2. 心血管系统　由于症状发作时常有胸痛、心悸和濒临死亡感，患者常首诊于心血管专科。鉴别诊断应注意：①高通气综合征患者年龄多为20～40岁，女性多于男性；②虽反复多次发作，但ECG以及各种心脏结构和功能方面的检查均正常；③焦虑心情，疑病心态或疑有“心脏病发作”是这类患者的特征。医师的警觉性常常是正确诊断的关键。

3. 神经系统　多数患者有头晕的症状，患者常常描述为“眼前发黑”，尤其是从蹲位或坐位突然站起时明显，患者并不感到周围环境在转动，藉以可与眩晕鉴别。其他神经系统症状还有视物模糊、黑蒙、眼前发黑、手足和上下肢的麻木、四肢强直、甚至晕厥。

其他表现：不少患者可有消化系统症状、乏力、失眠、头痛、肢端湿冷、注意力下降等。

四、诊断和鉴别诊断

迄今为止，高通气综合征的诊断仍限于临床诊断，主要根据可疑的症状、过度通气激发试验部分或完全诱发出主要症状、在排除其他器质性疾病的前提下，作出临床诊断。面对有诸多心身症状的患者，尤其有突出的呼吸困难（Ⅲ级以上），经过系统体格检查、胸部X线、动脉血气、肺功能（流速、肺容积、气道阻力、CO弥散）、心电图、超声心动图等实验室检查没有发现明显异常时，应考虑到高通气综合征。鉴别诊断应注意与肺栓塞和上气道梗阻相鉴别，必要时须进行V/Q显像和三维上气道成像检查，以减少误诊。轻症支气管哮喘患者容易被误诊为高通气综合征，这类患者肺功能检查气道阻塞甚轻，而呼吸困难症状重，二者不平行，对支气管哮喘的阶梯治疗反应差，原因可能与茶碱类、β_2受体激动剂、肾上腺糖皮质激素的致焦虑不良反应有关。

Njmegen症状学问卷是常用的诊断工具，列举了高通气综合征的16项常见症状，包括胸痛、精神紧张、视物模糊、头晕、精神混乱或对周围的情况完全不加注意、呼吸深而快、气短、胸部发紧或不适、腹胀、手指麻木或针刺感、呼吸困难、手指或上肢强直、口唇周围发紧、手足冰冷、心悸、焦虑不安。根据症状出现的频繁程度计分：0＝从来没有，1＝偶尔，2＝有时，3＝经常，4＝频繁。16项症状总积分达到或超过23作为症状学诊断标准。对急性发作的计分方法为：1＝0～3次/每月，2＝1～2次/每周，3＝3～6次/每周，4＝每天1次或更频繁。

过度通气激发试验是重要的诊断手段。该试验的基本原理是通过自主过度通气，诱发出患者呼吸调节功能的不稳定性，造成一过性紊乱，使之过度通气，诱发出患者的症状发作。过度通气激发试验常常是在临床肺功能室进行，患者坐在舒适的椅子上，嘱患者用力呼吸，频率为每分60次，患者的通气量用潮气末CO_2监测仪监测，维持$PETCO_2$ 20mmHg以下，连续过度通气3分钟。3分钟后，嘱患者可以正常呼吸，立即询问患者在深快呼吸过程中的感觉和症状，如果患者的主要症状，尤其是呼吸系统、循环系统和焦虑症状，在过度通气激发试验中部分或完全诱发出来，则激发试验阳性，否则阴性。过度通气激发试验的缺点是，自主过度通气降低了$PaCO_2$，在正常人也可以诱发出头晕、视物模糊、手指针刺麻木感、手指上肢强直等症状，这些症状的出现，可能仅仅是机体对过度通气和低碳酸血症的生理反应，诊断价值受到限制。然而，患者平时发作时所体验到的同样症状，则是疾病状态或高通气综合征急性发作的表现。过度通气激发试验有一定的风险，个别患者可以出现严重的发作，激发前，对可能出现的严重发作需要有充分的应急处理准备。

高通气综合征的临床诊断标准：

（1）有典型的症状，Nijmegen 症状学问卷总积分达到或超过 23。

（2）过度通气激发试验阳性。

（3）发病前有精神创伤史或过度劳累、精神紧张、或应激（stress）等心理性诱因。

符合以上 3 个条件，诊断为典型高通气综合征；符合第三条，仅部分地满足前 2 条，诊断为可疑高通气综合征；3 个条件均不符合，可除外高通气综合征。

在实践过程中，临床诊断标准仍存在一些问题，例如，某些慢性疲劳综合征、慢性疼痛的患者，或躯体形式障碍的精神病患者，其临床表现与高通气综合征相似，至少部分地符合诊断标准。此外，部分病史典型的高通气综合征患者，Nijmegen 症状学问卷总积分达不到 23 或更高的标准。因此，客观诊断指标，尤其是反映呼吸控制异常发病机制的客观标准有助于诊断和鉴别诊断。可能的指标有血气分析 $PaCO_2$ 降低、Hardonk 和 Beumer 系数≥1.5、呼吸形式异常和屏气试验。

血气分析 $PaCO_2$ 的降低是诊断的直接呼吸生理依据，表明患者此时此刻正处在症状的急性发作期、过度通气、急性呼吸性碱中毒。遗憾的是，绝大多数患者为慢性过程，急性发作时间短（10 分钟左右）。常规血气分析检查很难捕捉到急性呼吸性碱中毒，只有约 1/3 的患者常规血气分析异常。因此，血气分析正常不能除外诊断。经皮 PCO_2 动态监测是一种值得提倡的方法，它不仅反映患者发作时的血气改变，通过记录生活日记，还能够提供血气异常时的症状表现，诊断的可靠性强。但是多数常规实验室还不能装备，临床应用受到限制。

Hardonk 和 Beumer 记录了患者静息状态下潮气末 CO_2 浓度（$FETCO_2$），自主过度通气后，又记录恢复期的 $FETCO_2$，以恢复 3 分钟时的 $FETCO_2$ 与静息状态下的 $FETCO_2$ 之比≥1.5（Har - donk 和 Beumer 系数）作为诊断标准。Hardonk 和 Beumer 的工作未能得到其他学者的验证。产生分歧的原因可能与研究的患者年龄分布不同有关。临床应用过程中，我们观察到 Hardonk 和 Beumer 系数既没有特异性，又缺乏敏感性。

呼吸形式的异常，特别是经吹口平静呼吸所诱发的过度通气，诊断的特异性很高（95%），年轻组（20～28 岁）的敏感性为 50%，29～60 岁年龄组敏感性较低，仅为 30%，临床应用受到限制。

Friedman 研究了屏气试验的诊断价值。将屏气试验与过度通气激发试验结合起来。过度通气激发试验之前，嘱患者深吸气到 TLC 位，立即用手指捏住鼻子屏气，直至屏不住发生呼气为止，记录屏气时间（秒）。过度通气激发试验之后，立即重复屏气试验，并记录屏气时间。激发试验后屏气时间与激发试验前屏气时间之比，作为过度通气指数。从他报道的资料来看，屏气试验简单易行，特异性和敏感性都较高。

五、高通气综合征与焦虑障碍的关系

焦虑心情是高通气综合征的一大特征。根据美国精神病学学会的精神疾病分类标准，高通气综合征的患者又同时符合焦虑障碍（anxiety disorder）的诊断标准。焦虑障碍属于精神病的范畴，包括惊恐障碍（panic disorder）、广场恐怖（agoraphobia）、特殊恐怖（specific phobia）、社交恐怖（social phobia）、强迫症（obsessive - compulsive disorder）、创伤后应激障碍（posttraumatic stress disorder）、急性应激障碍（acute stress disorder）、广泛性焦虑障碍（generalized anxiety disorder）和未特别指明的焦虑障碍（anxiety disorder not itherwise specified）几个型式。有证据表明，高通气综合征与焦虑障碍（特别是其中的惊恐障碍）有着共同的生物学基础。

高通气综合征和焦虑障碍的诊断都依赖于临床诊断，主要根据典型的症状，在排除其他器质性疾病的前提下，作出临床诊断。从表 8 - 5 中可以看出，高通气综合征的症状与惊恐障碍的症状基本上是相同的。惊恐障碍的诊断标准单纯依赖临床症状，但是高通气综合征的诊断还包含另一层含义：临床症状与呼吸调节异常之间存在因果联系，也就是说，躯体症状是由呼吸调节异常引起的，需要有反映呼吸调节异常的辅助检查帮助诊断。相应地，用过度通气激发试验来复制出症状，诱发出高通气综合征的典型呼吸形式，成为重要的诊断标准之一。

表 8－5　惊恐障碍和高通气综合征症状学比较

惊恐障碍（DSM－IV）	高通气综合征（nijmegen 问卷）
恐惧或难以忍受的不适感	焦虑不安
气短、呼吸困难	气促
	呼吸困难
窒息感	呼吸深而快
头晕或晕倒	头晕
心悸、心搏强烈或心动过速	心悸
震颤、发抖或哆嗦	
多汗	
恶心或腹部不适	腹胀
现实解体（感到非现实）或人格解体（感到脱离自我）	精神混乱
麻木或针刺感等感觉异常	手指针刺感
发冷或发热（发红的感觉）	手足冰冷
胸痛或胸部不适	胸痛
	胸部发紧或不适
濒临死亡感	精神紧张
恐惧失控或发狂	手指和上肢强直，视物模糊，口唇周围发紧

从呼吸生理的角度来看，无论如何分类，呼吸调节的不稳定性是高通气综合征和焦虑障碍的共同特征。很显然，共同的发病机制作用于高通气综合征和焦虑障碍。高通气综合征与焦虑障碍几乎是同义的，它涵盖了焦虑障碍的几种型式，其中的惊恐障碍属于高通气综合征的急性发作。那么，是否还有必要保留两种不同的诊断名称呢？我们认为，作为诊断名称，高通气综合征更为合适，因为它能把患者和医师的注意力集中到躯体症状与呼吸调节异常之间的因果联系上。

六、治疗

（一）腹式呼吸训练治疗

腹式呼吸训练治疗（或呼吸治疗、呼吸再教育）的概念早在 1938 年 Soley 和 Shock 就提出了，是目前普遍接受的有效治疗措施。治疗分 3 个步骤：①向患者解释症状与过度通气之间的联系，症状是由过度通气所引起的，以此来说服患者高通气综合征的诊断和该疾病的性质，解除患者精神负担，消除恐惧心理。②患者需要学习正确的呼吸方法，即腹式呼吸、缓慢呼吸，通过减慢呼吸频率减少或消除过度通气的倾向性。③患者需要接受 20 次呼吸训练，在 2～3 个月内完成。该治疗措施在缓解患者症状、减少发作频率和强度方面有很好的疗效，经过 2～3 个月的治疗，75% 患者的症状得以缓解。1～2 年以后随访，远期疗效很稳定，复发率较低。腹式呼吸训练治疗成功缓解症状的机制在于降低呼吸频率。高通气综合征急性发作期的治疗是大家熟悉的面罩（或袋囊）重呼吸疗法，通过增加呼吸无效腔，使 $PaCO_2$ 增加，通气减低，症状迅速得到缓解。

（二）药物治疗

高通气综合征一经诊断，应首选腹式呼吸训练治疗，避免使用精神药品。精神药物治疗与呼吸治疗相比具有疗程长、容易形成心理依赖、撤药反跳和复发率高的缺点。大约有 30% 的患者对呼吸治疗反应较差，呼吸治疗失败。可能的原因：患者焦虑症状突出，而躯体症状不明显；同时伴有抑郁，没有及时被识别。对这类患者在精神科医师指导下可以使用药物治疗。综合性医院常用的药物有：

1. 苯二氮䓬类（BZD）　苯二氮䓬类药物能有效地减轻惊恐发作，其中的阿普唑仑一向被认为是有效抗惊恐药物（antipanic agent）。阿普唑仑用量由 0.4～0.8mg 每日 3 次开始，过 4～6 日后，依病情需要和耐受状况调整用量，通常充分用量为2～4mg/d。其他常用的药物还有地西泮、艾司唑仑（舒乐安定）和罗拉。BZD治疗惊恐症简便易行，疗程充分后其疗效明确。但BZD治疗存在许多缺点难以克服。其中最突出的是镇静性强，BZD的依赖潜力高，连续服用4～8周后即出现撤药反应，为此在治疗显效后，即刻拟定减药方案，但在减药中仍有近1/3的人发生减药症状反跳。有少数人难以彻底摆脱BZD。此外，高龄患者更难以耐受较大剂量的BZD，在治疗中易出现乏力、腿软、摔倒、记忆障碍等情况。

2. 选择性5－羟色胺再摄取抑制剂（SSRI） 帕罗西汀（赛乐特）用药从低剂量开始，在6周内增至充分治疗日量，即帕罗西汀20～60mg/d。帕罗西汀对惊恐障碍疗效明确而耐受良好，可以减少发作频率，能改善本症伴随的焦虑不安、抑郁等症状。帕罗西汀的优点在于起效较快，不良反应轻，而且耐受良好。与传统的治疗惊恐障碍药物阿普唑仑比较，帕罗西汀无明显依赖潜力，复发率仍较高，据最近观察，使用帕罗西汀治疗3个月后，再连续服药3个月只5%复发，将帕罗西汀改为安慰剂有30%～50%复发，应该重视药物的巩固性治疗。

百忧解（prozac）是近年来在综合医院使用较多的SSRI制剂，对抑郁和抑郁伴随的焦虑有明显的疗效，但对焦虑和惊恐疗效较差。百忧解的治疗用量20mg，每日1次，服药方便，半衰期长约15天，起效慢，服药2周起效，多数患者服药1个月后症状开始改善。不良反应小，安全性较好，患者耐受性好。百忧解治疗抑郁的复发率较高，对首次抑郁发作的患者，建议疗程为6～9个月，对反复抑郁发作的患者以转精神专科治疗为宜。

（三）认知行为疗法

认知行为疗法作为一种独立的治疗方法，已用于治疗高通气综合征，无论单独或是与其他治疗合用，都证明这是一种有效的方式，且在多数研究中显示，中断治疗后较少复发。认知行为治疗是在对患者进行疾病知识的系统教育后，让患者逐渐在暴露于导致其焦虑的实际场景时学会一种自控。目前，认知行为治疗在我国综合性医院尚没有广泛推广应用。

（孔祥敏）

第八节 低通气综合征

正常情况下，氧耗量和CO_2生成量产生改变时，呼吸控制系统可出现相应的反应，并伴有每分钟通气量（VE）的变化，以维持PaO_2和$PaCO_2$在一个狭窄的范围内，并保持内环境的稳定性。肺泡低通气时，$PaCO_2$升高，通常＞45mmHg，这种临床情况能发生于多种疾病，也称为低通气综合征（hypoventilation syndromes）。低通气综合征常常伴随有高碳酸血症，可并发低氧血症，严重时可造成死亡。此外，睡眠时低通气可表现为更严重，并会使原有的低氧血症和高碳酸血症更进一步加重。某些情况下，患者可仅仅在睡眠时出现严重的高碳酸血症和低氧血症，而在清醒状态则难以察觉有这种病理生理的改变。产生低通气的机制有：①中枢呼吸驱动力的降低。②胸壁和肺实质的病变。③呼吸肌群衰竭。许多疾病中，通常有一种以上的机制参与低通气的发生。本文将复习正常情况下的呼吸控制，包括睡眠状态下的呼吸控制变化，讨论低通气的诊断程序，包括对通气控制的评价以及低通气的病理生理机制和治疗。

一、肺泡低通气的概念

体内只有血流灌注的肺泡可参与气体交换，包括排出CO_2。肺泡内的O_2和CO_2按其浓度梯度从肺泡弥散至肺间质。CO_2的弥散能力约为O_2的20倍，机体不断地将CO_2从血液中排出，这与适当的通气密切相关，这种关系可用下列方程式来表达：

$$PaCO_2 = kV_{CO_2}/V_A$$

式中V_{CO_2}为CO_2代谢产量，k为常数，V_A为肺泡通气。当V_A增加时，CO_2排出增多，则$PaCO_2$下降。相反，当肺泡通气降低时，$PaCO_2$增加，则称为肺泡低通气。此外，由于肺泡的空间是固定的，肺

泡内 CO_2 的增加，必然会导致 O_2 的降低，从而造成低氧血症。

肺泡血流灌注不佳时可造成无效腔通气的增加，此时也会发生肺泡低通气。这种生理无效腔的增加（V_D/V_T）见于通气－灌注（V/Q）不均的疾病，例如，慢性阻塞性肺疾病（COPD）。生理无效腔对肺泡低通气的影响可用下列方程式来表示：

$$PaCO_2 = kV_{CO_2}/V_E\ (1 - V_D/V_T)$$

式中 V_E 为总的呼出气量，$(1 - V_D/V_T)$ 表示通气直接涉及气体交换的部分。如果生理无效腔增加，而总的通气量无相应的增加，必将导致 $PaCO_2$ 的增加。潮气量（V_T）的降低使 V_D/V_T 增加，从而导致肺泡低通气。

二、正常情况下通气的控制

呼吸肌群是骨骼肌肉，呼吸运动接受大脑皮质的控制，可进行随意运动，另一方面又具有自动节律性，自动呼吸的深度与频率经常能使肺泡通气量适应于机体的新陈代谢需要。这是由于脑干网状结构中存在着具有“自动”节律性的呼吸中枢，统一调节全部呼吸肌肉的活动，呼吸中枢则受各种反射刺激和大脑皮质的调节。

（一）呼吸中枢

呼吸中枢不是某些特定的神经核，而是一些分布于脑桥和延髓背面网状结构的作用不同的神经元群。在延髓有吸气中枢和呼气中枢，是维持正常呼吸节律的基本的神经元，在脑桥则有呼吸调整中枢和长吸中枢。呼吸中枢接受来自外周的化学感受器和张力感受器传入刺激，一些神经元在吸气时兴奋，另一些在呼气时兴奋，各组可互相兴奋，亦可有相互的抑制作用。正常时，呼吸神经元的活动性是由中枢和外周化学感受器、网状组织和大脑皮质共同控制的，此外，呼吸肌肉、皮肤、关节（运动时）的传入刺激均可引起呼吸的改变。延髓呼吸中枢功能的完整是维持正常呼吸所必需的。缺氧可使延髓神经元的完整性受到损害而影响呼吸；巴比妥类引起的呼吸停止则与吸气中枢与呼气中枢相互作用的途径被抑制有关，各种原因的脑水肿、脑出血及肿物压迫均可影响呼吸中枢，轻者造成呼吸节律改变，重则可使呼吸停止。

1. 大脑皮质　大脑皮质在一定限度内可以随意控制呼吸，人类可以控制呼吸的频率和深度。人可以随意控制自身的呼吸运动。在大脑皮质中，边缘叶—下丘脑系统与呼吸运动有关。在边缘叶，与岛叶及眶回相连接的部分是呼吸运动的抑制区；扣带回的大部分是促进区。随意控制呼吸的冲动来自大脑皮质的运动区和运动前区，并在皮质脊髓束中下传。

2. 延髓呼吸中枢　呼吸肌中的膈肌受膈神经支配，膈神经元在颈脊髓灰质前角；肋间肌受肋间神经支配，肋间神经元在胸脊髓灰质前角。但单纯脊髓神经元不能自动发放节律性神经冲动，产生与管理呼吸运动的基本神经中枢是在延髓网状结构中。

呼吸中枢的神经元群可分成两组：一组是吸气中枢，另一组是呼气中枢。每一组各神经元之间在功能上互相联系，互相协同，两组神经元群之间在功能上则互相拮抗。神经元群在 CO_2 或氢离子刺激下，交替发生兴奋和抑制：吸气中枢兴奋时，一方面能抑制呼气中枢的兴奋，另一方面同时也传出下行冲动，刺激脊髓中支配吸气肌肉的神经元，引起吸气活动。吸气中枢兴奋活动较弱时，吸气肌收缩也较弱；兴奋活动增强时，吸气肌的收缩较强，参加收缩的吸气肌较多。吸气中枢兴奋了一阵以后，兴奋性降低，同时呼气中枢发生兴奋。呼气中枢兴奋较弱时，仅抑制吸气中枢的兴奋，使吸气肌肉弛缓，引起被动性的呼气运动。呼气中枢兴奋更强时，同时还传出下行冲动，刺激脊髓中支配呼气肌肉的神经元，使呼气肌收缩，引起主动性的呼气运动。呼气中枢兴奋了一阵以后，兴奋性降低，吸气中枢又发生兴奋，抑制呼气中枢，开始吸气运动。如此发展下去，形成一个个呼吸周期，终生不停顿。

3. 延髓的节律性区域　指广泛分布在延髓和脑桥网状结构两侧的神经元群。这一部分中枢可分为3个主要区域：①延髓的节律性区域；②长吸区域；③呼吸调整区域。长吸区域和呼吸调整区域均位于脑桥的网状结构中。应当特别重视延髓的节律性区域，因为它维持呼吸的基本节律。

延髓是呼吸节律的起源部。破坏了延髓则中止了呼吸。与吸气同步发放冲动的神经元称为吸气神经元，呼气时则静息。与呼气同步发放冲动的神经元称为呼气神经元，吸气时则静息。这两种神经元在延髓中的分布虽混杂，但仍相对集中。集中在孤束核的腹外侧部的称为背侧群，它们多是吸气神经元。集中在疑核和后疑核的称为腹侧群，它们之中有些是吸气神经元，有些是呼气神经元。吸气神经元又可分为α、β、γ和σ等4种。吸气神经元兴奋时可抑制呼气神经元的活动。尚未发现兴奋呼气神经元可抑制吸气神经元的活动。疑核的呼吸神经元主要控制喉部辅助呼吸肌的运动，孤束核和后疑核的呼吸神经元主要控制膈肌、肋间肌和腹壁肌的运动。

4. 脑桥的调整中枢和长吸中枢　其作用为完善呼吸节律的调整。脑桥上部存在能对持续性吸气进行周期性抑制的呼吸调整中枢。在延髓有喘息中枢（gasping center），长吸中枢对喘息中枢的吸气期有兴奋作用。

5. 脊髓　从皮层、延髓背侧群和腹侧群以及其他脊髓以上部位发出的运动神经纤维在脊髓白质中向下延伸至呼吸肌的运动神经元。由皮层下传的神经纤维束是和由脑干部下传的非随意神经纤维束彼此分开的。临床资料表明，有的患者，由于某种神经系统损害，失去了主动随意控制呼吸的能力，然而却能进行非随意的呼吸节律调节。

（二）感受器的作用

呼吸运动既受来自呼吸器官本身的各种感受器传入冲动的反射性调节，也受其他许多感受器传入冲动的反射性调节以及高级神经活动的调节。呼吸道和肺泡壁都有传入神经末梢，受到一定的刺激时，能对呼吸运动进行调节。

1. 肺牵张感受器反射　当肺扩张时，呼吸道平滑肌的牵张感受器受到牵张刺激，兴奋由迷走传入纤维传到呼吸中枢，抑制吸气中枢的活动，故可称为肺牵张反射（pulmonary stretch reflex）或吸气抑制反射（inhibitoin spiratory reflex）。吸气时发动肺牵张反射抑制吸气，呼气时此反射不再存在，又可发生吸气，故此反射也是典型的负反馈调节之一。其生理意义在于加速吸气呼气活动的交替，与呼吸调整中枢的作用相类似。

2. 肺毛细血管旁感受器　肺泡－毛细血管膜的间质中有迷走传入纤维末梢，称为肺毛细血管旁感受器（“J” receptor），传入纤维是细的无髓鞘纤维。这种感受器可能接受肺毛细血管血压或肺间质积液时的压力刺激。过强体力劳动时的呼吸困难感觉可能是肺动脉及肺毛细血管血压升高，刺激了“J”感受器所致。

3. 咳嗽及其他防御性反应　喉、气管及支气管内壁黏膜下有丰富的传入神经末梢，传入神经纤维主要在迷走神经中。机械性或化学性刺激（如组胺、氨、乙醚、二氧化硫）能刺激神经末梢发动咳嗽反射。大支气管以上部位的感受器对机械性刺激比较敏感，第二级支气管以下部位的感受器对化学性刺激比较敏感。对于敏感的患者，冷空气也是咳嗽反射的刺激。咽、食管、胸膜等部位的刺激也能发动咳嗽反射。

咳嗽反射中枢可能在延髓。反射开始有吸气动作，接着紧闭声门，并发生强烈呼气动作，提高胸内压（出现正压），呼吸道由于胸内压的升高而受压缩，咳嗽时胸腔内气管后壁无软骨部分可陷入管腔内，管腔横切面积可缩小5/6。肺内压也大大升高，然后声门突然开启，由于压力差，肺泡与呼吸道内气体以极高速度咳出体外，从而排除呼吸道内异物或分泌物。咳嗽时胸内压异常升高，故能阻碍静脉回流，减少心排出量，降低动脉血压。阵发性咳嗽可引起血液循环不足，产生脑贫血症状，临床表现为晕厥。

喷嚏反射与咳嗽反射相类似。感受器在鼻黏膜，传入神经为三叉神经。强光刺激视网膜也能引起喷嚏反射。

4. 呼吸肌肉的本体感受器反射　如呼吸道阻力增加，则呼吸运动立即加强，潮气量可基本不变，这主要是由于呼吸肌本体感受器所发动的反射反应。

5. 化学感受器反射　吸入气中 CO_2 或 O_2 浓度改变时，可以改变肺通气量。呼吸中枢对 CO_2 非常敏感。吸入气体中 CO_2 浓度仅为2%时，潮气量即有增加，CO_2 浓度为4%时，呼吸频率也见增加。随着吸入气体 CO_2 浓度的逐步提高，通气量也逐步提高，最大通气量可达到每分钟 80 升以上。吸入气中含 O_2 量减少也可刺激呼吸运动，但 O_2 浓度要低到16%左右时方能增加肺通气量。高度缺 O_2 所能引起的最大通气量也远远不及 CO_2 过多时的通气量，故 CO_2 是最有效的呼吸刺激。

缺氧对呼吸的刺激能力小于 CO_2，其原因有：①接受缺氧刺激的化学感受器对缺氧的敏感性较低或刺激阈较高。②缺氧刺激呼吸运动，呼吸增强使血中 CO_2 分压降低，结果抑制了呼吸中枢，部分抵消了缺氧的刺激作用。③缺氧能直接损害中枢神经细胞功能，降低呼吸中枢的反应性。

血液 CO_2 过多能刺激呼吸活动，另一方面 CO_2 过多可对中枢神经系统产生毒性作用。吸入气含 $CO_2$10%以上时，可出现头痛和眩晕。吸入气中含 CO_2 大于15%时可引起肌肉强直，抽搐甚至惊厥，含 $CO_2$30%时产生深度麻醉，40%时可致呼吸停止，故动脉血 CO_2 分压过高能对呼吸中枢发生麻醉作用。缺氧和二氧化碳严重潴留患者，CO_2 就不能刺激呼吸，此时呼吸运动就只能依靠缺 O_2 对化学感受器的刺激作用。动脉血 O_2 分压降低、CO_2 分压升高和 pH 降低时对呼吸运动的调节作用，都是通过化学感受器反射的。

颈动脉体和主动脉体都属于化学感受器，在缺 O_2、CO_2 过多及氢离子浓度升高等刺激下能引起动脉血压升高及呼吸加强等反射反应。在调节血压方面，颈动脉体及主动脉体的作用大致相等；在调节呼吸方面，颈动脉体的作用要比主动脉体大。

缺 O_2、CO_2 过多、pH 过低对呼吸运动的反射性调节机制：动脉血液 O_2 分压过低时对呼吸中枢的刺激作用完全依靠颈动脉体和主动脉体化学感受器。如果化学感受器组织中的 O_2 分压降至 60mmHg 以下，感受器的传入神经末梢即发生兴奋，冲动传入呼吸中枢，反射性地加强呼吸运动。化学感受器本身对缺氧的耐受能力甚强，氧分压越低，发动冲动频率越高。动脉血 CO_2 分压过高也能刺激颈动脉体和主动脉体化学感受器，反射性地加强呼吸运动。体液 CO_2 浓度升高时也能刺激中枢化学感受器，反射性地加强呼吸运动。

动脉血 CO_2 分压升高时，溶解的 CO_2 分子和氢离子浓度都升高。但氢离子不易透过血－脑脊液屏障，CO_2 分子则极易透过。于是血 CO_2 分子透过屏障进入脑脊液，形成碳酸，离解出氢离子，使脑脊液氢离子浓度升高，刺激中枢化学感受器。

中枢化学感受器对缺 O_2 不能产生兴奋反应，故缺 O_2 对呼吸的刺激作用仅依靠外周化学感受器，而 CO_2 对呼吸的刺激作用则通过中枢与外周两种化学感受器。

中枢化学感受器受 CO_2 或氢离子刺激时只能引起呼吸加强反射，但不引起血压升高的反射（加压反射），与外周化学感受器不同。

6. 氢离子浓度　在代谢性酸中毒（如糖尿病或肾功能衰竭）患者，呼吸增强，血 CO_2 分压降低。CO_2 分压降低是由于呼吸增强通气加大，呼吸增强是由于氢离子对外周化学感受器的刺激作用。刺激作用较小，是因呼吸运动增强、通气量增加可排出大量 CO_2，但此时体内 CO_2 的产生并未增加，故结果是动脉血液 CO_2 分压降低，后者能抑制呼吸，部分抵消了氢离子浓度对呼吸的刺激作用。

7. 脑脊液的化学调节　脑脊液 pH 正常值为7.32，脑脊液 PCO_2 比动脉血 PCO_2 高10mmHg，CO_2 可自由透过血脑屏障，但 HCO_3^- 和 H^+ 透过血脑屏障则较慢，血液 PCO_2 急性改变时，数小时后脑脊液 HCO_3^- 才有变化，达到平衡则需1～2天。与血液 pH 的情况相似，脑脊液 pH 改变也是由 HCO_3^-/CO_2 比例决定的。

PCO_2 增加时虽然也可直接刺激外周化学感受器，但只占20%，更重要的是通过血脑屏障改变脑脊液 pH 而影响中枢化学感受器（占80%）而改变通气量。

慢性呼吸衰竭患者，脑脊液 PCO_2 与 HCO_3^- 均增高，但 HCO_3^- ：CO_2 比例维持正常，故 pH 不变，但由于分子、分母的绝对值均高于正常，同样大小 CO_2 的改变对 HCO_3^- ：CO_2 比例的影响较小，故脑脊液 pH 的改变亦较小，这就是慢性呼吸衰竭患者对 CO_2 增高时刺激呼吸不够敏感的原因。

综上所述，CO_2 的调节以中枢化学感受器为主，氧的调节主要靠外周化学感受器。呼吸的改变对 CO_2 非常敏感，吸入气 CO_2 稍有增加（其结果 PCO_2 亦增加），潮气量即明显增加，当吸入 CO_2 继续增加时，其最大的通气量可为正常的 10 倍，而吸入氧要降低到 16% 时，通气量才有增加。

缺氧对呼吸的刺激小于 CO_2 的增高是因为化学感受器对缺氧敏感性较低，此外，缺氧时呼吸增强使 PCO_2 下降可抑制呼吸也是一个原因。

通过吸入不同浓度 CO_2 后通气量的改变，可绘出 VE/PCO_2 曲线，此曲线反映呼吸中枢的敏感性，它在低氧血症时左移，COPD 时右移。

8. 其他内外感受器的呼吸反射　其他许多内外感受器的刺激往往都能影响呼吸运动。如吞咽时能反射地抑制呼吸；颈动脉窦受到压力刺激时可反射地抑制呼吸；腔静脉和右心房压力性刺激可反射地加强呼吸；肺血管（特别是肺静脉）血压升高时首先可引起呼吸暂停，然后出现浅速呼吸；肺栓塞时也可反射性地引起长时期的浅速呼吸。

（三）睡眠对通气的效应

从清醒状态过渡到非快速眼动期（NREM），来自行为控制系统的信号（即在清醒状态下非呼吸冲动对代谢控制的功能）明显减少。在 NREM 睡眠期间，低氧对呼吸的驱动能力降低，对 $PaCO_2$ 升高的通气反应衰减。睡眠期间所观察到的通气改变与睡眠时期明显相关，在 REM 睡眠时，低氧和高碳酸血症所致的通气反应最小。

正常人在睡眠期间也能伴随有呼吸类型的变化，可出现每分钟通气量的减少，这主要与潮气量减少有关。其后果为 $PaCO_2$ 增加 3 ~ 10mmHg，PaO_2 降低 2 ~ 8mmHg。此外在呼吸暂停期间，$PaCO_2$ 会高于清醒期 1 ~ 3mmHg。在 Ⅰ 和 Ⅱ 期睡眠中，可有周期性的呼吸类型，这与人处于清醒和 Ⅰ 期、Ⅱ 期睡眠间的波动有关。在清醒时，与睡眠相关的 $PaCO_2$ 升高可促使过渡通气，驱动 $PaCO_2$ 下降到清醒时的水平，通常低于睡眠呼吸暂停时的 $PaCO_2$ 水平。随着再次入眠，可再发生呼吸暂停，直到 $PaCO_2$ 再次增加到高于睡眠相关的 $PaCO_2$ 水平。相反，在慢波睡眠（SWS）期间呼吸类型变得更为规则。REM 期间，呼吸类型很不规则，可出现周期性的低通气。

三、低通气综合征的发生机制

各种疾患所致损伤的部位不同，因而产生低通气的机制亦不同（表 8 - 6）。

表 8 - 6 说明低通气综合征可由呼吸驱动、呼吸神经肌肉系统以及各种器官的损伤引起。在呼吸驱动、呼吸神经肌肉缺陷或上气道阻塞所致的疾患中，肺是正常的，但是由于低通气引起的每分钟通气量减少，可引起 $PaCO_2$ 升高。通气器官的损害，例如，慢性阻塞性肺疾病所致的低通气，不单单是通气机制的损害，而且与通气驱动力的减低相关，并与利尿剂和皮质激素治疗后所引起的代谢性碱中毒有关（表 8 - 7）。

表 8 - 6　低通气综合征的发生机制、损伤部位和所致疾患

发生机制	损害部位	疾患
呼吸驱动损害	周围和中枢神经系统	颈动脉体功能不全
	化学感受器	低氧血症、代谢性碱中毒
	脑干呼吸神经	脑干栓塞
		脑干脱髓鞘变性
		服用某些药物
		原发性肺泡低通气综合征
呼吸神经肌肉系统缺陷	脊髓和周围神经	高位颈段外伤
		脊髓灰质炎
		运动神经元病
		周围神经病

续 表

发生机制	损害部位	疾患
	呼吸肌	重症肌无力
		肌肉营养不良
		慢性肌病
通气器官损害	胸壁	脊柱后突、侧弯
		纤维化胸
		胸廓成形术
		强直性脊柱炎
		肥胖低通气
	气道和肺	咽和气道狭窄
		阻塞性睡眠呼吸暂停
		囊性纤维化
		慢性阻塞性肺疾病

表 8－7　低通气综合征的基本发病机制

累及的机制	缺陷的位置和类型	主要特征
感受器	代谢性碱中毒	pH↑、碱中毒
	周围化学感受器	对低氧血症反应的损害
	中枢化学感受器	对高碳酸血症反应的损害
控制器	脑干呼吸神经元或网状结构	化学反应损害，引起睡眠低通气
效应器	神经肌肉器官	最大呼吸压力降低
	通气器官	通气机制损害

低通气综合征可引起肺泡气二氧化碳分压（$PaCO_2$）增加，从而导致 $PaCO_2$ 升高，出现呼吸性酸中毒。而 $PaCO_2$ 的增高，必然造成肺泡氧分压（PaO_2）的减低，从而产生低氧血症。如果低氧血症严重，患者可出现发绀。低氧血症刺激促红细胞生成素的产生，引起继发性红细胞增多症。低氧血症与高碳酸血症联合作用可使肺血管收缩，导致肺动脉高压、右心室肥厚和充血性心力衰竭。睡眠中患者因呼吸驱动力进一步下降，低氧血症和高碳酸血症进一步加重，引起脑血管扩张，可出现晨起头痛、夜间睡眠不良、乏力、精神不振、白天嗜睡及记忆力下降。低通气综合征的其他临床表现则因基础疾病的不同而有不同的临床表现。

四、低通气综合征的诊断

（一）临床表现

引起低通气综合征的临床疾病，其症状和体征通常是非特异性的，并无多大临床意义。在疾病早期阶段，患者可完全无症状，但是低通气综合征可逐渐进展，开始常常有劳累后呼吸困难，以后出现静息时呼吸困难，这是患者最为常见的临床症状。夜间低通气所致的夜间睡眠障碍和白天过度嗜睡也可呈进行性进展。如患者并发呼吸肌群衰竭、严重的咳嗽和反复发作的下呼吸道感染，将进一步影响其疾病过程。病程进展期可出现严重的低通气，此时可有明显的高碳酸血症和（或）低氧血症，常常需要通气支持治疗。临床上体格检查时应注意有无低通气的原因，如胸廓畸形、显著的肥胖、重症 COPD 等，以及所产生并发症的严重程度，如肺心病的症状和体征。

（二）动脉血气分析

低氧血症通常较轻，其原因为微小肺不张、肺内分流或 V/Q 不均。此外，神经肌肉疾患的患者伴发低通气时，患者常有咳嗽机制的受损，进而造成气道内分泌物滞留，严重时可使低氧血症明显加重。应用脉搏氧饱和度仪测定血红蛋白氧饱和度为实验室中常用的监测氧合的方法，但是对低通气的诊断并不敏感，不应提倡。

在白天自主呼吸期间，$PaCO_2$ 的增加常为低通气的线索，但是大部分病例只是在睡眠期伴发严重的和早期出现的气体交换异常。如白天存在高碳酸血症，则应该进一步研究其睡眠时的呼吸类型和气体交换，以便进行适当的治疗（如夜间氧疗或无创性通气）。同时应监测碳酸氢根和 pH 以判定有无急性或慢性呼吸性酸中毒存在。

（三）通气控制功能的评价

目前已有多种方法来评价呼吸控制系统的反应。其中有化学刺激，如高碳酸血症或低氧血症。此外，可应用口腔阻断技术来测定中枢的呼吸驱动功能。

1. 低氧激发试验　测定对低氧血症的通气反应时，患者先呼吸气袋内富含氧的空气。随后将氮气加入袋中以产生低氧血症，同时加入 CO_2 防止 CO_2 水平的波动，避免影响 CO_2 通气反应。正常状态下，对低氧血症反应的通气反应曲线呈双相曲线型，直到 PaO_2 降到 60mmHg 以下才出现显著的通气反应，在此水平 V_E 可突然增加（图 8－5）。伴有高碳酸血症时，在任何 $PaCO_2$ 水平上都可有通气反应的显著变化。在正常反应的情况下，将 V_E 与氧合血红蛋白饱和度（SaO_2）相比较表示时，SaO_2 每下降 1%，通气增加 1L。正常人这种反应随年龄的增长而下降，长期处于低氧环境下的人群，这种低氧反应也可明显减弱，如生活在高原上的居民就有低氧反应的减退。

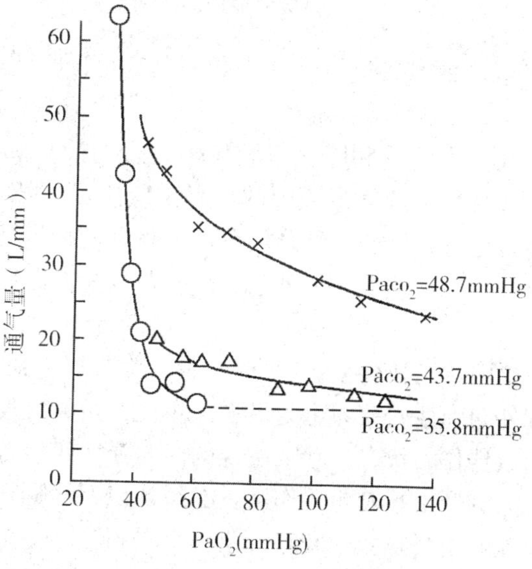

图 8－5　对低氧血症的通气反应

2. 高浓度二氧化碳激发试验　CO_2 重复呼吸试验是测定吸入 CO_2 浓度增加时的通气反应。测定中，受试者重复呼吸预先注入袋中含有 7%～8% 的 CO_2。除 CO_2 外，袋中也含有充分的 O_2，以防止低氧血症对通气反应的影响。$PaCO_2$ 增加所致的通气反应呈直线型，直线的斜率反映了对 CO_2 的敏感性（图 8－6）。正常反应为 2～5L/（min · mmHg）$PaCO_2$。低氧血症存在时，呼吸中枢对 $PaCO_2$ 的敏感性增加，其反应大于单独缺氧或吸入高浓度二氧化碳。

3. 口腔阻断压　某些患者如有胸廓畸形、神经肌肉疾患或肺内病变等，要测定中枢呼吸驱动力的通气反应改变有时较为困难，临床上可应用口腔阻断压来较为正确的测定中枢的呼吸驱动力。测定时，受试者通过一个口器呼吸，在受试者事先不知道的情况下，通常在呼气末（功能残气位）阻断气道，受试者吸气努力开始后 0.1 秒时口腔内所产生的压力称为口腔阻断压（mouth occlusion pressure，P0.1）。P0.1 不受意识的影响，且测定的重复性好，无创和易行。P0.1 可直接反映中枢的呼吸驱动功能。但目前对 P0.1 测定中枢呼吸驱动水平的准确性仍有争议，因 P0.1 反映了吸气肌群对中枢驱动的反应以及这些肌群的收缩功能，这些肌群的收缩水平也影响了 P0.1 的测定数值。

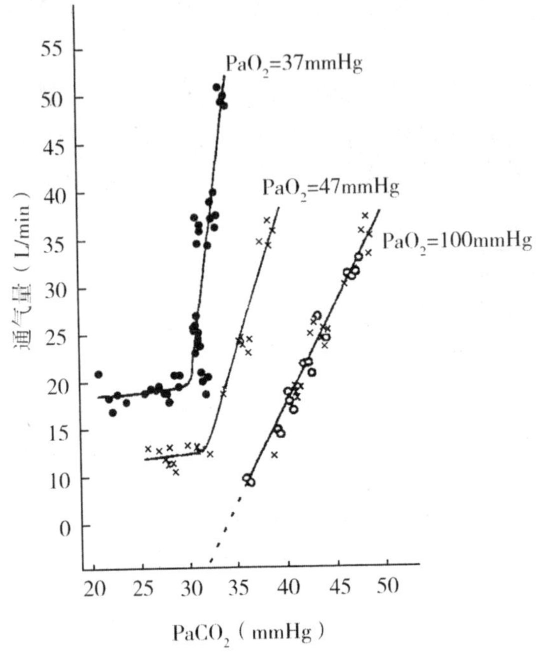

图 8-6　对高碳酸血症的通气反应

4. 呼吸功能　对有低通气表现的患者进行呼吸功能的测定是诊断低通气原因和严重程度的重要手段。测定项目包括呼吸肌肌力、肺活量和肺容量。

（1）呼吸肌肌力：测定最大静态吸气和呼气口腔压力是最为简单和常用的呼吸肌肌力测定方法，通常是在气道开放时测定自主收缩力对抗气道关闭的力量。应用这项技术时，患者取坐位，将鼻腔阻断，口腔压力可用压力传感器测定。最大吸气肌力是在最大呼气后接近残气量（RV）时测定，而最大呼气肌力是在接近肺总量（TLC）时测定。每次测定时，患者至少持续用力 1 秒，并重复 3～6 次，同时记录最大值。

影响呼吸肌肌力测定的主要因素是肺容量。RV 时，最大吸气肌力最大，此时的肺容量、吸气肌群处于最佳作功状态，呼吸系统外向弹性回缩力也为最强。相反，最大呼气肌力则在 TLC 时测定为最大，此时的肺容量，呼气肌群处于最佳作功状态，呼吸系统的内向弹性回缩力也最强。因胸壁或肺病理变化所致的肺容量变化对呼吸肌肌力的产生起着重要作用。必须认识到，胸、肺病理改变影响肺容量时，可显著影响呼吸肌肌力的测定，此时主要是吸气和呼气肌作功受到影响，而不是呼吸肌群衰竭。

（2）跨膈肌压力的测定：测定气道最大呼吸肌肌力，对评价呼吸肌强度相当有用，但不能估计单个呼吸肌的功能。膈肌是吸气的主要肌群，易受某些特殊疾病的损害，如非特异的膈肌麻痹或膈神经损伤（心脏手术中），故某些患者需要测定膈肌的肌力。将气囊分别放置于胃和食管中部，分别测定胃（Pga）和食管（Pes）内压力可以评价膈肌的肌力。跨膈肌压力（Pdi）则能从 Pga 中减去 Pes 计算而得到：

$$Pdi = Pga - Pes$$

（3）肺活量测定：肺活量测定是一项简单易行、重复性强的测定方法，能帮助鉴别低通气的原因是因限制性或阻塞性通气障碍所致，并能识别其损伤程度。神经肌肉疾病或胸壁疾病产生的呼吸肌肌力减弱所诱发的低通气在肺量计上表现为限制性通气障碍，表现为肺活量（VC）降低，第一秒用力肺活量（FEV_1）也有下降。因压力-容量曲线呈曲线状态，故 VC 的下降与最大呼吸肌肌力的减少，二者通常并不成比例。直立位与卧位的 VC 下降程度变化，如大于 25%，则为膈肌功能减退的信号，也是睡眠-相关低通气的先兆。

流速-容量曲线形态的改变也有助于识别阻塞性通气功能障碍或诊断呼吸肌群衰竭或上气道肌群功

能障碍。锥体束外疾病影响上气道肌群功能时，患者的流速－容量曲线的吸气相呈锯齿状。同样，平坦的呼气流速波形表明胸腔内气道阻塞。神经肌肉疾病的流速－容量环变化有以下几个特点：呼气峰流速降低，最大呼气流速曲线下降部分的坡度变小。FEV_1 减少至接近残气量，5% VC 时的用力吸气流量减少。

在低通气的患者中测定肺容量或有助于诊断阻塞性通气性疾病伴有过度充气，或能提示限制性通气功能障碍伴有肺容量的下降（如神经肌肉疾病、脊柱侧弯或肥胖）。神经肌肉疾病患者常有 TLC 的减少，FRC 可正常或下降，而 RV 则可正常，表明有呼气肌群衰弱存在。在病态肥胖和肥胖低通气综合征的患者中，TLC 可下降20%，VC、FEV_1 和最大自主通气减少40%，呼出气储备量（ERV）降低40% ~65%，导致 FRC 减少20%。

五、肺泡低通气相关疾病

典型的肺泡低通气综合征，$PaCO_2$ 通常超过 45mmHg，临床上许多疾病可导致慢性肺泡低通气。常见肺泡低通气综合征的病因有：①化学感受器疾病，颈动脉体功能障碍或创伤；代谢性碱中毒。②脑干疾病，延髓脊髓灰质炎，脑梗死，颅内新生物，脱髓鞘疾病，长期服用某些药物，原发性肺泡低通气综合征。③脊髓、周围神经和呼吸肌疾病，脊髓灰质炎，运动神经元疾病，周围神经病，重症肌无力，肌肉萎缩，慢性肌病。④胸壁疾病，肥胖－低通气综合征，脊柱后凸侧弯等。⑤肺和气道疾病，慢性阻塞性肺部疾病（COPD），囊性纤维化，咽和气管狭窄，阻塞性睡眠呼吸暂停综合征等。以上各种疾病导致低通气综合征的基本原因为呼吸中枢的感受器或神经元，或者呼吸器官的效应方面（如神经肌肉系统，或通气部分）存在着某种缺陷。

低通气综合征，虽然其基础病因不一致，但是其临床特征相似，即由于肺泡低通气导致了肺泡内 PCO_2 和动脉血 $PaCO_2$ 的升高。肺泡内 PCO_2 和 PaO_2 之间存在着某种逆相关关系，肺泡内 PCO_2 的增加必然导致肺泡内 PO_2 下降，因而可产生动脉低氧血症。这种典型的病理生理改变，尤其好发于夜间睡眠中，因为夜间患者的呼吸驱动可进一步降低，造成肺泡低通气更为加重。

肺泡低通气所产生的基本病理生理改变可引起一系列的继发性临床改变，包括血液系统、心血管系统和神经系统方面的各种临床表现。肺泡低通气可导致 $PaCO_2$ 的增加和 pH 的下降，进而造成 PaO_2 的降低。如果患者长期患肺泡低通气，缺氧可形成红细胞增多症，临床上可有发绀。长期严重的低氧血症可产生肺血管的痉挛，右心室功能不全，严重者可发生肺动脉高压和右心衰竭。睡眠期间所产生的肺泡低通气或呼吸暂停可使 $PaCO_2$ 上升，从而引起脑血管的扩张，患者晨起可有头痛。同时患者的睡眠质量也受到影响，出现记忆力减退、疲乏和白天嗜睡等症状。

（一）原发性肺泡低通气（primary alveolar hypoventilation，PAH）

PAH 为一种原因不明的低通气疾病，其特征为慢性高碳酸血症和低氧血症，诊断原发性肺泡低通气时，需除外各种神经系疾病、呼吸肌衰竭或通气功能障碍所致的低通气。该疾病的发生可能与代谢性呼吸控制系统衰竭有关，使之产生中枢性呼吸驱动作用下降。大多数患者在睡眠时低通气更为加重，常有呼吸暂停的表现。因为 PAH 患者的自主呼吸控制系统是完整的，PAH 患者能运用过度通气来降低 $PaCO_2$ 至正常水平。

PAH 是一种代谢性呼吸控制系统的病变，往往与化学感受器功能障碍或脑干神经元的功能不全有关，而并不是呼吸肌或通气功能障碍所引起的疾病。“中枢性肺泡低通气”是 PAH 中的一种特异类型，由已知中枢神经疾患所致，包括 Sky－Drager 综合征、脑炎或脑膜炎、多发性硬化和原发性脑干损伤（如脑梗死或恶性脑部肿瘤所致）。

1. 临床表现　PAH 可发生于任何年龄组，包括儿童，但大多数患者为 20 ~50 岁。起病隐匿，常被忽视，患者也无明显的呼吸主诉，呼吸困难也不常见，所以与其他低通气的患者大不相同。在清醒时期，$PaCO_2$ 相对正常。只有当患者发生严重的呼吸抑制，尤其在应用麻醉药或镇静剂之后，才会疑及该病。

PAH 患者的常见症状有淡漠、疲乏、白天嗜睡、夜间睡眠质量差和晨起头痛，可伴有发绀和继发性红细胞增多症；随着慢性低通气的进展，低氧血症的程度也逐渐加重，可出现肺动脉高压和右心室肥厚，最终导致右心衰竭。充血性心力衰竭与右心功能不全有关，表现为颈静脉压力增高、肝大和周围水肿。

2. 诊断　PAH 的基本诊断要点是高碳酸血症、低氧血症和慢性呼吸性酸中毒，但缺乏呼吸肌衰竭以及通气功能障碍的证据。血气改变差别很大，$PaCO_2$ 可高达 50～70mmHg，PaO_2 能低至 40～50mmHg，此时患者可仅有轻度临床症状。典型的患者能主动过度通气，将 $PaCO_2$ 降至正常水平，甚至能出现低碳酸血症。有时单次的动脉血气分析，并不能发现高碳酸血症，但是如果有血清碳酸氢根的增加，也可提示有慢性低通气的存在。肺泡－动脉氧分压差常为正常，但也可升高，这与低通气－灌注比例或微小肺不张存在有关。

原发性肺泡低通气患者肺容量正常，流速率也正常，其他，如最大吸气和呼气流速也正常。相反，对高碳酸血症的通气反应往往降低或缺如。大部分患者，化学感受器对低氧的反应仍完整，如吸入氧浓度过高将进一步降低通气。典型的患者，运动后的通气反应常常异常，表现为 $PaCO_2$ 的增加和 PaO_2 的降低，与代谢性的呼吸控制障碍相一致。患者的憋气时间可显著异常，并且无呼吸困难的表现。

PAH 患者在清醒状态下能维持有节律的呼吸，但呼吸频率低于正常，与脑干网状结构对呼吸中枢的刺激效应尚能维持有关。然而，在睡眠期间呼吸则依赖于代谢性的呼吸控制系统，因而这类患者在睡眠时易于产生中止节律呼吸的倾向。睡眠研究表明，PAH 患者存在通气状态恶化，在睡眠中有频繁发作的中枢性低通气或呼吸暂停。与睡眠有关的临床表现有晨起头痛、白天疲乏、嗜睡和淡漠，久而久之可产生红细胞增多症和肺动脉高压。

3. 鉴别诊断　PAH 患者通常无其他神经系统疾病，临床上应该与继发于神经系疾病所致的中枢性肺泡低通气相鉴别。这二种疾病在临床和实验室检查方面常常相当相似。需通过仔细的询问神经系疾病病史和详细的检查加以鉴别，以除外脑干和自主神经紊乱所导致的疾病。继发于脑干疾病的慢性肺泡低通气的典型疾病有：延髓脊髓灰质炎或大脑炎，其他还有脑干血管功能不全、感染、新生物、结节病、多发性硬化等。继发性中枢性肺泡低通气常有基础疾病的临床表现，其特征是患者不能增加自主通气水平。

PAH 也需与其他影响神经肌肉的慢性疾病相鉴别，如脊髓灰质炎后综合征，该病常常在脊髓灰质炎痊愈 20～30 年后发生，表现为慢性呼吸功能不全。典型的患者为 50～70 岁，有肌肉萎缩和无力的表现，另外还常伴有肌肉自发性收缩和痉挛性强直，这些可与 PAH 相鉴别。

膈神经创伤、炎症或肿瘤浸润可导致单侧膈神经麻痹，但不少膈神经麻痹的原因不清。单侧膈神经麻痹常常无症状，也不会产生低通气。膈神经病或膈肌自身疾病，包括膈肌萎缩和多发性肌炎等，可引起膈肌无力或麻痹，产生严重的慢性肺泡低通气。典型的临床表现有端坐呼吸，仰卧位时腹部的矛盾运动，肺容量的下降以及动脉血气分析的恶化。在最大自主通气期间，通气可迅速恶化，拮抗气道闭塞的最大吸气压力降低。跨膈肌压力可通过测定食管压力和胃部压力而计算得到，可明显降低或缺如。膈肌的肌电图应能从食管电极的记录中得到，显示膈肌的神经刺激反应下降。

PAH 患者应避免使用镇静剂。长期应用黄体酮对某些患者有效，尤其对呼吸中枢驱动力降低的患者。夜间氧疗对部分患者有效，但是夜间吸氧也可使部分患者低通气加重，进一步增加 $PaCO_2$ 的水平。

（二）肥胖低通气综合征（obesity hypoventilation syndrome，OHS）

肥胖可并发低通气。确诊肥胖的方法有数种：包括理想体重百分比、体重与身高之比（BW/Ht）和体重指数（body mass index，BMI），（$BMI = BW/Ht^2$）。BMI 的正常值为 $28kg/m^2$，如 BMI 大于 $40kg/m^2$，则为严重肥胖。虽然肥胖较为常见，但是与肥胖相关的低通气却并不多见，故可能有除肥胖以外的因素参与了低通气的发生。

肺功能研究表明，肥胖低通气综合征（OHS）患者的 TLC 比单纯肥胖者少 20%，MVV <40%。此外，OHS 患者的胸壁和肺实质顺应性均有显著的降低。OHS 患者的吸气肌肌力减少 40%，而单纯肥胖者为正常。与正常对照组相比，OHS 患者的呼吸功增加 250%，并伴有 CO_2 生成的增加。与 $PaCO_2$ 正常的肥胖者相比较，静息状态下，OHS 患者有较快的呼吸频率，但 VT 较低。

OHS 患者可有 $PaCO_2$ 的增加，其原因为多种多样。最主要的因素是中枢呼吸控制系统存在某种缺损，从而导致明显低通气。OHS 患者 CO_2 重复呼吸试验显示通气反应显著降低。有的 OHS 患者的 CO_2 重复呼吸试验通气反应正常，但对低氧血症的通气反应减退。总之，OHS 患者对适宜的化学刺激产生较低的中枢通气反应，并且肥胖伴有的某种功能改变导致了低通气的发生。

睡眠期间，OHS 患者有产生阻塞性呼吸暂停的倾向，这往往可以加重原已存在的低氧血症和高碳酸血症。另一方面，大多数阻塞性睡眠呼吸暂停（OSA）患者并没有白天的高碳酸血症。这两种疾病（OHS 和 OSA）同时存在，常称为 Pickwickian 综合征，这可以解释 OHS 患者白天高度嗜睡的现象以及晨起头痛的临床症状。对所有的 OHS 患者均应做整夜的多导仪检查，以定量分析夜间缺氧程度，并除外睡眠相关的疾病。

（三）胸廓畸形（chest wall deformities）

胸廓畸形（如脊柱侧弯、纤维胸和胸廓成形术等）患者常常发生呼吸功能不全或呼吸衰竭。通常是在低通气的基础上发生。在上述疾病中，脊柱侧弯是最易伴发呼吸系统并发症的胸廓畸形。这类患者常有相当小的肺容量，VC 和 ERV 明显降低，RV 为中等程度减少。肺容量的下降与畸形所致的胸廓顺应性降低有关。患者早期常无症状，直至 Cobb）角度（用于测量脊柱侧弯的程度）增加到 120°以上时患者可出现用力后呼吸困难，表明已处于发生呼吸衰竭的危险期。

由于胸廓顺应性的降低，患者可并发低通气。VT 降低，使 V_D/V_T 增加，此时肺泡无效腔并无实质性改变。进一步可有 $PaCO_2$ 的增加和低氧血症的发生，V/Q 不均和弥散异常为产生低氧血症的次要因素。

胸廓畸形的患者，其肺循环也受到结构和功能方面的双重影响。脊柱侧弯的患者，由于肺血管床受压和肺血管的内膜肥厚，肺血管阻力（PVR）可有明显增加。此外，低氧血症，可引起肺血管功能性收缩，进而使 PVR 升高。

睡眠期间，脊柱侧弯的患者产生低通气，SaO_2 可有显著降低，潮气末 CO_2 增加，在 REM 睡眠期间，低氧血症和高碳酸血症明显加重，这与辅助呼吸肌群活动减弱有关。睡眠时 SaO_2 降低的严重程度与清醒时的数值相关，清醒、静息状态下的 SaO_2 值越低，睡眠时 SaO_2 减少的程度就越为严重。

（四）中枢性睡眠呼吸暂停综合征（central sleep apnea syndromes）

进入睡眠之后，机体的通气管理不再受行为控制系统的影响。此外，清醒状态下对通气的刺激效应也不再存在。肺泡低通气患者，其呼吸中枢控制方面常存在某种缺陷，在清醒时也可有高碳酸血症。入眠之后，患者丧失了清醒时的神经驱动，代谢控制系统的缺陷表现更为突出，表现为低通气和高碳酸血症的加重，并伴发中枢性低通气和中枢性睡眠呼吸暂停。

中枢性睡眠呼吸暂停（central sleep apnea，CSA）也可见于 $PaCO_2$ 正常和清醒状态下 $PaCO_2$ 轻度下降的人群。这种现象与睡眠初期中枢在清醒和Ⅰ、Ⅱ期睡眠之间漂移不定有关，正常情况下可持续到最后进入睡眠。CSA 也会发生生活在高原环境的人群中，伴有继发于低氧血症的高通气，将保持在低于睡眠 - 相关的呼吸暂停临界值。

此外，CSA 伴有正常或较低的清醒 $PaCO_2$ 可见于中枢控制功能增加的患者，换句话说，是对 $PaCO_2$ 改变的敏感性增加了。这种现象可发生于某些内科疾病，例如，充血性心力衰竭（CHF）和卒中，或作为某种特异性的类型，通常并不伴有其他基础疾病。

（五）特发性中枢性睡眠呼吸暂停（idiopathic central sleep apnea，ICSA）

特发性中枢性睡眠呼吸暂停（ICSA）的临床表现完全不同于 OSA 的临床表现。ICSA 患者也以男性居多，但通常体型正常。此外，患者白天睡眠较少，常有失眠，夜间常有频繁的觉醒，此类患者中也常有压抑的表现。通常以中枢性睡眠呼吸暂停为主，但也常可见阻塞性睡眠呼吸暂停的过程，并常存在打鼾的病史。

近来研究表明，ICSA 患者与正常对照组比较，其清醒时的 $PaCO_2$ 较低，夜间经皮 PCO_2 也较低。除此之外，ICSA 患者清醒时对 CO_2 的通气反应可有显著增加，表明 ICSA 患者为慢性的高通气，在清醒和睡眠中均有高通气表现，可能继发于中枢通气驱动力的增加。大多数 ICSA 患者中，其周期性呼吸开始阶段由 1 次或 1 次以上的大呼吸触发，并伴有觉醒。与正常对照组相比，这些患者有慢性的高通气，其 $PaCO_2$ 接近于清醒和睡眠呼吸暂停的临界值。VT 的增加伴有短暂的清醒使 $PaCO_2$ 降低至睡眠呼吸暂停的临界以下水平，引起中枢性呼吸暂停由于血氧饱和度变化很微小，低氧血症并不是主要因素。

（六）潮式呼吸（Cheyne－Stoke respiration，CSR）

CSR 是一种睡眠－病态呼吸类型，其特征是逐渐增强－逐渐减弱的潮气量改变，其间有周期性的呼吸暂停或低通气（hyponea）。神经系统疾病患者，如发生较高部位的皮层损害，则可发生 CSR，可能与输入行为控制系统的信息丧失有关。充血性心力衰竭（CHF）患者中，约 40% 可出现 CSR，其射血分数 >40% 。睡眠常受到干扰，可有频繁的夜间觉醒。临床上，白天可有严重的嗜睡；夜间阵发性呼吸困难，失眠和打鼾。发病机制可能与中枢敏感性增加有关，与 ICSA 患者相似。中枢对 CO_2 的敏感性增加，可使 CSR 患者产生低碳酸血症。

另一种假设机制可解释 CSR。正常情况下，机体贮存较多的 CO_2，而仅贮存少量 O_2。CO_2 贮存量较多，可以在通气发生变化时维持动脉血的气体压力。肺血管充血时，FRC 减少，CO_2 和 O_2 的储备降低，其结果是，在通气短暂变化期间，$PaCO_2$ 和 PaO_2 的变化扩大，从而使呼吸系统变得不稳定。

第三种假设机制是，肺泡毛细血管膜和周围化学感受器之间的循环时间延误，从而导致了 CSR。然而，不论何种机制引起了 CHF 患者的 CSR，这类患者与相同程度的左心室功能不全患者比较，其病死率增加。

（七）神经肌肉疾病（neuromuscular disorders）

神经肌肉疾病者可有异常的呼吸类型，表现为 V_T 降低、呼吸频率增加。这种浅而速的呼吸与严重的肌肉萎缩或无力有关。或与运动神经元的传入和传出神经病变有关，这些损伤均为神经肌肉疾病所致。

既往认为，低通气的原因与这类患者对低氧血症或高碳酸血症的通气反应减弱有关，但是这类患者往往有严重的神经肌肉衰竭，通气反应并不是呼吸系统运动功能的一个较好的指标。近来通过测定口腔阻断压发现，神经肌肉疾病患者的 P0. 1 基本保持不变或有所增加，这充分说明神经肌肉疾病患者的中枢呼吸功能保留完好。

神经肌肉疾病患者的呼吸肌肉衰竭为引起低通气的主要原因。呼吸功能损害的程度、类型和预后变化多端，取决于特异性神经肌肉疾病及其损伤水平和基础疾病的进展。但是许多严重神经肌肉疾病患者并无明显的呼吸困难或其他呼吸系统症状，其原因与患者常处于安静休养阶段，不需要呼吸系统额外作功有关。

神经肌肉疾病患者肺功能的主要特征是肺活量（VC）的减少。VC 的降低程度与基础疾病的进展相平行。VC 下降幅度往往大于呼吸肌肌力减少的程度。其原因为呼吸肌肌力的衰竭和肺、胸廓顺应性的降低均可导致 VC 的减少。通常 25% 的中等到严重神经肌肉疾病患者，其肺部顺应性平均下降 45% ，胸廓顺应性下降 30% o 顺应性下降的原因有患者发生微小到较大的肺不张，肺组织弹性下降以及呼吸系统组织活动受限造成胸廓弹性的降低。肺功能的其余改变有肺总量（TLC）和功能残气量（FRC）的下降，残气量（RV）可维持正常。

神经肌肉疾病患者呼吸功能的特征性改变概括如下：

1. 中枢驱动　浅而速的呼吸类型；对化学刺激的通气反应性降低；化学刺激后 P0. 1 正常或增加。

2. 肺容量　VC 降低；呼出气储备量（expiratory reserve volume）降低；RV 维持正常。

神经肌肉疾病患者常有显著和频繁发作的夜间低氧血症，大都发生于 REM 睡眠中，其特点为低通气而不是上气道阻塞。显然低氧的程度也与膈肌功能障碍相关。其他机制有：①此类患者有浅而速的呼吸，易导致无效腔样通气，产生高碳酸血症和低氧血症；②睡眠中，通气驱动力降低，可进一步加重夜间低通气；③REM 睡眠期间，膈肌的功能障碍更为突出；④REM 睡眠时，肋间肌和辅助肌群的活动更减弱。

夜间气体交换异常通常也是白天气体交换功能障碍的早期指征。患者如在夜间 REM 睡眠中有严重的气体交换功能损伤，那么在白天也必然有严重的高碳酸血症。相反，如患者夜间气体交换正常，那么白天也不会出现低氧血症和高碳酸血症。

（八）慢性阻塞性肺疾病（chronic obstructive pulmonary disease，COPD）

严重气流阻塞患者可有低通气的表现，临床上有 CO_2 潴留的症状。但是，通常当 FEV_1 小于 1L 或低于 35% 预计值时才会在临床上观察到低通气的症状。有的患者 FEV_1 虽有实质性的降低，但 $PaCO_2$ 仍维持在正常水平。气流阻塞程度相似的 COPD 患者，为什么有些 COPD 患者可发生 CO_2 潴留，而有的患者则无潴留？确切机制尚不清，推测可能如下：①在气流阻塞程度相同的情况下，患者的内在缺氧反应对决定有无低通气起了重要作用。②某些高碳酸血症的患者，如伴有化学刺激反应的降低，可造成长期的低氧血症或血清碳酸氢根的增加。③有 CO_2 潴留的患者的血缘亲属对低氧和高碳酸血症的反应也降低。④COPD 患者呼吸浅而速，使无效腔通气增加，进而造成 CO_2 潴留。这种浅而速的呼吸为一种代偿机制，可降低呼吸功，减少吸气时间，对严重气流阻塞的患者而言，可以预防发生吸气肌疲劳。⑤严重 COPD 患者可能有膈肌疲劳存在。⑥COPD 患者常有吸气肌肌力的降低，并与高碳酸血症的发生密切相关。一旦最大吸气肌力低于 50% 预计值，$PaCO_2$ 呈直线上升趋势。现认为，肺阻力与最大吸气肌力之比为预计 COPD 患者高碳酸血症的很好指标。⑦在重症 COPD 患者中测定内源性呼气末正压（PEEPi）和 $PaCO_2$，发现二者有显著的相关性，表明 PEEPi 可进一步加重已损害的呼吸肌肌群，加重高碳酸血症。

COPD 患者在睡眠期间常有气体交换的恶化，尤其在 REM 睡眠中伴随显著的低氧血症。如患者清醒时 $PaCO_2$ 大于 60mmHg，则 27% 的患者在 RME 睡眠中发生夜间氧去饱和度（nocturnal O_2 desaturation，NOD）。低通气为发生 NOD 的主要原因。有 NOD 的患者肺动脉压力可显著增加，且病死率也明显增高。

六、肺泡低通气的治疗

（一）氧疗

肺泡低通气患者常有低氧血症，且易伴发高碳酸血症。氧疗并不能纠正低氧血症的基础疾病，但也许能预防低氧的并发症。对单纯 COPD 并发低氧血症的患者，进行连续低流量吸氧可明显降低死亡率，然而对 COPD 并发 REM－相关 NOD 的患者进行夜间低氧，虽能降低肺动脉高压，但是对死亡率并无明显的影响。继发于充血性心力衰竭的 CSR，氧疗可明显降低呼吸暂停－低通气指数，觉醒指数和纠正低氧血症。其他疾病，如神经肌肉疾病或胸廓畸形等，氧疗有可能加重高碳酸血症，其他治疗方法将更有利于患者。

（二）呼吸兴奋剂

在肺泡低通气的患者中，呼吸兴奋剂的应用价值相当有限。甲羟孕酮（安宫黄体酮）对肥胖－低通气患者有治疗效应，主要作用为增加呼吸中枢的驱动力。COPD 患者应用甲羟孕酮后可以在清醒和睡眠中降低 $PaCO_2$ 和增加 PaO_2。该效应与 V_T 和 V_E 的增加有关。

阿咪三嗪（almitrine）作用颈动脉体的周围感受器，增加对低氧血症的通气反应。COPD 患者应用阿咪三嗪后，可在清醒和睡眠期间改善气体交换。但是需注意，阿咪三嗪能引起肺动脉高压，并且增加因低氧血症而产生的肺血管收缩反应。

乙酰唑胺（acetazolamide）可产生代谢性酸中毒，因而可增加通气反应。特异性 CSA 患者，乙酰唑胺能降低中枢呼吸暂停指数和觉醒指数。在开始应用该药时这种效应较为明显，但 1 个月后效果降低。茶碱类药物也能应用于 CSR 的治疗，可以改善心功能，增加中枢对缺氧的反应。茶碱与腺苷有竞争作用，腺苷（adenosine）为一种呼吸中枢抑制剂。茶碱能降低呼吸暂停－低通气指数和改善低氧血症，对左心室功能并无影响。

（三）辅助通气

对严重的低通气患者，应用机械通气可以增强患者的自主呼吸。

1. 机械通气的应用指征

（1）夜间低通气的症状（如晨起头痛、活动能力降低、噩梦、夜尿等）。

（2）静息状态下呼吸困难或睡眠时呼吸功增加。

（3）低通气诱发肺心病（$PaCO_2 > 55mmHg$；$pH < 7.32$）。

（4）夜间低通气，虽经氧疗，$SaO_2 < 88\%$。

2. 辅助通气治疗低通气的常用方法　有创机械通气和无创正压机械通气两种。

（1）有创机械通气（气管插管、气管切开 + 正压通气）：患者气道分泌物增多、上呼吸道处置困难、神志不清、无创机械通气失败。

（2）无创正压机械通气：患者气道分泌物较少、上呼吸道易管理、清醒。

有创机械通气和无创正压机械通气二者各有优缺点，临床应用时可为互补。有创机械通气的优点为能有效地管理患者的气道，吸取分泌物，临床应用可靠性强；其缺点为需要气管插管或切开，易并发呼吸道感染，患者不能说话，影响吞咽。无创正压机械通气可以避免气管插管或切开，患者可说话和进食，无恐惧感，易被接受；其缺点是易发生鼻面罩漏气、胃肠道充气、皮肤溃疡、难以进行气道管理。

（四）其他治疗

1. 间断吞咽呼吸法　患者自己使用口部或咽部肌群加强通气。一旦患者掌握该项技术，能短期加强通气。应用时患者间断收缩舌肌，将气体吞入气管。但该技术掌握困难。

2. 膈肌起搏　对重症低通气患者，膈肌起搏为一种有效的治疗手段。应用时需要一个射频传感器和接收器，将电脉冲传到膈神经，使膈肌产生收缩。但是膈肌起搏应用有限，价格昂贵，应用中有突然失效的可能，可发生上气道阻塞，有潜在膈肌疲劳的可能性，需要手术植入电极及接收器。如成功应用则可使患者避免机械通气，尤其高位颈部脊髓损害所致中枢性低通气的患者，应用膈肌起搏较为理想。

3. 呼吸肌训练　通过训练呼吸肌，增加呼吸肌肌力和耐力，可加强咳嗽，促使分泌物排出，增强通气能力。

（孔祥敏）

参考文献

[1] 赵建平. 呼吸疾病诊疗指南 [M]. 北京：科学出版社，2016.
[2] 李万成，姜轶. 微创呼吸病学 [M]. 成都：四川科学技术出版社，2016.
[3] 胡成平，罗百灵. 呼吸科临床心得 [M]. 北京：科学出版社，2016.
[4] 韩颖萍，李俊，刘勤社. 实用呼吸病临床手册 [M]. 北京：中国中医药出版社，2016.
[5] 杨岚，沈华浩. 呼吸系统疾病 [M]. 北京：人民卫生出版社，2015.
[6] 吴丛山，李勋光，顾锋，等. 呼吸系统疾病的检验诊断与临床 [M]. 上海：上海交通大学出社，2016.
[7] 苏惠萍. 呼吸疾病安全用药手册 [M]. 北京：科学出版社，2015.
[8] 王辰. 呼吸与危重症医学 [M]. 北京：人民卫生出版社，2015.
[9] 胡建林，杨和平. 呼吸疾病鉴别诊断与治疗学 [M]. 北京：人民军医出版社，2015.
[10] 林典义. 呼吸内科疾病诊疗新进展 [M]. 西安：西安交通大学出版社，2015.
[11] 许光兰，陈平. 呼吸内科中西医结合诊疗手册 [M]. 北京：化学工业出版社，2015.
[12] 白春学，蔡柏蔷，宋元林. 现代呼吸病学 [M]. 上海：复旦大学出版社，2014.
[13] 朱惠莉，任涛，贝政平. 呼吸系统疾病诊疗标准 [M]. 上海：上海科学普及出版社，2014.
[14] 李云霞，王静. 呼吸系统疾病 [M]. 北京：人民卫生出版社，2014.
[15] 曾勉. 呼吸治疗及临床应用 [M]. 北京：科学出版社，2014.
[16] 罗彬，吴海峰，唐全. 呼吸系统疾病诊疗技术 [M]. 北京：科学出版社，2014.
[17] 梁群. 呼吸重症疾病的诊断与治疗 [M]. 北京：人民卫生出版社，2014.
[18] 刘又宁. 呼吸内科学高级教程 [M]. 北京：人民卫生出版社，2014.
[19] 王红阳，李球兵，刘飒. 呼吸内科并发症诊疗学 [M]. 北京：科学出版社，2013.
[20] 吕坤聚，等. 现代呼吸系统危重症学 [M]. 北京：世界图书出版公司，2013.
[21] 朱毅. 最新呼吸科疾病诊疗指南荟萃 [M]. 南京：东南大学出版社，2013.
[22] 何权瀛. 呼吸内科诊疗常规 [M]. 北京：中国医药科技出版社，2012.
[23] 王浩彦. 实用临床呼吸病学 [M]. 北京：科技文献出版社，2012.